Reine Arzneimittellehre

Von Dr. med. Samuel Hahnemann

Unveränderter Nachdruck der Ausgabe letzter Hand

Band 2

5. Nachdruck

Karl F. Haug Verlag · Heidelberg

CIP-Titelaufnahme der Deutschen Bibliothek

Hahnemann, Samuel:
Reine Arzneimittellehre / von Samuel Hahnemann. –
Unveränd. Nachdr. d. Ausg. letzter Hand, Studienausg. /
mit e. Einf. von Klaus-Henning Gypser. – Heidelberg : Haug.
   ISBN 3-7760-1059-2 kart.
   ISBN 3-7760-0515-7 Hldr.

Unveränd. Nachdr. d. Ausg. letzter Hand, Studienausg. /
mit e. Einf. von Klaus-Henning Gypser
Bd. 2. – 5. Nachdr. - 1991

© 1979 Karl F. Haug Verlag GmbH & Co., Heidelberg
Alle Rechte, insbesondere die der Übersetzung in fremde Sprachen, vorbehalten. Kein Teil dieses
Buches darf ohne schriftliche Genehmigung des Verlages in irgendeiner Form – durch Photokopie,
Mikrofilm oder irgendein anderes Verfahren – reproduziert oder in eine von Maschinen, insbesondere
von Datenverarbeitungsmaschinen, verwendbare Sprache übertragen oder übersetzt werden.
All rights reserved (including those of translation into foreign languages). No part of this book may be
reproduced in any form – by photoprint, microfilm, or any other means – nor transmitted or translated
into a machine language without written permission from the publishers.
1. Nachdruck 1955

2. Nachdruck 1979

3. Nachdruck 1983

4. Nachdruck 1989

5. Nachdruck 1991

Titel-Nr. 2059 · ISBN 3-7760-1059-2
Gesamtherstellung: Weihert-Druck GmbH, 6100 Darmstadt

Reine

Arzneimittellehre,

von

Samuel Hahnemann.

Zweiter Theil.

Dritte, vermehrte Auflage.

Dresden und Leipzig,

in der Arnoldischen Buchhandlung.

1 8 3 3.

Geist der homöopathischen Heil-Lehre *).

Es ist unmöglich, das innere Wesen der Krankheiten und was im Verborgenen durch sie im Körper verändert ist, zu errathen, und thöricht, auf solche hypothetische Vermuthungen und Annahmen deren Cur bauen zu wollen; es ist unmöglich, die Heilkräfte der Arzneien nach chemischen Hypothesen oder nach Geruch, Farbe oder Geschmack zu errathen, und thöricht, nach solchen hypothetischen Vermuthungen und Annahmen diese (beim Mißbrauch so schädlichen) Substanzen zur Cur einer Krankheit anwenden zu wollen. Und wäre ein solches Verfahren auch noch so gebräuchlich gewesen und noch so allgemein eingeführt, auch wohl seit Jahrtausenden das einzig beliebte, so bliebe es dennoch ein widersinniges und verderbliches Verfahren, nach leeren Vermuthungen sich das Krankhafte im Innern des Körpers zu erdichten und es mit eben so erdichteten Kräften der Arzneien zu bestreiten.

---

*) Dieser Aufsatz erschien in einer Zeitschrift vor 20 Jahren, in jenen drangvollen Tagen (März, 1813), wo die Deutschen keine Muse mehr hatten, zu lesen nnd noch weniger über wissenschaftliche Dinge nachzudenken. So wurden auch diese Worte überhört. Nun möchte er wohl eher gelesen werden, zumal in dieser weniger unvollkommenen Gestalt.

Erkennbar, deutlich erkennbar muſs das unsern Sinnen offen da liegen, was an jeder Krankheit hinwegzunehmen sey, um sie in Gesundheit zu verwandeln, und deutlich wahrnehmbar muſs jede Arznei aussprechen, was sie zuverlässig heilen könne, ehe sie gegen Krankheit angewendet werde, wenn die Arzneikunst aufhören soll, ein leichtfertiges Würfelspiel um Menschenleben zu seyn, und anfangen soll, die gewisse Retterin aus Krankheiten zu werden.

Ich werde zeigen, was sich an Krankheiten unläugbar Heilbares uns darbietet und wie die heilenden Kräfte der Arzneien deutlich wahrzunehmen und zum Heilzwecke anzuwenden sind.

*   *   *

Was Leben sey, ist blofs aus dessen Aeuſserungen und Erscheinungen empirisch erkennbar, durch metaphysische Speculationen aber, a priori, durchaus nicht zu erdenken (construiren); was Leben an sich und in seinem innern Wesen sey, läfst sich nie von Sterblichen einsehen, noch durch Vermuthungen erreichen.

Das Leben des Menschen, so wie sein zwiefacher Zustand (Gesundheit und Krankheit) läfst sich nach keinen, bei Erklärung anderer Gegenstände gebräuchlichen Grundsätzen erklären, läfst sich mit Nichts in der Welt vergleichen, als mit sich selbst; nicht mit einem Räderwerke, nicht mit einer hydraulischen Maschine, nicht mit chemischen Processen, nicht mit Gas-Zersetzungen und Erzeugungen, nicht mit einer galvanischen Batterie, mit nichts Unlebendigem. Das Menschenleben geht in keiner Rücksicht nach rein physischen Gesetzen vor sich, die nur in unorganischen Substanzen walten. Die materiellen Stoffe, aus denen der menschliche Organismus zusammengesetzt ist, folgen in dieser lebenden Verbindung nicht mehr den Gesetzen, denen die materiellen Stoffe in

leblosem Zustande unterworfen sind, sondern folgen blofs den der Vitalität eignen Gesetzen; sie sind
nun selbst beseelt und belebt, so wie das Ganze beseelt und belebt ist. Hier herrscht eine namenlose,
allgewaltige Grundkraft, die allen Hang der Bestandtheile des Körpers, den Gesetzen des Druckes, des
Stofses, der Kraft der Trägheit, der Gährung, der
Fäulnifs u. s, w. folgen zu wollen, aufhebt und sie
blofs unter jenen wunderbaren Gesetzen des Lebens
eitet und beherrscht, das ist, sie in dem zur Erhal-
tung des lebenden Ganzen gehörigen Zustande von
E m p f i n d u n g u n d T h ä t i g k e i t, in einem fast
geistig dynamischen Zustande erhält.

Da also der Zustand des Organism's und sein Befinden blofs von dem Befinden des ihn belebenden Lebens abhängt, so folgt, dafs das veränderte Befinden,
was wir Krankheit nennen, ebenfalls ein nicht nach
chemischen, physischen oder mechanischen Hinsich-
ten, sondern ursprünglich blofs in seinen lebendigen
Gefühlen und Thätigkeiten veränderter, das ist, ein
dynamisch veränderter Zustand des Menschen, eine
abgeänderte Existenz seyn müsse, durch welche dann
ferner die materiellen Bestandtheile des Körpers in ihren Eigenschaften abgeändert werden, wie es der
krankhaft abgeänderte Zustand des lebendigen Ganzen
in jedem einzelnen Falle erheischt.

Auch ist der Einflufs der krankhaften Schädlichkeiten, welche gröfstentheils von aufsen her die verschiedenen Siechthume in uns erregen, gewöhnlich so
unsichtbar und so immateriell *), dafs sie unmöglich
u n m i t t e l b a r weder die Form und Materie der Bestandtheile unsers Körpers mechanisch zu verrücken

---

*) Etwa einige chirurgische Uebel und die Belästigungen
von ungeniefsbaren, fremdartigen Substanzen ausgenommen, welche zuweilen in den Speisekanal gerathen.

oder umzuformen, noch eine schädliche scharfe Flüssigkeit in unsere Adern zu giefsen vermögen, wodurch die Masse unserer Säfte chemisch verändert und verderbt werden könnte: — eine unstatthafte, durch nichts zu erweisende, crasse Vorstellung mechanischer Köpfe. Die Krankheit erregenden Ursachen wirken vielmehr mittels ihrer virtuellen Eigenschaft auf den Zustand unsers Lebens (auf unser Befinden) auf eine blofs dynamische, dem Geistigen sehr ähnliche Weise, und indem sie zunächst die Organe der höhern Ordnung und der Lebenskraft umstimmen, entsteht durch diefs abgeänderte Seyn, durch diese dynamische Veränderung des lebendigen Ganzen ein abgeändertes Gefühl (Uebelbehagen, Schmerzen) und eine abgeänderte Thätigkeit (innormale Functionen) der einzelnen und gesammten Organe, wodurch dann nothwendig auch Aenderung der Säfte in unsern Gefäfsen und Absonderung innormaler Stoffe secundär entstehen mufs, als unausbleibliche Folge des abgeänderten, vom gesunden nun abweichenden Lebenscharakters.

Diese innormalen Stoffe, die sich in Krankheiten hervorthun, sind demnach nur Producte der Krankheit selbst, die sich, so lange das Siechthum den gegenwärtigen Charakter behält, nothwendig absondern müssen, und so einen Theil der Krankheitszeichen (Symptome) bilden; sie sind blofs Effecte und folglich Aeufserungen des vorhandenen innern Uebelbefindens, und wirken (ob sie gleich oft Ansteckungszunder für andere, gesunde Personen enthalten) auf den kranken Körper, der sie hervorbrachte, durchaus nicht als Krankheit erzeugende oder unterhaltende Stoffe, das ist, nicht als materielle Krankheitsursachen zurück *), so wenig sich ein Mensch mit dem Gifte aus

---

*) Durch Ausfegung und mechanische Entfernung dieser innormalen Stoffe, Schärfen und Afterorganisationen kann daher die Quelle derselben, die Krankheit selbst, eben so

seinem eigenen Schanker oder mit der Trippermaterie
aus seiner eigenen Harnröhre zu derselben Zeit an
andern Theilen seines Körpers anstecken, oder sein
Uebel damit verstärken, und eben so wenig, als eine
Viper sich mit ihrem eignen Gifte einen tödtlichen
oder gefährlichen Biſs beibringen kann.

Hieraus ist einleuchtend, daſs die Krankheiten
des Menschen, von der dynamischen und virtuellen
Influenz krankhafter Schädlichkeiten erzeugt, ursprünglich blofs dynamische (fast nur auf geistige Weise be-
wirkte) Verstimmungen des Lebenscharakters unsers
Organism's seyn können.

Man sieht leicht, daſs diese dynamischen Verstimmungen des Lebenscharakters unsers Organism's, die
wir Krankheiten nennen, da sie nichts Anderes, als
abgeänderte Gefühle und Thätigkeiten sind, sich auch
durch nichts, als durch ein Aggregat von Symptomen
auszusprechen vermögen, und blofs als ein solches
unserm Wahrnehmungsvermögen erkennbar sind.

Da nun bei einem für Menschenleben so bedenk-
lichen Geschäfte, als das Curiren ist, Nichts, als ein
deutlich von unserm Wahrnehmungsvermögen erkenn-
barer Zustand des kranken Körpers als Heilobject angenommen werden und unsre Schritte leiten darf (Vermuthungen und unerweisliche Hypothesen hier zum
Führer zu wählen, würde gefährliche Thorheit, ja
Frevel und Attentat gegen die Menschheit seyn); so
folgt, daſs, da die Krankheiten, als dynamische Verstimmungen des Lebenscharakters, sich e i n z i g in
Abänderungen der Gefühle und Thätigkeiten unsers
Organism's, das ist, e i n z i g durch ein Aggregat wahr-

---

wenig geheilt werden, als man einen Schnupfen durch
möglichst oftes und reines Ausschnauben verkürzen oder
heilen kann; er dauert keinen Tag länger, als seine Ver-
laufzeit mit sich bringt, wenn man die Nase auch gar
nicht durch Schnauben reinigte.

nehmbarer Symptome aussprechen, auch dieses nur
allein das Heilobject in jedem Krankheitsfalle seyn
könne. Denn alle Krankheitszeichen hin-
weggenommen, bleibt nichts, als Gesundheit übrig.

Weil nun die Krankheiten blofse dynamische Verstimmungen unsers Befindens und Lebenscharakters
sind, so können sie auch von Menschen unmöglich
anders vernichtet werden, als mittels Potenzen und
Kräfte, welche gleichfalls dynamische Umstimmungen
des menschlichen Befindens hervorzubringen im Stande sind, das ist, die Krankheiten werden durch Arzneien virtuell und dynamisch geheilt *).

*) Nicht etwa mittels angeblich auflösender oder mechanischer
zertheilender, ausfegender und fortstofsender Kräfte der
Arzneisubstanzen, nicht mittels einer, eingebildete Krank-
heitsstoffe electiv aussondernden (blutreinigenden, säfte-
verbessernden) Thätigkeit derselben, nicht mittels einer
(wie im todten, faulen Fleische wirksamen) antiseptischen
Kraft derselben, nicht durch chemische oder physische Einwirkung andrer erdenklicher Art, gleich als in todten
materiellen Dingen, wie sich von jeher die Schulen der
Aerzte unrichtig eingebildet und erträumt haben.

Die neuern Schulen haben zwar einigermafsen die
Krankheiten als dynamische Verstimmungen anzusehen be-
gonnen und sie auf gewisse Art auch dynamisch durch Arzneien zu heben beabsichtigt, aber indem sie die sensible, irri-
table und reproductive Thätigkeit (Dimensionen) des Lebens nicht als in modo et qualitate unendlich vielartig
veränderbar erkennen, und die unzählbar verschiedenen
Krankheitszeichen (diese unendlichen, einzig von uns nur
im Reflex erkennbaren innern Abänderungen) nicht, wie
sie es doch wahrlich sind, für das einzig untrügliche
Heilobject ansehen, sondern blofs eine innormale Erhöhung und Erniedrigung ihrer Dimensionen quoad quanti-
tatem hypothetisch annehmen und den Arzneien, womit
sie heilen wollen, diese einseitige Erhöhung und Erniedri-
rigung normal stimmen und dadurch heilen zu können,
eben so willkührlich zutrauen: so haben sie ebenfalls blofs Schimären vor ihren Augen, Schimäre des

Diese, uns zu Gebote stehenden wirksamen Substanzen und Kräfte (Arzneien) bewirken die Heilung der Krankheiten durch dieselbe dynamische Veränderungskraft des gegenwärtigen Befindens, durch dieselbe Umstimmungskraft des Lebenscharakters unsers Organism's iń Gefühlen und Thätigkeiten, durch welche sie auch den gesunden Menschen afficiren, ihn dynamisch verändern und gewisse krankhafte Symptome bei ihm hervorbringen können, deren Kenntnifs, wie wir sehen werden, uns die zuverlässigste Hinweisung giebt auf die Krankheitszustände, welche von jeder besondern Arznei am gewissesten geheilt werden können. Daher kann nichts in der Welt Heilung vollbringen, keine Substanz, keine Kraft den menfchlichen Organism dergestalt verändern, dafs die Krankheit von ihm weiche, als eine, das Befinden des Menschen überhaupt (dynamisch) umstimmende, folglich auch das gesunde Befinden krankhaft umändernde Potenz *).

Auf der andern Seite giebt es aber auch kein Agens, keine Kraft in der Natur, die den gesunden Menschen krankhaft zu afficiren vermag, welche nicht zugleich das Vermögen besäfse, gewisse Krankheitszustände zu heilen.

Da nun die Krankheit-Heilung, so wie die krankhafte Afficirung der Gesunden bei allen Arzneien unzertrennlich beisammen angetroffen wird, und beide Thätigkeiten offenbar aus einer und derselben Quelle entspringen, nämlich aus ihrer Kraft, Menschenbefinden dynamisch umzustimmen, sie daher auch unmöglich nach einem andern inwohnenden Naturgesetze bei Kranken, als bei Gesunden wirken können; so folgt, dafs es dieselbe Kraft der Arznei seyn mufs,

---

Heilobjects (der Indication) und Schimäre der Arzneiverrichtungen (Indicate).

*) Folglich keine z. B. blofs nährende Substanz.

welche in Kranken die Krankheit heilt, als welche in Gesunden krankhafte Symptome zuwege bringt *).

Wir werden daher auch finden, daſs die Heilpotenz der Arzneien und was eine jede in Krankheiten leisten könne, auf keine andre Art in der Welt sich so sicher und deutlich ausspricht und nie reiner und vollständiger zu unserer Kenntniſs gelangen kann, als durch die krankhaften Phänomene und Symptome (Arten künstlicher Krankheiten), die die Arzneien bei gesunden Menschen hervorbringen, Denn haben wir nur erst die von den verschiedenen Arzneien an gesunden Menschen erregten eigenthümlichen (künstlichen) Krankheitssymptome aufgezeichnet vor uns liegen, so dürfen wir blofs reine Versuche entscheiden lassen, von welchen Arzneisymptomen gewisse Krankheitssymptome stets schnell und dauerhaft geheilt und aufgehoben werden, um jedesmal im Voraus zu wissen, welche unter allen den nach ihren eigenthümlichen Symptomen gekannten und ausgeprüften, verschiedenen Arzneien in dem jedesmaligen Krankheitsfalle das gewisseste Heilmittel sey **).

---

*) Der verschiedene Erfolg in diesen beiden Fällen beruht blofs auf der Verschiedenheit des zu verändernden Objects.

**) So einfach, wahr und natürlich auch dieser Satz ist, dafs man hätte meinen sollen, er wäre schon längst zum Grundsatze der Erkenntnifs der Heilkräfte angenommen worden, so wenig ist man doch in der That bisher, auch nicht von weitem, darauf gekommen. In den mehrern Jahrtausenden, so weit die Geschichte reicht, kam niemand auf diese naturgemäfse Quelle der Erkennung der Heilkräfte der Arzneien zum Voraus und vor ihrer Anwendung in den Krankheiten selbst. In allen Jahrhunderten, bis auf diese Zeiten, wähnte man, die Heilkräfte der Arzneien nicht anders, als aus dem Erfolge ihrer Anwendung in den Krankheiten selbst erfahren zu können (ab usu in morbis); man suchte sie in den Fällen kennen zu lernen, wo eine gewisse Arznei (am öftersten ein Gemisch von verschiedenen Arzneisubstanzen) in einem genannten Krank-

Fragen wir dann die Erfahrung, welche (von
den Arzneien beobachteten) künstlichen Krankheits-

heitsfalle hülfreich gewesen war. Allein selbst aus dem
heilsamen Erfolge einer einzelnen Arzneisubstanz, und
sogar (was selten geschah) in einem genau beschriebenen
Krankheitsfalle, können wir nie den Fall, wo diese Arznei ferner heilsam seyn werde, kennen lernen, weil (ausgenommen die Krankheiten von feststehendem Miasm, die
Pocken, die Masern, die Lustseuche, die Krätze u. s. w.'
oder die von sich gleichbleibenden mehrern Schädlichkeiten entspringenden, die Knotengicht u. s. w.) alle
übrigen Krankheitsfälle nur einzeln, das ist, jeder unter
einer abweichenden Symptomen - Verbindung in der Natur
erscheinen, nie vorher genau so dagewesen sind und genau auf dieselbe Art nie wieder kommen können, folglich ein Heilmittel für diesen Fall keinen Schluß auf seine
Heilsamkeit in einem andern (verschiedenen) Falle verstattet. Die gezwungene Zusammenschiebung dieser Krankheitsfälle (welche die Natur nach ihrer Weisheit unendlich verschieden hervorbringt) unter gewisse benannte Formen, wie sie die Pathologie eigenmächtig aufstellt, ist
ein zu steten Täuschungen und Verwechselungen verschiedener Zustände mit einander verführendes, menschliches
Machwerk, ohne Realität.

Eben so verführerisch und unzulässig, obgleich von
jeher allgemein eingeführt, ist die Festsetzung allgemeiner (Heil-) Wirkungen der Arzneien nach einzelnen Erfolgen in Krankheiten, wo die Materia medica, z. B.
wenn hie und da in einigen Krankheitsfällen beim Gebrauche einer (gewöhnlich mit andern gemischten) Arznei stärkere Harnabsonderung, Schweiß, Ausbruch der
Monatreinigung, Nachlaß von Convulsionen, eine Art
Schlaf, Brustauswurf u. s. w. erfolgte, sogleich die Arznei (welcher man es unter den übrigen am meisten zuzu-
trauen die Ehre that) zur Würde einer Harn treibenden,
einer Schweiß treibenden, einer Monatzeit wiederherstel-
lenden, Krampf stillenden, Schlaf machenden, Brust lö-
senden Arznei erhob — und damit nicht nur eine fallacium
causae durch Verwechselung des Wortes B e i , statt V o n
beging, sondern auch den ganz falschen Schluß a parti-
culari ad universale, allen Gesetzen unsers Denkvermögens
zuwiderlaufend, zog, ja sogar das Bedingte zum Unbe-

Elemente gegen gewisse, natürliche Krankheitszustände hülfreich anzuwenden sind; fragen wir sie:

1) ob von solchen Arzneien, welche im gesunden
   Körper ein andersartiges (allöopathisches)
   Uebelbefinden erzeugen können, als die zu hei-
   lende Krankheit darbietet,

2) oder ob von denjenigen, welche einen, dem zu
   heilenden Krankheitsfalle entgegengesetzten
   (enantiopathischen, antipathischen)
   Zustand des Befindens im gesunden Menschen zu
   erregen vermögen,

3) oder ob von denjenigen Arzneien, welche einen
   ähnlichen (homöopathischen) Zustand,
   als die vorhandene natürliche Krankheit ist, erzeugen können (denn nur diese drei Anwendungs-
   arten sind möglich), die Umstimmung in Gesundheit (Heilung) am gewissesten und dauerhaf-
   testen zu erwarten sey, so spricht die Erfahrung
   ganz ohne Zweideutigkeit sich für letzteres aus.

---

dingten machte. Denn was nicht in jedem Krankheitsfalle
Harn und Schweiß treibt, die Monatzeit und den Schlaf
nicht in jedem Falle hervorbringt, nicht alle Convulsionen in jedem Falle stillt und jeden Husten zum Auswurfe
bringt, kann doch bei gesundem Menschenverstande
nicht für unbedingt und absolut Harn und Schweiß trei-
bend, Monatzeit und Schlaf erregend, antispasmodisch
und expectorirend ausgegeben werden! Und dennoch thut
diefs die gewöhnliche Materia medica. — Ueberhaupt ist
es unmöglich, dafs in so gemischten Erscheinungen unsers
Befindens, in so vielfachen Zusammensetzungen verschie-
denartiger Symptome, wie die namenlos abweichenden
Krankheiten der Menschen sind, der Gebrauch eines Mittels seine reine, ursprüngliche Arzneiwirkung, und was
man genau für Umstimmungen unsers Befindens von ihm
zu erwarten habe, an den Tag legen könne. Diefs können die Arzneien blofs im gesunden Zustande des Menschen zeigen.

Doch schon an sich ist es einleuchtend, dafs he-
terogen und allöopathisch wirkende Arzneien,
mit Neigung, andersartige Symptomen im gesunden
Menschen hervorzubringen, als die zu heilende Krankheit in sich fafst, selbst der Natur der Sache nach
hier unmöglich passen und hülfreich seyn können,
sondern schief wirken müssen, weil sonst jede Krankheit durch jede beliebige, auch noch so abweichende
Arznei schnell, sicher und dauerhaft gehoben werden
müfste; welches, da jede Arznei eine von der der
übrigen abweichende Wirkung besitzt, und jede Krankheit eine von der andern abweichende Verstimmung
des menschlichen Befindens nach ewigen Naturgesez-
zen erzeugt, einen innern Widerspruch (contradictio-
nem in adjecto) in sich fassen und schon aus sich
selbst die Unmöglichkeit eines guten Erfolgs darlegen
würde, indem jede gegebene Veränderung nur von
der ihr geigneten Ursache bewirkt werden kann,
aber nicht per quamlibet causam. Und so bestätigt
sich's auch in der Erfahrung täglich, dafs die vulgäre
Praxis durch Verordnung ihres Allerlei's an ungekann-
ten Arzneien in vielfach gemischten Recepten in Krankheiten zwar mancherlei bewirkt, doch am wenigsten
Heilung.

Die zweite Art, Krankheiten mit Arzneien zu
behandeln, ist die Anwendung einer, die vorhandene
Verstimmung des Befindens (Krankheit, oder vorzüg-
lichstes Krankheitssymptom) enantiopathisch, an-
tipathisch oder entgegengesetzt umstimmende Potenz (palliativ angewendete Arznei). Eine
solche Anwendung kann, wie man ebenfalls leicht
einsieht, deshalb keine dauerhafte Heilung der Krankheit bewirken, weil bald darauf das Uebel wiederkommen mufs, und zwar in stärkerem Mafse. Der
Vorgang ist dieser. Nach einer bewundernswürdigen
Einrichtung der Schöpfung verhalten sich die organi-

sirten lebenden Wesen nicht nach den Gesetzen der
unorganisirten (todten) physischen Natur, sie nehmen
die Einwirkung der Aufsendinge nicht, wie diese,
leidend auf, geben nicht, wie diese, den äufsern Ein-
drücken folgsam nach, sondern streben, das Gegentheil von dieser Einwirkung entgegen zu setzen *).
Der lebende menschliche Körper läfst sich zwar anfänglich von der Einwirkung physischer Potenzen

---

*) Der ausgepreſste, nicht mehr lebende, grüne Pflanzensaft,
auf Leinwand gestrichen, bleicht bald am Sonnenlichte
und wird vernichtet, dagegen die im Keller, den Tag
entbehrende, verbleichende, lebende Pflanze an demselben
Sonnenlichte gar bald ihre volle Grünheit wieder erhält. —
Eine gegrabene und getrocknete (todte) Wurzel geht, in
einen warmen und feuchten Erdboden gelegt, schnell in
ihre völlige Zerstörung und Verrottung über, während
eine lebende Wurzel in derselben warmfeuchten Erde
freudige Schöſslinge emportreibt. — Das in vollem Gähren begriffene, schäumende Luftmalzbier wird bei 96 Grad
Fahrenheit's Wärme schnell im Kruge zu Essig, im gesunden menschlichen Magen aber bei gleicher Wärme, unter Hemmung aller Gährung, sehr bald zu einem milden
Nahrungssafte. — Das bereits riechende und halbfaule Wild-
pret giebt, eben so wie Rind- und andres Fleisch, von
gesunden Menschen genossen, die am wenigsten riechen-
den Excremente; während der Chinarinde, welche die
Fäulniſs an leblosen Thiersubstanzen kräftig zu hemmen
geneigt ist, von den gesunden Eingeweiden dergestalt
entgegengewirkt wird, daſs die stinkendsten Blähungen
erzeugt werden. — Milde Kalkerde nimmt in der unorganischen Natur alle Säure hinweg, aber wenn sie im
gesunden Magen eingenommen wird, erfolgt gewöhnlich
saure Hautausdünstung. — Während die todte thierische
Faser vor Fäulniſs durch nichts gewisser und kräftiger,
als durch Gerbestoff, verwahrt wird, werden reine Geschwüre des lebenden Menschen, wenn sie öfters mit
Gerbestoff bestrichen werden, unrein, grün und faulig. —
Eine in warmen Wasser gebadete Hand wird hintennach
kälter, als die ungebadete andre Hand ist, und zwar desto
kälter, je wärmer das Badewasser gewesen war.

verändern; aber diese Veränderung ist bei ihm nicht,
wie bei unorganischen Wesen, bleibend und dauernd
(— wie sie doch nothwendig seyn müfste, wenn die
der Krankheit entgegengesetzt wirkende Arznei-
potenz einen bleibenden Effect, eine dauerhafte
Hülfe hervorbringen sollte —): vielmehr strebt der
menschliche lebende Organism, das gerade Gegentheil
von der ihm von aufsen her zuerst beigebrachten Affection durch Antagonismus zu erzeugen *) —, so wie
z. B. eine lange genug in Eiswasser gehaltene Hand
nach dem Herausziehen (nicht etwa kalt beibt, oder
etwa blofs die Temperatur der umgebenden Luft, wie
eine steinerne [todte] Kugel thun würde, annimmt,
oder allenfalls die Wärme des übrigen Körpers beibe-
hält, nein!), je kälter das Wasser des Handbades war,
und je länger es auf die gesunde Haut der Hand ein-
wirkte, sich hintennach desto mehr entzündet und
heifs wird.

Es kann also nicht fehlen, dafs eine, den Symptomen der Krankheit entgegengesetzt wirkende Arznei
nur auf eine sehr kurze Zeit **) das vorhandene Krankheitssymptom umstimmt, bald aber dem im lebenden
Körper vorwaltenden Antagonism weichen mufs, wel-

---

*) Diefs ist das Naturgesetz, nach welchem der Gebrauch
jeder Arznei zwar anfänglich gewisse dynamische Veränderungen und krankhafte Symptome im lebenden menschlichen Körper erregt (primäre oder Erst-Wirkung
der Arzneien), dagegen aber dann mittels eines eigenen Antagonismus (den man in vielen Fällen Selbsterhal-
tungs-Trieb nennen könnte) einen, jenem erstern gerade
entgegengesetzten Zustand (secundäre oder Nachwirkung) erzeugt, z. B. bei den narkotischen Substanzen,
Gefühllosigkeit in der ersten, und Schmerzhaftigkeit in
der Nachwirkung.

**) Wie eine verbrannte Hand nicht viel länger, als während
des Verweilens im kalten Wasser, kalt und schmerzlos
bleibt, hintennach aber noch weit ärgern Brennschmerz fühlt.

cher das Gegentheil, nämlich einen, dem durch das
Palliativ hervorgebrachten, kurzdauernden, schmei-
chelhaften Zustande des Befindens entgegengesetzten
Zustand (den mit dem ursprünglichen Uebel überein-
stimmenden Zustand) entstehen läfst, der ein wahrer
Zusatz zu dem nun wiederkehrenden, ungetilgten, an-
fänglichen Uebel ist, also die ursprüngliche Krankheit
in erhöhetem Grade. Und so verschlimmert sich das
Uebel jederzeit g e w i f s, nachdem das Palliativ —
die entgegengesetzt und enantiopathisch wirkende Arznei ausgewirkt hat *).

In chronischen Krankheiten, — dem wahren Prüf-
steine ächter Heilkunst, — zeigt sich die Schädlichkeit der entgegengesetzt wirkenden (Palliativ-) Mittel
oft in hohem Grade, da sie bei ihrer Wiederholung,
wenn sie auch nur ihren täuschenden Effect, (einen
schnell vorübergehenden Schein von Wohlbefinden)

---

*) So wird der Schmerz einer verbrannten Hand zwar schnell,
aber nur auf einige Minuten, durch kaltes Wasser besänftigt, hinterdrein aber wird der Brandschmerz und die
Entzündung ärger, als sie vorher war (die Entzündung,
als Nachwirkung vom kalten Wasser, macht einen Zusatz
zu der durch's kalte Wasser untilgbaren ursprünglichen
Brandentzündung). — Die beschwerliche Vollheit des
Unterleibes bei habitueller Hartleibigkeit scheint gleich
nach der Wirkung einer Purganz wie weggezaubert, aber
gleich den Tag darauf kehrt die schmerzhafte Vollheit
und Spannung des Unterleibes nebst der Hartleibigkeit zurück und wird sogar die darauf folgenden Tage schlimmer,
als vorher. — Der betäubte Schlaf von Mohnsaft hinterläfst die folgende Nacht desto schlafloser. — Dafs aber
dieser nachfolgende Zustand eine wahre Verschlimmerung
ist, wird dadurch sichtbar, dafs, wenn man wiederum
das Palliativ dagegen brauchen will (z. B. Mohnsaft gegen habituelle Schlaflosigkeit oder chronische Durchfällig-
keit), es in stärkerer Gabe, w i e g e g e n e i n e v e r-
s t ä r k t e K r a n k h e i t, gereicht werden mufs, wenn
es auch nur auf eben so kurze Zeit, wie zuerst, seine
Schein-Besänftigung hervorbringen soll.

zuwege bringen sollen, in gröfserer und immer grös-
serer, das Leben oft in Gefahr setzender Gabe gereicht werden müssen, die auch nicht selten wirklich tödtet *).

Es bleibt also nur eine **d r i t t e** Art der Anwendung der Arzneien übrig zur wahren Hülfe, nämlich,
wenn man jedesmal eine solche anwendet, welche
(homöopathisch) eine dem gegenwärtigen Krankheits-
falle **ä h n l i c h e,** am besten, **s e h r ä h n l i c h e,** künstliche, krankhafte Affection im Organism zu erregen
für sich geneigt ist.

Dafs diese Art von Arzneigebrauch die vollkommen-
ste, die einzig beste Methode gebe und geben müsse,
kann, wie schon durch unzählige Erfahrungen, auch
der meiner Lehre ergebenen Aerzte und in der alltäglichen Erfahrung **) bestätigt worden ist, so auch
durch Gründe leicht bewiesen werden.

---

*) Wie z. B. wo Mohnsaft in immer stärkerer Gabe zur pal-
liativen Beschwichtigung dringender Symptome einer langwierigen Krankheit wiederholt wird.

**) Um nur einige wenige, im alltäglichen Leben vorkomm-
ende Erfahrungen anzuführen, so wird der von siedendem Wasser auf unsrer Haut entstandene, brennende Schmerz
entweder, wie bei den Köchen, durch Annäherung der
mäfsig verbrannten Hand an die Flamme, oder durch un-
unterbrochene Anfeuchtung mit dem, eine noch stärker
brennende Empfindung verursachenden gewärmten Wein-
geistalkohol (oder Terpentinöl) überstimmt und vertilgt.
Diese untrügliche Heilung ist unter den Lackirern und
ähnlichen Künstlern eingeführt und von ihnen bewährt
gefunden. Der Brennschmerz, den diese starken Geister
und ihr hoher Wärmegrad erzeugen, bleibt dann nur noch
einige Minuten **a l l e i n** übrig, indefs der Organism, von
der Brandentzündung homöopathisch durch sie befreit,
die Verletzung der Haut bald wieder ergänzt und ein
neues Oberhäutchen bildet, wodurch dann kein Weingeist mehr eindringen kanu. Und so ist **b i n n e n w e n i-**
g e n S t u n d e n der Brandschaden durch ein, ähnlicharti-
gen Brennschmerz erzeugendes Mittel (hoch erwärmter

Es wird daher nicht schwer seyn, einzusehen, nach welchen Naturgesetzen die einzig zweckmäfsige Heilung der Krankheiten, die homöopathische, erfolgt und erfolgen mufs.

Alkohol oder Terpentinöl) geheilt, wogegen er, mit den gewöhnlichen kühlenden Palliativmitteln und Salben behandelt, zu einem bösartigen Geschwür wird und viele Wochen und Monate lang unter grofsen Schmerzen fortzueitern pflegt. Die geübten Tänzer wissen aus alten Erfahrungen, dafs die vom Tanze auf's Aeufserste Erhitzten von der Entblöfsung nnd einem Trunke recht kalten Wassers auf den ersten Augenblick ungemein gelabet werden, hinterdrein aber unfehlbar in tödtliche Krankheit verfallen, und geben weislich den auf das Uebertriebenste erhitzten Personen, ohne dafs sie eine Abkühlung durch freie Luft oder Entkleidung verstatten, ein, seiner Natur nach bluterhitzendes Getränk, Punsch oder heifsen Thee mit Rum oder Arak, und so werden sie unter gelindem Auf- und Abgehen im Zimmer schnell ihres, durch Tanz erregten, hitzigen Fiebers frei. Eben so wird kein alter, erfahrner Schnitter bei übermäfsiger Anstrengung in der Sonnengluth ein anderes Getränk zur wohlthätigen Abkühlung zu sich nehmen, als ein Glas Branntwein; ehe eine Stunde vergeht, ist Durst und Erhitzung vergangen und das Wohlseyn wieder hergestellt. Kein erfahrner Menfch wird von Frost abgestorbene Glieder in warmes Wasser thun, oder am Feuer oder am heifsen Ofen wiederherstellen wollen; Belegung mit Schnee oder Reiben mit Eiswasser ist die allbekannnte homöopathische Hülfe für sie. Das von einer allzu lebhaften Freude entstandene Mifsbefinden (die phantastische Lustigkeit, die zitternde Unruhe und Ueberbeweglichkeit, das Herzklopfen, die Schlaflosigkeit) wird durch Kaffee schnell und dauerhaft gehoben, der ein ähnliches Uebelbefinden bei Ungewohnten erregt. Und so giebt es noch viele, alltägliche Bestätigungen der grossen Wahrheit, dafs die Natur die Menschen von ihren langwierigen Uebeln durch sehr ähnliche kurze Uebel befreit haben will. Völker, Jahrhunderte hindurch in willenlose Apathie und Sklavensinn herabgesunken, erhoben ihren Geist, fühlten ihre Menschenwürde und wurden wieder Freie, nachdem sie von dem Tyrannen aus Westen nachdrücklich in den Staub getreten worden waren.

Das erste hier unverkennbare Naturgesetz ist: d i e
A f f i c i r b a r k e i t des l e b e n d e n O r g a n i s m u s
d u r c h n a t ü r l i c h e K r a n k h e i t e n i s t o h n e V e r-
g l e i c h g e r i n g e r, a l s d i e d u r c h A r z n e i e n.
Es wirken täglich und stündlich ein Menge Krank-
heiterregungs-Ursachen auf uns ein, aber sie vemögen
unser Befindens-Gleichgewicht nicht aufzuheben, die
Gesunden nicht krank zu machen; die Thätigkeit der
Lebenerhaltungskraft in uns pflegt den meisten zu
widerstehen, der Mensch bleibt gesund. Nur wenn
diese äufsern Schädlichkeiten zu einem heftigen Grade
gesteigert auf uns eindringen, und wir uns ihnen allzu sehr blofsstellen, erkranken wir, doch auch dann
nur bedeutend, wenn unser Organism gerade jetzt
eine vorzüglich angreifbare, schwache Seite (Dispo-
sition) hat, die ihn aufgelegter macht, von der gegenwärtigen (einfachen oder zusammengesetzten) Krank-
heitsursache afficirt und in seinem Befinden verstimmt
zu werden.

Besäfsen die feindlichen, theils psychischen, theils
physischen Potenzen in der Natur, die man krankhafte Schädlichkeiten nennt, eine unbedingte Kraft,
das menschliche Befinden zu verstimmen, so würden
sie, da sie überall verbreitet sind, Niemand gesund
lassen; Jedermann müfste krank seyn und wir würden nicht einmal eine Idee von Gesundheit haben.
Da aber, im Ganzen genommen, Krankheiten nur
Ausnahmen im Befinden der Menschen sind, und ein
Zusammentreffen so vieler und mancherlei Umstände
und Bedingungen theils von Seiten der Krankheitspo-
tenzen, theils von Seiten des in Krankheit umzustim-
menden Menschen erfordert wird, ehe eine Krankheit durch ihre Erregungsursachen entsteht, so folgt,
d a f s d e r M e n s c h v o n d e r g l e i c h e n S c h ä d-
l i c h k e i t e n s o w e n i g a f f i c i r b a r i s t, d a f s s i e
i h n n i e u n b e d i n g t k r a n k m a c h e n k ö n n e n,

2.*

und dafs der menschliche Organism wenigstens nur unter einer besondern Disposi-
tion von ihnen zur Krankheit verstimmt
zu werden fähig sey.

Ganz anders aber verhält es sich mit den künstlichen dynamischen Potenzen, die wir Arzneien nennen. Jede wahre Arznei wirkt nämlich zu jeder
Zeit, unter allen Umständen, auf jeden lebenden,
beseelten Körper und erregt in ihm die ihr eigenthümlichen Symptome (selbst deutlich in die Sinne
fallend, wenn die Gabe grofs genug war), so dafs
offenbar jeder lebende menschliche Organism jederzeit und durchaus von der Arzneikrankheit behaftet und gleichsam ange-
steckt werden mufs, welches, wie bekannt, mit
den natürlichen Krankheiten gar nicht der Fall ist *).

Aus allen Erfahrungen gehet unläugbar hervor,
dafs der menschliche Körper bei weitem aufgelegter
und geneigter ist, sich von den arzneilichen Potenzen afficiren und sein Befinden umstimmen zu lassen,
als von den krankhaften Schädlichkeiten und Ansteck-
ungsmiasmen, oder, welches dasselbe sagt, dafs die
arzneilichen Potenzen eine absolute, die krankhaften
Affectionen aber nur eine sehr bedingte, von erstern
überwiegbare Kraft besitzen, das menschliche Befinden umzustimmen.

Hieraus geht nun zwar schon die Möglichkeit der
Krankheitsheilungen durch Arzneien überhaupt hervor
(das ist, man sieht, dafs im kranken Organism die
Krankheitsaffection verwischt werden könne, wenn

---

*) Selbst die pestartigen Krankheiten stecken nicht unbedingt
und nicht Jeden an, und die übrigen Krankheiten lassen
noch weit mehre Menschen unangetastet, wenn sie sich
auch sämmtlich den Veränderungen der Witterung, der
Jahreszeiten und dem Einflusse einer Menge andrer nach-
theiliger Eindrücke aussetzen.

ihm die angemessenste Umstimmung durch Arznei zu
Theil würde); aber es muſs, wenn die Heilung zur
Wirklichkeit kommen soll, auch das z w e i t e Natur
gesetz in Erfüllung treten, nämlich e i n e s t ä r k e r e
d y n a m i s c h e A f f e c t i o n l ö s c h t d i e s c h w ä-
c h e r e i m l e b e n d e n O r g a n i s m d a u e r h a f t a u s,
w e n n e r s t e r e d e r l e t z t e r e n a n A r t ä h n l i c h
i s t; denn die dynamische, von der Arznei zu erwar-
tende Umstimmung des Befindens darf, wie ich glaube
bewiesen zu haben, von der Krankheits-Verstimmung
weder a n d e r s a r t i g a b w e i c h e n d oder a l l ö o-
p a t h i s c h seyn, damit nicht, wie in der gemeinen
Praxis, eine noch gröſsere Zerrüttung entstehe, noch
darf sie derselben e n t g e g e n g e s e t z t seyn, damit
nicht eine blofs palliative Schein-Erleichterung mit
nachgängiger, unausbleiblicher Verschlimmerung des
ursprünglichen Uebels erfolge, sondern die Arznei
muſs die Tendenz besitzen, eine der Krankheit ä h n-
l i c h e Stimmung des Befindens für sich hervorzubringen (ähnliche Symptome im gesunden Körper erregen zu können) durch Beobachtungen erwiesen haben, wenn sie ein dauerhaft hülfreiches Heilmittel
seyn soll.

Da nun die dynamischen Affectionen des Organisms (von Krankheit oder Arznei) nur durch Aeuſserungen veränderter Thätigkeit und veränderten Gefühls
erkennbar werden, und also auch die Aehnlichkeit
seiner dynamischen Affectionen gegen einander sich
blofs durch Symptomen-Aehnlichkeit aussprechen kann,
der Organismus aber (als bei weitem umstimmbarer
durch Arznei, denn durch Krankheit) der Affection
von Arznei mehr nachgeben, das ist, sich mehr von
ihr bestimmen und umstimmen lassen muſs, als von
der ähnlichen Affection der Krankheit, so folgt ohne
Widerrede, dafs er von der Krankheits-Affection frei-wer-
den müsse, wenn man eine Arznei auf ihn wirken

läfst, welche, in ihrer Natur von der Krankheit verschieden *), an Symptomen-Aehnlichkeit ihr möglichst
nahe kommt, das heifs, homöopathisch ist; indem
der Organism, als lebende, geschlossene Einheit, nicht
zwei ähnliche dynamische Affectionen zugleich annehmen kann, ohne dafs die schwächere der stärkern
ähnlichen weichen müfste, folglich, da er geeigneter
ist, von der einen (Arzneiaffection) stärker ergriffen
zu werden, die andere, ähnliche, schwächere (Krankheitsaffection) nothwendig fahren lassen mufs, von
welcher er dann geheilt ist.

Man wähne ja nicht, dafs der lebende Organism,
wenn ihm bei seiner Krankheit zur Cur eine neue,
ähnliche Affection durch eine Gabe homöopathischer
Arznei mitgetheilt wird, hierdurch stärker, also mit
einem Zusatze zu seinen Leiden belastet würde, etwa
wie eine Bleiplatte, schon von einem eisernen Gewichte
gedrückt, durch einen hinzugefügten Stein noch stärker gequetscht, oder ein durch Friction erhitztes
Stück Kupfer durch Aufgiefsung noch heifsern Wassers noch heifser werden mufs. Nein, nicht leidend,
nicht nach den physischen Gesetzen der todten Natur
verhält sich unser lebender Organism; mit Lebens-
Antagonism wirkt er zurück, um als geschlossenes,
lebendes Ganze seiner Krankheits-Verstimmung sich
zu begeben und in sich auslöschen zu lassen, wenn
eine ähnlichartige stärkere, durch homöopathische
Arznei in ihm erzeugt, sich seiner bemächtigt.

Ein solcher geistig zurückwirkender ist unser le-

---

*) Ohne diese Naturverschiedenheit der Krankheitsaffection
von der Arzneiaffection wäre keine Heilung möglich;
wenn sie beide nicht nur ähnlich, sondern von gleicher
Natur, also identisch wären, so würde Nichts (oder allenfalls eine Vermehrung des Uebels) erfolgen, so wie,
wenn man einen Schanker mit fremdem Schankergift befeuchten wollte, nie davon eine Heilung erfolgen könnte.

bendiger, menschlicher Organism, welcher mit selbst-
thätiger Kraft eine schwächere Mifsstimmung (Krankheit) von sich ausschliefst, sobald die stärkere Potenz
der homöopathischen Arznei ihn in eine andere, aber
sehr ähnliche Affection setzet, oder mit andern Worten, welcher, wegen Einheit seines Lebens, nicht
von zweien ähnlichen, allgemeinen Verstimmungen
zugleich leiden kann, sondern die vorhergegangene
dynamische Affection (Krankheit) fahren lassen mufs,
sobald eine, ihn umzustimmen fähigere, zweite dynamische Potenz (Arznei) auf ihn wirkt, welche in ihrer Afficirung des Befindens (ihren Symptomen) grofse
Aehnlichkeit mit ersterer hat. Etwas Aehnliches geschieht beim menschlichen Gemüthe *).

So wie aber der menschliche Organism schon in
gesunden Tagen afficirbarer von Arznei, als von

---

*) Z. B. ein durch den Tod seiner Gespielin betrübtes Mäd-
chen wird, wenn man es drauf zu einer Familie führt,
wo den armen, nackten Kindern so eben der Vater, ihr
einziger Versorger, abgestorben ist, nicht etwa noch
trauriger durch diesen erschütternden Anblick, sondern
getröstet über ihr eignes, kleineres Unglück; sie wird geheilt von ihrer Trauer um ihre Freundin, weil die Einheit des Gemüthes auf einmal nur von einer einzigen
ähnlichen Leidenschaft afficirt werden kann, und die Leidenschaft wieder in sich auslöschen mufs, wenn eine
ähnliche, sie stärker anziehende Leidenschaft sich des
Gemüthes bemächtigt und zur Verlöschung der erstern als
homöopathisches Mittel wirkt. Das Mädchen aber
würde von dem Grame über den Verlust ihrer Gespielin
z. B. nicht, wenn die Mutter über sie zornig schmälen
wollte (heterogene, allöopathische Potenz) geheilet und beruhigt, vielmehr durch diesen Angriff an-
dersartiger Kränkung nur noch kränker am Gemüthe geworden seyn; und eben so würde das trauernde Mädchen,
wenn man es durch ein lustiges, jubelndes Fest nur palliativ auf einige Stunden scheinbar erheitert hätte (weil
diese Afficirung hier nur entgegengesetzt, enantiopathisch war), nachgehends in ihrer Einsamkeit

Krankheit ist, wie ich oben dargethan habe, so ist er,
erkranket, ohne Vergleich afficirbarer von homöopathischer Arznei, als von jeder andern (etwa allöopa-
thischen oder enantiopathischen), und zwar im
höchsten Grade afficirbar, da er, schon von
der Krankheit zu gewissen Symptomen gestimmt und
aufgeregt, nun aufgelegter seyn mufs, zu ähnlichen
Symptomen (durch die homöopathische Arznei) um-
gestimmt zu werden (— so wie ähnliche eigne See-
len-Leiden das Gemüth gegen ähnliche Leidensge-
schichten ungemein empfindlich machen —); es müssen daher auch nur die kleinsten Gaben derselben zur Heilung, das ist, zur Umstimmung des kranken Organismus in die ähnliche Arzneikrankheit, nöthig und nützlich seyn, auch schon defshalb
nicht gröfser nöthig, weil die geistige Kraft der
Arznei hier nicht durch Quantität, sondern durch Po-
tenzialität und Qualität (dynamische Angemessenheit,
Homöopathie) ihren Zweck erreicht, — und nicht
gröfser nützlich, sondern schädlich, weil die
gröfsere Gabe, während sie auf der einen Seite die
dynamische Ueberstimmung der Krankheits-Affection
nicht gewisser, als die angemessenste kleinste bewirkt,
dagegen aber auf der andern Seite eine vervielfachte
Arzneikrankheit an die Stelle setzt, die immer ein
Uebel ist, obgleich ein in bestimmter Frist vorübergehendes.

nur in desto tiefere Traurigkeit versunken seyn und noch
stärker, als zuvor um den Tod ihrer Freundin geweint
haben.

Und wie es hier im physischen ist, so ist es dort im
organischen Leben. Die Einheit unsers Lebens kann sich
ebenfalls nicht von zwei allgemeinen ähnlichen dynamischen Affectionen zugleich beschäftigen und einnehmen
lassen; denn wenn die zweite eine ähnliche ist, so wird
die erstere durch sie verdrängt, sobald der Organism von
letzterer mehr ergriffen wird.

Kräftig wird daher der Organism von der Potenz
eines Arzneistoffes selbst in sehr kleiner Gabe ergriffen und eingenommen, welcher das Total der Symptomen der Krankheit durch sein Bestreben, ähnliche
Symptomen zu erzeugen, aufwiegen und verlöschen
kann; er wird, wie gesagt, in demselben Zeitpunkte
von der Krankheits-Affection frei, als die Arznei-Affection sich seiner bemächtigt, von welcher umge-
stimmt zu werden, er ungleich fähiger ist.

Erhalten nun die Arzneipotenzen für sich, auch
in größerer Gabe, den gesunden Organism nur einige
bestimmte Tage über in Affection, so läßt sich denken, daß eine kleine, und in acuten Uebeln sehr
kleine Gabe derselben (wie sie erwiesener Maßen bei
homöopathischer Heilung seyn muß) den Körper nur
kurze Zeit, bei den kleinsten Gaben aber in acuter
Krankheit nur einige Stunden über afficiren könne,
da dann die an die Stelle der Krankheit getretene
Arznei-Affection unvermerkt und sehr bald in reine
Gesundheit übergeht.

Anders, als nach diesen ihren, hier vor Augen
liegenden Gesetzen scheint die Natur der lebenden Or-
ganismen bei dauerhafter Heilung der Krankheiten
durch Arzneien nicht zu wirken, und so wirkt sie
in der That, so zu sagen, nach mathematischer Ge-
wißheit. Es giebt keinen Fall dynamischer
Krankheit in der Welt (den Todeskampf und,
wenn es hierher gehört, das hohe Alter und die Zerstörung eines unentbehrlichen Eingeweides oder Gliedes ausgenommen), deren Symptome unter
den positiven Wirkungen einer Arznei in
großer Aehnlichkeit angetroffen werden,
welche nicht durch diese Arznei schnell
und dauerhaft geheilt würde. Der kranke
Mensch kann auf keine leichtere, schnellere, sicherere,
zuverlässigere und dauerhaftere Weise unter allen denk-

baren Curarten *), als durch homöopathische Arznei
in kleinen Gaben von seiner Krankheit frei werden.

---

*) Selbst die in der gemeinen Praxis, in seltnen Fällen, auf-
fallend gerathenden Curen erfolgen blofs auf eine (durch
Zufall in die Recepte mit unterlaufende) homöopathisch
passende, vorwirkende Arznei. Homöopathisch gegen die
Krankheiten gewählt konnten die Arzneien von den
Aerzten bisher nicht werden, da die positiven (bei gesunden Menschen wahrzunehmenden Wirkungen) der Arzneien von ihnen nicht aufgesucht wurden, sie ihnen daher unbekannt blieben, und selbst die, aufser meinen
Schriften etwa bekannt gewordenen gar nicht als für Heilzwecke brauchbar von ihnen angesehen wurden —, ihnen
auch die, zu gründlichen Heilungen erforderliche Bezieh-
ung der Arzneiwirkungen auf die ihnen ähnlichen Symptome der Krankheit (das homöopathische Heilgesetz) unbekannt war.

Vorerinnerung.

Viele auf dem halben Wege zur homöopathischen Heilkunst stehende Bekannte lagen mir von Zeit zu Zeit an, doch noch genauere Erläuterungen öffentlich mitzutheilen, wie man denn nun eigentlich diese Lehre zur Ausübung bringen könne und praktisch darnach zu verfahren habe. Ich wundere mich, wie man nach so deutlicher Anweisung, als im Organon der Heilkunst enthalten ist, noch speciellere Handleitungen verlangen kann.

Auch fragt man: „wie untersucht man die Krankheit jedes einzelnen Falles?" Gleich als wenn nicht umständliche Auskunft genug im gedachten Buche enthalten wäre.

Da in der Homöopathie nicht nach vermuthlichen und fingirten innern Ursachen der Krankheit und eben so wenig nach, von Menschen ersonnenen Krankheitsnamen, von denen die Natur nichts weiß, das Heilgeschäft unternommen wird, und da jeder Fall unmiasmatischer Krankheit ein einzelner, vor sich bestehender, eigenartiger, von der Natur stets aus verschiedenen, nie hypothetisch vorauszusetzenden Symptomen zusammengesetzter ist, so kann nichts Einzelnes darüber (kein Schema, keine Tabelle) vorgeschrieben werden, außer daß der Arzt dem jedesmaligen Aggregate von Krankheitssymptomen eines

*Falles eine Gruppe ähnlicher Arzneisymptomen zur
Heilung entgegensetze, so vollständig, als sie in einer einzelnen, gekannten Arznei angetroffen werden,
indem diese Heillehre nie mehr als ein einfaches Arzneimittel (dessen Wirkungen genau ausgeprüft sind)
auf einmal zu geben verstatten kann (s. Org. d. H.
4te Ausgabe, §. 270, 271).*

*Da lassen sich nun weder die möglichen Aggre-
gate von Symptomen aller dereinst vorkommen kön-
nenden Krankheitsfälle nennen, noch im voraus homöopathische Arzneien für diese (im voraus unbestimm-
baren) Möglichkeiten angeben. Für jeden einzelnen,
gegebenen Fall (denn jeder ist einzeln, jeder ist verschieden) muſs der homöopathische Heilkünstler sie
selbst finden und zu dieser Absicht die Symptomen
der bis jetzt nach ihrer positiven Wirkung ausge-
forschten Arzneien inne haben, oder sie doch für
jeden Krankheitsfall zu Rathe ziehen, daneben aber
sich befleiſsigen, die noch unerforschten Arzneien an
sich oder andern gesunden Menschen auf die krankhaften Veränderungen, die sie hervorzubringen geeignet sind, selbst auszuprüfen, um den Vorrath ge-
kannter Arzneimittel *) zu vermehren, damit die
Wahl eines Heilmittels für jeden der unendlich verschiedenen Krankheitsfälle (zu deren Bestreitung wir
nie genug geeignete Werkzeuge und Waffen haben
können) desto leichter, desto treffender werde.*

*Derjenige ist noch lange nicht mit dem wahren
Geiste homöopathischer Heilung beseelt, ist noch
kein ächter Schüler dieser wohlthätigen Lehre, der
nur im mindesten Anstand nimmt, selbst genaue*

---

*) Vor Erscheinung der Homöopathie kannte man die Arznei-
substanzen blofs nach ihrer Naturgeschichte und wufste
übrigens, aufser ihrem Namen, nichts von ihnen, als den
vorgeblichen, theils geträumten, theils erlogenen Nutzen
derselben.

Versuche zur Erforschung der eigenthümlichen Wirkungen der seit dritthalb tausend Jahren ungekannt gebliebenen Arzneien anzustellen, ohne deren Ausforschung (und ohne dafs ihre reinen, krankhaften Wirkungen auf gesunde Menschen vorher bekannt geworden sind) jede Krankheitsbehandlung nicht nur eine thörichte, sondern auch verbrecherische Handlung bleibt, ein gefährlicher Angriff auf Menschenleben.

Solchen selbstsüchtigen Menschen, die zum vollständigen und unentbehrlichen Ausbau des unentbehrlichen Gebäudes nichts beitragen, die nur damit gewinnen wollen, was Andere mit Anstrengung erfunden und ausgeforscht haben, blofs in die Hände zu arbeiten, und ihnen nur so die Renten der Wissenschafts-Capitale zu verzehren geben, zu deren Miterwerbung beizutragen sie nicht die mindeste Neigung bezeigen, ist etwas zu viel verlangt.

Wer aber wahren Trieb fühlt, diese so viele Jahrhunderte hindurch unerforschte und doch zum Gesundmachen der Menschen unentbehrliche Kenntnifs der eigenthümlichen Wirkungen der Arzneien, unserer einzigen Werkzeuge, mit zu Tage fördern zu helfen, der findet die Anleitung, wie man solche reine Versuche mit Arzneien anzustellen hat, im *Organon d. Heilk.* 4te Ausg., §. 111—136.

Blofs dieses setze ich hinzu, dafs, da die Versuchs-Person, so gewifs kein Mensch es ist, nicht absolut und vollkommen gesund seyn kann, sie, wenn hleine Beschwerden während solcher Prüfungen der Arzneikräfte mit zum Vorschein kommen, denen sie wohl unterworfen war, dieselben als unbestätigt und zweifelhaft in Klammern einzuschliefsen hat, wiewohl diefs nicht oft der Fall seyn wird, da bei der Einwirkung einer gehörig starken Arzneigabe auf ein ehedem übrigens gesundes Befinden blofs die Arznei *in uns vorherrscht und selten ein anderes Symptom die ersten Tage sich zeigen kann, was nicht das Werk der Arznei wäre. Ferner, daſs, um die Symptomen der Arzneien für langwierige Uebel auszuforschen, z. B. zur Hervorbringung der von der Arznei zu erwartenden Hautausschläge, Afterorganisationen u. s. w. man sich nicht mit der Einnahme einer oder zweier Gaben derselben begnügen dürfe, sondern mehre Tage über täglich ein Paar hinreichende Gaben, das ist, welche so groſs sind, daſs man Wirkung von ihnen empfinde, fortbrauchen müsse, unter fortwährender Beobachtung der am genannten Orte angegebenen Lebensordnung.*

Die Bereitungsart der Arzneisubstanzen zum Einnehmen in homöopathischen Heilungen findet sich sowohl im Organon d. H. §. 267 — 269, als auch im Anfange des zweiten Theils der chron. Krankheiten. Nur erinnere ich hier, daſs zur Prüfung der Arzneien an gesunden Menschen gleich hohe Verdünnungen und Potenzirungen, wie zum Heilbehufe, nämlich Streukügelchen, mit Decillion-Kraft-Entwickelung befeuchtet einzunehmen sind.

Die Bitte meiner, auf halbem Wege zu dieser Heilmethode stehenden Freunde, ihnen Beispiele von solchen Heilungen vorzulegen, ist schwierig zu erfüllen, und ihre Erfüllung von keinem groſsen Nutzen. Jeder geheilte Fall von Krankheit zeigt ja nur, wie dieser behandelt worden sey. Der innere Vorgang der Behandlung beruht immer auf denselben Grundsätzen, die man schon kennt, und sie kann nicht für jeden einzelnen Fall concret gemacht und fest bestimmt werden, kann durch keine Geschichte einer einzelnen Heilung deutlicher werden, als schon durch die Darlegung der Grundsätze geschah. Jeder Fall der unmiasmatischen Krankheiten ist eigenartig und speciell, und eben das Specielle desselben ist es, was ihn von

jedem andern Falle unterscheidet, ist nur ihm zuge-
hörig, kann aber die Behandlung anderer Fälle nicht
modeln. Wenn nun ein verwickelter, aus vielen Symp-
tomen bestehender Krankheitsfall so pragmatisch dar-
gestellt werden soll, daſs die Bestimmungsgründe für
die Wahl des Heilmittels ganz klärlich daliegen, so
erheischt dieſs eine ermüdende Erörterung für den
Darsteller und für den Leser.

Um jedoch auch hierin meinen Freunden zu will-
fahren, so mögen hier ein Paar der kleinsten Fälle
homöopathischer Heilung stehen.

Sch....., eine etliche und 40 jährige kräftige
Lohnwäscherin, war schon drei Wochen auſser Stan-
de, ihr Brod zu verdienen, da sie mich den 1. Sept.
1815 zu Rathe zog.

1) Bei jeder Bewegung, vorzüglich bei jedem
Auftreten, und am schlimmsten bei jedem Fehltritte,
sticht es sie in der Herzgrube, wohin es jedesmal aus
der linken Seite kommt, wie sie sagt.

2) Im Liegen ist es ihr ganz wohl, dann hat
sie gar keinen Schmerz irgendwo, auch weder in der
Seite, noch in der Herzgrube.

3) Sie kann nicht länger als bis um 3 Uhr früh
schlafen.

4) Die Speisen schmecken ihr, aber wenn sie et-
was gegessen hat, so wird es ihr brecherlich.

5) Das Wasser läuft ihr dann im Munde zu-
sammen und aus dem Munde, wie Würmerbeseigen.

6) Es stöſst ihr nach jedem Essen vielmal leer
auf.

7) Sie ist von heftigem, zu Zorn geneigtem Ge-
müthe. — Bei starkem Schmerze überläuft sie Schweiſs.
— Ihre Monatzeit war vor 14 Tagen in Ordnung ge-
flossen.

Die übrigen Umstände waren natürlich.

Was nun das Symptom 1 *anlangt, so machen
zwar* Belladonna, China *und* Wurzelsumach
*Stiche in der Herzgrube, aber alle drei nicht blofs
bei Bewegung, wie hier.* Pulsatille (m. s.
Symptom 345.) *macht zwar auch Stiche in der Herzgrube beim Fehltreten, aber in seltner Wechselwirkung, und hat weder dieselben Verdauungsbeschwerden,
wie hier* 4, *verglichen mit* 5 *und* 6, *noch dieselbe Ge-
müthsbeschaffenheit.*

Blofs Zaunrebe *hat in ihrer Hauptwechselwir-
kung, wie das ganze Verzeichnifs ihrer Symptome be-
weiset,* von Bewegung *Schmerzen, und vorzüglich stechende Schmerzen, und so auch Stiche (in der
Herzgrube) unter dem Brustbeine beim Aufheben des
Armes* (295.), *bei Fehltritten aber erregt sie auch an
andern Stellen Stechen* (341. 400.).

Das hierzu gehörige negative Symptom 2 *pafst
vorzüglich auf* Zaunrebe (430.); *wenige Arzneien
(etwa* Krähenaugen *ausgenommen und* Wurzelsumach *in Wechselwirkung — die aber beide auf
unsre übrigen Symptomen nicht passen) lassen die
Schmerzen in Ruhe und im Liegen gänzlich schwei-
gen,* Zaunrebe *aber vorzüglich* (430 *und viele andre Zaunreben-Symptome*).

Das Symptom 3 *ist bei mehrern Arzneien und
auch bei Zaunrebe* (475.).

Das Symptom 4 *ist zwar, was die ,, Brecherlichkeit nach dem Essen" anlangt, bei mehrern andern Arzneien (*Ignazsaamen, Krähenaugen, Queck-
silber, Eisen, Belladonna, Pulsatille,
Kantharideb), *aber theils nicht so beständig und
gewöhnlich, theils nicht bei Wohlgeschmack der Speisen vorhanden, wie bei der* Zaunrebe (164.).

In Rücksicht des Symptoms 5 *machen zwar mehre
Arzneien ein Zusammenlaufen des Speichels, wie Wür-
merbesteigen, eben sowohl, als* Zaunrebe (167.); *jene*

andern aber bringen nicht unsre übrigen Symptome in
Aehnlichkeit hervor. Daher ist ihnen die Zaunrebe
in diesem Stücke vorzuziehen.

Das leere Aufstoſsen (bloſs nach Luft) nach
dem Essen (Symptom 6,) ist bei wenigen Arzneien
vorhanden und bei keiner so beständig, so gewöhnlich und in so hohem Grade, als bei der Zaunrebe
(143, 149.).

Zu 7. — Eins der Hauptsymptome bei Krankheiten (s. Org. d. H. §. 210.) ist die „Gemüthsbeschaffen-
heit" und da Zaunrebe (533.) auch dieses Symptom in voller Aehnlichkeit vor sich erzeugt; — so
ist Zaunrebe aus allen diesen Gründen hier jeder
andern Arznei als homöopathisches Heilmittel vorzuziehen.

Da nun das Weib sehr robust war, folglich die
Krankheitskraft sehr beträchtlich seyn muſste, um
sie durch Schmerz von aller Arbeit abzuhalten, auch
ihre Lebenskräfte, wie gedacht, nicht angegriffen waren, so gab ich ihr eine der stärksten homöopathischen Gaben, einen vollen Tropfen ganzen Zaunreben-
wurzelsaftes *) sogleich einzunehmen und beschied sie
nach 48 Stunden wieder zu mir. Meinem Freunde E.,
der zugegen war, deutete ich an, daſs die Frau binnen dieser Zeit durchaus gesund werden müsse, welcher
aber (nur erst noch auf halbem Wege zur Homöopa-

---

*) Nach den neuesten Vervollkommnungen unsrer neuen Heil-
kunst würde das Einnehmen eines einzigen, feinsten Streukügelchens, mit der decillionfachen ($\overline{\text{x}}$) Kraft-Entwickelung befeuchtet, zu gleich schneller und vollkommener Her-
stellung völlig hinreichend gewesen seyn; ja, eben so gewiſs, das bloſse Riechen an ein Senfsamen groſses Streukügelchen mit derselben Potenzirung befeuchtet, so daſs
der in jenem Falle damals von mir einer robusten Person
gegebene Tropfen rohen Saftes durchaus nicht mehr zur
Nachahmung dienen darf.

thie begriffen) diefs in Zweifel zog. Nach zwei Ta-
gen stellte er sich wieder ein, um den Erfolg zu ver-
nehmen, aber das Weib kam nicht, kam auch über-
haupt nicht wieder. Meinen ungeduldigen Freund
konnte ich nun blofs dadurch besänftigen, dafs ich
ihm das eine halbe Stunde weit entfernte Dorf, wo
sie wohnte, und ihren Namen nannte und ihm rieth,
sie aufzusuchen und sich selbst nach ihrem Befinden
zu erkundigen. Er that es und ihre Antwort war:
„Was sollte ich denn dort? Ich war ja schon den
Tag drauf gesund und konnte wieder auf die Wäsche
gehen, und den andern Tag war mir so völlig wohl,
wie mir noch jetzt ist. Ich danke es dem Doctor
tausendmal, aber unser Eins kann keine Zeit von sei-
ner Arbeit abbrechen; ich hatte ja auch drei ganze
Wochen lang vorher bei meiner Krankheit nichts ver-
dienen können."

W—e, ein schwächlicher, blasser Mann von 42
Jahren, dessen stete Beschäftigung am Schreibtische
war, klagte mir den 27. Dec. 1815: er sey schon 5
Tage krank.

1) Den ersten Abend ward es ihm, ohne sichtbare
Veranlassung, übel und drehend, mit vielem Aufstofsen,

2) die Nacht drauf (um 2 Uhr) saures Erbrechen,

3) die drauf folgenden Nächte heftiges Aufstofsen,

4) auch heute übles Aufstofsen von stinkendem und
säuerlichem Geschmacke,

5) es war ihm, als wenn die Speisen roh und un-
verdaut im Magen wären,

6) im Kopfe sey es ihm so weit und hohl und
finster, und wie empfindlich darin,

7) Das kleinste Geräusch sey ihm empfindlich ge-
wesen,

8) er ist milder, sanfter, duldender Gemüthsart.

Hier ist zu bemerken:

Zu 1. Daſs einige Arzneien Schwindel mit Uebelkeit verursachen, so wie auch *Pulsatille* (3.), welches seinen Schwindel auch *Abends* macht (7.), was nur noch von sehr wenigen andern beobachtet worden.

Zu 2. Erbrechen sauern und sauerriechenden Schleims erregen *Stechapfel* und *Krähenaugen*, aber so viel man weiſs, nicht *in der Nacht*. *Baldrian* und *Kockelsamen* machen in der Nacht Erbrechen, aber kein saures. Bloſs *Eisen* macht Erbrechen in der Nacht (54. 55.), und kann auch saures Erbrechen (59.) hervorbringen, aber nicht die übrigen hier zu berücksichtigenden Symptome.

Pulsatille aber macht nicht nur abendliches saures Erbrechen (312. 316.) und nächtliches Erbrechen überhaupt (317.), sondern auch die übrigen von *Eisen* nicht zu erwartenden Beschwerden dieses Falles.

Zu 3. Das nächtliche *Aufstoſsen* ist der Pulsatille eigen (263. 264.).

Zu 4. Das stinkende, faulige (230.) und das säuerliche *Aufstoſsen* (268. 269.) ist ebenfalls der *Pulsatille* eigen.

Zu 5. Die Empfindung von Unverdaulichkeit der Speisen im Magen bewirken wenige Arzneien, und keine so vollständig und auffallend, als *Pulsatille* (286. 287. 291.).

Zu 6. Auſser *Ignazsamen* (2.), welcher jedoch unsere übrigen Beschwerden nicht erregen kann, macht denselben Zustand *Pulsatille* (35., verglichen mit 38. 80. 81).

Zu 7. *Pulsatille* erregt dergleichen (905), so wie sie auch eine Ueberempfindlichkeit der andern Sinnorgane zuwege bringt, z. B. des Gesichts (90.).

*Und obgleich die Unleidlichkeit des Geräusches auch
bei Krähenaugen, Ignazbohne und Sturmhut
zu finden ist, so sind diese doch nicht gegen die andern Zufälle homöopathisch und besitzen am wenigsten das Symptom*

8.) *des milden Gemüthszustandes, welchen, nach
dem Vorbericht zu Pulsatille, diese letztere Pflanze
ausgezeichnet verlangt.*

*Dieser Kranke konnte also durch nichts leichter,
gewisser und dauerhafter geheilt werden, als durch
die hier homöopathische Pulsatille, die er dann
auch sogleich, aber seiner Schwächlichkeit und Ange-
griffenheit wegen nur in einer sehr verkleinten Gabe,
d. i. einen halben Tropfen des Quadrilliontels eines
starken Tropfens Pulsatille *), erhielt. Dieſs geschah gegen Abend.*

*Den folgenden Tag war er frei von allen Be-
schwerden, seine Verdauung war hergestellt, und so
blieb er frei und gut, wie ich nach einer Woche von
ihm hörte.*

*Die Erforschung eines so kleinen Krankheitsfal-
les und die Wahl des homöopathischen Mittels dafür
ist·sehr bald verrichtet von dem, welcher nur einige
Uebung darin und die Symptome der Arznei theils im
Gedächtnisse hat, theils sie leicht zu finden weiſs;
aber es schriftlich mit allen Gründen und Gegengrün-
den aufzustellen (welches vom Geiste in einigen Au-*

---

*) Gleiche Absicht erreicht, nach unserm jetzigen Kenntnissen
und Erfahrungen, das Einnehmen eines feinsten Streukügel-
chens Pulsatille $\overline{\text{x}}$ (decillionfacher Kraft-Entwickelung), ja,
völlig eben so gewiſs, das einmalige Riechen an ein Senf-
samen groſses Streukügelchen derselben Pulsatill·Poten-
zirung.

genblicken überschaut wird), *macht, wie man sieht, ermüdende Weitläufigkeit.*

Zum Behufe eigner Behandlung braucht man nur zu jedem einzelnen Symptome alle die Arzneien mit einem Paar Buchstaben (z. B. Ferr. Chin. Rheum. Puls.) zu notiren, welche dergleichen Symptome ziemlich genau selbst erzeugen, und sich im Sinne zu merken, unter welchen, auf die Wahl Einfluſs habenden Bedingungen, und so bei jedem der übrigen Symptome, von welcher Arznei jedes erregt wird, um dann aus dieser Liste abzunehmen, welches Arzneimittel unter den übrigen die meisten der vorhandenen Beschwerden homöopathisch decken kann, vorzüglich die sonderlichsten und charakteristischesten — und dieſs ist das gesuchte Heilmittel.

* * *

Was nun folgendes Arzneisymptomen-Verzeichniſs anlangt, so sind in diesem Theile auch mehre Beobachtungen von meinen Schülern, gröſstentheils an sich selbst angestellt. Ihre Namen findet man dabei, mit dem Beifügen: „in einem Aufsatze.“ Meine leipziger Schüler habe ich jedesmal bei Einreichung ihrer Aufsätze über die von ihnen beobachteten Arzneisymptome vernommen (was jedem Lehrer zu dieser Absicht anzurathen ist), um sie die wörtlichen Ausdrücke ihrer Empfindungen und Beschwerden möglichst berichtigen und die Bedingungen genau angeben zu lassen, unter denen die Veränderungen erfolgten, wodurch, wie ich glaube, Wahrheit an den Tag gekommen ist. Auch wuſste ich, daſs sie genau die eingeschränkte Diät und die leidenschaftsfreie Lebensordnung bei den Versuchen treulich befolgt hatten, um sicher beobachten zu können, was die Umstimmungskraft der

genommenen *Arznei rein* und *deutlich in ihrem Befin-*
den hervorbrachte.

Durch solche *Uebungen bilden sie sich zu sorg-*
fältigen, fein fühlenden Beobachtern, und werden,
wenn sie hiermit noch reine Sittlichkeit verbinden,
und nach Einsammlung der brauchbarsten übrigen
Kenntnisse, zu Heilkünstlern.

————————

Inhalt.

Arsenik, Arsenicum album.

(Das Halboxyd des Arsenikmetalls in verdünnter Auflösung.)

Indem ich den Arsenik nenne, ergreifen gewaltige Erinnerungen meine Seele.

Während der Allgütige das Eisen erschuf, verstattete er freilich den Menschenkindern, aus ihm entweder den mörderischen Dolch oder den milden Pflugschaar zu bereiten, und Brüder damit zu tödten oder zu ernähren; um wie viel glücklicher würden sie sich aber machen, wenn sie seine Gaben blofs zum Wohlthun anwendeten! Diefs wäre ihr Lebenszweck, diefs war sein Wille.

So rührt auch von ihm, dem Allliebenden, nicht der Frevel her, den sich die Menschen erlaubt haben, die so wundersam kräftigen Arzneisubstanzen in Krankheiten, für die sie nicht geeignet waren, und noch dazu in so ungeheuern Gaben zu misbrauchen, blofs nach leichtsinnigen Einfällen oder elenden Gewährmännern, und ohne sorgfältige Prüfung oder gegründete Wahl.

Steht nun ein sorgfältiger Prüfer des Behufes der Arzneien und ihrer Gaben auf, so ereifern sie sich über ihn, als über den Feind ihrer Bequemlichkeit, und erlauben sich die unredlichsten Verläumdungen.

Der stärksten Arznei, des Arseniks, des salpetersauern Silbers, des kochsalzsauern Quecksilbers, des

Sturmhuts, der Belladonna, des Fingerhuts, des Mohn-
saftes, des Bilsenkrautes u. s. w. hat sich die gewöhnliche Arzneikunst bisher in g r o f s e n G a b e n u n d
h ä u f i g bedient. Stärkerer Substanzen kann sich die
Homöopathie nicht bedienen, denn es giebt keine stärkern. Wenn nun die gewöhnlichen Aerzte sie anwenden, so wetteifern sie sichtbar, die möglichst stärksten
Gaben davon zu verordnen, und thun noch recht grofs
mit ihrem Steigen zu solchen ungeheuern Gaben.
Diefs loben und billigen sie an ihres Gleichen. Bedient sich aber die homöopathische Heilkunst d e r-
s e l b e n, nicht in's Gelag hinein, wie die gemeine
Medicin, sondern, nach sorgfältiger Untersuchung,
blofs in den geeigneten Fällen und in den möglichst
verkleinerten Gaben, so wird sie als eine Giftpraxis
verschrieen. Wie partheiisch, wie ungerecht, wie
verläumderisch ist diefs nicht gesprochen von Leuten,
welche sich für redliche, rechtschaffene Männer aus-
geben!

Erklärt sich nun die Homöopathie weiter, ver-
dammt sie (wie sie aus Ueberzeugung thun mufs) die
ungeheuern Gaben dieser Mittel in der gewöhnlichen
Praxis, und dringet sie, auf sorgfältige Versuche gestützt, darauf, dafs von ihnen ungemein weniger zur
Gabe verordnet werde, dafs, wo die gewöhnlichen
Aerzte $\frac{1}{10}$, $\frac{1}{2}$, einen ganzen und mehre Grane geben,
oft nur ein Quadrilliontel, ein Sextilliontel, ein Decilliontel eines Grans zur Gabe erforderlich und hinreichend sey, da lacht dieselbe gewöhnliche Schule, die
die homöopathische Heilkunst als Giftpraxis verschreiet,
laut auf, schilt das Kinderei, und versichert, überzeugt
(?, ohne Nachversuche überzeugt?) zu seyn, dafs s o
w e n i g gar nichts thun und gar nichts wirken könne,
und s o v i e l a l s n i c h t s sey, und schämt sich auf
solche Art nicht, aus Einem Munde kalt und warm
zu blasen, und ganz dasselbe für nichtswirkend und

für lächerlich wenig auszugeben, was sie in demselben Odem Giftpraxis geschimpft hatte, während sie
ihre eignen ungeheuern und mörderischen Gaben derselben Mittel billigt und lobt. Ist das nicht die elen-
deste und gröbste Inconsequenz, die sich nur denken
läfst, recht geflissentlich ersonnen, um schamlos ungerecht zu seyn gegen eine Lehre, der sie Wahrheit,
Consequenz, Erfahrungsmäfsigkeit, die zarteste Behutsamkeit und die unermüdetste Umsicht im Wählen
und Handeln nicht absprechen können?

Wenn vor nicht gar zu langer Zeit ein hochge-
feierter Arzt *) von Pfunden Opium sprach, die mo-
natlich in seinem Krankenhause verspeiset würden,
wo selbst den Krankenwärterinnen erlaubt sey, sich
seiner bei Kranken nach Belieben zu bedienen — man
bedenke, Opium, was schon mehren tausend Menschen
in der gewöhnlichen Praxis den Tod brachte! — so
blieb der Mann bei Ehren, denn er war von der herr-
schenden Zunft, welcher alles erlaubt ist, auch das
Verderblichste und Widersinnigste. Und wenn noch
vor etlichen Jahren, in einer der erleuchtesten Städte **)
Europens, schier alle Aerzte, die hochbetittelten Docto-
ren, wie die Barbierknaben, den Arsenik fast in allen
Krankheiten wie eine Modearznei verordneten, in so
öftern, und grofsen Gaben nach einander, dafs der
Nachtheil an der Gesundheit der Menschen handgreiflich werden mufste, so war diefs eine ehrenvolle
Praxis, während keiner unter ihnen die eigenthümlichen Wirkungen dieses Metalloxyduls (folglich auch

---

*) *Marcus* in Bamberg.

**) Auf welcher hohen Stufe von Unkunst mufs nicht die Arz-
neikunst unsers ganzen Welttheils stehen, wenn man in einer
s o l c h e n Stadt, wie B e r l i n ist, darin noch nicht weiter
kam, die doch in allen andern Arten menschlichen Wissens
schwerlich ihres Gleichen hat!

nicht die für seine Anwendung geeigneten Krankheitsfälle) kannte, und jeder es dennoch verordnete in wiederholten Gaben, deren eine einzige zuge-
reicht haben würde, in gehöriger Gaben-
Verkleinerung und Potenzirung, zur Heilung aller für diese Arznei geeigneten
Krankheiten auf der ganzen bewohnten
Erde. Welcher von beiden einander entgegengesetzten Arzneianwendungen möchte nun wohl der Lob-
spruch „Giftpraxis" gebühren, der eben gedachten
gemeinen, die mit Zehntelgranen in die armen Kranken hineinfährt (die oft eines ganz andern Mittels be-
durften), oder die Homöopathik, welche nicht ein
Tröpfchen Rhabarbertinctur giebt, ohne vorher ausge-
spähet zu haben, ob Rhabarber überhaupt hier das ge-
eignetste, einzig passende Mittel sey, — die Homöopathik, welche durch unermüdete, vielfache Versuche
fand, daß sie nur in seltnen Fällen mehr, als ein Decilliontel eines Grans Arsenik reichen dürfe, und auch
diefs nur in Fällen, wo er nach genauer Prüfung genau und einzig hinpafst? Auf welchen von beiden
Theilen fällt sonach wohl der Ehrentitel unbesonne-
ner, frecher Giftpraxis?

* *
*

Es giebt noch eine andere Secte unter den Aerzten, die man heuchlerische Puristen nennen könnte.
Sie verordnen zwar selbst, wenn sie praktische Aerzte
sind, alle beim Misbrauch schädlichen Substanzen,
wollen sich aber vor der Welt das Ansehen der Un-
schuldigen und Behutsamen geben, und liefern uns
vom Katheder herab und in ihren Schriften die fürch-
terlichste Definition von Gift, so dafs, wenn man ihren Declamationen folgte, gegen alle die unnennbaren
Krankheiten nicht viel mehr als Queckenwurzel, Lö-
wenzahn, Sauerhonig und Himbeersaft als Heilmittel

anzurathen übrig bleiben möchte. Nach ihrer Definition sollen die Gifte dem Menschenleben absolut (d. i.
unter jeder Bedingung, in jeder Gabe, in jedem Falle)
verderbliche Substanzen seyn, und dann setzen sie
unter diese Kategorie nach Belieben eine Reihe Substanzen, die doch von jeher zur Heilung der Krankheiten von den Aerzten in grofser Menge sind angewendet worden. Eine solche Anwendung würde abe-
ein criminelles Verbrechen seyn, wenn sich nicht
jede dieser Substanzen zuweilen heilsam erwiesen
hätte. Hat sich aber jede auch nur ein einziges Mal
heilsam erwiesen, was nicht geläugnet werden kann,
dafs es zuweilen geschah, so ist jene gotteslästerliche
Definition zugleich die handgreiflichste Ungereimtheit.
Absolut und unter jeder Bedingung schädlich und verderblich und doch zugleich heilsam, ist ein Widerspruch in sich selbst, ist ein Unsinn. Wollen sie
sich aus diesem Widerspruche herauswickeln, so suchen sie die Ausflucht, dafs diese Substanzen doch
öfterer schädlich, als nützlich gewesen wären. Aber
kam denn die öftere Schädlichkeit von diesen Dingen
selbst her, oder von der unrechten Anwendung, das
ist, von denen her, die sie in unpassenden Krankheiten unschicklich brauchten? Diese Dinge wenden sich
ja nicht selbst in Krankheiten an; sie müssen von
Menschen angewendet werden, und wenn sie also je
heilsam waren, so geschah es, weil sie einmal treffend angewendet wurden durch Menschen; es geschah, weil sie stets heilsam seyn können, wenn die
Menschen nie eine andre, als eine schickliche Anwendung von ihnen machen. Und so folgt dann, dafs,
sobald diese Substanzen je schädlich und verderblich
wurden, sie es blofs durch die unschickliche Anwendung der Menschen wurden. Alles Schädliche derselben fällt also auf die Ungeschicklichkeit des Anwen-
ders zurück.

Da sprachen nun diese eingeschränkten Köpfe wieder: „selbst wenn man z. B. den Arsenik durch „ein Corrigens, durch zugesetztes Laugensalz zu zäh-„men sucht, so richtet er doch noch oft genug Scha-„den an."

Er selbst wohl nicht, antworte ich, denn, wie gesagt, diese Dinge wenden sich nicht selbst an, son-dern die Menschen wenden sie an und schaden damit. Und was soll das Laugensalz als Corrigens thun? Soll es den Arsenik blofs schwächer machen, oder soll es seine Natur ändern und was Anders daraus machen? In letzterm Falle ist das nun entstandene Arsenikmit-telsalz kein eigentlicher Arsenik mehr, sondern etwas Andres. Soll er aber blofs schwächer werden, so ist doch wohl die blofse Verminderung der Gabe des rei-nen aufgelösten Arseniks eine weit vernünftigere und zweckmäfsigere Veranstaltung, ihn schwächer und mil-der zu machen, als wenn man die Gabe in ihrer schädlichen Gröfse läfst und nur durch Zusatz eines andern Arzneikörpers ihm, man weifs nicht welche Abänderung seiner Natur zu geben sucht, wie durch die angeblichen Corrigentia geschieht. Deuchtet Dir dann eine Gabe von $\frac{1}{10}$ Gran Arsenik zu stark, was hindert Dich, die Auflösung zu verdünnen, und weni-ger, weit weniger davon zu geben?

„Ein Zehntelgran ist das kleinste Gewicht, was „observanzmäfsig in der Praxis ist. Wer könnte wohl „weniger aus der Apotheke verschreiben, ohne sich „lächerlich zu machen," höre ich sprechen.

So? also ein Zehntelgran wirkt zuweilen lebens-gefährlich, und weniger, viel weniger zu geben, er-laubt Dir die zunftmäfsige Observanz nicht? Heifst diefs nicht dem Menschenverstand Hohn gesprochen? Ist die zunftmäfsige Observanz eine Einführung unter vernunftlosen Sklaven, oder unter Menschen, die freien Willen und Verstand haben? Wenn diefs Letz-

tere ist, wer hindert sie, w e n i g e r anzuwenden, wo
v i e l schädlich werden könnte? Eigensinn? Schul-
dogmatismus? oder welcher andere Geisteskerker?

„Ja, auch in geringerer Menge gebraucht, würde
„der Arsenik noch schädlich seyn, wenn wir uns
„auch zu der lächerlichen, unter den Gaben-Satzungen
„unserer Arzneimittellehre unerhörten Gabe des Hun-
„dertels, des Tausendtels eines Grans herablassen
„wollten. Auch $\frac{1}{1000}$ Gran Arsenik mufs noch schäd-
„lich und verderblich seyn, denn er bleibt ein un-
„zähmbares Gift, wie wir setzen, behaupten, vermu-
„then und aussprechen."

Wenn auch diefs bequeme Behaupten und Vermuthen hier einmal die Wahrheit von ungefähr getroffen
haben sollte; so mufs doch die Heftigkeit des Arseniks
bei jeder weiteren Verkleinerung der Gabe nicht zu,
sondern offenbar abnehmen, so dafs wir endlich zu
einer solchen Verdünnung der Auflösung und Verkleinerung der Gabe gelangen, welche die Gefährlichkeit Eurer observanzmäfsigen Gabe von $\frac{1}{10}$ Gran gar
nicht mehr hat.

„Eine solche Gabe wäre ganz was Neues! Was
„wäre denn das für eine?"

Neu-seyn ist freilich ein Hauptverbrechen bei der
auf ihren alten Hefen versessenen, orthodoxen Schule,
die ihre Vernunft gefangen nimmt unter die Tyran-
nei der ergraueten Observanz.

Welches elende Gesetz könnte aber den Arzt,
welcher ein Gelehrter, ein denkender, freier Mann,
ein Beherrscher der Natur in seinem Fache von Rechts-
wegen seyn sollte, und was überhaupt sollte ihn hindern, eine gefährliche Gabe durch Verkleinerung mild
zu machen?

Was sollte ihn hindern, wenn, seinen Erfahrungen nach, die Gabe von $\frac{1}{1000}$ eines Grans noch zu
stark wäre, $\frac{1}{100000}$ zu geben oder ein Milliontheil eines

Grans. Und wenn er auch dieses in vielen Fällen noch zu heftig finden sollte, da doch alles nur auf Versuche und Erfahrung in der Arznei- kunst ankommt (indem sie selbst nichts, als eine Erfahrungswissenschaft ist), was hindert ihn dann, den Milliontheil zu einem Billiontheil herabzumin- dern? Und wenn auch diefs in manchen Fällen eine noch zu starke Gabe wäre, wer könnte es ihm weh- ren, sie bis zum Quadrilliontel eines Grans zu verrin- gern, oder noch tiefer herab?

Da höre ich dann den gewöhnlichen Unverstand aus dem Schlamme seiner tausendjährigen Vorurtheile herausrufen: „Ha! Ha! Ha! Ein Quadrilliontel? Das „ist ja gar nichts!"

Warum nicht? Sollte die auch noch so weit ge- triebene Theilung einer Substanz etwas Anders, als Theile des Ganzen hervorbringen können? Sollten sie selbst bis an die Grenzen der Unendlichkeit verklei- nert, nicht noch etwas bleiben, etwas Wesentliches, ein Theil des Ganzen, sey's auch noch so wenig? Welcher gesunde Menschenverstand kann dem wider- sprechen?

Und bleibt dieses (ein Quadrilliontel, Quintillion- tel, Octilliontel, Decilliontel) wirklich noch etwas von der getheilten Sache, wie kein vernünftiger Mensch läugnen kann, wie sollte ein selbst so kleiner Theil, da er doch wirklich etwas ist, nichts wir- ken können, indem doch das Ganze so ungeheuer wirksam war? Was aber und wie viel dieser so kleine Theil wirken könne, kann nicht der grübelnde Verstand oder Unverstand, sondern einzig-die Er- fahrung mufs diefs entscheiden, gegen die sich bei Thatsachen nicht appelliren läfst. Blofs der Erfahrung kommt es zu, zu entscheiden, ob dieser kleine Theil zu schwach geworden sey, etwas gegen Krankheiten auszurichten, zu schwach, um den für diese Arznei überhaupt geeigneten Krankheitsfall zu heben und in Gesundheit zu verwandeln. Diefs kann kein Machtspruch aus der Studierstube, diefs mufs die Erfahrung, welche hier allein competente Richterin ist, allein entscheiden.

Doch die Erfahrung hat hierüber schon entschieden, und thut es noch täglich vor den Augen jedes vorurtheillosen Mannes.

Wenn ich aber mit dem, die kleinen Gaben der Homöopathik als ein Nichts, als nichtswirkend belächelnden, die Erfahrung nie zu Rathe ziehenden Klügler fertig bin, so hört man auf der andern Seite den Behutsamkeits - Heuchler auch bei den so kleinen Gaben der homöopathischen Heilkunst — eben so ohne Prüfung, eben so in den Tag hinein — noch über Gefährlichkeit schreien.

Für diesen also hier noch einige Worte.

Ist eine Gabe von $\frac{1}{10}$ Gran Arsenik eine in vielen Fällen gefährliche Gabe, mufs sie denn nicht milder werden, wenn man nur $\frac{1}{1000}$ giebt? Und wenn sie es wird, mufs sie nicht bei jeder weitern Verkleinerung och milder werden?

Wenn nun der Arsenik (so wie jede andre sehr kräftige Arzneisubstanz) blofs durch Verkleinerung der Gaben am besten so mild werden kann, dafs er dem Menschenleben nicht mehr gefährlich ist, so hat man ja blofs durch Versuche zu finden, bis wie weit die Gabe verkleinert werden müsse, dafs sie klein genug sey, um nicht Schaden zu bringen, und doch grofs genug, um ihr volles Amt als Heilmittel der für sie geeigneten Krankheiten zu vollführen.

Die Erfahrung, und blofs die Erfahrung, nicht der Stuben - Aberwitz, nicht der engherzige, unwissende, nichts praktisch prüfende Schul - Dogmatismus kann aussprechen, welche Gabe selbst von einem so überkräftigen Mittel, als Arsenik ist, so klein sey, dafs

4

sie ohne Gefahr eingenommen werden und doch noch
so kräftig bleiben könne, dafs sie gegen Krankheiten
alles auszurichten vermöge, was dieser (gehörig gemäfsigt und für den gehörigen Krankheitsfall gewählt,
so wohlthätige) Arzneikörper seiner Natur nach auszurichten vom allgütigen Schöpfer bestimmt ward.
Er mufs so gemildert seyn durch Verdünnung der Auflösung und Verkleinerung der Gabe, dafs der stärkste
Mann durch eine solche Gabe von einer Krankheit,
deren passendes Heilmittel in dieser Substanz liegt,
hülfreich befreiet werden könne, während dieselbe
Gabe das Befinden eines gesunden Kindes nicht merk-
lich zu ändern im Stande ist *). Diefs ist die schätz-
bare Aufgabe, welche nur durch tausendfache Erfahrungen und Versuche gelöset, nicht aber vom klügeln-
den Schul - Dogmatismus durch Errathen, Behaupten
und Vermuthen bestimmt werden kann.

Kein vernünftiger Arzt kann Grenzen seines Ver-
fahrens anerkennen, die ihm die verrostete, nie durch
reine Versuche, mit Nachdenken gepaart, geleitete
Schul-Observanz vorstecken will. Sein Wirkungskreis
ist die Gesundmachung der kranken Menschen, und
die zahllosen, kräftigen Potenzen auf der Erde sind

---

*) Eine homöopathisch gewählte, das ist, einen sehr ähnlichen
krankhaften Zustand, als die zu heilende Krankheit hat,
selbst zu erzeugen fähige Arznei berührt blofs die kranke
Seite des Organisms, also gerade den aufgeregtesten, unendlich empfindlichen Theil desselben; ihre Gabe mufs daher
so klein seyn, dafs sie die kranke Seite des Organisms nur
etwas mehr afficire, als es die Krankheit that, wozu die
kleinste Gabe hinreicht, eine so kleine, dafs das Befinden
eines Gesunden, der also natürlich diese für die Arznei so
empfindlichen Berührungspunkte nicht hat, unmöglich ändern, oder ihn krank machen könnte, welches nur grofse
Arzneigaben vermögen. M. s. Organon d. Heilk. §. 277
—279, und Geist der homöopathischen Heillehre
zu Anfange dieses zweiten Theils.

ihm vom Erhalter des Lebens unbeschränkt zu Werk-
zeugen der Heilung angewiesen; nichts davon ausge-
schlossen. Ihm, der die Krankheit, welche den Menschen der körperlichen Vernichtung nahe bringt, be-
siegen, und eine Art von Wiedererschaffung des Lebens
vollführen soll (eine gröfsere Handlung, als die meisten übrigen gerühmtesten Thaten der Menschen sind),
ihm mufs die ganze, weite Natur mit allen ihren
Hülfskräften und Substanzen zu Gebote stehen, um
diese Art von Schöpfungswerk zu Stande zu bringen;
ihm mufs es aber auch, der Natur der Sache nach,
ganz frei stehen, sich dieser Substanzen gerade in der
Menge, sie sey auch noch so klein oder so grofs, als
er dem Zwecke am gemäfsesten durch Erfahrung und
Versuche findet, zu bedienen, in irgend einer Form,
die er durch Nachdenken und Erfahrung am dienlichsten gefunden hat, — und alles Diefs ganz ohne Ein-
schränkung, wie es einem freien Manne, einem mit
allen dazu gehörigen Kenntnissen ausgerüsteten und
mit dem gottähnlichsten Gemüthe und dem zartesten
Gewissen begabten Menschen - Erretter und Leben-
Wiederbringer gebührt.

Entferne sich jeder von diesem gottesdienstlichen
und erhabensten aller irdischen Geschäfte, wem es an
Geiste, an Ueberlegung, an irgend einer der nöthigen
Kenntnisse, oder dem es an zartem Gefühle für Men-
schenwohl und Pflicht, das ist, an reiner Tugend ge-
bricht! Hinweg mit dem heillosen Volke, was sich
blofs den äufsern Anstrich der Heilbringer giebt, dessen Kopf voll eiteln Trugs, dessen Herz voll freveln-
den Leichtsinns ist, dessen Zunge der Wahrheit Hohn
spricht, und dessen Hände Verderben bereiten!

* * *
*

Folgende Beobachtungen entstanden von Gaben verschiedener Stärke an Personen von verschiedener Empfänglichkeit.

Zum Heilbehufe auf homöopathischem Wege sind Gaben von sehr tiefer Verdünnung dem Zwecke völlig gemäfs durch unzählige Versuche gefunden worden. Die Gabe von einem möglichst kleinen Theile eines Tropfens, welcher ein Decilliontel eines Grans weifsen Arsenik enthält, war dem Heilbedarfe gewöhnlich angemessen. Diefs zu bewirken, wird Ein Gran gepülverter, weifser Arsenik unter 33 Gran gepülverten Milchzucker in der (am Boden matt geriebenen) porzellanenen Reibeschale gerührt und mit dem porzellanenen (unten glasurfreien) Pistill 6 Minuten lang gerieben, das so Geriebene mit dem porzellanenen Spatel binnen 4 Minuten gleichartig aufgescharret und zum zweiten Male, ohne Zusatz, 6 Minuten lang gerieben, was dann wieder aufgescharrt wird, binnen 4 Minuten. Hierzu werden wieder 33 Gran Milchzucker gleichartig untergerührt, 6 Minuten gerieben und nach vierminütlichem Aufscharren und abermaligem sechsminütlichem Zusammenreiben, und vierminütlichem Aufscharren, werden die letzten 33 Gran Milchzucker dazu gerührt und ebenfalls nach 6 Minuten Reiben und 4 Minuten Aufscharren, zum zweiten Male gerieben, wodurch nach gehörigem letzten Aufscharren ein Pulver entsteht, was in jedem Grane $\frac{1}{100}$ Gran Arsenik gleichförmig potenzirt enthält. Ein solcher Gran Pulver wird auf gleiche Weise mit dreimal 33 Granen frischen Milchzuckers in ebenfalls 1 Stunde (36 Min. Reiben und 24 Min. Aufscharren) *) zu einer

---

*) Nach dieser Verrichtung wird die Reibeschale nebst dem Pistill und dem porzellanenen Spatel, nach trocknem Auswischen, dreimal mit kochendem Wasser abgespült, zwischendurch mit jedesmal frischem Fliefspapiere bis zur

hundert Mal dünnern, potenzirten Pulver-Verdünnung
gebracht, wovon Ein ($\frac{1}{10000}$ Arsenik enthaltender)
Gran binnen einer dritten Stunde auf gleiche Art mit
wieder 99 Granen frischem Milchzucker zusammenge-
rieben eine potenzirte, millionfache Arsenik-Verdünn-
ung in Pulverform darstellt, wovon ein Gran in 100
Tropfen gewässertem Weingeiste (im Verhältnisse von
50 Tropfen Wasser zu 50 Tropfen gemeinem Weingeiste) aufgelöst und mit 2 Armschlägen (das Glas in
der Hand gehalten) geschüttelt, eine Auflösung giebt,
welche durch noch 26 andere Gläser hindurch verdünnt (immer 1 Tropfen aus dem vorigen Glase zu
den 99 Tropfen Weingeist des folgenden Glases getröpfelt, was dann zweimal geschüttelt wird, ehe man
wieder einen Tropfen davon nimmt, um ihn in's folgende Glas zu tröpfeln) die beabsichtigte potenzirte,
decillionfache ($\overline{x}$) Kraft-Entwickelung des Arseniks
liefert.

Um nun diese hochpotenzirte Arznei zum Eingeben zuzubereiten, werden etwa 10 Gran feinste, vom
Conditor aus Stärkemehl und Rohrzucker verfertigte
Streukügelchen (deren 300 einen Gran wiegen) in einem kleinen, rundbodigen, porzellanenen Näpfchen
mit 6, 8 Tropfen dieser geistigen Flüssigkeit beträpfelt,
mit einem Holzspänchen umgerührt, um alle Kügelchen gleichförmig zu benetzen, dann das Ganze auf
ein Stückchen Papier ausgestürzt und ausgebreitet,
und wenn sie dann völlig trocken sind, in einem ge-
stöpselten Glase aufgehoben und mit dem Namen der
Arznei versehen.

Trockenheit gerieben, dann aber über Kohlen allmählig bis
zum Glühen erhitzt, damit diese Stücke zu jeder künftigen
Arznei-Verreibung wieder so tauglich werden, wie ganz
neue.

Dieses Tingiren zum Vorrathe ist dem jedesmal
Befeuchten eines Streukügelchen bei Weitem vorzu-
ziehn, wobei das Glas oft geneigt werden mufs, was
eine höhere Potenzirung, fast wie mehrmaliges Schütteln, bewirkt.

Ein solches Kügelchen reicht für jeden, dem Arsenik angemessenen Krankheitsfall zum Einnehmen auf
eine Gabe hin, die nöthigenfalls in angemessenen Zeit-
räumen wiederholt werden kann, ungeachtet sie mehre
Tage über Wirkung äufsert.

Auf gedachte Weise werden auch die Senfsamen
grofsen Streukügelchen zum Vorrathe befeuchtet (20
wiegen einen Gran), deren jedes in ein gestöpseltes
Gläschen gethan, zum Riechen dienet; ein Arznei-Ge-
brauch, der, wie neuere, vielfältige Erfahrungen
lehren, zur homöopathischen Heilung aller langwierigen sowohl als akuten Krankheiten, in den meisten
Fällen, jedem Einnehmen kleiner Kügelchen durch den
Mund bei weitem vorzuziehen ist, wovon die Gründe
aber nicht hieher gehören.

Ein verständiger, homöopathischer Arzt wird dieses Mittel, auch in dieser so verkleinten Gabe, nicht
eher reichen, als bis er überzeugt ist, dafs dessen ei-
genthümliche Symptome mit denen der zu heilenden
Krankheit die möglichste Aehnlichkeit haben. Hat es
sie aber, so hilft es auch gewifs.

Hätte er aber ja aus menschlicher Schwachheit
die Wahl nicht genau getroffen, so wird ein- oder
mehrmaliges Riechen an Ipekakuanha, oder an Kalk-
Schwefelleber, oder an Krähenaugen, je nach den Umständen, die Beschwerden heben.

Ein solcher Gebrauch des Arseniks hat sich in
unzähligen Krankheits-Zuständen hülfreich erwiesen,
und unter andern: bei mehren eintägigen Fiebern und
Wechselfiebern besondrer Art; bei Krampf- und Weh-
Adern (varices), bei Stichen im Brustbeine, Erbrechen

nach fast jeder Speise, allzugrofsem Blutverluste bei
der Regel und andern Beschwerden beim Monatlichen,
bei Leibverstopfung, bei Schärfe des Scheide-Flusses
und dem Wundwerden davon, bei Leber-Verhärtungen,
Beklemmung der Brust beim Steigen, Uebelriechen
aus dem Munde, Bluten des Zahnfleisches, Bluthusten,
Drücken im Brustbeine, Magen-Drücken, ziehendem
Stechen hie und da im Gesichte, abendlicher Schlafsucht, Abend-Schauder und Glieder-Renken mit bänglicher Unruhe, schwerem Einschlafen nach nächtlichem Erwachen, Müdigkeit in den Füfsen, Zerschla-
genheits Schmerze im Knie-Gelenke, jückenden Flech-
ten in der Kniekehle, beim Gehen wie wund aufgerieben schmerzenden Zehballen, alten Schenkel-Ge-
schwüren (brennenden und) stechenden Schmerzes,
reifsendem Stechen in der Hüfte, im Schoofse und
dem Oberschenkel, nächtlichem ziehendem Reifsen
vom Ellbogen bis in die Achsel, schmerzhafter Geschwulst der Leisten-Drüsen, u. s. w.

(Vergiftungen mit grofsen Gaben Arsenik gehören
nicht hieher. Sie werden durch Eingeben mit Oel
geschüttelten kohlensauern Kali's, mit einer Auflösung
von kalkartiger Schwefelleber und durch reichliches
Trinken von fetter Milch so gut als möglich gehoben,
die zurückbleibenden Nervenzufälle aber durch andre,
auf dieselben passenden Mittel vollends beseitigt.)

Die Namen-Verkürzungen meiner Mit-Beobachter
sind folgende: *Hornburg* [*Hbg.*], *Meyer* [*Myr.*], *Stapf*
[*Stf.*], *Bähr* [*Bhr.*], *Grofs* [*Gfs.*], *Langhammer* [*Lhr.*],
Fr. Hahnemann [*Fr. H-n.*].

———————

Alle Zeugungen von Ekel aulumma... find manzper nam Arsenikvergiftungen . (Hyg. XVII. 2. Frank.)

A r s e n i k.

Schwindel, so dafs sie sich anhalten mufs, wenn sie die Augen zuthut, alle Abende *).

Schwindel im Sitzen.

Schwindel (n. 12 St.) (*Thomson*, Edingb. Versuche IV.**)
— (*Tennert*, Prax. med. lib. 6, pg. 6. C. 2.) ***)

Gesicht verdunkelnder Schwindel †). (*A. Myrrhen*, Misc. N. C. Dec. III. ann. 91, 10. Obs. 220.)

5. Taumlicht im Kopfe (*Alberti*, Jurisprud. medic. Tom. II. p. 527 — 530.)

Es überfällt ihn heftiger Schwindel und Brecherlichkeit im Liegen; er mufs sich aufrichten, um es zu mindern [*Stf.*]

Schwindel; wenn er sich aufrichtet, vergehen ihm die Gedanken [*Stf.*]

Blofs beim Gehen Schwindel, als wenn er auf die rechte Seite hinfallen sollte (n. 9½ St.) [*Lhr.*]

Schwindel und sinnlose Betäubung (*Ebers*, in *Hufel*. Journ. 1813. Octob. S. 8.)

10. Verlust der Empfindung und des Bewufstseyns, dafs er nicht wufste, was mit ihm vorging (*Pyl*, Samml. VIII. S. 98, 105, 108) ††).

---

*) Also wechselfieberartig zurückkehrend. Solcher fieberartig zurückkehrender Symptome, gibt es von Arsenik mehre, m s. 265. 375. 868. 918.

**) Vom Staube des geschwefelten Arseniks.

***) M. s. a. Dr. *C. L. Kaiser* in *Hartlaub's* und *Trinks's* reiner A. M. L. I. B. S. 249. Sympt. 8. ,,Schwindel.'' Sympt. 9. Schwindel mit Kopfschmerz.''

†) Von Einziehung einer Arsenikauflösung in die Nase.

††) *Kaiser*, a. a. O. Sympt. 5. ,, Das reine Selbstbewufstseyn schwindet, oder wird in gelindem Grade getrübt.''

Völlig sinnlos lag sie auf dem Bette, lallte unverständliche Töne, die Augen starr, kalten Schweifs
auf der Stirne, Zittern am ganzen Leibe, Puls
klein, hart und sehr schnell [*Ebers*, a. a. O. S. 9.] *).
Abwesenheit des Verstandes und der äufsern und
inneren Sinne; er sah nicht, redete viele Tage
nicht, hörte nicht und verstand nichts, und wenn
man ihm sehr laut in die Ohren schrie, so sah er,
wie ein aus dem tiefsten Schlafe erwachender
Trunkener, die Anwesenden an [*Myrrhen*, a. a. O.]
Von Zeit zu Zeit wiederkehrendes Phantasiren (*Guilbert*, Med. chir. Wahrnehm. Vol. IV. Altenb.) **).
Gedächtnifsverminderung.

15. Sehr fehlerhaftes Gedächtnifs auf sehr lange Zeit
[*Myrrhen*, a. a. O.]
Das Gedächtnifs verläfst ihn; er ist vergefslich.
Dumm und schwach im Kopfe; gegen Mittag (n. 30 St.)
Beim Gehen in freier Luft, düselig im Kopfe, was
sich beim Wiedereintritt in das Zimmer vermehrt
(n. ⅟₇ St.)
Kopf ist eingenommen (*Pearson*, in Samml. br. Abb.
f. p. Aerzte. XIII. 4.)

20. Wüste im Kopfe [*Hbg.*]
Im Kopfe düselig; er konnte nicht denken [*Myr.*]
Chronische Schwachsinnigkeit (*Ebers*, in Huf. Journ.
1813. Sept. S. 48.)
Schwacher Verstand [*Ebers*, a. a. O. S. 56.]
Vor Schmerzen bekam sie eine solche Schwäche im
Kopfe, und es ward ihr so weichlich und schwäch-
lich in der Herzgrube, dafs sie recht krank war.

25. Stumpfheit im Kopfe, ohne Schmerz.
Starke Kopf-Eingenommenheit, Abends (d. 3. Tag).
Nach dem Schlafe war es ihm so dämisch im Kopfe.
(Von früh 11 Uhr bis Nachmittag 6 Uhr) Kopfweh,
so dumm, als wenn man nicht ausgeschlafen hat.
Innere Unruhe und eine solche Kopfbetäubung, wie
von allzueiliger Verrichtung übermäfsiger Geschäfte
entsteht (n. 2 Tag.)

*) *Kaiser*, a. a. O. N. 7. „Die Sinnorgane erscheinen in ab-
normer Thätigkeit."
**) Ebenderselbe, a. a. O. N. 6. „Delirium."

30. Kopf dumm und wüste (wie eine Laterne), als wenn man einen recht starken Schnupfen hat und sehr verdriefslich ist.

Beim Gehen im Freien so dumm und schwindlich im Kopfe; am meisten in der Stirne, wie betrunken, dafs er bald auf diese, bald auf jene Seite hintaumelte und jeden Augenblick zu fallen befürchten mufste (n. 9½ St.) [*Lhr.*]

Düsterheit im Kopfe (*Buchholz*, Beiträge z. ger. Arzn. IV. p. 164.)

Ungemeine Schwere im Kopfe mit Ohrensausen, welche in der freien Luft vergeht, nach dem Wiedereintritt in die Stube aber sogleich wiederkömmt (n. 16 St.) *)

Kopf schwer und wüste, dafs er nicht gut aufstehen kann; er mufs liegen.

35. Ungeheure Schwerheit im Kopfe, vorzüglich im Stehen und Sitzen [*Buchholz*, a. a. O.]

Kopfweh (*G. C. Grimm*, Misc. N. C. Dec. III. obs. 174.)

Mehrtägige Kopfschmerzen und Schwindel **) [*G. W. Wedel*, Diss. de Arsen. Jen. 1719. S. 10.)

Kopfschmerz (einige Tage über), welcher sich von Auflegung kalten Wassers gleich lindert, aber wenn man es wegnimmt, sich noch mehr verstärkt (*Vicat*, Observ. p. 197.)

Gleich früh beim Aufstehen aus dem Bette ein einseitiger Kopfschmerz, wie zerschlagen (n. 12 St.)

40. Halbseitiges Kopfweh (*Knape*, Annalen d. Staats-Arzn. I. 1.)

Alle Nachmittage einige Stunden Kopfweh, ein Ziehen unter der Kranznath.

Ungemeine Schwere des Kopfs, als wenn das Gehirn von einer Last niedergedrückt würde, mit Ohrensausen, früh nach dem Aufstehen aus dem Bette (n. 24 St.)

(Reifsen im Kopfe und zugleich im rechten Auge.)

Schwere des Kopfes mit drückendem Schmerze, früh (n. 72 St.)

---

*) Vergl. 969.

**) Vom Rauche des Arseniks.

45. Drückend betäubendes Kopfweh, vorzüglich an der
Stirne, in jeder Lage (n. 2 St.) [*Lhr.*]

Drückend betäubendes Kopfweh, besonders an der
rechten Stirnseite, gleich über der rechten Augen-
braue, das beim Runzeln der Stirne wie wund
schmerzt (n. 8½ St.) [*Lhr.*]

Drückend ziehender Schmerz an der rechten Seite
der Stirne (n. 2¼ St.) [*Lhr.*]

Drückender Schmerz an der rechten Schläfegegend,
in allen Lagen (n. 3 St.) [*Lhr.*]

Drückend stichartiger Schmerz an der linken Schläfe, der bei Berührung nicht vergeht (n. 2½ St.) [*Lhr.*]

50. Drückend betäubendes Kopfweh (am meisten an
der Stirne), mit feinen Stichen an der linken
Schläfegegend nahe beim äufsern Augenwinkel,
beim Gehen und Stehen, das beim Sitzen wieder
verging (n. 2½ St.) [*Lhr.*]

Stichartiger Schmerz an der linken Schläfe, der beim
Berühren verging (n. 2½ St.) [*Lhr.*]

Wie vor den Kopf geschlagen.

Die Nacht (um 2 Uhr) unter ausbrechendem Schweifse
ein Hacken (scharfes, hartes Klopfen) im Kopfe,
als wenn es ihr den Schädel auseinandertreiben
wollte.

Bei Bewegung heftig klopfendes Kopfweh in der
Stirne [*Stf.*]

55. Im ganzen Kopfe, vorzüglich in der Stirne, beim
Aufrichten im Bette, ein heftig klopfendes Kopfweh, mit Brecherlichkeit [*Stf.*]

Klopfendes Kopfweh in der Stirne, gleich
über der Nasenwurzel (n. ½ St.)

In der Mittags- und der Mitternachtstunde, ½ Stunde
lang, ein Hämmern, wie Hammerschläge in den
Schläfen, sehr schmerzhaft, worauf sie dann auf
ein Paar Stunden am Körper wie verlähmt ist.

Ein dumpfklopfender Schmerz in der einen Kopf-
hälfte, bis über das Auge.

Schmerz über der Nase und in der Stirne, wie wund
oder zerschlagen, der vom äufsern Reiben auf Augenblicke vergeht.

60. Periodisches Kopfweh (*Th. Rau*, Acta N. C. IX.
obs. 37.)

Ungeheures Kopfweh (*Joh. Jacobi*, Acta N. C. VI.
　　obs. 62. — *Rau*, a. a. O. — (n. 6, 7 Tagen) *Knape*, a. a. O.)
Kopfschmerz im Hinterkopfe.
Reifsendes Stechen in der linken Schläfe.
Reifsende Schmerzen im Hinterhaupte [*Bhr.*]
65. Kleine Beule auf der linken Stirnseite, welche
　　beifsend schmerzte, acht Tage lang (n. 24 St.) [*Fr.
　　H-n.*]
Bei Bewegung ist's, als wenn das Gehirn sich be-
　　wegte und an den Hirnschädel inwendig anschlüge.
Ueberhingehender, klemmender Kopfschmerz über
　　den Augen.
Kopfweh wie gespannt.
Aus Schwerheit und Reifsen zusammengesetzter
　　Kopfschmerz, mit schläfriger Mattigkeit am Tage
　　(n. 4 Tagen.)
70. Knickernde Empfindung im Kopfe über dem Ohre,
　　unter dem Gehen.
Die Kopfhaut schmerzt beim Berühren wie unter-
　　köthig.
Aeufserer Kopfschmerz wie Zerschlagenheit, wel-
　　cher sich beim Anfühlen verschlimmert (n. 3 St.)
Die Berührung der Kopfhaare macht Schmerz.
Kriebeln auf den Hinterhauptbedeckungen, als wenn
　　die Haarwurzeln sich bewegten (n. 1 St.)
75. Zusammenziehender Schmerz auf dem Kopfe.
(Klopfen wie Pulsschläge in den Augen, und bei
　　jedem Schlage ein Stich, Nachmitternacht.)
Eingefallene Augen, gelbe Gesichtsfarbe.
Ziehender Schmerz in den Augen und Fippern in
　　den Augenlidern.
Ueber dem linken Augenlide und in der obern Hälfte
　　des linken Augapfels ein drückender, beim Auf-
　　blicken sich mehrender Schmerz (n. 1¼ St.)
80. (Das rechte Auge schmerzte recht innerlich, sie
　　konnte es kaum wenden, so arge Stiche gab es
　　innerlich.)
Jücken um die Augen herum und um die Schläfe,
　　wie mit unzähligen glühenden Nadeln.
Brennen in den Augen.
In den Augen wie ein angreifender Kitzel, wovor
　　er nicht gut sehen kann.
Zucken im linken Auge.

85. Im Lesen bei Kerzenlicht, Trockenheit der Augenlider, als rieben sie das Auge.

Vom Schnee werden die Augen geblendet; sie thränen.

Weiße Flecken oder Punkte schweben vor den Augen.

Die Augenlider sind früh zugeklebt.

Beständiges Zittern in den obern Augenlidern, mit
Thränen der Augen.

90. Nachts unter dem rechten Auge ein stundenlanger,
drückender Schmerz, daß sie vor Angst nicht im
Bette bleiben konnte.

Die Augenlidränder schmerzen bei Bewegung, als wären sie trocken und rieben sich auf den Augäpfeln (beim Gehen im
Freien und im Zimmer).

Rothe, entzündete Augen (Neue med. chir. Wahrnehm. Vol. I. Altenb. 1778) *).

Drücken im linken Auge, als wenn Sand hineingekommen wäre (n. 2 St) [*Lhr.*]

Jücken darin; früh etwas Eiter
darin [*Fr. H-n.*]

95. Beißend fressendes Jücken in beiden Augen, zum
Reiben nöthigend (n. 3¼ St.) [*L.hr.*] **)

Augenentzündung (*Heun*, in Allgem. med. Annal.
1805. Februar.)

Heftige Augenentzündung [*Guilbert*, a. a. O.]

Verschwollene Augen und Lippen [*Knape*, a. a. O.]

Geschwulst der Augen (*Quelmalz*, Commerc. lit.
Norimb. 1737. heb. 28)

100. Geschwollene Augenlider (Neue med. chir. Wahrnehm. a. a. O.)

Brennen in den Augen, der Nase, dem Munde
(Neue med. chir. Wahrnehm. a. a. O.)

Hervorgetretene mit Thränen gefüllte Augen; die
scharfen Thränen machen die Backen wund [*Guilbert*, a. a. O.] ***)

Immerwährendes, starkes Wässern des rechten Auges
(vom zweiten bis zehnten Tage) [*Fr. H-n.*]

---

*) S. a. *Kaiser*, a. a. O. N. 11. „ Entzündung der Conjunctiva.“

**) *Schlegel* beobachtete auch „Manchmal Reißen im Auge.“
S. darüber *Hartlaub*'s und *Trinks*'s K. A. M. L. III. B.
S. 126. N. 3.

***) S. a. *Kaiser*, a. a. O. N. 12. „Hervorgetriebene Augen.“

Schmerzlose Geschwulst unter dem linken Auge, die
das Auge zum Theil zudrückt und sehr weich ist
(n. 5 Tagen) [*Fr. H-n.*]

105. Verengerte Pupillen (n. 1½, 5 St.) [*Lhr.*]
Empfindlichkeit gegen das Licht, Lichtscheue [*Ebers,*
a. a. O. Octob. S. 14.]
Funken vor den Augen [*Ebers,* a. a. O.]
(Sie sieht alles undeutlich, wie durch einen weifsen
Flor.)
(Gilbe in den Augen, wie Gelbsucht.)

110. Wilder Blick (*Majault*, in Samml. br. Abhandl.
f. p. Aerzte VIII. 1, 2.)
Stierer Blick [*Guilbert*, a. a. O.] *)
Fürchterlich stiere Augen [*Myrrhen*, a. a. O.]
Verdrehung der Augen (*J. Mat. Mueller*, in Eph.
Nat. Cur. Cent. V. obs. 51.) **)
Es zieht ihm die Augenlider zu; er ist müde [*Hbg.*]***)

115. Verdrehung der Augen und der Halsmuskeln (Eph.
Nat. Cur. Cent. X. app. p. 463.)
Er erkennt die Umstehenden nicht (*A. Richard* bei
Schenk, lib. VII. obs. 211.)
Gesichtsverdunkelung (*Baylies*, in Samml. br. Abh.
f. p. Aerzte. VII, 2.) †)
Eine Schwachsichtige erblindete fast ganz, verlor
auf einige Zeit das Gehör und verfiel in eine lang-
dauernde Stumpfsinnigkeit [*Ebers*, a. a. O. Oct.
S. 15.]
Gesichtsverdunkelung; es ist ihm schwarz vor den
Augen (in der 1. St.) [*Richard*, a. a. O.]

120. Unter der Uebelkeit wird es ihm gelb vor den
Augen (*Alberti*, Jurisprud. med. II. S. 527.)
Langwierige Gesichtsschwäche [*Myrrhen*, a. a. O.]
Knötchen (Buckelchen) auf der Stirne (Neue med.
chir. Wahrnehm. a. a. O.)
Ausschlag auf der Stirne [*Knape*, a. a. O.]
Rothes, gedunsenes Gesicht und geschwollene Lip-
pen [*Stf.*]

---

*) S. a. *Kaiser*, a. a. O. N. 15. „Stierer Blick ohne Erweiter-
ung der Pupillen.‘‘
**) S. ebendaselbst N. 13. „Starres, nach oben gerichtetes Auge.‘‘
***) S. ebendaselbst N. 14. „Mattes Auge.‘‘
†) S. ebend. N. 17. „Dunkelheit und Flimmern vor den Augen.‘‘

125. Aufgedunsenes Gesicht [*Fr. H.-n.*]

Blasses Gesicht [*Majault*, a. a. O.] *)

Gesichtsblässe mit eingefallenen Augen (*J. G. Greiselius*, in Misc. Nat. Cur. Dec. I. ann. 2. p. 149.)

Todtenblässe (*Henning*, in Huf. Journ. d. p. Arzn.
X. 2.)

Todtenfarbe des Gesichts [*Alberti*, a. a. O.]

130. Todtenähnliches Ansehen [*Alberti*, a. a. O.] **)

Bläuliches, mifsfarbiges Gesicht [*Mueller*, a. a. O. —
und Eph. N. C. a. a. O.]

Erd- und bleifarbiges Gesicht mit grünen und blauen
Flecken und Striemen [*Knape*, a. a. O.]

Zuckungen in den Gesichtsmuskeln [*Guilbert*, a. a. O.]

Verzerrte Gesichtszüge, wie von Unzufriedenheit ***).

135. Gesicht voll Geschwüre (Neue med. chir. Wahrnehm. a. a. O.)

Geschwulst im Gesichte †) elastischer Art, besonders
an den Augenlidern, vorzüglich früh (*Th. Fowler*,
medical reports of the effects of arsenik in the
cure of agues. Lond. 1787.)

Geschwulst des Gesichts und Kopfes (*Siebold*, in
Hufel. Journ. IV.) ††)

Geschwulst des Gesichts, Ohnmachten, Schwindel
(*Tennert*. prax. lib. 6. p. 237.)

Geschwulst des ganzen Kopfs [*Quelmalz*, a. a. O.]

140. Kopfgeschwulst (*Heimreich*, in Act. N. C. II. obs. 10.)

Anschwellen des Gesichts †††) (*J. C. Jenner*, in Si-
mons Samml. d. neuest. Beobacht. f. d. Jahr 1788.
Erf. 1791. S. 27.)

Ungeheure Kopf- und Gesichtgeschwulst
[*Knape*, a. a. O.]

---

*) S. a. *Kaiser*, a. a. O. N. 20. „Blässe des Gesichts, und seine
Züge auffallend verstellt.“

**) S. a. *Hartl.* u. *Trinks*, a. a. O. N. 4 „Blasses, gelbes, ca-
chektisches Ansehen“ — u. N. 5. „Eingefallenes Gesicht.“

***) S. a. *Kaiser*, a. a. O. N. 21. „Veränderte Gesichtszüge.“

†) Unter 48 Personen bei dreien.

††) Vergl. *Kaiser*, a. a. O. N. 19. „Gesicht roth und aufgetrieben“ — und *Hartl.* u. *Trinks*, a. a. O. N. 6. „Geschwulst
des ganzen Gesichts (von der äufsern Anwendung des cos-
mischen Mittels gegen Lippenkrebs) (n. 1 St.).“

†††) Vom innern Gebrauche.

Hautgeschwulst des Kopfes, des Gesichts, der Augen, des Halses und der Brust, von natürlicher Farbe [*Knape*, a. a. O.]

Pustelausschlag auf dem Haarkopfe und im Gesichte von brennendem Schmerze [*Heimreich*, a. a. O.]

145. Der Haarkopf bis zur Mitte der Stirne mit einer Geschwürkruste bedeckt [*Knape*, a. a. O.]

Fingerdicke Geschwürkruste auf dem Haarkopfe, welche in einigen Wochen abfiel [*Heimreich*, a. a. O.]

Auf dem Haarkopfe unzählige, sehr rothe Blütchen [*Vicat*, a. a. O.]

Auf dem ganzen Haarkopfe Ausschlagsblütchen, die beim Reiben und Berühren wie unterköthig schmerzen, so wie überhaupt der ganze Haarkopf schmerzte, als ob er mit Blut unterlaufen wäre (n. 11½ St.) [*Lhr.*]

Eingefressene Geschwüre auf dem Haarkopfe [*Knape*, a. a. O.]

150. Fressendes Jücken an dem Haarkopfe [*Knape*, a. a. O.]

Fressendes Jücken auf dem ganzen Haarkopfe zum Kratzen reizend (n. 8 St.) [*Lhr.*]

Brennender Schmerz auf dem Haarkopfe [*Knape*, a. a. O.]

Brennendes Jücken auf dem Haarkopfe [*Knape*, a. a. O.]

Geschwürartig schmerzendes Jücken, das zum Kratzen reizt, auf dem ganzen Haarkopfe, welcher auf allen Stellen wie mit Blut unterlaufen schmerzt, am meisten aber am Hinterhaupte (n. 8½ St.) [*Lhr.*]

155. Auf dem linken Seitenbeine, am Haarkopfe, ein mit Schorf bedecktes Blütchen, das zum Kratzen nöthigt und beim Reiben wie unterköthig schmerzt (n. 7 St.) [*Lhr.*]

Zwei grofse Blütchen zwischen den Augenbrauen, die zu Kratzen nöthigen und blutiges Wasser von sich geben, den folgenden Tag mit Eiter angefüllt (n. 2 St.) [*Lhr.*]

Blütchen an der linken Schläfe, zu Kratzen reizend, blutiges Wasser von sich gebend und nach dem Reiben wund schmerzend (n. 3 St.) [*Lhr.*]

Ausfallen der Kopfhaare [*Baylies*, a. a. O.]

Stiche in den Nasenknochen.

160. Schmerz in der Nasenwurzel im Knochen.

(Abwechselnd Pech- und abwechselnd Schwefelge-
ruch in der Nase.)

Drücken im linken Oberkiefer.

Brennen im äufsern Ohre, Abends (n. 5 St.)

Aeufserlicher Schmerz der Ohren, wie Klamm.

165. Stechen im Ohre (früh).

Reifsen im Innern des Ohrs.

Hinter dem Ohre, am Halse herab bis in die Schulter, ziehendes Reifsen im Sitzen.

Ziehend reifsender Schmerz im linken Ohrläppchen.

Reifsendes Stechen zum linken Ohrgange heraus,
mehr Abends (d. 1. Tag).

170. Stechen im Ohre (früh).

Der linke Ohrgang deuchtet wie von aufsen verstopft zu seyn.

Starkes Rauschen vor den Ohren, wie von einer
nahen Wasser-Wehre.

Schwerhörigkeit, als wenn die Ohren verstopft wären (n. 60 St.)

Er versteht die Menschen nicht, was sie reden [*Richard*, a. a. O.]

175. Beim Schlingen legt sich's inwendig vor's Ohr,
wie Taubhörigkeit.

Ohrensausen jedesmal beim Anfalle der Schmerzen *).

Wie Lauten im ganzen Kopfe.

Wollüstiger Kitzel im rechten Gehörgange, der zum Reiben zwang (n. 3½ St.)
[*Lhr.*]

Angenehmes Krabbeln in beiden Ohren, tief drin,
zehn Tage lang (n. 15 St.) [*Fr. H-n.*]

180. Klingen im rechten Ohre (beim Sitzen) (n. 1½ St.)
[*Lhr.*]

Ohrenbrausen [*Thomson*, a. a. O. — *Baylies*, a. a. O.]

Zwängen in den Ohren [*Bhr.*]

Um sich fressendes Geschwür an der Lippe, schmerzend, Abends nach dem Niederlegen, wie Reifsen
und Salzbeifsen, am Tage bei Bewegung, am
schlimmsten bei Berührung und an der Luft; es
verhindert den Schlaf und weckt auch die Nacht
(n. 14 Tagen.)

---

*) Die Entstehung andrer Symptome beim Anfalle der Schmer-
zen ist dem Arsenik vorzüglich eigen, m. s. 970.

Jücken, wie mit unzähligen brennenden Nadeln in
der Oberlippe bis unter die Nase; den Tag darauf schwoll die Oberlippe über dem Rothen.

185. (Schmerzende Knoten in der Oberlippe.).

Um den Mund herum rothe, schwindenartige Haut.

Ausschlag (ausgefahren) an den Lippen, am Rande
des Rothen, unschmerzhaft (n. 14 Tagen) *).

(Ausschlag am Munde brennenden Schmerzes.)

Eine Art klemmendes Fippern auf der einen Seite
der Oberlippe, vorzüglich beim Einschlafen **).

190. Eine braune Streife zusammengeschrumpften, fast
wie verbrannten Oberhäutchens zieht sich mitten
im Rothen der Unterlippe hin.

Geschwürausschlag um die Lippen [*Isenflamm-Steim-
mig*, Diss. d. remed. suspect. et venen. Erlang.
1767. p. XXVII.)

Schwarzgefleckte Lippen [*Guilbert*, a. a. O.]

Bläuliche Lippen und Zunge [*Baylies*, a. a. O.] ***).

Nach dem Essen Bluten der Unterlippe (n. 1¼ St.)
[*Lhr.*]

195. Aufsen um den Mund, schwärzlich [*Alberti*, a. a. O.]

Anhaltend zuckendes Zahnweh bis in die Schläfe,
welches durch Aufsitzen im Bette erleichtert oder
gehoben wird (n. 8 Tagen.)

Stechen im Zahnfleische (früh).

Schmerz mehrer Zähne (im Zahnfleische)
als wenn sie los wären und herausfallen wollten; doch vermehrt sich der
Schmerz nicht beim Kauen (n. 1 St.)

Zahnweh wie von lockern Zähnen, sie sind locker
und schmerzen wundartig vor sich und noch mehr
beim Kauen, eben so schmerzt auch bei Berührung das Zahnfleisch; der Backen schwillt auf dieser Seite.

200. Zahnschmerz, mehr Druck als Ziehen.

---

*) Ungeachtet der Mundausschlag in dieser Beobachtung sehr
spät erschien, so ist er dennoch Primärwirkung und tilgt
einen ähnlichen krankhaften, wenn die Symptome des
Uebels den Areniksymptomen nicht unangemessen sind,
schnell homöopathisch.

**) Die Zuckungen beim Einschlafen werden beim Arsenik
häufig beobachtet. Vergl. 708. 889. 890. 891. 899.

***) S. a. *Kaiser*, a. a. O. Nr. 23. „Bläuliche Lippen.“

Reifsen in den Zähnen und zugleich im Kopfe, worüber sie so wüthig wird, dafs sie sich mit geballten Fäusten an den Kopf schlägt (gleich vor
Eintritt des Monatlichen) (d. 15. Tag.)

Ein .Zahn wird locker und hervorstehend (früh);
das Zahnfleisch davon schmerzt beim Befühlen,
noch mehr aber der äufsere Theil des Backens
(bei Berührung), hinter welchem der lockere Zahn
ist; beim Zusammenbeifsen der Zähne schmerzt
der Zahn nicht.

Nächtlicher (reifsender) Schmerz des Zahnfleisches
am Spitzzahne, welcher, so lange er auf der leidenden Seite liegt, unerträglich ist, durch Ofenwärme aber aufhört; den Morgen darauf ist die
Nase geschwollen und bei Berührung schmerzhaft *) (n. 3 Tagen.)

Convulsivisches Zusammenknirschen der Zähne [*Van
Eggern*, Diss. de Vacillat. Dentium. Duisb. 1787.)**)

205. Die Zähne fallen alle aus [*Van Eggern*, a. a. O.]
Jücken am Halse unter dem Kiefer.

Geschwollene Drüsen unter dem Kiefer, mit Druck-
und Quetschungsschmerz.

Arge Trockenheit im Munde und heftiger Durst.

Trocken deuchtet es ihr im Halse; sie mufste immer trinken, und wenn sie nicht trank, war's ihr
als wenn sie verdursten sollte.

210. Holzig trockner Geschmack im Munde.

Durstlosigkeit, Mangel an Durst ***).

Ungemeiner Durst, so dafs er alle 10 Minuten viel
kaltes Wasser trinken mufste, von früh bis Abends,
aber die Nacht nicht [*Fr. H-n.*] †).

Verschleimter Mund, schleimig im Halse (n. 2 St.)

---

*) Es ist wahren Arsenik-Schmerzen eigen, sich durch äufsere
Wärme beruhigen zu lassen. Vergl. 686. 687. 37.

**) S. a. *Kaiser*, a. a. O. Nr. 24. „Zähneknirschen."

***) Eine seltnere Wechselwirkung gegen die weit öftere, wo
ein beständiges Lechzen nach Getränken, und doch nur
wenig, aber sehr oft (selten viel auf einmal) getrunken
wird. M. s. 862. 927.

†) S. a. *Kaiser*, a. a. O. Nr. 26. „Heftiger Durst" — und Nr. 27.
„Heftiger Durst; Trinken, ohne Erquickung und Labung
dem Kranken zu gewähren."

5 *

Die Zunge angefressen an der Seite der Spitze mit
beifsendem Schmerze (n. 14 Tagen.)

215. Stichschmerz wie von einer Gräte in der Zun-
gen-Wurzel, beim Schlucken und Wenden des
Kopfs.

Bohrender Schmerz im rechten Zungenrande, im
Halbschlafe.

Es ist, als wenn er gar keinen Geschmack hätte, als
wenn die Zunge todtgebrannt und ohne Gefühl
wäre.

Schmerz an der Zunge, als wenn Bläschen voll brennenden Schmerzes daran wären.

Weifse Zunge [*Alberti*, a. a. O.]

220. Er mufs oft ausspucken [*Hbg.*]

Empfindung von Trockenheit der Zunge (*Buchholz*,
in Huf. Journ. V. p. 378.)

Grofses Trockenheitsgefühl im Munde mit heftigem,
öfterm Durste; er trinkt jedoch wenig auf einmal [*Stf.*]

Starke Trockenheit im Munde (*Thilenius*, in Rich-
ters chir. Bibl. V. S. 540.)

Trockenheit der Zunge [*Guilbert*, a. a. O. — *Majault*,
a. a. O.]

225. Zitternde Stimme [*Guilbert*, a. a. O.] *)

Sprachlosigkeit und Bewufstlosigkeit (Misc. N. C.
Dec. III. ann. 9, 10. S. 390.)

Blutiger Speichel (Neue med. chir. Wahrnehm., a.
a. O.)

(Ein Gefühl im Halse, als wenn ein Haar darin
wäre.)

Gefühl im Halse, wie von einem Klümpen Schleim,
mit Blutgeschmacke.

230. Hinten an dem Gaumenvorhange ein kratziges,
scharriges Gefühl, aufser dem Schlingen (n. 2 St.)

Reifsender Schmerz im Schlunde und den ganzen
Hals herauf, auch aufser dem Schlingen.

Eine Art Lähmung des Schlundes und
der Speiseröhre; die gekauete Semmel
wollte sich nicht hinunter schlingen

---

*) S. a. *Hartl.* und *Trinks*, a. a. O. Nr. 7. „Sehr ungleiche,
bald starke, bald schwache Stimme.‟

lassen, sie gieng nur unter beklemmendem Drukke, schwierig hinunter, als hätte die Speiseröhre nicht Kraft dazu; er hörte es hinabkollern.

Brennen im Halse [*Richard*, a. a. O. — *Buchholz*, a. a. O.]

Langanhaltendes Rauheitsgefühl an der Gaumendecke (n. 10 St.) [*Lhr.*]

235. Innere Halsentzündung [*Rau*, a. a. O.]

Brandige Halsbräune *) (*Feldmann*, in Commerc. lit. Nor. 1743. p. 50.)

Schwieriges Schlingen [*Rau*, a. a. O.]

Schmerzhaftes Schlingen (Neue med. chir. Wahrn. a. a. O.)

Brennen im Schlunde [*Richard*, a. a. O. — *Knape*, a. a. O. — *Kopp*, Jahrbuch d. Staatsarzn. II. S. 182.]

240. Im Schlunde und im Magen eine Empfindung, als wenn ein Faden in einen Knaul gewickelt würde [*Richard*, a. a. O.]

Der Schlund (die Speiseröhre) wie zusammengeschnürt (N. m. ch. Wahrn. a. a. O.)

Zusammenschnürende Empfindung im Halse (*Preussius*, Eph. N. C. Cent. III. Obs. 15.)

Er klagt, es wolle ihm den Hals ganz zudrücken; es wolle nichts mehr durch den Schlund gehen [*Alberti*, a. a. O.]

Geschmack im Munde sauer; auch die Speisen schmecken sauer.

245. Faulig stinkender Geschmack im Munde.

Früh, Geschmack im Munde wie faules Fleisch.

Früh ist der Auswurf **) grün und bitter.

Er wirft grauen Schleim aus durch Rachsen.

Der ausgeworfene Speichel schmeckt bitter.

250. (Wie sie das erstemal, früh, etwas hinunterschluckte, kratzte und galsterte es ihr hinterdrein im Halse, wie von ranzigem Fette.)

Salziger Auswurf (sputum salsum) [*Richard*, a. a. O.]

Bitterer Auswurf (sputum amarum) [*Richard*, a. a. O.]

---

*) Von äufserer Auflegung des arsenikalischen, sogenannten magnetischen Pflasters.

**) Doch wohl nur, was hinten aus dem Rachen herausgeräuspert und ausgerachst wird.

Bitterkeit im Munde mit gelbem Durchlaufe (*Morgagni*, de sed. et caus. morb. LIX. §. 6. 8.)

Alles Essen widersteht ihr; sie kann nichts geniefsen.

255. Mangel an Hunger und an Efslust, zehn Tage lang [*Fr. H-n.*]

Appetitlosigkeit (*Störck*, Med. Jahrg. I. S. 107. — *Jacobi*, a. a. O.) *).

Gänzliche Appetitlosigkeit (*Buchholz*, in Huf. Journ. a. a. O.)

Appetitlosigkeit mit heftigem Durste [*Störck*, a. a. O.]

Ekel vor Speisen (*Göritz*, in Brefsl. Samml. 1728. — *Grimm*, a. a. O.)

260. Unüberwindlicher Ekel vor jeder Speise, dafs er, ohne übel zu werden, an Essen nicht denken konnte [*Ebers*, a. a. O. Sept. S. 56.]

Ekel vor allen Speisen [*Alberti*, a. a. O.]

Es ist ihm unmöglich, Speise hinter zu bringen [*Richard*, a. a. O.]

Der Geruch des gekochten Fleisches ist ihm unerträglich (n. 5 St.) [*Richard*, a. a. O.]

Er hat keinen Appetit, aber wenn er ifst, schmeckt's ihm gut.

265. Bei richtigem Geschmacke der Speisen, Bitterkeit im Halse nach dem Essen, einen Tag um den andern (wie ein dreitägiges Fieber) (n. 2 St.) **)

Nach dem Essen bitterer Geschmack im Munde (n. 3, 48 St.) ***)

Nach dem Essen stöfst's ihm bitter auf und es kömmt ein grünlicher, bitterer Schleim in den Mund.

Nach Essen und Trinken bitterlich widriger Geschmack im Munde.

Bitter im Munde, ohne etwas gegessen zu haben.

270. Die Speisen haben einen salzigen Geschmack.

Die Speisen schmecken zu wenig gesalzen.

Geschmack des Bieres schaal.

Geschmack des Luftmalzbieres bitter.

(Widerwillen gegen Butter.)

---

*) S. a. *Kaiser* bei *Hartlaub* und *Trinks*, a. a. O. Nr. 25. „Erloschener Appetit."

**) Vergl. 1.

***) Wechselwirkung gegen 269. 270.

75. Verlangen auf Saures [*Stf.*]

Appetit auf Essigwasser.

Grofses Verlangen auf Säure und säuerliches Obst.

Starkes Verlangen auf Kaffee.

Starker Appetit zu der ihr ehedem widrigen Milch.

280. Wabblichkeit, Vormittags um 11 Uhr und Nachmittags um 3 Uhr.

Uebelkeit (*Pfann*, Samml. merkw. Fälle, Nürnb.
1750. p. 129, 130. — Neue Wahrn. a. a. O.) *)

Angst mit Uebelkeit [*Alberti*, a. a. O.]

Oeftere Uebelkeit und dabei ein süfslicher Geschmack
im Munde, nicht gerade nach dem Essen.

Uebelkeit im Schlunde und Magen.

285. Uebelkeit, mehr im Halse; dabei lief ihr das Wasser im Munde zusammen.

Aufsen an der freien Luft wird es ihr brecherlich.

Lang dauernde Uebelkeit, wie Ohnmächtigkeit; es
zittert alles an ihr, dabei ward es ihr über und
über heifs, hinterdrein aber kam Schauder (n. etlichen St.)

Er mufs sich Uebelkeit und Brecherlichkeit wegen
niederlegen, Vormittags; dabei Reifsen um die
Fufsknöchel und auf dem Fufsrücken **).

Das Kind ***) bricht sich nach dem Essen und Trinken, und will dann weder mehr essen noch trinken, schläft jedoch gut.

290. Würmerbeseigen (Nachmittags um 4 Uhr).

Unvollständige Reizungen zum Wasserauslaufen aus
Schlund und Munde, was man W ü r m e r b e s e i -
g e n nennt, kurz vor und nach dem Mittagsmahle,
mit Brechübelkeit (n. 5 Tagen.)

Oefteres leeres Aufstofsen.

Immerwährendes Aufstofsen [*Göritz*, a. a. O.]

Häufiges leeres Aufstofsen (n. ½ St.) [*Lhr.*]

---

*) S. a. *Kaiser*, a. a. O. Nr. 28. „Uebelkeit." — 29. „Neigung
zum Erbrechen."

**) Dafs nicht sehr bedeutende Symptome (vergl. 302. 605. 991.
823. 861.) und sonst geringfügige Umstände ein jählinges
und gänzliches Sinken der Kräfte nach sich ziehen, ist eine
sehr bedeutende, charakteristische Eigenschaft des Arseniks.

***) Ein Säugling, dessen Mutter Arsenik genommen hatte und
dadurch von ihren Beschwerden genesen war.

295. Oefteres Schlucksen und Aufstofsen [*Morgagni*, a. a. O]

Nach dem Essen öfteres Schlucksen und jedesmal Aufstofsen darauf (n. 3 St.) [*Lhr.*]

Oefteres Schlucksen (n. 3 St.) [*Lhr.*]

Convulsivisches Schlucksen [*Alberti*, a. a. O.]

Brecherlichkeit [*Majault*, a. a. O.]

300. Beim Sitzen, Uebelkeit; es trat viel Wasser in den Mund, wie beim Würmerbeseigen; beim Gehen im Freien verlor sich die Uebelkeit und es erfolgte Abgang vielen breiigen Stuhls (n. 7½ St.) [*Lhr.*]

Saures Aufstofsen nach dem Mittagsessen (n. 6 Tagen.)

Eine Viertelstunde nach dem Frühstück und nach dem Mittagsessen, ein dreistündiges Drücken im Magen mit leerem Aufstofsen, wobei eine Schlaffheit des Körpers entstand, welche Uebelkeit erzeugte.

Viel Aufstofsen, besonders nach dem Trinken.

Die Blähungen gehen mehr aufwärts und machen Aufstofsen.

305. Aufstofsen nach Speisen.

Versagendes Aufstofsen.

Vormittags, ein anhaltendes, starkes, leeres Aufstofsen, mit Kopfeingenommenheit (n. 36 St.)

Beim Essen, eine zusammendrückende Empfindung in der Brust.

Die Nacht, beim Aufstehen, Schlucksen mit kratzigem, widrigem Geschmacke im Munde.

310. In der Stunde, wo das Fieber kommen sollte, ein langdauerndes Schlucksen.

Erbrechen [*Majault*, a. a. O. — *Grimm* und viele Andere.]

Er erbricht sich gleich nach jeder Mahlzeit, ohne Uebelkeit [*Fr. H-n.*]

Erbrechen alles Genossenen, mehre Wochen lang (Salzb. m. ch. Zeitung.)

Erbrechen (sogleich) *) (*Fernelius*, therapeut. lib. VI. Cap. 18. S. 451.)

---

*) Von auf das Brustgeschwür gestreutem Arsenik — und nach 6 Tagen Tod.

315. Tag und Nacht anhaltendes Erbrechen mit gräfs-
lichem Geschrei [*Heimreich,* a. a. O.]
Beim Aufrichten im Bette sogleich unbändige Wabb-
lichkeit, Uebelkeit und oft schnelles Erbrechen
[*Stf.*] *)
Erbrechen eines dicken, glasartigen Schleims [*Ri-
chard,* a. a. O.]
Er bricht Schleim und grüne Galle weg [*Alberti,*
a. a. O.]
Unter dem Erbrechen Klage über starke (innere)
Hitze und starken Durst [*Alberti,* a. a. O.]

320. Innerlich starker Brand, Durst und Hitze, mit ge-
waltigem Erbrechen [*Alberti,* a. a. O. III. S. 533.]
Ungeheures, mit gröfster Anstrengung bewirktes Er-
brechen der Getränke, gelbgrünen Schleims und
Wassers, mit sehr bitterm Geschmacke im Munde.
der noch lange nach dem Erbrechen blieb [*Stf.*]
Oefteres Erbrechen mit Todesbefürchtung [*Alberti,*
a. a. O.]
Blutschleimiges Erbrechen (Neue Wahrn. a. a. O.) **)
Blutbrechen (*Kellner,* in Brefsl. Samml. 1727.)

325. Gab Blut von oben und unten von sich (*Gerbitz,*
in Eph. N. C. Dec. III. ann. 5, 6. obs. 137.)
Ungeheures Erbrechen und Purgiren [*Preussius,* a.
a. O.]
Heftiges anhaltendes Erbrechen und Durchfall [*Morgagni,* a. a. O.] ***)
Wenn die Ohnmacht nachläfst, Durchfall und Erbrechen (*P. Forestas* I, XVII. obs. 13.)

---

*) S. a. *Hartl.* und *Trinks,* a. a. O. Nr 8. „Uebelseyn und et-
lichemal heftiges Erbrechen (d. 3. Tag).“

**) S. a. *Kaiser,* a. a. O. Nr. 30. „Uebelkeit und heftiges Erbre-
chen einer bräunlichen, oft mit Blut vermischten Masse,
unter heftiger Anstrengung des Körpers.“ — Nr. 31. „Erbrechen einer dünnen oder dickern bräunlichen, dunkeln
Masse, mit heftiger Anstrengung und Zunahme der Schmerzen im Magen vollbracht, ohne nachfolgende Erleichterung.“ — Nr. 32. „Heftiges Erbrechen einer dünnen, bläu-
lichen, schmutzig gelben Masse, mit darauf folgender gros-
ser Entkräftung und Hinfälligkeit.“

***) S. ebendaselbst: Nr. 33. „Das Erbrechen läfst nach, wogeу-
gen ein kopiöser, sehr wässeriger Durchfall eintritt.“

Magenkrampf, Ohnmachten, sehr heftiges Bauchweh, Durchfall*) (*Löw*, bei Sydenham, Opera II.
S. 324.)

330. Leeres Brechwürgen [*Rau*, a. a. O.]

Magenschmerzen [*Quelmalz*, a. a. O. — *Richard* und
mehre Andere.]

Der Magen sehr schmerzhaft (Neue Wahrn. a. a. O.)

Uebelkeit erregender Magenschmerz [*Richard*, a. a. O.]

Herzdrücken, drückender Schmerz in der Herzgrube
[*Kellner*, a. a. O. — *Göritz*, a. a. O. — *Buchholz*,
in Hufel. Journ. a. a. O.]

335. Schmerz im Magen, als wenn er in seinem ganzen Umfange mit Gewalt ausgedehnt würde und
zerrissen werden sollte. (D. H. in *Kopp's* Jahrb.
d. Staatsarzn. II. S. 182.)

Es wollte ihm das Herz abdrücken [*Stf.*]

Empfindung von drückender Schwere im Magen,
ohne Durst und ohne Fieber [*Morgagni*, a. a. O.]

Grofse Beschwerde des Magens, als wenn er von
Blähungen gequält würde, welche zwar durch
Erbrechen und Durchfall sich zu erleichtern scheint,
aber darauf desto schlimmer wird [*Morgagni*, a. a.
O. §. 3.]

Eine sehr heftige Cardialgie mit Durst [*Buchholz*,
am letzt a. O.]

340. Brennender Schmerz im Magen [*Ebers*, a. a. O.
Octob. 5, 8.] **)

Unaufhörliches Brennen und starke Beklemmung im
Magen und in der Brust [*Borges*, in Kopp's Jahrb.
a. a. O. S. 222.]

Drückender und brennender Schmerz in der Herzgrube [*Göritz*, a. a. O.]

Wie eine Last drückender Schmerz und Brennen im
Magen [*Morgagni*, a. a. O. §. 6.]

Brennen im Magen wie Feuer [*Richard*, a. a. O.]

345. Brennen in der Herzgrube [*Buchholz*, am letzt
a. O.]

Fressender, nagender Schmerz im Magen [*Richard*,
a. a. O.]

---

*) Von gelbem Arsenik.

**) S. a. *Kaiser*, a. a. O. Nr. 39. „Brennendes Gefühl in der
Herzgrube."

Ungemeine Schmerzen in der Gegend der Herzgrube
(*J. Ph. Wolff*, Act. N. C. V. obs. 29.)

Die Gegend unter den Ribben (Hypochondern) und
der Magen sind gespannt und aufgetrieben, ehe
Stuhlgang erfolgt [*Richard*, a. a. O.] *)

Wehklagen und Jammern über unsägliche Angst in
der Gegend der Herzgrube, ohne Auftreibung oder
Schmerz im Leibe [*Morgagni*, a. a. O.]

350. Grofse Aengstlichkeit um die Herzgrubengegend
[*Morgagni*, a. a. O. — *Bernard. Verzasch*, Obs.
med. obs. 66. — *Jacobi*, a. a. O.]

Nach dem Essen, ein Drücken am Magenmunde und
im Schlunde, als wenn die Speisen oben stün-
den; dann leeres Aufstofsen.

Beim Sprechen, ein Drücken in der vordern Ma-
genwand (n. ¼ St.)

Ein harter Druck über der Herzgrube (allsogleich) **)

Es will ihr das Herz abdrücken.

355. Abends, beim Sitzen, Ziehschmerz von der Herzgrube an, unter den linken Ribben herum, als
würde da mit Gewalt etwas abgerissen.

Dumpfes Reifsen quer über die Magengegend, beim
Gehen, Nachmittags.

Schneidender Schmerz im Magen [*Thilenius*, a. a. O.]

Krampfhafter Magenschmerz, zwei Stunden nach
Mitternacht ***).

Wenn er etwas ifst, drückt's ihn um den Magen
herum, dafs er's nicht ausstehen kann; das Drük-
ken kommt immer erst nach, ist nicht gleich
auf's Essen.

---

*) S. a. *Kaiser*, a. a. O. N. 40. „Unbedeutende Aufgetriebenheit der Magengegend." — und N. 41. „Der Magen fängt
an sich zu erheben und ist wärmer als der übrige Körper."

**) S. ebendaselbst N. 37. „Heifses Gefühl, Schmerz und Druck
in der Herzgrube." — und N. 38. „Heifses, drückendes
Gefühl in den Präcordien."

***) S. a. *Kaiser*, a. a. O. N. 34. „Unangenehme Empfindung
im Magen, die bald darauf in einen drückenden, reifsenden, auch krampfhaften Schmerz übergeht und anhaltend
ist." — ferner N. 35. „Periodische krampfhafte Schmerzen
im Magen und in den Eingeweiden." — endlich N. 36.
„Heftiger, reifsender, bohrender Schmerz und Krampf im
Magen und in den übrigen Gedärmen."

360. Nagender *) und pickender (fein und scharf klopfender) Schmerz in der Herzgrube, mit dem Gefühle von Spannung.

Beängstigung in der Herzgrube, die bis herauf steigt, die Nächte hindurch.

Brennender Schmerz rings um die Herzgrube.

Abends widerstand ihr das Essen, es war ihr so voll; sie hatte Magenschmerz auf's Essen.

Vollheit in der Oberbauchgegend' mit Kneipen im Leibe.

365. Pressender Druck in der Leber, beim Gehen im Freien.

Vor dem Essen, Uebelkeit, und nach dem Essen oder Trinken, Auftreibung des Unterleibs, auch wohl Drücken und Schneiden.

Nach dem Essen, Schwere im Magen, wie von einem Steine [*Hbg.*]

Der Unterleibsschmerz fixirt sich in der linken Bauchseite.

Nach dem Essen starke Auftreibung des Unterleibs, ohne Schmerz; er mußte sich mit dem Rücken anlehnen, um sich zu erleichtern.

370. Nach dem Essen, Gähnen und Mattigkeit, die ihn zum Niederlegen und Schlafen nöthigte.

Er kann sich nicht warm genug halten, es friert ihn immer in der Oberbauchgegend innerlich, ob diese Stelle gleich warm anzufühlen ist **).

Ein Kollern im Unterleibe wie von vielen Blähungen, doch unschmerzhaft (n. 1 St.)

Ziehendes Bauchweh in der Nabelgegend (n. 2 St.)

Oefters, ein krampfhafter Ruck, daß er zusammenfährt, von der Herzgrube bis in den Mastdarm.

375. Alle Morgen, Aufblähung; erst nach einigen Stunden gehen die Blähungen ab (n. 14 Tagen.)

Abgang vieler Blähungen mit vorgängigem lautem Knurren im Bauche (n. 9 St.) [*I.hr.*]

Abgang faulig stinkender Blähungen (n. 11 St.) [*Lhr.*]

Abends, nach dem Niederlegen, wie Krämpfe und Kneipen im Unterleibe, mit ausbrechendem Schweis-

---

*) Vergl. 995.
**) Vergl. 525.

se; hierauf Blähungsabgang und dann ganz dünner Stuhlgang *).

Abends nach dem Niederlegen, im Bette und früh nach dem Aufstehen, heftiges Bauchweh, klemmend schneidende Schmerzen in den Därmen, die zuweilen auch durch den Bauchring (als wollten sie einen Bruch heraustreiben) selbst bis in den Samenstrang und in das Mittelfleisch schiefsen; wenn diese Kolik nachläfst, entsteht ein lautes Kollern und Murren im Bauche.

380. Reifsende Stiche in der linken Seite unter den kurzen Ribben, Abends, bald nach dem Niederlegen (n. 3 St.)

Unterbauchsschmerzen, Gesichtshitze.

Schneidender Schmerz in der Bauchseite, unter den letzten Ribben, für sich, aber am stärksten beim Drauffühlen.

Blofs alle Morgen, kneipendes, zu schneidendem sich erhöhendes Leibweh, tief im Unterbauche, vor durchfälligen Stühlen und während derselben, welche Schmerzen auch nach jedesmaligem Stuhlgange nicht aufhören, ob sie ihn gleich nicht erregen.

Früh, erst starkes Poltern im Unterleibe, dann ein schneidendes Zusammendrehen der Därme, dann dreimaliger Durchfall.

385. Unruhe im Unterleibe, doch blofs in der Ruhe.

Schwäche der Bauchmuskeln.

Beim Bücken, stechender Verrenkungsschmerz im rechten Schoofse und der Leistengegend.

Brennender Schmerz im Unterleibe, Mittags und Nachmittags, durch erfolgenden Stuhlgang vergehend.

Heftiger Schmerz in der rechten Oberbauchgegend [*Morgagni*, a. a. O.]

390. Schmerz in der rechten Oberbauch- und in der nächsten Lendengegend, von wo aus er sich zuweilen durch den Unterbauch, zu andern Zeiten

---

*) Viele Arseniksymptome entstehen blofs Abends nach dem Niederlegen zum Schlafen, einige ein Paar Stunden nach Mitternacht, viele früh nach dem Aufstehen, nicht wenige nach dem Mittagsessen.

in die rechte Hodensackseite und in die Weiche
erstreckt, einer Nierenkolik ähnlich (wobei jedoch
der Harn dem gesunden glich) [*Morgagni*, a. a. O.]

Gelbsucht [*Majault*, a. a. O.]

Cholera [*Wolff*, a. a. O.]

Angst und Klagen über Schmerz, als sey ihm der
Oberléib vom Unterleibe ganz abgeschnitten (*Alberti*, jurispr. med. T. IV. S. 259.)

Ungeheure Magen- und Bauchschmerzen [*Wolff*,
a. a. O. — *Majault*, a.a.O.]

395. Schneidende (laucinantes) und fressende Schmerzen im Magen und in den Därmen [*Quelmalz*,
a. a. O.]

Geschwollener Unterleib [*Guilbert*, a. a. O.]

Ungeheuer geschwollener Unterleib (Eph. Nat. Cur.
a. a. O.)

Auftreibung und Schmerzen des Unterleibs [*Müller*,
a. a. O.]

Höchst widriges Gefühl im ganzen Unterleibe [*Morgagni*, a. a. O.]

400. Heftige Leibschmerzen mit so grofser Angst, dafs
er nirgends Ruhe hatte, sich auf der Erde herum-
wälzte und die Hoffnung zum Leben aufgab (*Pyl*,
Samml. VIII. S. 98. 105. 108.)

Nach dem Essen, starke Auftreibung des Unterleibes ohne Schmerz; er mufste sich mit dem Rücken
anlehnen, um sich zu erleichtern [*Fr. Meyer*, a. a. O.]

Unter Aengstlichkeit im Unterleibe, Fieber und Durst
[*Morgagni*, a. a. O.]

Die heftigsten Leibschmerzen (*Dan. Crüger*, Misc.
Nat. Cur. Dec. II. ann. 4.)

Windendes Bauchweh *) [*Richard*, a. a. O.]

405. In der rechten Bauchseite, ein wühlendes Drücken
[*Hbg.*]

Reifsen im Leibe [*Pfann*, a. a. O. — *Alberti*, a. a. O.]

Reifsen und Schneiden im Leibe mit Eiskälte der
Füfse und Hände, mit kaltem Schweifse des Gesichts [*Alberti*, a. a. O.]

Schneidender Schmerz im Unterleibe [*Buchholz*, a.
a. O. — *Kellner*, a. a. O.]

---

*) S. a. *Kaiser*, a. a. O. N. 43. „Winden und Krümmen im
Bette.‟

Im Unterleibe Brennen, Stechen und Schneiden (*Buchholz*, Beiträge, a. a. O.)

410. Brennen im Leibe mit Hitze und Durst [*Alberti*, a. a. O.]

Brennen in der Dünnung [*Hbg.*]

Von Zeit zu Zeit wiederkehrende Koliken [*Majault*, a. a. O.]

Knurren im Bauche, früh beim Erwachen.

Gepolter im Unterleibe [*Thilenius*, a. a. O.]

Hie und da umherschweifende Schmerzen im Unterleibe, gelber Durchlauf und Stuhlzwang mit brennendem Schmerze im After und Durste [*Morgagni*, a. a. O.]

415. Nach dem Stuhlgange beruhigt sich das Bauchweh [*Richard*, a. a. O.]

Nach dem Herzklopfen, ein Poltern im Unterleibe und ein Kneipen und Zusammendrehen der Därme, vor und bei dem flüssigen Stuhlgange [*Fr. Meyer*, a. a. O.]

Ruhrartiger Leibschmerz in der Nabelgegend [*Grimm*, a. a. O.]

Leibverstopfung [*Göritz*, a. a. O. — *Rau*, a. a. O.]*)

Es drängt ihn vergeblich zu Stuhle.

420. Brennen im After, eine Stunde lang, was sich nach Abgang eines harten, knotigen Stuhles legte.

Brennen und Schmerzen im Mastdarme und am After, mit beständigem Pressen; eine Art Stuhlzwang, wie bei einer Ruhr.

Nach dem Stuhlgange trat grofse Schwäche und Brennen im Mastdarme ein, mit Zittern in allen Gliedern.

Nach dem Stuhlgange, Herzklopfen und zittrige Schwäche; er mufs sich legen.

Es drängt und prefst ihr mit grofsen Schmerzen, krampfhaft, den Mastdarm heraus (n. 72 St.)

425. Der Stuhlgang geht von ihm, als wären es Blähungen, unvermerkt fort.

Der abgehende Koth ist mit wässrigem Blute umgeben.

---

*) Vergl. *Hartl.* und *Trinks* Arzn. M. L. a. a. O. N. 9. „Schmerzen im Bauche mit Leibesverstopfung (*Trevosso*, the new Lond. med. Journ. Vol. II. 1793.) (Vom Dunste der mit Arsenik vergifteten Wachskerzen)."

Ruhr [*Crüger*, a. a. O.]

Fast alle Augenblicke, ein blutiger Abgang durch
den Stuhl, mit Erbrechen und ungeheuren Leibschmerzen [*Grimm*, a. a. O.]

Vor dem Durchfall hat er ein Gefühl, als wenn er
zerplatzen sollte [*Alberti*, a. a. O.]

430. Mit Verstopfung abwechselnder Durchfall; es
gieng oft ein wenig wässriges Gelbes ab, dann
erfolgte Zwängen, als sollte noch mehr kommen,
mit empfindlichem Leibschmerze um den Nabel
[*Stf.*]

Abgang bald mehr, bald wenigeren breiartigen Kothes (n. 6, 13 St.) [*Lhr.*]

Durchfall [*Majault*, a. a. O. — *Kellner*, a. a. O.] *)

Stuhlgänge gehen ohne sein Wissen von ihm (*Chr.
G. Büttner*, Unterricht über die Tödtlichkeit der
Wunden, p. 197.)

Schleimige und grüne Abgänge durch den Stuhl
[*Thilenius*, a. a. O.]

435. Oefterer Abgang eines zähen, galligen Wesens
durch den Stuhl, 2 Tage lang [*Pfann*, a. a. O.]

Nach vieler Unruhe und Bauchweh, Abgang einer
schwarzen, im After wie Feuer brennenden Flüssigkeit durch den Stuhl [*Richard*, a. a. O.]

Schwarze, scharfe, faulige Stuhlgänge [*Baylies*, a.
a. O.]

Durch den Stuhl, Abgang eines kugelförmigen Klum-
pens, welcher wie aus unverdautem Talge mit
eingemischten sennichten Theilen zu bestehen
schien (n. 8 Tagen) [*Morgagni*, a. a. O.]

Durchfall mit heftigem Brennen im After [*Thilenius*,
a. a. O.]

440. (Dünne, schleimige Stuhlgänge wie gehackt.)

Unter Stuhlzwang, Ausleerung von Stücken Schleim,
mit schneidenden Schmerzen im After und wie
von blinden Hämorrhoiden.

Nach Leibweh, kleine Abgänge mit Stuhlzwang,
erst von dunkelgrünem Kothe, dann von dunkelgrünem Schleime.

---

*) Vergl. *Kaiser*, a. a. O. N. 45. „Starke Stuhlausleerungen.“ —
N. 46. „Durchfall, der häufig einen hohen Grad erreicht.“ —
N. 47. „Unwillkührlicher Koth- und Urinabgang.“

Leibesverstopfung.

(Poltern im Leibe ohne Stuhlgang.)

445. (Jücken am After.)

Jückend kratziger oder schründender Schmerz im After.

Der After schmerzt bei Berührung wie wund.

Am After, Aderknoten stechenden Schmerzes beim Sitzen und Gehen, aufser dem Stuhlgange.

Hämorrhoidalknoten am After, welche, vorzüglich in der Nacht, brennend *) schmerzen, wie Feuer und nicht schlafen lassen, am Tage aber wird der Schmerz schlimmer und artet in heftige Stiche aus; beim Gehen schlimmer, als beim Sitzen oder Liegen.

450. Blinde Hämorrhoiden mit Schmerzen, wie langsame Stiche mit einer heifsen Nadel.

Beim Stuhlgange, schmerzhafte Zusammenziehung dicht über dem After, nach dem Kreutze zu.

Brennen im After [*Morgagni*, a. a. O.]

Stuhlzwang mit Brennen [*Morgagni*, a. a. O.]

Fressendes Jücken am Mittelfleische, was zu kratzen nöthigte (n. $\frac{1}{2}$ St.) [*Lhr.*]

455. Jücken am Mittelfleische, vorzüglich beim Gehen, das zu kratzen nöthigt (n. $5\frac{1}{2}$ St.) [*Lhr.*]

Schmerzhafte Geschwulst der Hämorrhoidal-Venen mit Stuhlzwang [*Morgagni*, a. a. O. §. 8.]

Zurückhaltung des Stuhls und Harns bei aller Nöthigung dazu von innen (*Alberti*, Jurisprud. med. Tom. IV. S. 260.)

Brennen beim Harnlassen (Neue Wahrn. a. a. O. — *Morgagni*, a. a. O. §. 6.)

Blutharnen (*O. Tachenius*, Hipp. chym. C. 24. p. 149.)

460. Harnunterdrückung (N. Wahrn. a. a. O. — *Guilbert*, a. a. O.)

Verminderter Harnabgang [*Th. Fowler*, a. a. O.]

Vermehrter Harnabgang [*Th. Fowler*, a. a. O.]

Oefteres Drängen zum Harnen mit vielem Urinabgange (n. 2, 3, 4, $5\frac{1}{2}$, 16, 17 St.) [*Lhr.*]

Nach Harnen, grofses Schwächegefühl im Oberbauche, dafs sie zitterte.

---

*) Brennen ist ein Hauptsymptom von Arsenik. Vergl. 163. 362. 450. 471. 769. 777. 793. 794. 816. 819. 814. 789. 790.

465. Beim Urinlassen, zusammenziehender Schmerz im linken Schoofse.

Unwillkührliches Harnen; sie konnte das Nachtgeschirr nicht erreichen; der Harn lief von ihr und es war dessen doch wenig.

Er mufs die Nacht drei, viermal zum Harnen aufstehen, und harnet jedesmal viel, mehre Tage nacheinander.

Brennen auf die Blase, und alle Minuten Drängen zum Harnen.

Früh, Brennen im vordern Theile der Harnröhre zu Anfange des Urinirens (n. 24 St.)

470. Zurückhaltung des Urins wie von Blasenlähmung.

Es geht wenig Wasser fort und beim Abgange brennt's.

(Urin fast farbelos.)

Höchst trüber Urin (n. 5 Tagen.)

(In der Harnröhre beifsender Schmerz.)

Tief in der Harnröhre, öfterer Schmerz, wie Risse (Nachmittags).

475 Einzelne starke, langsame Stiche auf beiden Seiten der Schaam in den Dünnungen (n. 3 St.)

(In der Schoofsbeule) ein Brennen und Wühlen; selbst eine leise Berührung (mit der Bettdecke z. B.) erregt den Schmerz.

(Jücken der Schaam.)

Arges Jücken an der Eichel ohne Ruthesteifheit.

Nächtliche Samenergiefsung mit wollüstigen Träumen [*Lhr.*]

480. Nächtliche Samenergiefsung ohne wollüstige Träume, mit drauffolgender, anhaltender Ruthesteifheit (n. 20 St.) [*Lhr.*]

Ruthesteifheit früh, ohne Pollution [*Lhr.*]

Die Eichel des männlichen Gliedes ist blauroth, geschwollen und in Schrunden aufgeborsten [*Pfann,* a. a. O.]

An der Ruthe, nahe am Hodensacke, fressendes Jücken zum Kratzen nöthigend (n. 5¼ St.) [*Lhr.*]

Entzündungsgeschwulst der Zeugungstheile bis zum Brande, mit ungeheuren Schmerzen (*J. H. Degner*, Act. Nat. Cur. VI.)

485. Höchst schmerzhafte Geschwulst der Zeugungstheile (Neue Wahrn, a. a. O.)

Plötzliche Entstehung des Brandes an den männlichen Zeugungstheilen (*G. E. Stahl,* Opusc. chym. phys. med. S. 454.)

Hodengeschwulst *) (*Alberti*, Jurispr. med. Tom. I. S. 167)

Weibliche Geilheit; sie verlangt die Begattung täglich zweimal, und wenn sie nicht geleistet wird, geht ihr die Natur von selbst fort.

Stechender Schmerz im Unterbauche bis in die Scheide herab.

490. Scheideflufs, wohl eine Obertasse voll in 24 Stunden, mit beifsendem Fressen, wo er hinläuft, werden die Theile davon wund auf beiden Seiten der Schaam, gilblicher und dicklicher Beschaffenheit, 10 Tage lang.

Beim Stehen tröpfelt der weifse Flufs unter Abgang von Blähungen (n. 24 St.)

Allzu zeitliches Monatliche.

Erregung eines allzu starken Monatflusses.

Beim Monatlichen, scharfes Stechen im Mastdarme bis in den After und die Schaam.

495. Nach Verflufs der Regel geht blutiger Schleim.

Beim Monatlichen, kneipend stechendes Schneiden, von der Herzgrube bis in den Unterbauch, auch im Rücken und den Bauchseiten; sie mufste stehend und niederkauernd sich zusammenkrümmen vor Schmerz, unter lautem Aechzen, Klagen und Weinen, und unter lautem Aufstofsen.

*　　*　　*

Ein heftiges Nasenbluten nach starkem Erbrechen (*Heimr.*, Arsen. als Fiebermitt.)

(Bei Aergerlichkeit) heftiger Blutflufs aus der Nase (n. 3 Tagen.)

Trockenheit der Nasenhöhle.

500. Arges, anhaltendes Niefsen.

Oefteres Niefsen, ohne Schnupfen (n. 3, 6 Tagen) [*Lhr.*]

Oefteres Niefsen mit Fliefsschnupfen (n. 11 St.) [*Lhr.*]

---

*) Vom inneren Gebrauche des Arseniks.

Ausfluſs einer scharfen Feuchtigkeit aus der Nase
[*Myrrhen,* a. a. O.]

Stockschnupfen, mit flieſsendem Schnupfen verbunden.

505. Alle Morgen beim Erwachen, Nieſsen und Schnupfen, der jedesmal wieder schnell vergeht.

Der aus der Nase flieſsende, wässrige Schleim, beiſst
und brennt an den Nasenlöchern, als wenn sie
davon wund würden.

Starker Flieſsschnupfen.

Ungeheurer *) Schnupfen mit Heiserkeit und Schlaflosigkeit.

Früh ist ihm der Hals rauh und heiser (n. 24 St.)

510. Trockenheit des Kehlkopfs.

Rauhe Sprache und Heiserkeit.

Herzklopfen [*Majault*] **).

Die Nacht um 3 Uhr, ein unregelmäſsiges, aber so
starkes Herzklopfen, daſs er es zu hören glaubt,
mit Angst verbunden [*Fr. Meyer,* a. a. O.]

Ungeheures, sehr lästiges Herzklopfen [*Stf.*]

515. Wenn er sich auf den Rücken legt, schlägt das
Herz viel schneller und stärker [*Stf.*]

In der Herzgrube, Bangigkeit [*Hbg.*]

Sehr zäher Schleim auf der Brust, der sich schwerlich loshusten läſst (n. 48 St.)

Unter dem ausgehusteten Schleime sind Blutstreifen.

---

*) Es giebt fast kein einziges heroisches Arzneimittel, wel-
ches nicht zuweilen diese Art von Krisis (einen heftigen
Schnupfen, so wie zu andern Zeiten, Erbrechen, Durchfall,
Schweiſs, Speichelfluſs, Harnfluſs u. s. w.) bei Gesunden
oder in für sie unpassenden Krankheitsfällen erregen sollte,
wodurch die Natur das dem Leben des Körpers Nachtheilige
von sich zu entfernen und gleichsam auszuspucken sich bestrebt und so einen groſsen, oft den gröſsten Theil der
übrigen Arzneikraft des Mittels (die übrige Arzneikrankheit) plötzlich vernichtet. Doch sind diese, die übrige Arzneikrankheit vernichtenden Körperreaktionen zugleich be-
zeichnende Arzneisymptome, und der Schnupfen von Arsenik bleibt in vielen wesentlichen, nur noch lange nicht
scharf genug beobachteten, Umständen gar sehr von dem,
welchen Magnet, Belladonna, Krähenaugen, Kellerhals u. s. w.
erregen, verschieden.

**) S. a. *Kaiser,* a. a. O. N. 50. „Der Herzschlag gewöhnlich
gereizt."

Er rakst Schleim mit Blutstriemen aus; dann folgt Brechübelkeit.

520. Empfindung von Rohheit und Wundheit in der Brust.

Brustschmerzen (*Pearson*, Samml. br. Abhandl. f. pr. Aerzte XIII. 4.)

Viel Schmerzen in der Brust (N. Wahrnehm. a. a. O.)

Innerer Schmerz im obern Theile der Brust (n. 5 St.)

Stechend reifsender Schmerz an der obersten rechten Ribbe.

(Kriebeln in der linken Brust.)

525. Gegen Abend, ein Frieren in der Brust inwendig, auch nach dem Abendessen *).

Spannender Schmerz in der Brust, vorzüglich beim Sitzen **).

Stiche oben in der rechten Brust, besonders beim Athemholen fühlbar, wie Druck, der sich in einen Stich endigt (n. $1\frac{1}{2}$ St.)

Heftiges Stechen auf der linken Brust blofs beim Ausathmen, welches dadurch erschwert ward (n. $7\frac{1}{2}$ St.) [*Lhr.*]

Drücken auf der Brust (*Buchholz*, Beiträge, a. a. O.)

530. Brennen in der Brust [*Störk*, a. a. O.]

Brennen in der rechten Brust bis in die Dünnung, wo es drückte [*Hbg.*]

Nach dem Essen, ein süfser Blutgeschmack mit einem kratzig stechenden Schmerze im Halse, wie wenn er eine Gräte verschluckt hätte, eine Viertelstunde lang, darauf mit Kotzen Blutauswurf, anfangs wie geronnenen Blutes; nach dem Blutspeien Uebelkeit und nach 2 Stunden Aengstlichkeit [*Meyer*, a. a. O.]

Grofse Hitze in der Brust bis unter das Zwerchfell [*Hbg.*]

Ein lang dauerndes Brennen in der Gegend des Brustbeins [*Störk*, a. a. O.]

535. Heftiger Frühhusten.

Beständiger Kitzel in der ganzen Luftröhre, der ihn zum Husten reizt, auch aufser dem Athmen.

---

*) Vergl. 371.
**) Vergl. Anmerk. zu 677.

Früh nach dem (gewohnten) Theetrinken ein kurzer Husten.

Trockner, heftiger Husten (n. 2 St.)

Wenn er ohne Durst trinkt, so erregt es ihm Husten.

540. Husten vorzüglich nach dem Trinken.

In der Nacht muſs er sich aufsetzen, wenn der
Husten kommt.

Abends, gleich nach dem Niederlegen, Husten; sie
muſs sich aufsetzen, hierauf ein zusammenziehender Schmerz in der Herzgrube und der Magengegend, welcher den Husten unterhielt, der sie matt
machte.

Abends, im Bette, einige Minuten lang anhaltender
Husten, mit Uebelkeit und Heben zum Erbrechen.

Husten, gleich nach dem Niederlegen.

545. Husten weckte ihn die Nacht; starke Stöſse, daſs
er hätte ersticken mögen und daſs ihm der Hals
anschwoll.

Tiefer, trockner, kurzer, unablässiger Husten nach
Mitternacht.

(Es will ihr vom Husten die Brust zersprengen.)

Beim Gehen im Freien dämpft's ihr so, daſs sie husten muſs.

Schwer ablösender Kächzhusten, welcher Schründe-
schmerz auf der Brust verursacht.

550. Husten, wenn sie in die kalte, freie Luft kömmt.

Bei Körperbewegung, trockner Husten *).

Zucken in der Hüfte und trockner Husten darauf,
welcher von ersterem erregt zu werden scheint.

Während des Hustens, Hitze im Kopfe.

Bei starkem Husten kommt viel Wasser aus dem
Munde, wie Würmerbeseigen.

555. Beim Husten, Zerschlagenheitsschmerz im Unterleibe, wie zerschmettert (n. 2 St.)

Beim Husten, Stechen in der Herzgrube.

Beim Räuspern, ziehend stechender Schmerz unter
den linken, kurzen Ribben, bis in die Brust herauf.

Beim Husten, Stechen, erst in der Seite der Brust,
dann (nach 2 Tagen) in der Seite des Unterleibs.

---

*) Welcher ihn oft sehr schnell athemlos macht.

Beim Husten, stechender Schmerz im Brustbeine
herauf.

560. Beim Tiefathmen, Stiche in der linken Brust, die
ihn zum Husten zwingen.

Beim Bücken, dumpfe Stiche in der Brust.

Stechen in der Seite nnter den kurzen Ribben und
auf diese Seite *) darf er sich nicht legen.

Durch Husten vermehrte Stiche unter den Ribben
und vermehrter Kopfschmerz, wie von Hitze darin.

Eine zusammenschnürende Empfindung oben in der
Luftröhre (in der Gegend des Halsgrübchens), wie
vom Schwefeldampfe, welcher Husten erregt.

565. Abends, wenn er auch noch so sachte in's Bette
steigt und sich noch so behutsam niederlegt, entgeht ihm gleich der Odem und es pfeift so fein
in der (zusammengeschnürten) Luftröhre, als wenn
eine feine Saite ertönte.

Reiz zum Hüsteln aus der Luftröhre, ohne Auswurf
(n. 3¼ St.) [*Lhr.*]

Trocknes Hüsteln [*Störk*, a. a. O.]

Trockner, ermüdender Husten [*Störk*, a. a. O.]

Abends, Engbrüstigkeit und trockner Husten.

570. Starke Engbrustigkeit (*Pyl*, Samml. VIII. S. 98
u. s. w)

Zusammenschnürende Empfindung in der Brust [*Preussius*, a. a. O.] **)

Schmerzhaftes Athemholen (N. Wahrnehm. a. a. O.)

Brustbeklemmung [*Rau*, a. a. O.]

Beklemmung der Brust, schweres Athmen [*Thilenius*, a. a. O.]

575. Schwieriges Athmen [*Tachenius*, a. a. O]

Aengstliches, stöhnendes Athemholen [*Guilbert*, a.
a. O.]

Jämmerliche Weheklage, dafs ihm eine unerträgliche
Angst und eine sehr beschwerliche Empfindung

---

*) Vergl. 621.

**) S. a. *Hartl* u *Trinks*, A. M. L. a. a. O. N. 11. „Es zog ihm
die Brust zusammen, dafs er fast kein Wort reden konnto
und beinahe ohnmächtig wurde (d. 3. T.)'' — und: N. 12.
„ Beständiges Hüsteln und Zusammenziehen in der Brust
(d. 3. Tag).''

im Unterleibe, den Athem hemme [*Morgagni*, a. a. O.] *)

Oefters wiederkehrende Engbrüstigkeit [*Morgagni*, a. a. O. §. 6.]

Einstündige Engbrüstigkeit, welche Erstickung droht [*Greiselius*, a. a. O.] **)

580. Langwierige Engbrüstigkeit ***) (*Timaeus a Güldenklee*, Opp. Lips. 1715. S. 280.)

Er will ersticken, steckt die Zunge heraus [*Wedel*, a. a. O.]

Stickfluſs (Misc. Nat. Cur. Dec. III. ann. 9, 10. S. 390.)

Bei Bewegung (im Gehen) jählinge Engbrüstigkeit und Athemmangel, Schwäche und äuſserste Ermattung †) [*Majault*, a. a. O.]

Nächtlicher, plötzliche Erstickung drohender Katarrh ††) [*Myrrhen*, a. a. O.]

585. Erst Brustbeklemmung, dann Brustschmerz mit Hüsteln und salzigem Auswurf [*Ebers*, a. a. O. Oct. S. 8 und 11.]

Arge Angst, als wollte es ihr alles zuschnüren, mit Beängstigung in der Herzgrube.

Bei den Unterleibsschmerzen, schweres Athmen, als würde die Brust zusammengedrückt.

Oefteres, kurzes, beschwerliches Athmen und trockner Kotzhusten mit unterköthig wundartigem Schmerze in der Herzgrube bis in die Mitte der Brust.

---

*) S. a. *Kaiser*, a. a. O. N. 49. „Das Athmen beschwert, die Angst steigt.‟

**) S. a. *Hartl.* u. *Trinks*, a. a. O. N. 10. „Kurzer Athem.‟

***) Vom Arsenikdampfe, von Bereitung des Arsenicum fixum.

†) Da die genannten Symptome in der Maſse von keinem andern bekannten Arzneimittel wahrgenommen werden, so ist es einleuchtend, wie Arsenik die sogenannte Brustbräune homöopathisch und, so zu sagen specifisch heilen kann und heilet.

††) Von einem ähnlichen, alle Abende nach dem Niederlegen immer stärker erscheinenden Erstickungskatarrh, welcher mich dem Tode ganz nahe brachte, habe ich mich selbst mit Arsenik schnell geheilt, und zwar mit einer Gabe desselben, deren Kleinheit allen Glauben übersteigt. Die übrigen Symptome meines Uebels waren freilich ebenfalls unter den Arseniksymptomen anzutreffen.

Oft drückend beängstigende Kurzäthmigkeit der Brust in allen Lagen.

590. Beklemmung beim Husten und beim Schnellgehen, oder beim Treppensteigen.

Abends, grofse Aengstlichkeit und Unruhe, und die Brust wie zusammengezogen.

Achttägige. Schweräthmigkeit, Beklemmung in der Brustbeingegend beim Tiefathmen.

Immer gleich auf den Husten ist der Athem so kurz, als wenn's ihm die ganze Brust zusammenzöge.

Ofter, ganz kurzer, trockner Kotzhusten, durch eine erstickende Empfindung im Kehlkopfe erzeugt, wie vom Schwefeldampfe zu entstehen pflegt.

595. Schmerz unter der Herzgrube, welcher den Athem benimmt.

Wenn er sich ärgert, bekommt er Engbrüstigkeit.

Wenn er sich ermüdet hat, bekommt er eine Engbrüstigkeit, wie sie aus Angst zu entstehen pflegt.

Ausbruch gelber Flecken auf der Brust [*Wedel,* a. a. O.]

Verdrehung der Halsmuskeln [*Müller*, a. a. O.]

600. Spannende Steifigkeit des Halses [*Bhr.*]

(Die Nacht und früh) Steifigkeit im Genicke, wie zerschlagen oder wie vom Verheben, und ein ähnlicher Schmerz über den Hüften (n. 12 St.)

Aeufsere Halsgeschwulst ohne Schmerz [*Stf.*]

Beim Tiefbücken schwillt die Schlagader der linken Halsseite aufserordentlich auf [*Bhr.*]

Um den ganzen Hals herum, auf den Achseln und in den Seiten, eine Art farbeloser, beifsender Ausschlag [*Fr. H-n.*]

605. Ziehender Schmerz zwischen den Schulterblättern, welcher zum Niederlegen nöthigt (n. 5 St.) *)

Es zieht vom Kreutze herauf bis in die Schultern, und sticht dabei in den Seiten, während sich Blähungen im Unterleibe bewegen, welche, da sie nicht fortkönnen, gleichsam heraufdrücken; dann stöfst's auf und er bekömmt Erleichterung.

(Steifigkeit im Rückgrate, vom Steifsbeine heran.)

---

*) Man s. Anmerk. zu 288.

Das Kreutz ist den ganzen Tag steifschmerzlich.
Kraftlosigkeit im Kreutze.

610. Ziehender Schmerz im Rücken, Vormittags (n. 6 Tagen.)

Es zieht in den Rücken herauf und herunter.

Unter Rückenschmerzen, Unruhe und Aengstlichkeiten [*Büttner*, a. a. O]

Blofs beim Liegen auf der rechten Seite, stark glucksende Bewegungen in den Muskeln der linken Seite des Rückens (n. 8½ St.) [*Lhr.*]

Zerschlagenheitsschmerz im Rücken und über die Schulterblätter, wie zerprügelt (n. 4 Tagen.)

615. Im Kreutze, Schmerz wie Zerschlagenheit (n. 4 St.)

In den Lenden (der Nierengegend), Stiche beim Athemholen und Niefsen.

Wundheit unter den Armen in der Achselhöhle (*Klinge*, in Huf. Journ. d. p. A. VI. p. 904.)

Reifsend-stechender Schmerz in der rechten Achselgrube.

Ein schmerzhafter Knoten auf dem Arme (N. Wahrn. a. a. O.)

620. Nachts im Bette, Reifsen im Ellbogen und Handgelenke (n. 4 St.)

Nachts, Schmerz in dem Arme der Seite, auf welcher man liegt *).

(Wenn er auf der rechten Seite liegt, schläft der rechte Arm ein.)

Fressendes Jücken am linken Vorderarme, nahe beim Handgelenke, zum Kratzen reizend (n. 1½ St.) [*Lhr.*]

Starkes Kriebeln in den Händen, die Nacht.

625. Schmerzhafte Geschwulst der Hände (N. Wahrn. a. a. O.)

Steifigkeit der Hände und Gefühllosigkeit derselben (*Pyl*, Samml. VIII. S. 98 u. s. w.)

Feines Kitzeln im linken Handteller, das zum Reiben nöthigt (n. 7 St.) [*Lhr.*]

Kalte Hände [*Stf.*]

Knötchen (Buckelchen) auf den Händen (N. Wahrn. a. a. O.)

630. Allemal gegen Abend, in beiden Handknöcheln ein ziehender Schmerz.

---

*) Vergl. 562.

Kitzelndes Jücken am rechten innern Mittelfinger, zum Kratzen nöthigend (n. 5 St.) [*Lhr.*]

Reifsend-stechender Schmerz in den Knochen der Hand und des kleinen Fingers (n. 2 St.)

Ziehschmerz in den Mittelfingern.

Ziehendes R e i f s e n im vierten und fünften Mittel-hand-Knochen, früh.

635. Ziehen und Zucken (Reifsen) von den Finger-spitzen herauf bis in die Achsel.

Klamm in den Fingern der rechten Hand, wenn er sie gerade streckt.

Schmerzhafter Klamm in den hintersten Gelenken der Finger beider Hände.

Von früh bis Mittag, ein schmerzhafter Krampf in den Fingerspitzen, in der Wade und den Zehen (n. 5 Tagen.)

Starrheit der Finger, als wenn sie steif wären.

640 Finger-Gelenke sind schmerzhaft beim Bewegen.

Mifsfarbige Nägel [*Baylies*, a. a. O.]

Lähmung der Untergliedmafsen [*Ebers*, a. a. O. Octob. S. 18.]

Hüftgicht (ischias) *) (*Borellus*, Hist. et Observ. Cent. III. obs. 36.) **)

Wundheit zwischen den Dickbeinen, mit Jücken [*Klinge*, a. a. O.]

645. F r e s s e n d e s J ü c k e n a m r e c h t e n O b e r-s c h e n k e l, n a h e b e i m S c h o o f s e, z u m K r a t z e n r e i z e n d (n. 4½ St.) [*Lhr.*]

Fressendes Jücken an beiden Oberschenkeln, das zu Kratzen reizte, Abends beim Auskleiden (n. 13 St.) [*Lhr.*]

Convulsionen der Kniee und Schenkel ***) [*Alberti*, a. a. O. Tom. I]

Krampf (Klamm) in den Beinen (Schenkeln) (*Pyl*, Samml. I. S. 245.)

Schmerz und Stechen in den Knieen (n. 2 St.) [*Ri-chard*, a. a. O.]

---

*) Als Amulet äufserlich in der Tasche getragen.

**) S. a. *Hartl.* u. *Trinks*, a. a. O. N. 13. „Früh nach einer ziemlich schlaflosen Nacht, heftig ziehender, reifsender Schmerz in den Hüften und im linken Fufse (d. 3. T.)."

***) Kurz vor dem Tode.

650. Lähmung in den beiden Knieen (*J. B. Monta-nus*, bei *Schenk*, lib. 7. obs. 209.)

In der Kniekehle Spannung, als wenn die Flechsen zu kurz wären, im Sitzen und Stehen, aber nicht beim Gehen.

Lähmung der Unterschenkel, daſs er kaum gehen kann (*Pet. Forestus*, lib. 18. Schol. ad obs. 28.)

Geschwundene Unterschenkel [*Majault.* a. a. O.]

Reiſsende Schmerzen in den Knochen [*Bhr.*]

655. Klamm in der Wade beim Gehen, und in der Hand bei Bewegung derselben (n. 2 St.)

Reiſsender Schmerz in der rechten Wade (beim Sitzen) (n. 11 St.) [*Lhr.*]

Im Gelenke der Unterfüſse und Kniee Reiſsen, blos bei Bewegung.

Eine Schwäche in den Knieen, daſs er sich nur mit Beschwerden niedersetzen konnte.

Nachts, starker Schweiſs an den Beinen, besonders den Knieen.

660. Im linken Knie, Verrenkungs- und Zerschlagen-heitsschmerz, besonders beim Aufstehen von Sizzen.

(Im rechten Knie, groſse Unfestigkeit, Zusammen-sinken.)

Ziehendes Reiſsen in der rechten Kniekehle bis in die Ferse, wie von Verrenkung.

Ziehendes Reiſsen in der Vorderseite des Oberschen-kels bis in's Knie und Fuſsgelenk, im Gehen.

In dem Schienbeinknochen, scharfes Ziehen.

665. Im Schienbeine, einzelne, heftige Risse, zum Schreien.

Ein bohrender Schmerz im rechten Schienbeine.

Reiſsendes Stechen innen, unten am Unterschenkel, an einer kleinen Stelle.

Unter den Knieen, Empfindung, als wären die Un-terschenkel da fest gebunden.

Kriebeln in den Beinen, wie von Eingeschlafenheit.

670. Früh krampfhafter Schmerz im Fuſse, welcher in ein Surren und Sumsen darin übergeht (n. 96 St.)

Es riſs von oben herab in dem Beine bis hinunter; er konnte nicht auftreten, nicht sitzen, auch nicht liegen, weder im Bette, noch auf der Bank, muſste Tag und Nacht den Fuſs entweder hin und her

schaukeln, oder damit herumhinken, und konnte
gar nicht dran ruhn; am schlimmsten die Nacht *).

Ein reifsendes Stechen, wie in der Beinhaut,
den Ober- und Unterschenkel herab, bis in die
Spitze der grofsen Zehe (n. 24 St.)

Kann oft die Nacht nicht liegen, mufs die Füfse
bald dahin bald dorthin legen, oder herumgehen,
um sich zu lindern.

Es zieht im Fufse, er kann ihn nicht still halten;
dabei kann er wohl mit Behutsamkeit sachte gehen, aber nicht schnell.

675. Nachmittags, beim Sitzen, ein Zucken in den
Füfsen.

Bei einem falschen oder Fehltritte des kranken Fusses entsteht ein Ruck darin, der das ganze Glied
erschüttert.

Auf der Seite des Kniees, eine blofs bei Berührung
wie zerschlagen schmerzende Stelle, als wenn das
Fleisch da los wäre, blofs beim Sitzen, beim Gehen nicht **).

(Wenn die Füfse senkrecht im Sitzen ruhen, so
schmerzen sie ziehend.)

Schwere, Müdigkeit und ziehender Schmerz in den
Unterschenkeln mit Knicken (Unstätigkeit und
Schwäche) der Kniee, vorzüglich früh.

680. Müdigkeit in den Beinen ***).

Frühschweifs an den Unterschenkeln (die erste
Nacht).

---

*) Von Fiebertropfen, welche in Sachsen die herumziehenden
Schleifer noch vor Kurzem dem Landmanne in kleinen,
vierkantigen Fläschgen zu verkaufen pflegten, und welche
eine sehr starke Arsenikauflösung enthalten, wie ich fand.

**) Die Wechselwirkung des Arseniks, wo sich Symptome
durch Bewegung entspinnen oder erneuern, ist weit seltner, als die, wo die Zufälle in der Ruhe, im (Liegen und)
Sitzen sich erzeugen oder erhöhen, oder beim Stehen oder
durch Bewegung sich mindern; letztere Wechselwirkung
ist daher zur homöopathischen Heilwirkung mit Arsenik
weit vorzüglicher. Vergl. 526. 671. 674. 675. 707. 776. 777.
779. 780. 821.

***) S. a. *Hartl.* und *Trinks.* a. a. O. Nr. 21. „Grofse Mattigkeit
(n. 1 St.)." — N. 22. „Beim Treppensteigen ein Gefühl, als
sollten die Beine zusammenbrechen (d. 7. Tag)."

Füfse so schwer; er kann sie kaum aufheben.

Beständig kalte Füfse, wenn er still sitzt; er kann
sie kaum im Bette erwärmen.

In den Waden, ein drückender Schmerz.

685. Die Wade ward hart und breitgedrückt mit unerträglichem Schmerze, fast wie Klammschmerz
(doch weit schlimmer), worüber sie anderthalb
Stunden schrie; der ganze Fufs war steif, sie
konnte ihn gar nicht rühren, und ganz kalt und
unempfindlich; es blieb Spannen in der Wade
und eine Art Lähmung im Oberschenkel zurück
(n 50 St.)

Füfse, geschwollen bis über die Waden; vorher
Reifsen in der Wade, welches durch warme Tü-
cher verging *) (n. 3 Tagen.)

Die Fufsknöchel schwellen, ohne roth zu seyn und
schmerzen reifsend, was durch äufsere Wärme
gebessert wird.

Glänzende, heifse Geschwulst der Füfse (Fufsrücken
und Fufssohlen), bis über die Knöchel, mit run-
den, rothen Flecken, welche einen brennenden
Schmerz erregen (n. 3 Tagen.)

Die Fufsgeschwulst jückt.

690. Beim Auftreten oben auf der Fufsspanne, im Fufsgelenke, Schmerz wie verknickt oder vertreten
(n. 72 St.)

Stechen und Reifsen im untern Fufsgelenke beider
Füfse; beim Auftreten und Gehen gibt es Stiche
darin, als wenn die Füfse vertreten wären, so
dafs sie fallen möchte; die Fufsknöchel thun beim
Befühlen wie wund weh (n. 12 St.)

Ein Reifsen, Ziehen und Zucken, von den Fufsknöcheln herauf bis in die Kniee.

Reifsen in den Fufsknöcheln **).

Kälte der Kniee und Füfse, mit kaltem Schweifse
daran; sie konnten nicht erwärmt werden.

695. (Kälte-Empfindung in den Fufssohlen.)

Reifsen in den Fersen [*Bhr.*]

Reifsen in den Beinen [*Pyl*, a. a. O.]

---

*) Vergl. Anm. zu 203.
**) S. a. *Hartl.* u. *Trinks*, a. a. O. Nr. 18. „Die Knöchel sind
beim Berühren schmerzhaft.‟

Heftige Schmerzen in den Schenkeln, vorzüglich in
den Gelenken [*Majault*, a. a. O]

Wenn sie den Fufs nicht recht setzt, oder wenn sie
fehl tritt, schmerzt er sie wie verrenkt [*Bhr.*]

700. Die Schmerzen des Fufses verschlimmern sich
durch Bewegung [*Bhr.*]

Nach dem Erbrechen, Lähmung der Füfse (*Cardanus*, de venen. I. III. 1563.)

Kälte der Füfse mit zusammengezogenem Pulse [*Morgagni*, a a. O. §. 8]

Geschwulst, Steifigkeit, Gefühllosigkeit und Taubheit der Füfse; zu Zeiten waren sie voll grofser
Schmerzen (*Pyl*, Samml VIII. S 97 u. s. w.) *)

Die Fersen thun früh beim Erwachen weh, als
wenn sie auf etwas hartem gelegen hätten.

705. Unter der linken Ferse, beim Auftreten, einzelne
Stiche bis hinten am Oberschenkel heran,

Mehre Stiche in der Fufssohle (n. ½ St.)

Im Liegen **) hat er Uebelkeit und es reifst ihn um
die Fufsknöchel und auf dem Fufsrücken.

(Abends im Bette zog's ihm die Zehen rückwärts,
und zog in den Waden und am Oberschenkel einzelne Muskelbündel, mit einem krampfhaften
Schmerze, zusammen, drei Stunden lang, worauf
er sehr matt ward.)

Klamm in den Waden und Fingern oft, vorzüglich
Nachts im Bette.

710. Die ganze linke Körperseite wird von einem tau-
ben Schmerze befallen [*Bhr.*]

Der rechte Fufs leidet taube Schmerzen; sie kann
ihn im Sitzen nur mit Hilfe der Hände in die
Höhe heben [*Bhr.*]

───────────

*) S. a. *Hartl.* u. *Trinks*, a. a. O. Nr. 14—17. „Unausstehliche
Schmerzen in den Beinen mit Geschwulst des einen (n. 8
Woch.) — Erst am rechten, dann am linken Fufse eine
harte, rothblaue, grüngelbe und sehr schmerzhafte Geschwulst
(n. 28 Tagen).'' — Grofse Schmerzen, Reifsen und Steifigkeit in den Gliedern, als ob er diese nicht bewegen könne
(d. 14. Tag).'' — Steifigkeit der Glieder, besonders der Kniee
und Füfse, abwechselnd mit reifsenden Schmerzen (d. 23.
Tag).''

**) Vergl. Anm. zu 677.

Kitzelnd laufendes Jücken an der rechten grofsen
　　Zehe, etwa wie bei Heilung einer Wunde, zu
　　Reiben nöthigend (n. 1½ St.) [*Lhr.*]

Geschwulst der ganzen rechten Seite bis an die
　　Hüften und des linken Schenkels [*Thilenius*, a.
　　a. O.]

Allgemeine Hautwassersucht [*Ebers*, a. a. O.]

715. Vollkommne Hautwassersucht (n. 4 Tagen) [*Ebers*,
　　a. a. O. S. 56.]

Geschwulst des Gesichts und der Füfse, trockner
　　Mund und Lippen, aufgetriebener Unterleib, Durch-
　　fall, Kolik, Erbrechen [*Ebers*, a. a. O. Sept. S. 28.]

Grofse Geschwulst des Gesichts und des übrigen
　　Körpers [*Fernel*, a. a. O.]

Fufsgeschwulst [*Jacobi*, a. a. O.]

Geschwülste an verschiedenen Theilen des Körpers,
　　elastischer Art [*Th. Fowler*, a. a. O.]

720. Schmerzen in den Füfsen [*Tim. a Güldenklee*,
　　Opp. p. 280.]

Heftige Schmerzen in den Fufssohlen, welche von
　　Zeit zu Zeit Convulsionen erregen [*Pfann*, a.
　　a. O.]

Convulsivischer Anfall: zuerst schlug sie mit den
　　Armen auswärts, dann verlor sie alles Bewufst-
　　seyn, lag wie eine Todte, blafs, doch warm,
　　schlug die Daumen ein, drehte die geballten Hän-
　　de, zog die Arme langsam herauf und legte sie
　　langsam herunter; nach 10 Minuten zog sie den
　　Mund rüber und nüber, als wenn sie mit der
　　Kinnlade wackelte; dabei war kein Odem zu spü-
　　ren; nach einer viertelstündigen Dauer endigte
　　sich der Anfall mit einem Rucke durch den gan-
　　zen Körper, wie ein einziger Stofs vorwärts mit
　　Armen und Füfsen, und sogleich war die völlige
　　Besinnung wieder da, nur grofse Mattigkeit war
　　zugegen.

Zucken, wie etwas Lebendiges (beim Anfühlen be-
　　merkbar) in einzelnen Muskelstellen der Ober-
　　und Unterschenkel, mit krampfhaftem Schmerze
　　darin, ruckweise.

Anfälle von Starrkrampf (Salzb. med. ch. Zeitung.) *)

─────────────

*) S. a. *Kaiser*, a. a. O. N. 56. ;,Starrkrämpfe.“

725. Krämpfe [*Henning*, a. a. O. — *Kellner*, a. a. O.]
Convulsionen [*Forestus*, lib. 17. obs. 13. — *Crüger*,
a. a. O. — *Wedel*, a. a. O.]
Die heftigsten Convulsionen [*Van Eggern*, a. a. O.]
(Vor dem Tode) Convulsionen [*Alberti*, a. a. O. —
(n. 4 Tagen) *Bonetus*, a. a. O.] *)
Convulsionen und jämmerliche Verdrehungen der
Glieder **) [*Morgagni*, a. a. O.]

730. Epilepsie***) [*Crüger*, a. a. O. — *Büttner*, a. a. O.]
Zittern der Glieder [N. Wahrn. a. a. O. — *Buchholz*,
Beiträge, a. a. O. — *Bonetus*, a. a. O. — *Heim-
reich*, a. a. O. — *Greiselius*, a. a. O.] †)
Zittern und Beben mit Schweifs im Gesichte [*Al-
berti*, a. a. O.]
Zittern in allen Gliedern (Justamond on cancerous
disorders. Lond. 1750.)
Er zittert an allen Theilen [*Hbg.*]

735. Zittern über den ganzen Körper [*Guilbert*, a. a. O.]
Nach dem Erbrechen, Zittern der Glieder [*Cardanus*,
a. a. O.]
Zittern in den Armen und Füfsen.
Lähmung der Füfse [*Heimreich*, a. a. O.]
Lähmung, Contraktur (*Pet. de Apono*, bei *Schenk*,
lib. VII. obs. 214.)

740. Contraktur der Glieder (*J. D. Hammer*, in Com-
merc. lit. Norimb. 1738. hebd. 24.)
Steifigkeit aller Gelenke (*Pet. de Apono*, de venen.
Cap. 17.) ††)
Unbeweglichkeit aller Gelenke [*Pet. de Apono*, a.
a. O.]

---

*) S. a. *Kaiser*, a. a. O. N. 59. „Tod mit und ohne Krämpfe."
**) Kurz vor dem Tode — so wie die meisten beträchtlichen
Convulsionen von Arsenik, nichts als Nachwirkung und
Uebergang in den Tod sind.
***) Blofs Nachwirkung und Uebergang in den Tod. — Ver-
muthlich nicht eigentliche Fallsucht, sondern mit den Con-
vulsionen bei vorstehenden Beobachtern übereinstim-
mend.
†) S. a. *Kaiser*, a. a. O N. 55. „Zittern." Ferner: *Hartlaub* u.
Trinks, a. a. O. N. 19. „Zittern in den Gliedern schon beim
mäfsigen Gehen."
††) Vom geschwefelten Arsenik, Realgar.

Lähmung der Untergliedmafsen (*Bernhardi*, in den
　　Annalen der Heilkunst 1811. Jan. S. 60.)

Lähmung, konnte nicht mehr gehen [*Crüger*, a. a. O.]

745. Lähmung der Untergliedmafsen mit Gefühlsver-
　　lust (*Huber*, N. Act. Nat. Cur. III. obs. 100.)

Sie zehrt sehr ab, mit erdfahlem Gesichte, blaurän-
　　digen Augen, grofser Schwäche in allen Gliedern,
　　Unlust zu jeder Beschäftigung und steter Neigung
　　auszuruhn (n. 8 Tagen.)

Abmagerung [*Störck*, a. a. O. — *Jacobi*, a. a. O.]

Gänzliche Abmagerung [*Greiselius*, a. a. O.]

Zehrte allmählig aus (und starb binnen Jahresfrist)
　　(*Amatus Lusitanus*, Cent. II. Cur. 4. 65.)

750. (Tödtliche) Auszehrung (Salzburger med. ch. Zeit.)

Schwindsucht [*Majault*, a. a. O.]

Schwindsüchtiges Fieber [*Störck*, a. a. O.]

Ungeheure Gliederschmerzen [*Pfann*, a. a. O.]

Früh im Bette jählinges, reifsendes Zucken oder Ste-
　　chen, welches in ein Brennen ausartet, im Dau-
　　men oder in der grofsen Zehe.

755. Abends im Bette, ziehender Schmerz im Mittel-
　　finger der Hand und im Fufse (n. 7 Tagen.)

(Nachts im Rücken, im Kreutze und in den Schen-
　　keln ein ziehender, stechender und pochender
　　Schmerz (n. 3 St.))

Es zog vom Unterleibe herauf nach dem Kopfe, wo
　　es puckte und noch mehr rifs; dann kam es in
　　die linke Seite, wo es ruckweise mit einem bis
　　zwei Stichen stach (n. 8 Tagen.)

Schmerz im Kreutze und im Rücken, vorzüglich
　　nach dem Reiten (bei einem Geübten).

Gichtische Schmerzen in den Gliedmafsen ohne Ent-
　　zündung.

760. Bei sitzender Beschäftigung, solche unmuthige
　　Unruhe, dafs sie aufstehen und hie und da hin
　　gehen mufs.

Ziehschmerz in den Gelenken der Kniee, der Unter-
　　füfse und Handgelenke.

Namenlos schmerzhaftes, höchst widriges Krank-
　　heitsgefühl in den Gliedmafsen.

Arges Reifsen in den Armen und Füfsen,
　　wobei man durchaus nicht auf der Seite
　　liegen kann, wo's reifst; am erträglich-

sten wird's durch hin und her Bewegen
des Theiles, worin es reifst.

Alle Glieder thun ihr weh.

765. Klopfen in allen Gliedern und auch im Kopfe.

Es thun ihm alle Glieder weh, er mag gehen oder
liegen.

Aeufseres Wehthun der ganzen Haut des Körpers.

Feine Stiche über den ganzen Körper.

Hie und da langsame Stiche, wie mit einer glühenden Nadel.

770. (Schmerzen werden durch Zusammendrücken des
Theiles gelinder und lassen nach.)

Reifsende Schmerzen in den Röhrknochen.

(Beim Antritt der Schmerzen, Gesichts- und Kör-
perhitze.)

Er kann die nächtlichen Schmerzen blofs durch
Herumgehen erträglich machen; im Sitzen und
am meisten im ruhigen Liegen sind sie nicht
auszuhalten.

Die Schmerzen werden die Nacht mitten im Schlafe
empfunden.

775. Unerträglichkeit der Schmerzen, sie machen den
Kranken wüthig.

Der Schmerz der leidenden Stelle läfst sich selbst
im (leichten) Schlafe spüren und weckt ihn die
Nacht über, vorzüglich vor Mitternacht, von Zeit
zu Zeit auf.

An der leidenden Stelle ein Schmerz, als wenn daselbst ein Abscefs in Eiterung gegangen wäre und
aufbrechen wollte; beim Sitzen bemerkbar (n. 4 St.)

An der leidenden Stelle ein Schmerz, als wenn daselbst der Knochen aufgetrieben und geschwollen
wäre; beim Sitzen bemerkbar.

Ein, vorzüglich früh, schmerzendes Geschwür, welches unter einem dünnen Schorfe einen dunkel-
braunen, blutigen Eiter enthält, mit einzelnen Stichen während des Sitzens, welche beim Stehen
sich lindern, beim Gehen aber am meisten gemindert werden.

780. Nach dem (Mittags-) Essen, während des Sitzens,
vermehren sich die Schmerzen, beim Stehen aber
und bei Bewegung des Körpers mindern sie
sich.

Das Reden Anderer auf ihn ist ihm unerträglich;
es vermehrt seine Schmerzen ungeheuer (n. ½ St.)
Reifsender Schmerz in den Geschwüren.

An der leidenden Stelle, im Geschwüre, ein Brennen, wie von einer glühenden Kohle.

(Von Eintauchung der Hände in eine kalte Arsenikauflösung, ein furchtbar brennender Schmerz am
vierten Finger, als wäre die Stelle mit kochendem Fette verbrannt (4 Stunden lang) (n. ½ St.)

785. Das Geschwür bekommt sehr hohe Ränder.

Die bisher unschmerzhaften, alten Geschwüre werden schmerzhaft empfindlich.

Das Geschwür gibt viel geronnenes, schwarzes Blut
von sich.

Geschwüre an den Fersen mit blutigem Eiter [*Guilbert*, a. a. O.]

In Brennen übergehendes Jücken im Geschwüre
[*Heun*, a. a. O.]

790. Brennender Schmerz im Geschwüre (*Hargens*, in
Huf. Journ. d. p. A. IX. 1.)

(Krebsgeschwür, welches die Abnahme des Gliedes
nöthig machte (*Heinze*, b. *Ebers*, a. a. O. Octob.
S. 38.)

Das Geschwür bekommt eine Entzündung im Um-
kreise, blutet beim Verbinden und erhält eine
oberflächliche trockne Kruste [*Hargens*, a. a. O.]

Ein Geschwür entsteht am Unterschenkel, welches
mit einer grauen Rinde bedeckt, brennend schmerzt
und einen entzündeten Rand hat.

Brennender Schmerz in den Geschwüren.

795. Rings um das Geschwür (nicht im Geschwüre
selbst) brennender Schmerz, wie Feuer; es ist
von grofsem Gestanke und hat wenig Eiterung;
zugleich Mattigkeit und Tagesschläfrigkeit.

Nach dem Brennen um den Rand des Geschwürs,
ein Jücken im Geschwüre selbst.

Ein brennendes Jücken am Körper.

Viel Jücken am rechten Oberschenkel und an den
Armen.

Jückend laufende Empfindung wie von Flöhen an
den Oberschenkeln bis zum Unterleibe, so auch
an den Lenden und den Hinterbacken, zum Kratzen nöthigend.

800. Brennendes Jücken und nach dem Kratzen thut die Stelle weh.

Ur erträgliches Brennen in der Haut [*Heimreich*, a. a. O.]

Biennende, fressende Schmerzen [*Preussius*, a. a. O. — *Gabezius*, a. a. O.]

Brennende Schmerzen [*Quelmalz*, a. a. O. — *Henkel*, Act. N. C. II. obs. 155.]

Nadelstiche in der Haut (N. Wahrn. a. a. O.)

805. Entzündete, maserartige Flecke über den Körper, vorzüglich am Kopfe, im Gesichte und am Halse [*Thomson*, a. a. O.]

Flecke hie und da an der Haut [*Baylies*, a. a. O.]

Dichter Ausschlag weifser Buckelchen von der Farbe der übrigen Haut, von der Gröfse einer Linse und kleiner, mit beifsendem Schmerze, welcher gewöhnlich die Nacht am schlimmsten ist [*Fr. H-n.*]

Hautausschlag [*Majault*, a. a. O.]

Frieselausschlag über den ganzen Körper, welcher in Schuppen abfällt (n. 14 Tagen) [*Guilbert*, a. a. O.] *)

810. Der ganze Körper, selbst Hände und Füfse voll kleiner Flecken mit weifsen Punkten; welche den Hirsekörnern glichen (*Dégrange*, im phys. med. Journ. 1800. April S. 299.)

Ausschlag eines häufigen, rothen, skorbutischen Friesels (*Hartmann*, Diss. Aethiop. antim. et arsenicalis. Halle, 1759. p. 49.)

Der Nesselsucht ähnliche Hautausschläge [*Fowler*, a. a. O.]

Sehr schmerzhafte, schwarze Blattern **) [*B. Verzasch*, a. a. O.]

Ausfahren schwarzer Blattern, welche brennend schmerzen (n. 8 Tagen) [*Pfann*, a. a. O.]

815. Sehr schwierig heilende Knötchen (*Amatus Lusitanus*, Cent. II. Cur. 34.)

---

*) S. a. *Kaiser*, a. a. O. N. 60. „Blaue Flecken am Unterleibe, den Genitalien, dem Weifsen des Auges."

**) Da, wo das angehangene, arsenikalische Amulet gehangen.

Ausschlag kleiner Blütchen an mehren Theilen,
auch an der Stirne und unter der Kinnlade, welche brennenden Schmerz und wenig Jücken verursachen.

(Unter Erscheinung von kleinen, spitzigen Blütchen,
Jücken, welches durch Kratzen vergeht, ohne
Wehthun drauf und ohne Brennen.)

Unter brennendem Jücken, wie von Mückensti-
chen, entsteht ein Ausschlag an den Händen, zwischen den Fingern (bei der Zusammenfügung der
Finger) und am Unterleibe, von weifslichen, spiz-
zigen Blütchen, welche in ihrer Spitze Wässerigkeit enthalten; vom Kratzen geht die Flüssigkeit
heraus und das Jücken vergeht.

In den Ausschlagsblütchen brennt es so sehr, dafs
sie vor Angst kaum bleiben kann.

820. Abends (von 6—8 Uhr) grofse Angst, mit heftigem Drücken und Pressen im Kopfe, flüchtigem
Schweifse und höchster Appetitlosigkeit (n. 106 St.)

Müdigkeit und Schmerz der Gelenke, eine Stunde
vor dem Mittagsessen, mehr im Sitzen als im Gehen bemerkbar.

Sie wird ganz steif, kann sich nicht rühren oder
bewegen, blofs stehen kann sie (n. 72 St.)

Nach dem Essen eine grofse Müdigkeit.

Erstaunliche Mattigkeit, ängstlich, sie kann sich
nicht besinnen, es wird ihr schwer, auf alles Acht
zu geben und ist so taumlich dabei.

825. Beim Mifsmuthe Mattigkeit; bei wiedergekehrter
Heiterkeit, kräftiger.

Ohnmachten (*Buchholz*, Beiträge, a. a. O. — *Pet.
Forestus*, a. a. O. — *Henckel*, a. a. O. — *Morgagni*,
a. a. O. — *Verzasch*, a. a. O. — *Tim. a Güldenklee*, cas. medic. Lips. 1662. lib. 7. Cap. 11.)

Oeftere Ohnmachten, mit mattem Pulse (n. 3 St.)
[*Fernelius*, a. a. O.]

Heftige Ohnmachten [*Guilbert*, a. a. O. — *Morgagni*,
a. a. O.]

Tiefe Ohnmacht (vom Geruch des Operments) (*Sen-
nert*, prax. med. lit. 6. p. 6. C. 9.)

830. Eintretende Schwachheiten (*Friedrich*, in Hufel.
Journ. d. p. A. V. p. 172.)

Ermattung (n. 6 St.) (*Buchholz* Beiträge, a. a. O.)

Mehrtägige Schwäche des ganzen Körpers, schwacher Puls, mufste mehre Tage liegen [*Wedel*, a. a. O.] *)

Grofse Schwäche, besonders in den Füfsen (*Pyl*, Samml. VIII. S. 98 u, s. w.)

Schwäche, dafs er kaum über die Stube zu gehen vermochte [*Ebers*, a. a. O.]

835.ᵃ Er zitterte vor Kraftlosigkeit und konnte das Lager nicht verlassen [*Ebers*, a. a. O. S, 56.]

Ungeheure Schwäche [*Göritz*, a. a. O.]

Sinken der Kräfte [*Störck*, a. a. O. — *Guilbert*, a. a. O. — *Rau*, a. a. O. — *Grimm*, a. a. O. — *Hammer*, a. a. O.]

So schwach, dafs er nicht allein gehen konnte (vor dem Erbrechen) (n. 3 St.) (*Alberti*, a. a. O. Tom. I. App. S. 34.)

Er fällt, da er gehen will, nieder, bei gutem Verstande (*Pyl*, Samml. VI. S. 97.)

840. Er kann nicht recht auftreten; er ist in allen Gliedern wie gelähmt [*Hbg.*]

Das Gehen fällt ihm aufserordentlich schwer; er glaubt hinzustürzen [*Hbg.*]

Grofse Mattigkeit; er kann nicht über die Stube gehen, ohne zusammenzusinken [*Stf.*]

Mehrtägige, grofse Mattigkeit, so dafs er kaum aufstehen konnte [*Stf.*]

Ohne Erbrechen, blofs unter heftigster Angst und äufserstem Sinken der Kräfte — Tod (n. 16 St.) (*Seiler*, Progr. de venefic. per Arsen. Viteb. 1806.)

845. Ohne Erbrechen und Convulsionen, blofs vom Sinken der Kräfte — Tod (*Bonetus*, Sepulcr. anat. Sect. X. obs. XIII. hist. 1.)

Mehr durch schleuniges Sinken der Kräfte, als von Heftigkeit der Schmerzen, oder Convulsionen — Tod (n. 12 St.) [*Morgagni*, a. a. O. §. 3.]

Heftiger Schwindel, gänzliche Mattigkeit, anhaltendes Erbrechen, Blutharnen und schnelles Auslö-

---

*) S. a. *Kaiser*, a. a. O. N. 53. „Allgemeine Schwäche im Körper, besonders in den Beinen, die kaum fortbewegt werden können." — und N. 54. „Die Kräfte schwinden immer mehr."

schen des Lebens (ohne Krampf, ohne Fieber und ohne Schmerz). *)

Ungemeine Abgeschlagenheit und Mattigkeit der Glieder, welche sich niederzulegen nöthigt [*Göritz*, a. a. O.]

Er muſs sich legen und wird bettlägerig [*Fr. H·n.*]

850. Niederliegen [*Alberti*, a. a. O. Tom. II.]

Schlaflosigkeit (*Buchholz*, Beiträge, a.a.O. — (n. 14 Tag.) *Knape*, a. a. O. — *Degner*, a. a. O. — *Grimm*, a. a. O.]

Gähnen und Dehnen, als ob er nicht ausgeschlafen hätte (n. 2¼, 11 St.) [*Lhr.*]

(Unvollkommnes Gähnen, kurzes Gähnen, er kann nicht ausgähnen.)

Höchst oftes Gähnen.

855. Tags, oft Anwandlungen von Schlaf, beim Sitzen.

Nach dem Mittagsessen ungeheures Gähnen und grofse Müdigkeit (n. 100 St.)

Mattigkeit, als wenn man aus Mangel an Nahrung Noth an Kräften litte.

Die Kraft der Hände und Füfse ist ihm wie vergangen und sie sind so zittrig, früh (n. 12 St.)

Er liegt fortwährend am Tage.

860. Er kann ohne niederzusinken kaum über die Stube gehen.

Wenn er nur wenig geht, fühlt er gleich eine ausserordentliche Mattigkeit in den Knieen.

Er will aufstehen, aber beim Aufstehen kann er sich nicht erhalten.

Er kann früh nicht aus dem Bette kommen, so unausgeschlafen ist er und müde in den Augen.

Wenn sie aus dem Bette kömmt, fällt sie gleich über den Haufen wegen Schwäche und Schwindel, dann ist auch das Kopfweh schlimmer.

865. Früh ohnmächtig und ängstlich schwach.

S e zehrt sehr ab, mit erdfahlem Gesicht, blaurändigen Augen, grofser Schwäche in allen Gliedern, Unlust zu jeder Beschäftigung, und steter Neigung auszuruhen (n. 8 Tagen.)

---

*) So starb Gehlen von eingeathmetem Arsenikwasserstoffgas (Hall. Allgem. Lit. Zeit. 1815. N. 181.)

Abzehrung des ganzen Körpers mit ungeheuren Schweifsen.

Lähmungsschwäche der Gliedmafsen, täglich zu einer gewissen Stunde, nach Art eines Fiebers.

Schlaflosigkeit mit Unruhe und Wimmern.

870. Er redet im Schlafe und zankt.

Von drei Uhr an, nach Mitternacht, schläft sie nur abwechselnd und wirft sich herum.

Nachts (um 3 Uhr) Stichschmerz im linken Ohrgange, wie von innen heraus.

Zwei Nächte nach einander, im Schlafe, Gefühl von Krankseyn.

Die ganze Nacht viel Hitze und Unruhe, wovor sie nicht einschlafen konnte, dabei Pulsiren im Kopfe.

875. Blofs die Nacht viel Durst, wegen grofser Trokkenheit im Halse, die früh aufhört.

Abends (Nachts) beim Liegen im Bette, arges stichlichtes Reifsen im Hühnerauge.

Schlafloses Herumwerfen die Nacht im Bette, mit einem Krabbeln im Unterleibe.

Er liegt im Schlafe auf dem Rücken, die linke Hand unter den Kopf gestützt.

Abends im Schlafe lautes Wimmern.

880. Während des Schlafes, Umherwälzen im Bette, mit Wimmern, vorzüglich um die dritte Stunde nach Mitternacht.

Zähnknirrschen im Schlafe.

Sie kann sich die Nacht im Bette nicht erwärmen.

Nach Mitternacht Gefühl von ängstlicher Hitze, mit Neigung sich zu entblöfsen.

Früh im Bette, bei Sonnenaufgang, allgemeine Hizze, Gesichtsschweifs und Trockenheit des vordern Mundes, ohne Durst.

885. Früh im Bette, ein dumpfer Kopfschmerz, der beim Aufstehen vergeht.

Früh im Bette, weichlich, brecherlich bis in die Brust herauf, dann Erbrechen weifsen Schleims, doch mit bitterlichem Geschmacke im Munde.

Nach dem Erwachen, grofser Mifsmuth; sie wufste sich vor Unmuth nicht zu lassen, schob und warf die Kopfkissen und das Deckbett von sich und wollte Niemand ansehen, von Niemand etwas hören.

Abends im Bette, gleich vor dem Einschlafen, dämpft es ihr im Kehlkopfe zum Hüsteln, wie vom Schwefeldampfe.

Abends, nach dem Niederlegen, zu Anfange des Schlafes, heftiges Zucken in den Gliedmaſsen.

890. Bewegungen der Finger und Hände in dem Schlafe.

Zucken beim Einschlafen.

Schlaf unruhig, sie wacht sehr früh auf [*Bhr.*]

Konnte in keinen Schlaf kommen und fiel von Zeit zu Zeit in Ohnmachten (*Tim. a Güldenklee*, Opp. S. 280.)

Heftige Neigung zum Schlafen; er schläft gleich nach gehabter Unterredung wieder ein (vom sechsten bis zehnten Tage) [*Fr. H-n.*] *)

895. Schlaf voll des heftigsten Aufschreckens und Zusammenfahrens [*Thomson*, a. a. O.] **)

Lebhafte ärgerliche Träume (n. 19 Stund.) [*Lhr.*] ***)

Nächtliches Phantasiren [*Siebold*, a. a. O.]

Krampfhaftes Zusammenfahren des ganzen Körpers (n. 36 St.) [*Thomson*, a. a. O.]

Abends beim Einschlafen erschreckendes Zucken, wie erschütternde Stöſse an der leidenden Stelle, welche durch eine geringe Beschwerde, an einem entfernten Theile, durch einen Riſs, ein Jücken u. s. w. erregt werden (n. 4 Tagen.)

900. Gleich nach dem Niederlegen träumt ihm, er werde sich mit einem Fuſse an einen Stein stoſsen, worauf er plötzlich im Knie zusammenzuckt und drauf wie von einem elektrischen Schlage erwacht.

Schon während des Einschlafens, ängstlicher Traum, er will schreien, kann aber kaum ein Wort her-

---

*) S. a. *Kaiser*, a. a. O. N. 63. „Groſse, fast unüberwindliche Neigung zum Schlafe, abwechselnd mit groſser Unruhe, ohne besondere Furcht vor dem Tode."

**) S. a. *Kaiser*, a. a. O. N. 64. „Schläfrigkeit, die durch unruhige Träume und starke Beängstigung unterbrochen wird."

***) S. a. *Hartl.* u. *Trinks*, a. a. O. N. 25. „Die Nacht voll schwerer Träume."

ausbringen und erwacht plötzlich durch den Ruf,
den er noch hört.

Er träumte die Nacht unaufhörlich von Gewittern,
Feuersbrünsten, schwarzem Wasser und Finster-
niſs.

Er schlief von Träumen voll Sorge, Kummer und
Furcht gestört.

Die Nacht ängstliche, fürchterliche Träume.

905. Sorgenvolle, gefährliche Träume, aus deren jedem
er, auch wohl mit Geschrei aufwacht und immer
wieder etwas anderes träumt.

Im Morgenschlummer hört er jeden Laut und jedes
Geräusch und träumt doch immer dabei.

Sorgenvolle Träume; er wacht auf und träumt nach
dem Einschlafen wieder dieselbe Sache.

Träume voll Drohungen und Befürchtungen, oder
Reue.

Träume mit ermüdendem Nachdenken verbunden.

910. Es brannte ihr beim öfteren Aufwachen die
Nacht in allen Adern.

Gegen Abend Schläfrigkeit, mit Frostigkeit, zugleich
mit einem unangenehmen Krankheitsgefühle durch
den ganzen Körper, wie bei einem kalten Fieber,
wenn der Anfall ganz oder gröſstentheils vorüber
ist — nach zwei Tagen um dieselbe Zeit wiederkehrend — Nachmitternacht, starker Schweiſs an
den Oberschenkeln.

Gegen Abend ist's ihm so unangenehm im Körper,
wie Fieber, und wenn er sich legt, so wird ihm
der Kopf heiſs, vorzüglich die Ohren, aber die
Kniee sind kalt (n. 56 St.)

Gähnen fast ununterbrochen.

Fieber [*Heun,* a. a. O.]

915. (Bei dem Fieberanfalle) vermehrte Spannung in
den Hypochondern, die Seitenlagen werden ihm
fast unmöglich [*Ebers,* a. a. O. S. 68.]

Heftiges Fieber [*Knape,* a. a. O. — *Degner,* a.
a. O.]

(Tödtliche) Fieber [*Amatus Lusitanus,* a. a. O.]

Erneuerung derselben Arsenikkrankheit nach viertäg-
igem Typus in derselben Vormittagsstunde [*Morgagni,* a. a. O. §. 8.]

Durst, Fieber [*Morgagni,* a. a. O. §. 6.]

920. Durst [*Pet. de Apono*, a. a. O. — *Rau*, a. a. O. — *Preussius*, a. a. O.]

Grofser Durst [*Alberti*, a. a. O. Tom. II.]

Er trinkt viel und oft [*Stf.*]

Unaufhörlicher, starker Durst [*Büttner*, a. a. O.]

Schweifs und ungeheurer Durst; er möchte immer trinken [*Hbg.*]

925. Heftiger Durst [*Majault*, a. a. O.]

Schreit über erstickenden Durst (*Forestus*, lib. 17. obs. 13.)

Brennender Durst [*Majault*, a. a. O.]

Er hat Durst, trinkt aber nur wenig auf einmal [*Richard*, a. a. O.]

Unauslöschlicher Durst (*Buchholz*, Beiträge, a. a. O. — *Kellner*, a. a. O. — *Guilbert*, a. a. O. — *Crüger*, a. a. O.)

930. Unauslöschlicher Durst mit Trockenheit der Zunge, des Schlundes und der Kehle (*Tim. a Güldenklee*, Opp. S. 280.)

Nach entstandenem Durchfall, Durst und innere Hitze (aestus) [*Morgagni*, a. a. O.]

Heftiger Durst nicht ohne Appetit zum Speisen [*Knape*, a. a. O.]

Heftiger Schüttelfrost [*Fernelius*, a. a. O.] *)

Schauder (*Buchholz*, Beiträge, a. a. O.)

935. Fieberschauder (Med. Nat. Zeit. 1798. Sept.)

Fieberfrostschauder durch den ganzen Körper, mit heifser Stirne, warmem Gesichte und kalten Händen, ohne Durst und ohne Hitze darauf (n. 3 St.) [*Lhr.*]

Frostschauder über den ganzen Körper, mit warmer Stirne, heifsen Backen und kalten Händen, ohne Hitze darauf (n. 3¼ St.) [*Lhr.*]

Nachmittags Dehnen und Ziehen in den Gliedern, mit Schauder an der Kopfbedeckung, wie bei plötzlichem Grausen von einer Furcht; darnach

---

*) S. a. *Kaiser*, a. a. O. N. 65. „Frösteln bis zum höchsten Grade von Frost.“ — N. 66. „Allgemeine Kälte mit copiösem Schweifse der Haut.“ — N. 67. „Der Körper ist kalt anzufühlen und Trockenheit der Haut wechselt mit kaltem Schweifse.“

Frost mit Gänsehaut. Darauf erfolgte Abends von
8—9 Uhr Hitze am Körper, besonders am Gesichte, ohne Schweiſs mit kalten Händen und Füſsen.
Nach dem Trinken Ekelschauder [*Alberti*, a. a. O.
Tom. III.]

940. Die Gliedmaſsen sind kalt [*Richard*, a. a. O. —
Fernelius, a. a. O.]

Aeuſserliche Kälte der Glieder und innerliche Hitze
mit beängstigender Unruhe und schwachem ver-
änderlichem Pulse [*Alberti*, a. a. O. Tom. III.]

Frost, Fieberschauder.

Nach dem Mittagsessen Schauder.

Ein Frösteln in der äuſsern Haut über das Gesicht
und über die Füſse.

945. Nach dem Trinken, Frost und Schauder (al-
sogleich).

Ein Fieberanfall, welcher mehre Tage zu einer gewissen Stunde zurückkehrt.

Fieberschauder, ohne Durst (sogleich).

Am Tage viel Frost, erst nach dem Froste Durst,
Abends viel Hitze im Gesichte.

Frost, ohne sich erwärmen zu können, ohne Durst,
mit Verdrieſslichkeit, und wenn sie sprach, oder
sich selbst bewegte, überlief sie eine fliegende
Hitze, sie ward roth im Gesichte und fror doch
dabei.

950. Im Froste kein Durst.

(Vormittags heftiger Schüttelfrost ohne Durst; er
hat dabei Krämpfe in der Brust, Schmerzen im
ganzen Körper und kann sich nicht recht besinnen; nach dem Froste, Hitze mit Durst und nach
der Hitze, Schweiſs mit Ohrenbrausen (n. 20 St.))

Der Schauder vergeht nach dem Mittagsmahle *).

Alle Nachmittage um 3 Uhr Frost und Hunger dabei; nach dem Essen ward der Frost noch stärker.

(Im Nachmittagsfroste, Leibschneiden und Durchfallstuhl und nach demselben, fortgesetztes Leibschneiden.)

955. Der Schauder kömmt immer um 5 Uhr Nachmittags wieder.

---

*) Eine (seltne) Wechselwirkung gegen die weit häufigeren,
wo Zufälle nach dem Mittagsessen entstehen.

Abends, gleich vor dem Niederlegen, Schauder.

Gegen Abend, Frost mit Kälte.

Alle Abende ein Fieberschauder.

Frost innerlich, Hitze äufserlich, mit rothen Bak-
ken, Nachmittags.

960. Er fror, die Füfse waren kalt; er fieng an zu
schwitzen.

Abends Kälte und Frost in den Füfsen und selbst
der Unterleib ist kalt anzufühlen.

Abends Frost an den Unterschenkeln, von den Waden bis zu den Füfsen herab.

Es ist ihr entweder zu kalt im ganzen Körper und
sie ist doch nirgend kalt anzufühlen, oder es ist
ihr zu warm und doch ist sie an keinem Theile
heifs anzufühlen, als etwa in der innern Handfläche.

Abends, nach dem Niederlegen, starker Frost im
Bette.

965. Er kann sich im Bette nicht erwärmen; glaubt
sich im Bette erkältet zu haben.

Im Fieberschauder, Reifsen in den Unterschenkeln.

Schauder aufser dem Bette.

Beim Spazieren in freier Luft entstehen
Schauder.

Wenn er aus der freien Luft in die Stube *) kommt,
entsteht Frost, hierauf langdauernder Schlucksen,
dann allgemeiner Schweifs, und dann wieder
Schlucksen.

970. Bei dem Schmerze Schüttelfrost, nach dem
Schmerze Durst **).

Bald Frost, bald Hitze [*Alberti*, a. a. O. Tom. III.]

Innere Hitze ***) [*Göritz*, a. a. O.]

---

*) Vergl. 83.

**) Wie sich nach der charakteristischen Art der Arsenikwirk-
ung beim Schmerzanfalle noch ein anderes Symptom einfin-
det (m. s. Anm. zu 176) und hier (970) insbesondere Frost
und Schauder, so gesellt sich auch der arsenikalische Fieberschauder hinwiederum Schmerzen bei, wie man in 960
und 995 sieht.

***) S. a. *Kaiser*, a. a. O. N. 69. „Starke Hitze." — N. 70.
„Trockne Hitze der Haut, nach vorgängigem Froste." —
N. 71. „Haut trocken und heifs."

Hitze durch den ganzen Körper, innerlich und äusserlich, wie vom Weintrinken, mit Durst auf Bier [*Meyer*, a. a. O.]

Aengstliche Hitze [*Pet. de Apono*, a. a. O.]

975. Allgemeine ängstliche Wärme [*Hbg.*]

Gefühl, als wenn das Blut zu schnell und zu heifs durch die Adern rönne, mit kleinem, schnellem Pulse [*Stf.*]

Abends 10 Uhr Hitze am ganzen Körper mit Röthe des ganzen Körpers; nach der Hitze, Schweifs [*Stf.*]

Heftiges Herzklopfen des Nachts [*Bhr.*]

Ungeheure Blutwallung [*Grimm*, a. a. O.]

980. Nach der Fieberhitze Brecherlichkeit (n. 15 St.)

Nächtliche Hitze, ohne Durst und ohne Schweifs *).

Abends 7 Uhr Gesichtshitze, eine Stunde lang.

Abends nach kurzem Einschlafen, erwacht sie über Zahnschmerz.

Zu Anfange des Schlafs, Abends nach dem Niederlegen, Schweifs, welcher im nachgängigen Schlafe vergeht.

985. Zu Anfange des Schlafs **) Schweifs, nur an den Händen und Oberschenkeln, welcher beim nachgängigen Schlafe vergeht, und beim Aufwachen nicht weiter zu spüren ist (n. 6 St.)

Die Nacht um 2 Uhr erhöhte Wärme, Schweifs im Gesichte und zwischen den Füfsen, und kolikartig schmerzende Spannung im Oberbauche und der Unterribbengegend, welche Aengstlichkeit verursacht.

Jedesmal, wenn das Fieber zu Ende ist, kommt erst der Schweifs nach ***).

Frühschweifs vom Erwachen an bis zum Aufstehen, am ganzen Körper.

Drei Nächte nach einander Schweifs.

990. Schweifs blofs im Gesichte, früh beim Erwachen. (Der Schweifs mattet ihn, im Bette liegend, bis zur Ohnmacht ab.)

---

*) Charakteristisch für den Arsenik.

**) Charakteristisch.

***) Charakteristisch und fast blofs beim Arsenik anzutreffen.

Während des Schweifses färbte sich seine Haut,
vorzüglich die Augen, gelblich [*Ebers*, a. a. O.
S. 69.]

Schweifs [*Majault*, a. a. O.]

Kalter klebriger Schweifs [*Henning*, a. a. O.] *)

995. Unter Fieberfrost und Schauder und Hitze des
äufseren Ohrs, Angst und nagender **) Schmerz
in der Herzgrube, wie von langem Fasten, mit
Brechübelkeit gemischt.

Fieber, einen Tag um den andern: den ersten Nachmittags um 6 Uhr, Frost und Müdigkeit und Zerschlagenheit in den Oberschenkeln; den dritten
Nachmittag um 5 Uhr erst Neigung zum Niederlegen, dann Frostschauder über und über, ohne
Durst, dann Hitze ohne Durst, mit drückendem
Kopfweh in der Stirne.

Früh Schauder, mit Hitze abwechselnd.

Vormittags Schweifs, Schwere des Kopfs, Ohrenbrausen, Zittern.

Höchst langsamer Puls, bis zu 38 Schlägen, in der
Minute [*Pearson*, a. a. O.]

1000. Kleiner, geschwinder Puls (N. Wahrn. a. a. O.
— *Majault*, a. a. O.)

Geschwinder, schwacher Puls [*Majault*, a. a. O.]

Sehr häufiger, kleiner, schwacher Puls [*Morgagni*,
a. a. O.]

Gespannter Puls [*Knape*, a. a. O.]

Höchst geschwinder, aussetzender, schwacher Puls
[*Guilbert*, a. a. O.]

1005. Höchst fieberhafter Puls [*Knape*, a. a. O.] ***)

Nach dem Mittagsessen, eine traurige, melancholische Gemüthsstimmung mit Kopfweh (n. 80 St.)

---

*) S. a. *Kaiser*, a. a. O. N. 72. „Kalter Schweifs mit abwechselnder kalter Trockenheit der Haut.‟

**) Vergl. 360.

***) Die Veränderungen des Pulses gibt *Kaiser*, a. a. O. N. 73—78
also an. — „Kleiner, schneller, härtlicher Puls.‟ — „Puls
schwach und klein.‟ — „Puls klein und aussetzend.‟ —
„Der Puls wird ungleich, aussetzend, kleiner und schwindet endlich ganz.‟ — „Puls frequent, nicht voll, und gereizt. Der Herzschlag sehr heftig, tobend.‟ — „Abwesenheit des Pulses, mit häufigem, sehr gereiztem, frequentem
Herzschlage.‟

Das Kind ist voll Unruhe, verdriefslich und wimmert.

Er kann auf keiner Stelle Ruhe finden, verändert beständig die Lage im Bette, will aus einem Bette in das andere und bald hier, bald dort liegen *).

Die Nacht um 1 Uhr arge Angst, es ward ihr bald heifs, bald wie zum Brechen.

1010. Sie kann vor Mitternacht nicht einschlafen vor ängstlicher Hitze, viele Tage lang.

Abends nach dem Niederlegen und nach Mitternacht um 3 Uhr (nach dem Erwachen) Aengstlichkeit **).

Angst, Aengstlichkeiten (N. Wahrn. a. a. O. — Med. Nat. Zeit. a. a. O. — *Myrrhen*, a. a. O. — *Quelmalz*, a. a. O.)

Beängstigung, dafs er mehrmals in Ohnmacht fiel, nebst einem heftigen Schmerz an dem Orte, und schwarzen Blattern an der Stelle ***) (*Bern. Verzasch*, Obs. Med. obs. 66.)

Die unerträglichste Angst [*Forestus*, a. a. O.]

1015. Wenig Reden, nur Klage über Angst [*Alberti*, a. a. O.]

Todesangst [*Henning*, a. a. O.]

Herzensangst, von eintretenden Ohnmachten unterbrochen [*Friedrich*, a. a. O.]

Langwierige Bangigkeit [*Tim. a Güldenklee*, a. a. O.]

Angst, Zittern und Beben mit kaltem Schweifse im Gesicht [*Alberti*, a. a. O.]

1020. Aengstlichkeit und Unruhe im ganzen Körper (n. 1 St.) [*Richard*, a. a. O.]

Steigender Schmerzen wegen schien er in den letzten Zügen zu liegen, mit unsäglicher Aengstlichkeit [*Morgagni*, a. a O.]

Unruhe, mit Schmerzen im Kopfe, im Bauche und in den Knieen [*Richard*, a. a. O.]

Traurigkeit und Unruhe und Umherwerfen im Bette, mit unersättlichem Durste †) (n. 24 St.) [*Büttner*, a. a. O.]

---

*) Fast bei keinem andern Arzneimittel so bedeutend anzutreffen.

**) Charakteristisch.

***) Da Arsenik in einem Säckchen auf blofser Brust 4 Tage lang getragen worden war.

†) Von äufserlicher Anwendung auf den Kopf bei zwei Kindern. Nach dem, zwei Tage darauf erfolgten Tode, Entzündung der Lunge und starke Entzündung am Magen und in den dünnen Därmen.

Durchdringende Weheklagen, von eintretenden Ohnmachten unterbrochen [*Friedrich*, a. a. O.]

1025. Er weinte und heulte und sprach wenig und
kurz [*Stf.*]

Jämmerliches Wehklagen, dafs ihm die unerträglichste Angst, bei höchst widriger Empfindung im
ganzen Unterleibe, den Odem benehme und ihn
zwinge, sich bald dahin, bald dorthin zusammen
zu krümmen, bald wieder aufzustehen und um-
herzugehen [*Morgagni*, a. a. O. §. 8.]

Zitternd, ängstlich, fürchtet er von sich selbst, er
möchte sich nicht enthalten können, Jemanden
mit einem scharfen Messer um's Leben zu bringen (*A. F. Marcus*, Ephem. d. Heilk. Heft III.)

Unter grofser Angst wälzt und wirft er sich im
Bette hin und her [*Büttner*, a. a. O. — *Tim. a
Güldenklee*, Opp. S. 280.]

Er will aus einem Bette in das andere [*Myrrhen*,
a. a. O.]

1030. Grofse Angst, Zittern und Beben, mit starkem
Reifsen im Bauche (*Alberti*, Jurispr. med. III. S.
533.)

Er ward wüthend, mufste gefesselt werden und
suchte zu entfliehen [*Amatus Lusitanus*, a. a. O.]

Wahnsinn: erst Kopfweh, ungeheure Angst, Geräusch vor den Ohren, wie von einer Menge gros-
ser Glocken und wenn er die Augen aufthat, sah
er stets einen Menschen, welcher sich (ehedem)
auf dem Boden des Hauses aufgehenkt hatte, der
ihm unablässig bittend winkte, ihn abzuschnei-
den; er lief dahin mit einem Messer, da er ihn
aber nicht abschneiden konnte, gerieth er in Verzweiflung und wollte sich (wie die ihm Nachge-
gangenen versicherten) selbst erhenken, aber daran verhindert, ward er so unruhig, dafs man ihn
kaum im Bette erhalten konnte, verlor die Sprache bei vollem Verstande und konnte, da er sich
schriftlich ausdrücken wollte, nur unverständliche
Zeichen hinsetzen, wobei er zitterte, weinte, mit
Angstschweifs vor der Stirne, niederknieete und
die Hände bittend in die Höhe hob [*Ebers*, a.
a. O.]

Er verzweifelt an seinem Leben [*Richard*, a. a. O.]

Hypochondrische Aengstlichkeit, wie bei vielem
Stubensitzen zu entstehen pflegt, gleich als wenn
sie aus dem obern Theile der Brust entspränge;
ohne Herzklopfen (nach einigen Minuten).

1035. Er ist kalt, friert und weint, und glaubt, verzweifelt, es könne ihm nichts helfen und er müsse
doch sterben; hierauf allgemeine Mattigkeit.

Abends im Bette ängstliche, traurige Vorstellungen;
z. B. es könnte den Anverwandten etwas Böses
zugestoßen seyn.

Schreckhaftigkeit.

Wenn er allein ist, verfällt er in Gedanken über
Krankheit und andere Gedanken gleichgültiger Art,
von denen er sich nicht losreißen kann.

Anhaltende Aengstlichkeit, wie Gewissensangst, gleich
als hätte er pflichtwidrig gehandelt, ohne jedoch
zu wissen, worin *).

1040. Ueberempfindlichkeit und Ueberzartheit des Gemüths; niedergeschlagen, traurig, weinerlich, ist
sie um die geringste Kleinigkeit bekümmert und
besorgt.

Sehr empfindlich gegen Geräusch.

Gereiztheit des Gemüths, er ärgert sich
über Kleinigkeiten und kann nicht aufhören, über die Fehler Anderer zu reden.

Uebelbehagen, er hat zu nichts Lust.

Wiederkehrende Launen von Unentschlossenheit; er
wünscht etwas und wenn man seinen Wunsch
zu erfüllen sucht, so kann die geringste Kleinigkeit seinen Entschluß ändern, und er will's dann
nicht.

1045. Ihr Verlangen ist größer, als ihr Bedürfniß; sie
ißt und trinkt mehr, als ihr gut ist; sie gehet
weiter, als sie braucht und vertragen kann.

Sie läßt, bei gänzlicher Appetitlosigkeit, sich etwas
zu Essen aufnöthigen, wird aber darüber wüthig
böse (n. 7 Tagen.)

---

*) S. a. *Kaiser*, a. a. O. N. 1—3. „Innere Angst." — „Großes
Angstgefühl." — „Hoher Grad von Angst, Beklommenheit
der Brust und erschwertes Athmen."

Sehr ärgerlich, aufgebracht, grillig, nimmt jedes
Wort übel und wird böse, wenn sie antworten
soll.

Aergerlich über Kleinigkeiten.

Unzufrieden mit Allem, tadelt sie Alles; es ist ihr
alles zu stark und zu empfindlich, jedes Gerede,
jedes Geräusch und jedes Licht.

1050. Aengstlich ungeduldig.

Unmuth früh im Bette; er stöfst unwillig die
Kopfkissen hier und dahin, wirft das Deckbett
von sich und entblöfst sich, sieht Niemand an
und will von nichts wissen.

Launen: Unmuth mit sanfter Freundlichkeit abwechselnd; im Unmuthe sieht sie Niemand an,
will von nichts wissen, weint auch wohl.

Schwach an Leib und Seele (mattherzig) redet er
nichts, ohne jedoch mürrisch zu seyn.

(Irrereden, bei offenen Augen, ohne sich Phantasieen bewufst zu seyn, weder vor- noch nachher.)

1055. Grofse Gleichgültigkeit und Theilnahmlosigkeit.

Das Leben kömmt ihm wie nichtig vor; er setzt
keinen Werth darauf *).

Ungemein ruhige Gemüthsstimmung; um ihren nahen Tod unbekümmert, hoften sie weder, noch
wünschten sie ihre Wiedergenesung **).

Religiöse Schwermuth und Zurückgezogenheit [*Ebers*,
a. a. O. S. 18.]

Ruhe der Seele (bei einer verzweifelnden Melan-
cholischen) (*La Motte*, im Journ. de Medecine LXX.)

1060. Ruhig ernsthaften Gemüths; er blieb sich in
allen Ereignissen, die ihn trafen, gleich [*Lhr.*]

Wohl gelaunt; er sucht sich gern mit Andern zu
unterhalten [*Lhr.*]

Mehr zum Frohsinn gestimmt und geneigt, sich
stets zu beschäftigen [*Lhr.*]

---

*) S. a. *Kaiser*, a. a. O. N. 4. „Gleichgültigkeit gegen das Leben."

**) Eine Nach- oder Heilwirkung, bei zwei Selbstmördern
beobachtet, welche in der unerträglichsten Herzensbangig-
keit, der eine ein Quentchen, der andre ungefähr zwei Skru-
pel Arsenikpulver eingenommen hatten und mit gröfster
Seelenruhe in einigen Stunden starben.

Empfindlich ärgerliches Gemüth; das Geringste konnte
ihn beleidigen und fast zum Zorne bringen [*Lhr.*]
Den ganzen Tag unzufrieden mit sich selbst und
höchst verdriefslich über sich; er glaubte nicht
genug gethan zu haben und machte sich die bit-
tersten Vorwürfe darüber [*Lhr.*]

1065. Die ersten Minuten grofse Seelenruhe und Heiterkeit *), nach einer halben Stunde aber ungeheure Aengstlichkeit, Unruhe; er stellte sich die
Wirkungen des Giftes schrecklich vor und wünschte
fortzuleben [*Stf.*]
Grofse Ernsthaftigkeit.
Nach dem Tode, die Lippen und die Nägel an Händen und Füfsen ganz blau, so wie die Eichel und
der Hodensack ganz blau, der ganze Körper und
besonders die Gliedmafsen ganz steif und zusammengezogen; die dicken Gedärme sehr verengert
(*Pyl*, Samml. V. S. 106.)
Leichnam war nach 16 Tagen noch frisch und un-
verweset (*Pyl*, Samml. VI. S. 97.) **)

---

*) Bei einem verzweiflungsvollen Selbstmörder, wo also die
anfängliche Seelenruhe eine Heilwirkung war.

**) Hier führe ich noch zur Vergleichung aus dem A n z e i -
g e r d e r L e i p z i g e r ö k o n o m i s c h e n S o c i e t ä t die
Vergiftungsgeschichte eines Pferdes mit Arsenik, an.
Unter schrecklichen Zufällen schossen ganze Güsse grünen
Wassers aus der Nase heraus, die Augen ragten vor dem
Kopfe hervor und waren heftig entzündet, die Sehelöcher
waren rund und widernatürlich erweitert; die Nasenlöcher
weit aufgesperrt, und wegen des schnellen, kurzen, müh-
samen und ängstlichen Athemholens in beständiger Bewegung; das Zahnfleisch, der Gaumen, die Zunge angelaufen,
trocken und blauroth; der Puls äufserst klein und zitternd;
die Unruhe unbeschreiblich; der Bauch überaus gespannt,
der ganze Körper mit kaltem Schweifse bedeckt.
Hätten wir viele ähnliche (noch behutsamere) Versuche
an diesen nützlichen Hausthieren mit mehren einfachen Arzneien angestellt, so hätte man auch für sie eine reine Materia medica und könnte auch sie rationell (homöopathisch),
schnell, dauerhaft und mit Gewifsheit heilen, statt der bisherigen krüppeligen Quacksalberei mit einer Menge unpas-
sender Vielgemische.

Operment, Auripigmentum.

Beim Gehen im Freien ein starker Taumel im ganzen Kopfe, wie von Trunkenheit (n. 5½ St.) [*Lhr.* a. a. O.]

Betäubung des ganzen Kopfs; es fielen ihm zu viel Nebensachen ein (n. 8¼ St.) [*Lhr.* a. a. O.]

Pochende Stiche an der rechten Stirngegend (n. 2½ St.) [*Lhr.* a. a. O.]

Nadelstiche äuſserlich an der rechten Stirngegend (n. 5 St.) [*Lhr.* a. a. O]

5. Beim Streichen der Kopfhaare des Hinterhauptes, ein Spannungsgefühl hinter dem rechten Ohre, als wenn etwas hinter dem Ohre stäke, was das Ohr vordrücke (n. 1½ St.) [*Lhr.* a. a. O.]

Augenbutter in den Augenwinkeln (n. 33 St.) [*Lhr.* a. a. O.]

Beim Kauen der Speisen schmerzten die Zähne, als wenn sie los wären (n. 5 St.) [*Lhr.* a. a. O.]

Mittags nach dem Essen heftige Uebelkeit (u. 5¼ St.) [*Lhr.* a. a. O.]

Früh beim Erwachen heftiges Leibschneiden, wie von Erkältung (n. 25 St.) [*Lhr.* a. a. O.]

10. Nadelstiche von innen heraus in der rechten Brustseite (n. 6 St.) [*Lhr.* a. a. O.]

Abends beim Einschlafen ein Schreck, als wenn er aus dem Bette fiele (n. 18 St.) [*Lhr.* a. a. O]

Eisen, Ferrum.

Man pülvert gefeiltes, weiches Eisen mittels gehörigen Reibens in einer gufseisernen Reibeschale, beu-
telt es dann durch Leinwand und nimmt von diesem
staubförmigen Eisenpulver (in den Officinen ferrum
pulveratum genannt) einen Gran, den man, wie beim
Arsenik gelehrt, durch dreistündiges Reiben mit Milchzucker zur millionfachen, oder dritten und dann durch
27 Verdünnungs-Gläser zur dreifsigsten Kraft-Entwickelung ($\bar{x}$) bringt.

Obgleich die meisten folgender Arzneisymptome
bei Anwendung essigsaurer Eisen-Auflösung zum Vorschein gekommen sind, so ist doch kein Zweifel, dafs
sie mit denen von metallischem Eisen eben so gewifs
als die der trocknen Kalkerde mit denen der essig-
sauren Kalkerde im Wesentlichen übereinkommen
werden.

Dieses Metall wird von gewöhnlichen Aerzten für
ein an sich stärkendes und nicht nur unschädliches,
sondern auch durchaus und absolut gesundes Arzneimittel ausgegeben.

Wie wenig an dieser, ohne Nachdenken und Prüfung ersonnenen und ohne Nachdenken und Prüfung
von Lehrern auf Schüler fortgepflanzten Sage sey, lehrt
schon die Bemerkung, dafs, wenn das Eisen arznei-
kräftig ist, es auch das Befinden des Menschen, also

auch des gesunden, umändern und ihn krank machen
müsse und zwar desto kränker, je heilkräftiger es in
Krankheiten gefunden wird.

Nil prodest, quod non laedere possit idem.

Schon das Befinden bei eisenhaltigen Wässern
wohnender Menschen hätte sie belehren können, welche starken, krankmachenden Eigenschaften dieses
Metall besitze. Die Bewohner eisenhaltiger *) Bäder,
wo alle Wässer der Gegend gewöhnlich etwas von
diesem Metalle enthalten, tragen die Zeichen des krankhaften Einflusses desselben auffallend an sich.

Es giebt an solchen Orten wenige Menschen,
welche ihrer besondern Natur nach der Schädlichkeit
des fortgesetzten Gebrauchs eines solchen Wassers widerstehen und gesund bleiben können. Da findet man
mehr, als sonst irgendwo, langwierige Leiden von hoher Bedeutung und besonderer Art, selbst bei übrigens
ganz untadelhafter Lebensordnung. An Lähmung grän-
zende Schwäche des ganzen Körpers und einzelner
Theile, eigne Arten heftiger Gliederschmerzen, Unter-
leibs-Leiden verschiedener Art, Speise-Erbrechen bei
Tag oder bei Nacht, lungensüchtige Brustbeschwer-
den oft mit Blutspeien, Mangel an Lebenswärme, Mo-
natzeit-Unterdrückungen, unzeitige Geburten, Impo-

---

*) Es ist blofse Charlatanerie, wenn man die Eisenauflösungen
Stahltropfen, und die eisenhaltigen Mineral-Wasser
Stahlwasser, Stahlbäder nennt. Durch diese Wör-
ter soll eine absolute hohe Stärkungskraft derselben als un-
zweifelhaft dargestellt werden; denn Stählen ist der me-
taphorische Ausdruck für Stärken. Eisen ist aber ja nur
dann zu Stahl geworden, wenn seine besondere Federkraft
und Härte erscheint. In Auflösung durch Säure ist der Stahl
verschwunden; die Auflösung enthält dann blofs Eisensub-
strat und das aus eisenhaltigen Wässern gesammelte Oxyd
(Eisenocher) liefert, geschmolzen, nichts, als gewöhnliches
Eisen.

tenz bei beiden Geschlechtern, Unfruchtbarkeit, Gelb-
süchtigkeiten und viele andre seltene Kachexieen sind
da an der Tagesordnung.

Wo bleibt da die angebliche, völlige Unschäd-
lichkeit oder gar unbedingte Gesundhaftigkeit dieses
Metalls? Diejenigen, welche die eisenhaltige Quelle,
Gesundbrunnen genannt, und die andern eisenhaltigen Wasser der Gegend fortwährend trinken, sind
der Mehrzahl nach elend!

Welches Vorurtheil, welche Unachtsamkeit hinderte wohl unsre bisherigen Aerzte, diese auffallenden Thatsachen zu bemerken und auf ihre Ursache,
auf die krankmachende Eigenschaft des Eisens zu
schliefsen?

Wie wollen sie, ohne die Wirkungen des Eisens
und seiner Auflösungen zu kennen, wohl bestimmen,
in welchen Fällen die eisenhaltigen Bäder dienlich
seyen? Welche ihrer Kranken wollen sie dahin zur
Cur schicken? Welche davon abhalten? Was kann sie,
mit Einem Worte, wenn sie von den eigenthümlichen
Wirkungen dieses Metalls auf den menschlichen Kör-
'per nichts Genaues wissen, zur Bestimmung ihrer
Kranken für das Eisenwasser leiten? Blinder Einfall?
Ungefähres Vermuthen und Rathen? Mode? Oder kommen nicht etwa viele ihrer Kranken elender *) und

---

*) Das blofse stärken wollen in der gewöhnlichen Medicin
ist ein gewaltiger Mifsgriff. Warum ist denn der Kranke
so schwach? Offenbar wohl, weil er krank ist! Die Schwäche ist blofs Folge und einzelnes Symptom seiner Krankheit. Welcher Vernünftige könnte wohl einen Kranken
stärken wollen, ohne ihm zuvor seine Krankheit hinweg-
genommen zu haben? Ist aber seine Krankheit gehoben,
so hat er jederzeit, schon während des Verschwindens
der Krankheit, seine Kräfte wieder bekommen, von selbst,
durch die Energie des von seinem Uebel befreiten Organism's. Es giebt kein bei noch fortwährender Krankheit

kränker von da zurück, zum Beweise, dafs für sie das Eisen das falsche Arzneimittel war? Gott bewahre jeden Kranken vor einem Arzte, der nicht weifs, warum er diefs oder jenes Arzneimittel verordnet, der nicht überzeugende Gründe dazu hat, der nicht im voraus weifs, welche Arznei dem Kranken heilsam oder verderblich seyn werde!

Blofs die Berücksichtigung der eigenthümlichen Primärwirkungen der Arzneien, und ob sie in grofser Aehnlichkeit zu den Symptomen der zu heilenden Krankheit stehen (wie die Homöopathie lebrt), könnte sie vor diesen schädlichen Mifsgriffen bewahren.

Folgendes Verzeichnifs der Krankheitszufälle, welche Eisen für sich erregt, ist noch lange nicht so vollständig, als es seyn könnte; es wird aber doch nicht wenig zur Verhütung solcher Fehltritte beitragen bei denen, welche aufhören wollen, ihre Arzneien blindhin den Kranken einzugeben, und gewissenlos mit anzusehen, ob sie Tod oder Leben für sie aus dem Glücksrade ziehen.

Grofse, oder oft nach einander wiederholte Gaben Eisen, so auch mehre Bäder in eisenhaltigem Wasser, haben eine sehr lange Wirkungsdauer auf Monate hin. Selbst Gaben von der 30sten Kraft-Entwikkelung ($\frac{\cdots}{x}$), dergleichen der homöopathische Arzt jetzt in den gewöhnlichsten Fällen giebt, wirken nicht wenige Tage über.

Langwierige Verderbungen der Gesundheit durch Eisen werden zum grofsen Theile durch (kalkartige) Schwefelleber ($\frac{1}{100}$, $\frac{1}{1000}$ Gran in einer oder ein paar Gaben), gebessert, und die meisten der übrigen Beschwerden durch Pulsatille, wenn die Symptome (wie

---

stärkendes Mittel; es kann keins geben. Der homöopathische Arzt weifs blofs zu heilen, und beim Heilen erlangt der Genesende seine Kräfte wieder.

in einigen Fällen) nicht von der Art und der Verbindung zusammen sich finden, dafs eine andre Arznei nach Aehnlichkeits-Wirkung vorzugsweise dage
gen zu wählen wäre.

Die Namen-Verkürzungen meiner Mit-Beobach-
ter sind folgende: *Rosazewsky* [*Rszsky*], *Grofs* [*Gfs.*],
Fr. Hahnemann [*Fr. H-n.*].

E i s e n.

Eingenommenheit und Betäubung des Kopfs (*Ritter* *), in Hufel. Journ. XXVI, I.)

Beim Niederlegen ein Schwindel, als wenn man vorwärts gestofsen würde, oder in einem Wagen führe (vorzüglich, wenn man die Augen zumacht).

Schwindel beim Herabsteigen, als wenn sie vorwärts fallen sollte.

Beim Gehen so taumlich und wie betrunken, als wenn sie über den Haufen fallen sollte.

5. Beim Gehen so drehend und übelig; es ist, als wenn der Kopf immer auf der rechten Seite hängen wollte.

Beim Anblick des fliefsenden Wassers wird es ihr taumlich und schwindlich im Kopfe, als wenn alles mit ihr rings herum gienge.

Es steigt ihr stark nach dem Kopfe.

Trunkenheit [*Ritter*, a. a. O.]

Wogendes Kopfweh, wie Wellen, eine Stunde lang (n. ½ St.) [*Emil Rszsky.*]

10. Ziehendes Kopfweh [*Rszsky.*]

Ein Drängen des Blutes nach dem Kopfe; die Adern am Kopfe waren zwei Stunden lang angeschwollen, mit etwas fliegender Hitze im Gesichte.

Ein augenblicklicher, schwindlicher Stofs im Gehirn (sogleich).

Die kühle, freie Luft macht ihr einen besondern Druck oben auf dem Kopfe, welcher nach und nach in der Stube vergieng.

---

*) Beobachtungen, die den Gebrauch des Pyrmonter und Schwalbacher Wassers betreffen, wobei also auch die Kohlensäure in Anschlag zu bringen ist.

Unaufgelegtheit zum Nachdenken und Eingenommenheit des Kopfs.

15. Alle Abende Kopfweh: Düsterheit über der Nasenwurzel.

Früh sehr düster im Kopfe.

Kopfweh, als wäre das Gehirn zerrissen (auch früh
im Schlummer vor dem Erwachen).

Wüstheit im Kopfe.

Der Kopf ist dämisch und dumm.

20. Kopf ist wüste und dumm.

Schwere des Kopfs.

(Drückender Kopfschmerz in der Stirne, als wenn
sie zerspringen sollte.)

Ein schneidendes Stechen in der Stirne.

Heftig stechender Kopfschmerz in der linken Seite,
Nachmittags, 5 Stunden lang.

25. (Alle zwei oder drei Wochen, zwei, drei, vier
Tage lang Kopfweh, Hämmern und Pochen, so
dafs sie sich zuweilen zu Bette legen mufs; dann
Abscheu vor Essen und Trinken.)

Haar - Ausfallen, wobei die Kopfhaut mit Kriebeln
weh thut.

Ein Ziehen vom Genicke herauf in den Kopf, in
welchem es dann sticht, saust und braust.

Es ward ihm Abends dunkel vor den Augen; er bekam einen drückenden Schmerz über den Augenhöhlen und es tropfte etwas Blut aus der Nase.

Schmerz äufserlich am Kopfe wie mit Blut unterlaufen; die Haare schmerzen bei der Berührung.

30. Erdfahles, auch wohl blaufleckiges Gesicht.

Erdfahl gelbsüchtige Gesichtsfarbe.

Blässe des Gesichts und der Lippen [*Ritter*, a. a. O.]

Abends Jücken in den Augen und Drücken wie von
einem Sandkorn darin.

Fünf Tage lang, rothe Augen mit brennenden
Schmerzen (n. 3 Tagen).

35. Brennen in den Augen.

Augen thun weh, als wenn man recht schläfrig ist,
und sie zufallen wollten; auch Brennen darin.

Ein Drücken im rechten Auge; die Augenlider kle-
ben die Nacht zu.

Wenn er nur ein Paar Stunden schreibt, so kann
er die Augen nicht mehr weit aufthun; sie wer-

den so wässerig, als wenn er nicht recht ausgeschlafen hätte.

Röthe und Geschwulst des obern und untern Au-
genlides; am obern eine Art von Gerstenkorn, mit
Eiter angefüllt; die untern Augenlider sind voll
Augenbutter (eiterigen Schleims).

40 (Stechen im linken Auge.)

Die Pupillen sind nur geringer Erweiterung fähig.

Abends beim Bücken etwas Nasenbluten.

Bluten aus dem linken Nasenloche (in 10 Stunden
4mal).

Schmerzhaftigkeit des äufsern linken Ohrs, als wenn
ein Geschwür dran wäre (n. 12 St.)

45. Stiche im rechten Ohre, früh (n. 12 St.)

Sausen in den Ohren, welches, so wie die unangenehme Empfindung im Gehirne, durch Auflegen
des Kopfs auf den Tisch erleichtert ward.

Singen vor den Ohren, wie von Heimchen.

Blasse Lippen.

Hinten und auf der Mitte der Zunge eine anhaltende Schmerzhaftigkeit, wie feine, ununterbro-
chene Stiche, die sich durch Berührung der Speisen und Getränke verschlimmerte; aufser dem Essen und Trinken hat die Stelle die Empfindung,
als wenn sie verbrannt gewesen und taub und
boll wäre.

50. (Geschwulst des Zahnfleisches und der Backen.)

(Rauher und wunder Hals, mit Heiserkeit.)

(Beim Schlingen ein Drücken mit Wundheits-Empfindung im Schlunde, als wenn da Hautblasen
zerdrückt würden und so die Stelle wund würde.)

(Zuweilen eine Empfindung wie von einem Pflocke
im Halse, aufser dem Schlingen, nicht während
des Schlingens.)

Beim Schlingen drückendes Halsweh mit Hitze im
Rachen; die Halsmuskeln sind wie steif und
schmerzen bei Bewegung.

55. Gefühl wie von Zusammenschnürung am Halse.

Langwierige Drüsengeschwulst am Halse.

Sehr grofse Uebelkeit im Halse, als wenn Erbrechen
erfolgen sollte; sie endigt sich mit Aufstofsen [Gfs.]

Sobald sie etwas ifst, geht's durch Erbrechen wieder fort.

Erbrechen blofs der Speisen gleich nach
dem Essen; acht Tage lang.

60. Wenn sie etwas ifst, will's heben wie Uebelkeit
von Ekel.

Das Erbrechen ist vor Mitternacht, wenn sie liegt,
am schlimmsten, und vorzüglich, wenn sie auf
der Seite liegt.

Erbrechen des Genossenen, gleich nach Mitternacht,
worauf Widerwille gegen Genüsse und Abscheu
vor freier Luft erfolgt (n. 6 St.)

Sie erbricht sich alle Morgen und nach dem Essen
blofs Schleim und Wasser (keine Speisen); eine
Art Würmerbeseigen; das Wasser läuft ihr aus dem
Munde und es zieht ihr gleichsam die Kehle zu.

Es ist ihr immer ekel und übel.

65. Eine dreistündige Brecherlichkeit.

Alles, was sie erbricht, hat Säure und Schärfe.

Auf Saures und Bier erbricht sie sich sehr.

Nach säuerlichem Biere (Abends) Soodbrennen.

Bier steigt ihr in den Kopf.

70. Von Biersuppe, Hitze und Aengstlichkeit.

Appetitlosigkeit ohne übeln Geschmack und ohne
Durst.

(Sie ward blafs, es kollerte ihr im Leibe, klemmte
ihr die Brust zusammen, stieg ihr nach dem Kopfe; sie bekam krampfhaftes, gewaltsames Aufstofsen, dann Hitze im Gesichte, vorzüglich im
rechten Backen und Schmerz im Kopfe, auf dem
Scheitel wie Stechen.)

Beständiges Aufstofsen, sobald sie etwas genossen
hat.

Wenig Appetit, am wenigsten zu Fleische; es war
ihm so voll.

75. Er ifst mit gehörigem Appetite und Geschmacke
Mittags; nach dem Essen aber kömmt ruckweise
Aufstofsen und Herausrülpsen der Speisen, ohne
Uebelkeit oder Brecherlichkeit.

Nach dem Spaziergange so ein Vollseyn, als wenn
es ihm aufstofsen wollte, welches sich nach dem
Essen verlor.

Sobald sie etwas ifst, drückt es sie.

Drückender, höchst empfindlicher Magenschmerz (*Schmidtmüller* *), in *Horn's* Archiv IX. 2.)

Heftiges Magendrücken und aufserordentliche Spannung (*Zacchiroli* **), in *Kühn's* Magazin für Arzneimittellehre I. St. Chemnitz, 1794.)

80. Auftreibung der Magengegend [*Schmidtmüller*, a. a. O.]

Magenkrämpfe (*Nebel* und *Wepfer*, Diss. de medicamentis chalybeatis, Heidelb. 1711.)

Ein Drücken im Unterleibe, gleich unter dem Magen, sobald sie etwas gegessen oder getrunken hat.

Nach dem Trinken und Essen heftiges Magendrükken.

Klammartiger Magenschmerz.

85. Magendrücken von Fleischessen.

Er kann blofs Brod mit Butter essen; Fleisch bekommt ihm nicht.

Derbe Speisen schmecken alle so trocken, als wenn weder Saft noch Kraft darin wäre; sie haben zwar den natürlichen Geschmack, aber doch nichts Angenehmes; die dünnen, warmen Speisen sind ihm lieber.

Er hat keinen Appetit, weil er immer wie satt ist; aber Getränke schmecken ihm gut und werden mit Appetite genossen.

Wenn sie auch Appetit hat, kann sie doch nur wenig essen; sie ist gleich voll und das Essen drückt sie.

90. Nach dem Mittagsessen hat er Durst; er weifs aber nicht worauf.

Gänzliche Durstlosigkeit.

Es ist ihm so voll.

(Früh säuerlicher Geschmack im Munde.)

Alles, was sie ifst, schmeckt bitter.

95. Süfslicher Geschmack im Munde, wie von Blute [*Ritter*, a. a. O.]

Zuweilen ein erdiger Geschmack im Munde.

Nachmittags steigt ihm ein fauliger Geschmack in den Mund, der ihm allen Appetit verdirbt.

---

*) Vom feinsten Eisenpulver.

**) Von etlichen Granen Eisenfeile.

Wenn er vor Mitternacht eine Stunde geschlafen
hat, so kömmt ihm eine Hitze, gleichsam vom
Unterleibe herauf; der Mund wird trocken und
es steigt ihm ein übler Dunst und fauliger Ge-
schmack in den Mund.
(Brennen im Magen.)
100. Die Herzgrube schmerzt bei Berührung.
Einige Stiche im Unterleibe.
Feinstechendes Leibweh.
Ein starker Stich in der Seite unter den Ribben
(n. 24 St.)
Still aufgetriebener Unterleib, ohne Blähungsbeschwerden.
105. Starkes Poltern im Unterleibe bei Tag und Nacht.
Hart aufgetriebener Unterleib.
Auftreibung des Unterleibes [*Schmidtmüller*, a. a. O.]
Es gehen eine Menge Winde fort (*Lentin*, Beitr.
S. 75.)
Heftig zusammenziehende Schmerzen im Unterleibe
und Rücken [*Ritter*, a. a. O]
110. Kolikschmerzen (sogleich) [*Ritter*, a. a. O.]
(Beim Befühlen des Unterleibes und beim Husten
thun die Eingeweide weh, wie zerschlagen, oder
als wenn sie durch Purganzen angegriffen worden wären) (n. 36 St.)
Vorzüglich beim Gehen, schmerzhafte Schwere der
Unterbauchs-Eingeweide, als wollten sie herab-
fallen.
Zusammenziehender Krampf im Mastdarme, einige
Minuten lang.
Jücken und Fressen im Mastdarme, und im schleimi-
gen Stuhle gehen Madenwürmer ab.
115. Es scheinen sich die Madenwürmer davon zu mehren; vor Jücken im Mastdarme
konnte er die Nacht nicht schlafen; die Würmer
krochen die Nacht zum After heraus *).
Hartnäckige Leibesverstopfung [*Ritter*, a. a. O.]
Leibverstopfung und Mastdarm-Aderknoten, die beim
Stuhlgange einen schmerzhaften Druck verursach-
ten.
Reifsen im Mastdarme.

---

*) Vom Trinken des Pyrmonter Wassers.

Bei jedem Stuhlgange Schleim, auch wohl etwas Blut-Abgang.

120. Hervortreten grofser Goldaderknoten am After.

Heftiger Goldaderflufs [*Ritter*, a. a. O.]

Oefterer Drang zum Stuhle mit Brennen am After und Rückenschmerz bei Bewegung.

Oefterer Durchlauf.

Durchfälliger Stuhl [*Fr. H-n.*]

125. Durchfall mit nervös krampfhaften Schmerzen im Unterleibe, Rücken und After [*Ritter*, a. a. O.]

Starker Durchlauf [*Lentin*, a. a. O.]

Oeftere, durchfällige Stühle [*Ritter*, a. a. O.]

Starkes Purgiren [*Ritter*, a. a. O.]

Unwillkührliches Harnlassen, vorzüglich am Tage.

130. Steifigkeiten der Ruthe.

Steifigkeiten der Ruthe am Tage, fast ohne Veranlassung.

Nächtliche Samenergiefsung.

(Beim Harnen brennender Schmerz in der Harnröhre, als wenn der Urin heifs herausliefe.)

(Tripper) Schleimausflufs aus der Harnröhre nach Erkältung.

135. Scheideflufs, wie Milchwasser, welcher (anfangs) bifs und wund machte.

Ein vorher unschmerzhafter, weifser Flufs ward nun schmerzhaft, als wenn die Theile wund wären.

Vor Eintritt der Monatzeit, Abgang langgedehnter Schleimstücke aus der Bärmutter, wobei es ihr im Leibe herumgieng, wie sonst beim Monatlichen.

Schmerzhaftigkeit in der Mutterscheide beim Beischlafe.

Vor Eintritt des Monatlichen, stechendes Kopfweh und Singen vor den Ohren.

140. Früh wehenartige Schmerzen im Unterleibe, als wenn das Monatliche eintreten sollte (n. 12 St.)

Monatliches, welches so eben an der Zeit war, kam sogleich auf das Eisenbad, und doppelt so stark, als gewöhnlich *).

---

*) Diefs ist die Primärwirkung des Eisens; die folgenden Symptome sind Nachwirkung, daher nur bei solcher Menstruations-Unterdrückung, wo die übrigen Zeichen homöopathisch auf Eisen passen, dieses Metall heilsam seyn kann.

Das Monatliche setzt zwei, drei Tage aus und kommt
dann wieder.

Mutterblutsturz [*Ritter*, a. a. O.]

Die Monatzeit kommt um einen Tag später, es geht
weniger und wässeriges Blut unter starkem Leibschneiden (n. 6 Tagen.)

145. Monatzeit einige Tage später über die Zeit.

Monatzeit setzt acht Wochen aus.

Dreijähriges Ausbleiben der Monatzeit *).

Vorfall der Mutterscheide, blofs während der Schwan-
gerschaft, aufserdem nicht.

Unrichtiggehen (Abortus).

150. Unfruchtbarkeit ohne Abortus.

* *
*

Es steigt ihm ein heifser Dunst aus der Luftröhre
[*Ritter*, a. a. O.]

Empfindung von Trockenheit und Schleim auf der
Brust; die Trockenheit mindert sich durch Trinken nur auf kurze Zeit.

Auf der Brust Vollheit und Engigkeit.

Beklemmung auf der Brust, als wenn sie zusammengeschnürt wäre [*Ritter*, a. a. O.]

155. Engbrüstigkeit [*Ritter*, a. a. O.]

Engbrüstigkeit; schwierig langsames Athemziehen,
vermindert durch Gehen oder Sprechen, oder bei
anhaltender Beschäftigung mit Lesen oder Schreiben; am schlimmsten ist es bei müfsigem, ruhigem
Sitzen, und noch schlimmer beim Liegen, vorzüglich Abends; er mufste mehrere Athemzüge
thun, ehe er die Lunge mit Luft füllen konnte
[*Rszsky.*]

Drang des Blutes nach der Brust [*Ritter*, a. a. O.]

Engbrüstigkeit und Müdigkeit der Glieder, gewöhnlich Vormittags am schlimmsten; oft besser, wenn
er ein wenig gegangen ist; nur zuweilen wird's
damit beim Gehen im Freien unerträglich schlimm.

Er kann keine Luft kriegen; selbst im Sitzen ist
das Athmen schwer.

160. (Es liegt dem Kinde auf der Brust; es röchelt.)

---

*) Bei immerwährendem Genusse eisenhaltigen Wassers.

Abends im Bette zieht es ihr die Kehle zu, das Blut
strömt nach dem Kopfe, sie fühlt ein Brennen
äufserlich am Halse und zwischen den Schulterblättern, und so überhaupt am Oberkörper, während die Füfse kalt sind; früh Schweifs.

Früh im Bette (gegen 6 Uhr) zieht es ihm in der
Herzgrube alles schmerzhaft zusammen, dann
erfolgt eine Art Krampfhusten mit Schleimauswurfe.

Beengung der Brust, als wenn sie zusammengeschnürt wäre; schweres, ängstliches Asthma, welches durch Gehen schlimmer wird.

Zusammenziehender Krampf auf der Brust.

165. Schweres Athmen und Beklemmung der Brust,
als wenn man mit der Hand darauf drückte.

Ein Druck oben, unter dem Brustbeine, mit Katarrh
und Husten.

Zuweilen mufs er sich nach Mitternacht im Bette
aufsetzen, der Engbrüstigkeit wegen.

Eine Art Asthma; eine Aengstlichkeit in der Herzgrube, die das Einathmen verhindert.

Bei Körperbewegung Hitze von der Herzgrube heran, wie eine Bangigkeit; sie mufste sich legen.

170. In der Nacht im Bette, Stechen im Brustbeine.

Bei Leibesbewegung, Stechen in der Seite.

Schmerz auf der Brust und Stechen und Spannen
zwischen den Schulterblättern; er konnte sich
nicht regen.

Schmerz auf der Brust, als wäre sie zerschlagen.

Zusammenziehender Krampf auf der Brust und **Husten, blofs beim Bewegen und Gehen**.

175. (Vermehrter trockner Husten) [*Ritter*, a. a. O]

Stumpfer Husten ohne Auswurf, und beim Husten
ist's, als wenn ihr die Luft fehlte.

Husten ist Abends nach dem Niederlegen trocken,
beim Gehen aber mit Auswurfe.

Mehr bei Bewegung, als in Ruhe, Husten.

Ein Brennen oben im Brustbeine nach dem Husten.

180. Nächtlicher Bluthusten und gröfsere Engbrüstigkeit darauf.

Blutspeien [*Ritter*, a. a. O.]

Geringer, dünner, schaumiger Brustauswurf mit
Blutstriemen [*Ritter*, a. a. O.]

Bluthusten früh beim Aufstehen aus dem Bette.

Durch Kotzen wirft er Blutschleim aus (n. 5 Tagen.)

185. Während des Kindsäugens, Husten mit Blutauswurf.

Weilseiteriger Auswurf in Menge, nach geringem
Husten, der sich durch Tabakrauchen und Branntweintrinken mehrt.

Er wirft früh Eiter in Menge aus (von fauligem
Geschmacke).

Früh beim Aufwachen viel grünlicher Eiterauswurf
von weichlichem Geschmacke.

Husten den ganzen Tag und auch Abends nach dem
Niederlegen etwas.

190. Eine Art Reilsen im Rücken, selbst im Sitzen
und Liegen.

Wenn sie etwas arbeitet mit den Armen, so sticht
es in den Schulterblättern.

Zwischen den Schulterblättern eine Art Reilsen,
selbst beim Sitzen, welches durch's Gehen schlimmer wird.

Während des Gehens, stichähnliche Rucke im Kreuze, die sich mehr nach den Hüften zu, als ober-
wärts verbreiten, schmerzhafter nach dem Sitzen
oder Stehen, fast als wenn man sich verhoben
hätte.

Schmerzen im Kreuze beim Aufstehen vom Sitze.

195. Zerschlagenheitsschmerz im Kreuze.

Schmerz im linken Schlüsselbeine, als sey es ihr
eingeschlafen.

Knarren im Achselgelenke, welches beim Betasten
wie zerschlagen schmerzt.

Schmerz, Stechen und Reilsen vom Achselgelenke
in den Oberarm und weiter herab, der ihm das
Aufheben unmöglich macht.

Stechen und Reilsen im Oberarm vom Achselgelenke
aus, so dals er den Arm nicht heben kann.

200. Eine Art Lähmung: Unvermögen, die Arme aufzuheben, wegen schmerzhaften Spannens zwischen
den Schulterblättern und am Brustbeine.

Ziehen im Arme, wodurch er schwer und wie läh-
mig wird.

Er hatte keine Ruhe in den Armen und mulste sie
bald beugen, bald ausstrecken.

Er kann den rechten Arm nicht in die Höhe bringen; es sticht und reifst im Schultergelenke —
welches beim Befühlen wie zerschlagen schmerzt
— bis durch den Oberarm herab, und es knarrt
im Achselgelenke.

Geschwulst der Hände; nachgehends schälen sie sich.

205. Geschwollne Hände und Füfse bis an die Kniee.

Kälte der Hände und Füfse [*Ritter*, a. a. O.]

Klamm in den Fingern und Taubheit und Gefühllosigkeit darin.

Früh, wenn sie etwas arbeiten will, fühlt sie Zittern in den Händen.

Eine Art von Lähmung: ein Reifsen mit starken
Stichen vom Hüftgelenke herab bis in das Schienbein und den Unterfufs (die Kugel ist beim Betasten stets sehr schmerzhaft, wie zerschlagen); er
kann am Tage nicht auftreten vor Schmerzen, die
sich aber beim Gehen mindern; Abends nach dem
Niederlegen ist's am schlimmsten, er mufs aufstehen und herumgehen, um den Schmerz zu lindern, bis zur Mitternacht.

210. Stechen und Reifsen im Hüftgelenke, — welches
beim Befühlen wie zerschlagen schmerzt, — bis
über das Schienbein herab; Abends im Bett am
schlimmsten, wo er aufstehen und herumgehen
mufs.

Lähmiger Schmerz im Oberschenkel, auch im Sizzen; wenn sie eine Zeit krumm gesessen hat,
mufs sie, sich zu erleichtern, den Fufs ausstrek-
ken; wenn sie vom Stuhle aufsteht, ist der lähmige Schmerz am schlimmsten, er giebt sich aber
im Gehen.

Taubheit am Oberschenkel.

Nach dem Aufstehen vom Sitze, Schlaffheit und
Müdigkeit in den Kniekehlen, vorzüglich auch
beim Gehen *) nach dem Stillstehen.

Schwäche der Kniee zum Niedersinken (sogleich).

215. Geschwulst der Kniee und Unterfufsgelenke, und
Schmerz darin, vorzüglich beim Ausstrecken des
Kniees im Bette.

---

*) Beim Anfange des Gehens.

Ein zusammenziehender Schmerz in den Gelenken
des Kniees und Unterfuſses.

Er muſs die Knice vor Schmerzen, als wären sie
übermüdet, bald krumm machen, bald gerade ausstrecken; er hatte keine Ruhe darin.

Früh beim Aufstehen aus dem Bette schmerzhafter
Klamm in der Wade (n. 16 St.)

Tonischer Krampf *) des Dickbeins und Unterschenkels (*Scherer*, in Hufel. Journ. III.)

220. Abends beim Gehen **) zusammenziehender Schmerz,
wie Klamm, im Schienbeine und in den Waden.

Beim Stehen Klamm in den Waden, der im Gehen
verschwindet (n. 28 St.)

Ein schmerzhaftes Ziehen in den Unterschenkeln.

Zerschlagenheitsschmerz der Unterschenkel früh im
Bette, der sich bald nach dem Aufstehen legt.

Die Unterschenkel sind zitterig und beim Gehen
schmerzen sie wie zerschlagen.

225. Die Schenkel sind wie eingeschlafen.

Nach dem Ausruhen auf's Gehen, Steifigkeit in den
Füſsen, wenn sie sich wieder bewegen will.

Krampfadern an den Füſsen.

Fuſsgeschwulst bis zu den Knöcheln.

Schmerzhafter Klamm in den Fuſssohlen.

230. Oft Klamm in den Zehen und der Fuſssohle.

Mit groſsem Schmerze zieht der Klamm die Finger
und Zehen krumm.

Sehr kalte Füſse, die sie vor Mattigkeit kaum er-
schleppen konnte.

Nach dem Essen, Müdigkeit in den Füſsen.

Die Füſse wollen sie nicht tragen.

235. Hautstellen (z. B. auf dem Rücken des Daumens,
der Zehen u. s. w.), welche für sich brennend, bei
selbst leiser Berührung aber unerträglich wund
schmerzen.

Dunkle Leberflecke (z. B. auf dem Handrücken) ent-
zünden sich und gehen in Eiterung.

Beim Gehen leicht Müdigkeit.

Er ist sehr matt und mager.

Sehr matt und schläfrig (n. 2 St.)

---

*) Von Eisen auf die Fuſssohlen gelegt.
**) Beim Anfange des Gehens.

240. Sehr grofse Schwäche, wie Müdigkeit (sogleich).

Schwere der Glieder, 48 Stunden lang.

Schwere, Mattigkeit und Schlaffheit der Glieder.

Eine allgemeine Schwäche, schon vom Sprechen erregt.

Grofse Schwäche (*Harcke*, in Hufel. Journ. XXV.)

245. Starkes Zittern am ganzen Körper, welches mehrere Wochen anhält [*Harcke*, a. a. O.]

Ohnmacht-Anfälle [*Ritter*, a. a. O.]

Ohnmacht-Anfälle, welche auf den ganzen übrigen Tag Schwäche zurücklassen [*Ritter*, a. a. O.]

Ermüdungsschwäche, die mit einem ängstlichen Zittern abwechselt.

Oeftere Anfälle von Zittern am ganzen Körper.

250. Die Zufälle verschlimmern sich durch Sitzen und werden durch gelinde Bewegung besser.

Das Gehen in freier Luft greift sie an.

Beim Gehen, Ohnmachtempfindung; es ward ihr schwarz vor den Augen; es war, als wenn sie ein Schlag befallen sollte; bei jedem Tritte Brausen vor den Ohren und im Kopfe.

Neigung, sich niederzulegen.

Unüberwindliche Neigung sich niederzulegen (n. 1 St.)

255. Beständige Müdigkeit und Tagschläfrigkeit (wogegen der Schlaf nur kurze Erleichterung schafft).

Nach dem Mittagsessen, Schläfrigkeit und Düsterheit, auch etwas Kopfweh über der Nasenwurzel; er konnte keine Geistesarbeiten vornehmen.

Wenn sie sitzt, möchte sie auch gleich schlafen, zu jeder Tageszeit.

Leichter, nicht fester, schlummerartiger Schlaf.

Sie liegt lange, ehe sie einschläft.

260. Er liegt halbe und ganze Stunden, ehe er einschläft.

Sie mufs zwei, drei Stunden liegen, ehe sie einschläft.

Er wacht die Nacht alle Stunden auf und schlummert dann blofs wieder ein.

Sie schläft ermüdet ein und schläft gleichwohl unruhig und wacht lange, ehe sie wieder einschläft, und ist dennoch früh beim Aufstehen nicht müde.

Die Nacht darf sie blofs auf dem Rücken liegen, auf den Seiten kann sie nicht schlafen.

265. Nächtliche Blähungskolik: es entstehen eine Menge
Blähungen im Unterleibe, welche Schmerzen verursachen, obgleich viel Winde abgehen.

Nachts unruhiger Schlaf.

Nachts sehr lebhafte Träume.

Nachts von vielen Träumen beunruhigt; früh beim
Aufstehen viel Müdigkeit.

Unruhiger, traumvoller, mit Samen - Ergiefsungen
begleiteter Schlaf.

270. Träume, er sey im Kriege, sey in's Wasser gefallen u. s. w.

Aengstliches Herumwerfen im Bette, Nachmitternacht.

Aengstlichkeit die Nacht, als wenn sie etwas Böses
begangen hätte; sie konnte nicht schlafen, warf
sich im Bette herum.

Schwerer Frühschlaf bis 9 Uhr, aus dem er sich
nicht finden kann.

Er schläft mit halb offenen Augen.

275. Abends im Bette ward er über und über kalt,
statt wärmer zu werden.

Nach dem Mittagsschlafe, Hitze.

Viel Schweifs beim Gehen und Sitzen, am Tage.

Schweifs am Tage, im Gehen.

Um Mitternacht, oft Schweifs im Schlummer.

280. Morgenschweifs, lange Zeit hindurch.

Abends, vor Schlafengehen, Schüttelfrost, ohne äus-
sere Kälte; im Bette fror es ihn die ganze Nacht.

Nächtlicher Schweifs mit Mattigkeit.

Früh bei Tagesanbruch, Schweifs bis gegen Mittag,
einen Morgen um den andern und gleich vorher
jedesmal Kopfweh.

Früh, Anfall von Dehnen und Gähnen, wobei die
Augen voll Wasser laufen (n. 8 St.)

285. (Früh Hitze im Gesichte.)

(Frost und während des Frierens bekam er glühende
Gesichtshitze.)

Am Tage Wallung im Blute und Abends Hitze, besonders in den Händen.

Hitze am Körper mit Backenröthe, wobei der Kopf
frei ist (n. 24 St.)

Kaum fühlbarer Puls [*Ritter*, a. a. O.]

290. (Mifsmuth wie von allzu schlaffen Gedärmen.)

Heftigkeit, Zanksucht, Rechthaberei (n. 4 St.)

Abwechselnd den einen Abend, überlustig, den andern traurig und melancholisch.

Aengstlichkeit [*Nebel* und *Wepfer*, a. a. O. — *Ritter*, a. a. O.]

Bei geringer Veranlassung, Aengstlichkeit, mit einem Klopfen in der Herzgrube.

295. Aengstlichkeit, als wenn sie etwas Böses begangen hätte.

Ignazbohne, der Samen von *Ignatia amara.*

Man nimmt einen Gran dieses gepülverten *) Samens, den man, wie im Vorworte zum Arsenik gelehrt ist, erst zur millionfachen (dritten) Pulver-Verreibung und hievon einen Gran, nach geschehener Auflösung, durch 27 Verdünnungs-Gläser zur dreifsigsten Kraft-Entwickelung ($\bar{x}$) bringt.

Die charakteristischen Eigenheiten dieser sehr kräftigen Gewächssubstanz habe ich zum Theil, so viel mir bekannt geworden, in den Anmerkungen angedeutet.

Der sehr bald auf einander folgenden Wechsel-wirkungen wegen, die sie erzeugt, eignet sie sich zu acuten Krankheiten vorzüglich, und zwar zu mehren, wie man aus ihren, den häufig vorkommenden Krankheits-Symptomen des alltäglichen Lebens so ähnlich entsprechenden Symptomen sehen kann. Sie ist daher mit Recht als eine zu grofsem Nutzen erschaffene (Polychrest-) Arznei anzusehen.

---

*) Wenn der Mörsel anhaltend in sehr heifsem Wasser steht und so immer mäfsig warm erhalten wird, so läfst sich dieser Samen (so wie die Krähenaugen) ohne Verminderung der Arzneikraft ziemlich leicht fein pülvern.

Gewöhnlich läuft ihre Wirkungsdauer binnen wenigen Tagen ab; doch giebt es Körperconstitutionen und Zustände, wo sie keine Ausleerung erregen kann, und da habe ich ihre Wirkung zuweilen auf neun Tage anhalten gesehen. Sie eignet sich nur in wenigen Fällen für chronische Uebel, und höchstens nur unter Zwischengebrauch einer andern, zunächst dienlichsten Arznei von dauerhafterer Wirkung.

Bei ihrem Gebrauch ereignet sich der, bei einer andern Arznei nur selten vorkommende, Fall, daſs, wenn die erste Gabe (wie zuweilen) ihren Zweck nicht erreichte, weil sie (aus unbekannter Ursache) mit ihren entgegengesetzten Symptomen zuerst auf die Krankheit wirkte, also bald wieder eine Verschlimmerung des Uebels in der Nachwirkung, wie ein Palliativ, hervorbrachte, dann (ohne eine andre Arznei dazwischen zur Abwechslung gegeben zu haben) **eine zweite Gabe** derselben Tinctur-Verdünnung mit dem besten Heil-Erfolge gegeben werden kann, so daſs die Heilung nur erst bei der zweiten Gabe erreicht wird; — gewiſs einzig wegen der Symptome in geraden Gegensätzen (Wechselwirkungen) dieser sonderbaren Arznei, deren ich weiter hin noch gedenke. Doch ereignet sich ein solcher Fall nicht oft, da gewöhnlich die erste Gabe bei einem schnell entstandenen Uebel Alles ausrichtet, was diese Arznei überhaupt homöopathisch leisten kann, wenn sie treffend nach Aehnlichkeit der Symptome gewählt worden war.

Wo sie in einem allzu reizbaren Körper, vielleicht auch in allzu groſser Gabe gereicht, eine Ueberempfindlichkeit, oder einen ängstlichen, erhöheten Zustand der Empfindung, eine Uebereiltheit u. s. w. zuwege bringt, da dient Kaffee als homöopathisches Gegenmittel; — wo sie aber unpassend gewählt war, so daſs ihre Symptome denen der Krankheit nicht in naher Aehnlichkeit entsprechen, da können die entstehenden Beschwerden, je nachdem sie waren, durch Pulsatille oder Chamille, in seltnern Fällen von Kockelsamen, Wohlverleih, Kampfer oder Essig antidotisch getilgt werden.

So viel Aehnlichkeit man aber auch in ihren positiven Wirkungen mit denen des Krähenaug-Samens wahrnimmt (was allerdings auf eine botanische Verwandtschaft beider Gewächse hindeutet), so findet doch beim Gebrauche beider eine große Verschiedenheit statt, da schon der Gemüthszustand der Kranken, wo Ignazsamen dienlich ist, sehr von demjenigen abweicht, wo Krähenaugsamen paßt. Nicht bei Personen oder Krankheiten, bei denen Zorn, Eifer, Heftigkeit herrscht, sondern wo eine schnelle Abwechslung von Lustigkeit und Weinerlichkeit, oder die andern Gemüthszustände statt finden, die vom Ignazsamen zu Ende verzeichnet sind, kann Ignazsamen passen, vorausgesetzt, daß auch die übrigen körperlichen Krankheits-Symptome denen ähnlich vorhanden sind, welche dieser Samen erzeugen kann.

Selbst in hoher Kraft-Entwickelung giebt Ignaz ein Hauptmittel ab in Aergernißfällen bei Personen, die nicht geneigt sind, in Heftigkeit auszubrechen oder sich zu rächen, sondern welche die Kränkung in sich verschließen, bei denen, mit einem Worte, die Erinnerung an den ärgerlichen Vorfall anhaltend an ihrem Gemüthe zu nagen pflegt, und so auch vorzüglich gegen Krankheitszustände, die von Gram erzeugenden Vorfällen entstehen. So könnten Anfälle von selbst langwierigen Epilepsieen, die jedesmal nur nach Kränkung oder ähnlicher Aergerniß (und sonst unter keiner andern Bedingung) ausbrechen, wohl durch schnelle Anwendung von Ignaz jedesmal verhütet, auch können Fallsuchten, die so eben erst durch großen Schreck bei jungen Personen entstanden waren, ehe sie sich mehrmal wiederholen, durch ein

Paar Gaben Ignaz geheilt werden; daſs aber anders
geartete Fallsuchten langwieriger Art durch diesen
Samen geheilt werden könnten, oder jedesmal geheilt
worden wären, ist höchst unwahrscheinlich; wenigstens sind die in Schriften verzeichneten, angeblich
durch Ignazbohne geheilten Fälle nicht ganz rein,
denn fast stets waren dabei andre starke Arzneien zugleich oder dazwischen gebraucht worden, oder die
Heilung nicht als dauerhaft bestätigt.

Wenn Jemand durch ein widriges Ereigniſs von
Aussen von einem Fallsuchtanfalle das erste Mal in
seinem Leben ergriffen wird, der durch seine Dauer
oder augenblickliche Wiederkunft drohend wird, da
hilft eine einzige kleine Gabe Ignaztinctur fast zuverlässig und meistens auf immer (wie ich erfahren habe);
aber anders ist es mit den chronischen Epilepsieen, da
kann Ignazsamen keine dauerhafte Hilfe bringen aus
gleichem Grunde, als er gegen andre chronische Krankheiten nichts vermag.   Nämlich seine, meist in gera-
dem Gegensatze stehenden, eigenthümlichen Erstwirk-
ungen (Wechselwirkungen) folgen auch beim Gebrauche
in Krankheiten in diesem Gegensatze auf einander, so
daſs, wenn die erste Gabe den Krankheitszustand auf-
hob, eine zweite nicht bald darauf wieder gegeben
werden darf, weil diese den Krankheitszustand wieder erneuern würde, indem nun ihre gegentheilige
Wechselwirkung an die Reihe kommt, welche die
Nachtheile der Nachwirkung eines Palliativ's hervorbringt *). Es bleibt daher ausgemacht, daſs Ignazsamen

---

*) So wirkt auch, wie oben erwähnt worden (im Gegentheile)
eine zweite Gabe Ignaztinctur erst heilbringend, nachdem
kurz vorher dieselbe Tinctur bei Fällen, wo sie wohl richtig homöopathisch gewählt war, aber bei der ersten Gabe
mit den nur palliativ passenden Wechselsymptomen (aus un-
bekannten Gründen) zuerst auf die Krankheit wirkte, wodurch
sie sich in der Nachwirkung hatte verschlimmern müssen.

blofs bei jählingen Anfällen und acuten Uebeln brauchbar und heilsam ist.

Man giebt die (kleine) Gabe am befsten **früh**,
wenn keine Eile drängt: kurz vor Schlafengehen aber
gegeben, bringt sie allzu viel Nachtunruhe zuwege.
Zu jedem arzneilichen Behufe dient die Einnahme eines feinsten Streukügelchens mit der dreifsigsten Verdünnung, und noch sicherer, das Riechen an ein Senfsamen grofses Kügelchen mit derselben Kraft-Entwikkelung befeuchtet, täglich ein-, zwei Mal wiederholt.

Die Namen - Verkürzungen meiner Mit-Beobachter
sind folgende: *Hartlaub* [*Hb.*], *Trinks* [*Ts.*], *Grofs*
[*Gfs.*], *Fr. Hahnemann* [*Fr. H - n.*].

Ignazbohne.

Hitze im Kopfe.

Gefühl von Hohlheit und Leere im Kopfe.

Schwaches, trügliches Gedächtnifs (vor der 8. und 10. Stunde.)

Denken und Sprechen fällt ihm schwer, gegen Abend [*Hb.* u. *Ts.*]

5. Er ist nicht im Stande, die Gedanken auf Augenblicke festzuhalten [*Hb.* u. *Ts.*]

Schwindel (*Bergius*, Mat. med. S. 150.)

Leichter Schwindel, der in drückenden Kopfschmerz in der rechten Hinterhauptshälfte übergieng, den ganzen (1.) Tag [*Hb.* u. *Ts.*]

Schwindel mit einzelnen Stichen im Kopfe [*Hb.* u. *Ts.*]

Eine Art Schwindel: Empfindung von Hin- und Herschwanken.

10. Schwindel: er wankte im Gehen und konnte sich nur mit Mühe aufrecht erhalten [*Hb.* u. *Ts*]

Wüstheit im Kopfe, früh nach dem Aufstehen (d. 2. T.) [*Hb.* u. *Ts.*]

Düsterheit und Eingenommenheit des Kopfes [*Hb.* u. *Ts.*]

Trunkenheit *) (n. 1 St.) (*J. C. Grimm*, Eph. Nat. Cur. Obs. 72.)

Eine fremde Empfindung im Kopfe, eine Art Trunkenheit, wie von Branntwein, mit Brennen in den Augen (sogleich) [*Fr. H-n.*]

15. Kopf ist schwer (n. 4, 6 St.)

Er hängt den Kopf vor **).

---

*) Von einem Quentchen.

**) 16. 17. 19 47. ... sind gegen 20. 21. 22. ... Wechselwirkungen primärer Art, beide fast von gleichem Range.

Er legt den Kopf vorwärts auf den Tisch.
Es ist, als wenn der Kopf von Blut allzu sehr angefüllt wäre; und die innere Nase ist gegen die
äußere Luft sehr empfindlich, wie bei einem be-
vorstehenden Nasenbluten.

Schwere des Kopfs, als wenn er (wie nach allzu
tiefem Bücken) zu sehr mit Blut angefüllt wäre,
mit reißendem Schmerze im Hinterhaupte, welcher beim Niederlegen auf den Rücken *) sich
mindert, beim aufrechten Sitzen sich verschlimmert, aber bei tiefem Vorbücken des Kopfs im
Sitzen sich am meisten besänftigt.

20. **Kopfweh, welches sich vom Vorbücken
vermehrt** (n. 1 St.)
Gleich nach Tiefbücken entstehender Kopfschmerz,
welcher beim Aufrichten schnell wieder vergeht
(n. 18 St.)
Früh, im Bette, beim Erwachen und Oeffnen der
Augen arger Kopfschmerz, welcher beim Aufstehen vergeht (n. 40 St.)
Benommenheit des Kopfes mit Schmerzen in der
rechten Seite desselben, besonders im Hinterkopfe, das Denken und Sprechen erschwerend [*Hb.*
u. *Ts.*]
Benommenheit des Kopfes, welche sich in drückenden Schmerz im Scheitel umwandelte; dieser zog
sich später nach der Stirne und nach dem linken
Auge herab [*Hb.* u. *Ts.*]

25. Schwere und Eingenommenheit des Kopfes [*Hb.*
u. *Ts.*]
Rauschähnliche Benommenheit des Kopfes, den ganzen Tag andauernd, und mehrmals in wirkliche
drückende Schmerzen der Stirne und besonders
der rechten Hälfte derselben übergehend und das
Denken sehr erschwerend [*Hb.* u. *Ts.*]
Eingenommenheit des Kopfes, früh beim Erwachen,
in wirklich drückenden Kopfschmerz sich ver-
wandelnd, der sich besonders in der Stirne fixirte,
und die Augen so angriff, daß die Bewegung der
Augenlider und der Augäpfel in ihnen schmerz-

---

*) M. s. Anm. zu 600.

10

haft wurde (d. 3. T.), durch Treppensteigen und jede andere Körperbewegung gesteigert [*Hb.* u. *Ts.*]

Schmerz in der Stirngegend, der sich bald mehr nach dem rechten, bald nach dem linken Augapfel hin erstreckte, und durch Körperbewegung verschlimmert wurde [*Hb.* u. *Ts.*]

Schmerz im Hinterhaupte, seitlich über dem Processus mastoideus, der sich bisweilen den Gehörorganen mittheilte und dann das Hören abzustumpfen schien [*Hb.* u. *Ts.*]

30. Dumpfer Kopfschmerz, der sich mehr auf die rechte Stirnhälfte beschränkte und sich von da aus zugleich mit auf das rechte Auge ausdehnte und dieses Organ gegen das Licht sehr empfindlich stimmte [*Hb.* u. *Ts.*]

Gefühl im Kopfe, als überfiele ihn plötzlich ein Schnupfen; ein dumpfes Drücken im Vorderkopfe zog bestimmt bis in die Nasenhöhlen hinab und brachte daselbst fest 10 Minuten lang das Gefühl hervor, was ein heftiger Schnupfen daselbst zu veranlassen pflegt; dieses Drücken wendete sich nach 10 Minuten nach anderen Parthieen des Kopfes und wechselte so, kam wieder und verschwand [*Hb.* u. *Ts.*]

Gelind drückende Schmerzen in der Stirngegend, durch das Sonnenlicht verschlimmert [*Hb.* u. *Ts.*]

Heftig drückende Kopfschmerzen, besonders in der Stirngegend und um die Augenhöhlen herum, immer heftiger werdend und bis zum Abend andauernd [*Hb.* u. *Ts*]

Drückender Schmerz hinter und über dem oberen Augenlide beider Augen, 2 Stunden lang [*Hb.* u. *Ts.*]

35. Drückender Schmerz in der rechten Stirnhälfte, ging von da zur linken über, überzog aber später den ganzen Kopf [*Hb.* u. *Ts.*]

Drücken in der Stirngegend, das bald nach dieser, bald nach jener Stelle des Kopfes hinzog, aber nirgends anhielt; selbst bis unter die Augenhöhlen und in die Wangen verbreitete sich dieser Schmerz [*Hb.* u. *Ts.*]

Drückender Schmerz, besonders in der rechten Stirnhälfte, welcher nach dem rechten Auge herabzog

und sich da besonders so äufserte, als wollte er
den rechten Augapfel herausdrücken, Nachmittags
[*Hb.* u. *Ts.*]

Drückender, zusammenziehender Schmerz in der
Gegend des Scheitels sich nach der Stirne zu wen-
dend [*Hb.* u. *Ts.*]

Heftiges Kopfweh drückender Art in den Schläfen
[*Hb.* u. *Ts.*]

40. Drückende Schmerzen in der rechten Kopfseite
und im Hinterkopfe [*Hb.* u. *Ts.*]

Drückender Schmerz, der sich von der Stirne nach
einer Seite, entweder nach der rechten oder linken herabzog [*Hb.* u. *Ts.*]

Drückender und pressender Schmerz in der rechten
Hälfte des Hinterhauptes, bis zum Schlafengehen
[*Hb.* u. *Ts.*]

Drückende Schmerzen im rechten Hinterkopfe [*Hb.*
u. *Ts.*]

Dumpfer, drückender Kopfschmerz, der sich über
den ganzen Kopf verbreitete [*Hb.* u. *Ts.*]

45. Drückender Kopfschmerz, vermehrt, wenn er Speisen zu sich nahm [*Hb.* u. *Ts.*]

Gleich nach dem Mittagsschlafe, Kopfweh: ein allgemeines Drücken durch das ganze Gehirn, als
wenn des Gehirns, oder des Blutes zu viel im
Kopfe wäre, durch Lesen und Schreiben allmählig
vermehrt (n. 20 St.)

Reifsendes Kopfweh in der Stirne und hinter dem
linken Ohre, welches beim Liegen auf dem Rükken erträglich ist, durch Aufrichten des Kopfes
sich verstärkt, bei Hitze und Röthe der Wangen
und heifsen Händen (n. 5 St.)

Zerreifsender Kopfschmerz nach Mitternacht beim
Liegen auf der Seite, welcher beim Liegen auf
dem Rücken vergeht *).

Zuckender Schmerz im Kopfe beim Steigen.

50. Zuckender Kopfschmerz, welcher sich vermehrt,
wenn man die Augen aufschlägt (n. 1 St.)

D r ü c k e n d e s K o p f w e h i n d e r S t i r n e , ü b e r
d e r N a s e n w ü r z e l , w e l c h e s d e n **) K o p f

---

*) M. s. Anm. zu 600.
**) Das hier, so wie in 19. ... wohlthätige Vorbücken steht
dem in andern Symptomen 20. 21. 58. ... nachtheiligen

vorzubücken nöthigt; hierauf Brecherlichkeit (n. 5 St.)

Ungeheures Drücken in beiden, vorzüglich der rechten Schläfe [*Gfs.*]

Tief unter der rechten Seite des Stirnbeins, ein
drückender Schmerz [*Gfs.*]

Unter dem linken Stirnhügel ein betäubendes, absetzendes Drücken [*Gfs.*]

55. Unter den linken Augenbraubogen ein heftiges
Drücken [*Gfs.*]

Schmerz, als würde das Hinterhauptbein eingedrückt
[*Gfs.*]

Klammartiges Kopfweh über der Nasenwurzel, in
der Gegend des innern Augenwinkels (n. 3 St.)

Ueber der rechten Augenhöhle, an der Nasenwurzel,
drückendes und etwas ziehendes Kopfweh, durch
tiefes Bücken erneuert (n. 10 St.)

Kopfweh *), wie ein Drücken mit etwas
Hartem auf der Oberfläche des Gehirns,
anfallweise wiederkehrend (n. 6 St.)

60. Ein Drücken in den Schläfen; zuweilen gesellt
sich ein tiefer Schlaf dazu.

Kopfweh, als wenn es die Schläfen herausprefste **).

Früh (im Bette) beim Liegen auf der einen oder
andern Seite, ein wüthender Kopfschmerz, als wenn
es zu den Schläfen herausdringen wollte, durch
Liegen auf dem Rücken erleichtert ***) (n. 48 St.)

Vorbücken als Wechselwirkung zur Seite; letztere scheint
jedoch zum Behufe homöopathischer Heilung den Vorrang
zu verdienen und an sich häufiger und stärker zu seyn.

*) Vergl. Anm. zu 297. Dieses und fast alle übrigen Arten
von Ignaz - Kopfweh werden durch Kaffee bald hinwegge-
nommen.

**) 61. 62. 65. Der zu den Schläfen herausdringende und her-
auspressende Kopfschmerz, so wie der Schmerz, als wenn
der Kopf zerspringen sollte, ist verwandt mit dem Zerplazzen in den Eingeweiden 283. — und selbst mit dem Halsweh 164. und auch wohl mit 172. und 297., da die innere
Empfindung von Zusammendrücken und Zusammenschnüren und das Auseinanderpressen leicht mit einander zu ver-
wechselnde Gefühle sind. Wenigstens steht das Auseinanderpressen dem deutlichen Zusammenschnüren in hohlen
Organen 366. 368. 431. 451. 466. 469. 473. gegenüber, wie
Wechselwirkung.

***) M. s. Anm. zu 600.

Wüthender Kopfschmerz; ein anhaltendes Wühlen
unter dem rechten Stirnhügel und auf der rechten
Seite des Stirnbeins [*Gfs.*]

Beim Gehen in freier Luft drückender Kopfschmerz
in der einen Gehirnhälfte, welcher durch Reden
und Nachdenken sich vermehrt (n. 2 St.)

65. Beim Reden und stark Sprechen entsteht ein Kopfschmerz, als wenn der Kopf zerspringen wollte,
welcher beim stillen Lesen und Schreiben ganz
vergeht (n. 48 St.)

Beim Reden verstärktes Kopfweh.

Beim Lesen und bei angestrengter Aufmerksamkeit
auf den Redner vermehrt sich das Kopfweh, nicht
aber durch blofses, freies Nachdenken (n. 6 St.)

Tiefe Stiche in der rechten Schläfe (n. ¼ St.) [*Gfs.*]

Klopfender (puckender) Kopfschmerz *).

70. Pucken (Pochen) im Kopfe, über dem rechten Au-
genhöhlbogen.

Kopfweh bei jedem Schlage der Arterien.

Stechende Schmerzen in der Stirne und über den
Augenbrauen [*Hb.* u. *Ts.*]

Stechende Schmerzen in der ganzen Stirne und im
rechten Hinterkopfe [*Hb.* u. *Ts.*]

Einzelne Stiche fahren ihm durch den Kopf [*Hb.*
u. *Ts.*]

75. Aeufseres Kopfweh; beim Anfühlen thut der Kopf
weh.

Aeufserer Kopfschmerz: es zieht von den Schläfen
über die Augenhöhlen; bei der Berührung schmerzt
es wie zerschlagen.

Kopfweh, wie Zerschlagenheit (n. 8 St.)

Früh beim Erwachen Kopfschmerz, als wenn das
Gehirn zertrümmert und zermalmt wäre; beim
Aufstehen vergeht er und es wird ein Zahnschmerz
daraus, als wenn der Zahnnerve zertrümmert und
zermalmt wäre, welcher ähnliche Schmerz dann
in's Kreuz übergeht; beim Nachdenken erneuert
sich jenes Kopfweh.

(Die Haare aus dem Kopfe gehen aus.) (n. 36 St.)

---

*) Nicht selten wird diese Art Kopfweh seitwärts im Hinter-
haupte gespürt, ein Paar Stunden nach dem Einnehmen.

80 Abends schmerzt das Innere des obern Augenlides
als wenn es zu trocken wäre.

Abends beim Lesen ist's ihm vor dem einen Auge
so trübe, als wenn eine Thräne darin wäre, die
er herauswischen sollte, und doch ist nichts Wässeriges darin.

Bei Verschliefsung der Augenlider Schmerz im äus-
sern Augenwinkel, wie Wundheit.

Die Augenlider sind früh mit eiterigem Schleime
zugeklebt, und wenn er sie aufmacht, so blendet
das Licht.

Im äufsern Winkel des linken Auges, Empfindung,
als wäre ein Stäubchen hineingefallen, welches
die Häute abwechselnd drückte *) [*Gfs.*]

85 Im äufsern Augenwinkel siechendes Reifsen; die
Augen schwären früh zu und thränen Vormittags.

Die Augenlider sind früh zugeklebt; es drückt innerhalb des Auges, als wenn ein Sandkorn drin
wäre; bei Eröffnung der Augenlider sticht es drin
(n. 36 St.)

Nagendes Beifsen an den Rändern der Augenlider
(früh beim Lesen) (n. 18 St.)

Beifsen in den äufsern Augenwinkeln (n. 24 St.)

Blütchen um das böse Auge (n. 2 St.)

90. Jücken im innern Auge (n. 2 St.)

Jücken der Augäpfel im innern Winkel (n. 4 St.)

(Stiche im rechten Auge.)

Drücken im rechten Auge nach aufsen, als solle
der Augapfel aus seiner Höhle hervortreten [*Hb.*
u. *Ts.*]

Schmerzhaftes Drücken über den Augen und in den
Augäpfeln selbst, besonders beim Sehen in's Licht
[*Hb.* u. *Ts.*]

95. Brennen und Thränen der Augen, besonders des
linken [*Hb.* u. *Ts.*]

Entzündung des linken Auges (d. 2. T.) [*Hb.* u. *Ts.*]

Anschwellung der Augenlider; die Meibom'schen
Drüsen sondern viel Schleim aus [*Hb.* u. *Ts.*]

Vermehrte Schleimabsonderung in beiden Augen (d.
2. T.) [*Hb.* u. *Ts.*]

Vermehrte Absonderung der Thränen [*Hb.* u. *Ts.*]

---

*) Vergl. 86.

100. Die Gegenstände bewegten sich vor den Augen scheinbar [*Hb.* u. *Ts.*]

Kann den Schein des Lichtes nicht ertragen *) (n. 8 St.)

Der Schein des Lichtes ist ihm unerträglich (n. 10 St.)

Nach dem Mittagsschlafe Trübsichtigkeit des rechten Auges, als wenn ein Flor darüber gezogen wäre (n. 6 St.)

Ein Kreis weiſs glänzender, flimmernder Zickzacke auſser dem Gesichtspunkte beim Sehen, wobei gerade die Buchstaben, auf die man das Auge richtet, unsichtbar werden, die daneben aber deutlicher **) (n. 16 St.)

105. Ein Zickzackartiges und schlangenförmiges, weisses Flimmern seitwärts des Gesichtspunktes, bald nach dem Mittagsessen (n. 80 St.)

Verengert anfangs die Pupillen ***).

Die Pupillen sind fähiger, sich zu erweitern, als zu verengern (späterhin).

Leichter zu erweiternde und erweiterte Pupillen (n. 4 St.)

Die Pupillen sind leicht zu erweitern und eben so leicht zu verengern.

110. Feine Stiche in den Backen.

Vor dem Einschlafen Druck in beiden Jochbeinen [*Gſs.*]

Stechender Druck am Jochbeine, vor dem linken Ohre [*Gſs.*]

Im Jochbein-Fortsatze des linken Oberkiefers, ein absetzender, lähmungsartiger Druck [*Gſs.*]

(Fühlt ein Klopfen im Innern des Ohres.)

115. Ohrenklingen.

Ohrenbrausen [*Hb.* u. *Ts.*]

Schmerz im innern Ohre.

Stiche im Innern des Ohres (n. 3 St.)

Jücken im Gehörgange (n. 8 St.)

---

*) Vergl. 83.

**) 104. 105. zwei Wechselwirkungen, welche Herz's sogenanntem falschen Schwindel sehr nahe kommen.

***) 106—109. Wechselwirkungen; die Verengerung scheint die Frühzeitigkeit voraus zu haben und so auch den Vorrang.

120. Musik macht ungemeine und angenehme Empfindung *) (n. 2 St.)

Gefühllosigkeit gegen Musik (n. 30 St.)

S t e c h e n i n d e n L i p p e n , vorzüglich wenn man
sie bewegt (n. ¼ St.)

Stechen in der Unterlippe, auch wenn sie nicht bewegt wird (n. 8 St.)

Ein höchst durchdringendes feines Stechen an der
Unterlippe bei Berührung eines Barthaares daselbst, als wenn ein Splitter da eingestochen wäre **) (n. 8 St.)

125. D i e i n n e r e F l ä c h e d e r U n t e r l i p p e
s c h m e r z t , a l s w e n n s i e r o h u n d w u n d
w ä r e (n. 8, 10 St.)

Die Unterlippe ist auf der innern Fläche geschwürig
(ohne Schmerz).

An der innern Fläche der Unterlippe wird eine erhabene Hautdrüse geschwürig, mit Wundheitsschmerz (n. 4 St.)

An der inwendigen Seite der Unterlippe ein erha-
benes Drüschen, welches wie wund schmerzt.

D i e L i p p e n s i n d a u f g e b o r s t e n u n d b l u -
t e n.

130. Der eine Lippenwinkel wird geschwürig (Käke)
(n. 2 St.)

Blüthenartige Knötchen, blofs bei Berührung schmerzhaft, gleich unter der Unterlippe (n. 36 St.)

Drücken unter den beiden Aesten des Unterkiefers,
als würde das Fleisch unter den Unterkiefer hinunter gedrückt, bei Ruhe und Bewegung [*Gfs.*]

Es will ihm unwillkührlich den Unterkiefer aufwärts ziehen und die Kinnbacken verschliefsen,
welches ihn am Sprechen hindert, eine halbe
Sturnde lang (n. ½ St.) [*Fr. H-n.*]

Die innere Seite des Zahnfleisches schmerzt wie
taub, als wenn es verbrannt wäre ***).

135. (Früh) Schmerz der Zähne, wie von Lockerheit.

---

*) 120. und 221. Wechselwirkungen.

**) Vergl. 534.

***) 134. 135. 136. 137. scheinen Nachwirkung zu seyn.

Der eine Vorderzahn schmerzt wie taub und wie
lose, bei jeder Berührung mit der Zunge schmerzhafter.

Die Zähne sind lose und schmerzen.

Unbeweglicher Wundheitsschmerz in den vordersten
Backzähnen, vorzüglich beim Lesen (n. 3 St.)

Zahnweh der Backzähne, als wenn sie nebst ihren
Nerven zertrümmert und zermalmt wären.

140. Gegen das Ende der Mahlzeit fängt der Zahnschmerz an und erhöhet sich nach dem Essen
noch mehr.

Raffende, wühlende Schmerzen in den Schneidezähnen, Abends (n. ½ St.)

Schmerz im Gelenke des Unterkinnbackens, früh,
beim Liegen.

Die halbe vordere Zunge beim Reden, wie taub —
beim Essen wie verbrannt oder wund.

(Früh nach dem Erwachen im Bette) die Zungenspitze äufserst schmerzhaft (Schründen, Reifsen),
als wenn sie verbrannt oder verwundet wäre.

145. Es ist ihm scharf auf der Zungenspitze, als wenn
sie wund wäre.

Feines Stechen in der äufsersten Zungenspitze (n. 2 St.)

Nadelstiche am Zungenbändchen [*Fr. H-n.*]

Er beifst sich beim Reden oder Kauen
leicht in die eine Seite der Zunge hinten (n. 5, 8, 20 St.)

Schmerzhafte Geschwulst der Mündung des Speichelganges.

150. Er beifst sich beim Kauen leicht in die innere
Backe bei der Mündung des Speichelganges.

Empfindung in der Gaumendecke, als wenn sie
wund wäre (wie von öfterm Niederschlingen des
Speichels) *).

Empfindung, als wenn die Gaumendecke geschwollen oder mit zähem Schleime bedeckt wäre (n. 4 St.)

Es sticht in der Gaumendecke bis in's innere Ohr (n. 1½ St.)

Gefühl, als wenn die sämmtlichen Flächen der innern Mundwände wund zu werden im Begriff
ständen [*Hb. u. Ts.*]

---

*) Vergl. 164. 166. 167.

155. Drücken und Ziehen in den Unterzungendrüsen
[*Hb.* u. *Ts.*]

Beschwerde beim Hinterschlucken der Speisen und
Getränke [*Hb.* u. *Ts.*]

Es sticht im Halse, aufser dem Schlingen; beim
Schlingen ist es, als wenn man über einen Knochen wegschluckte, wobei es knubst*) (n. 3 St.)

Nadelstiche, dicht nach einander, tief im Halse,
aufser dem Schlingen.

Stechen beim Schlingen, tief im Schlunde, welches
durch ferneres Schlingen vergeht und aufser dem
Schlingen wiederkommt.

160. Halsweh: es sticht drin aufser dem Schlingen,
auch etwas während des Schlingens, jemehr er
dann schlingt, desto mehr vergeht's; wenn er etwas Derbes, wie Brod geschluckt hatte, war's, als
wenn das Stechen ganz vergangen wäre.

Halsweh: Stiche, die während des Schlingens nicht
sind.

Empfindung, als wenn ein Pflock im Schlunde stäke, aufser dem Schlingen bemerkbar.

(Abends) würgende (zusammenziehende) Empfindung
in der Mitte des Schlundes, als wenn da ein
grofser Bissen oder Pflock **) stäke, mehr aufser
dem Schlingen, als während desselben zu fühlen
(n. 4 St.)

Halsweh, wie ein Knäutel oder Knollen im Halse,
welcher bei dem Schlingen wie wund schmerzt ***)
(n. 16 St.)

---

*) Sollte es ja eine Wechselwirkung vom Ignazsamen geben,
wo er ein Halsweh mit Stichen beim Schlingen erzeugte
(wiewohl ich dergleichen nie in Erfahrung gebracht habe),
so müfste sie äufserst selten und daher von geringem Wer-
the beim Heilen seyn. Demzufolge habe ich auch nie ein
Halsweh, selbst wenn die übrigen Symptome in Aehnlichkeit vorhanden waren, mit Ignazsamen heilen können, bei
welchem das Stechen blofs während des Schlingens zugegen war; wo hingegen die Stiche im blofsen Halse nur
aufser dem Schlucken zu fühlen waren, erfolgte die Heilung
mit Ignazsamen desto gewisser, schneller und dauerhafter,
wenn die übrigen Krankheitssymptome von ähnlichen Ignaz-
Symptomen gedeckt werden konnten.

**) M. s. Anm. zu 61.

***) Vergl. 166. Die Ignazangine, welche aufser dem Schlin-
gen innere Halsgeschwulst, wie einen Knollen, spüren läfst,

165. Drücken im Halse.

Halsweh: der innere Hals schmerzt, als wenn er roh und wund wäre (n. 1½ St.)

Schmerz im Halse, wie von Wundheit, blofs beim Schlingen bemerkbar.

Halsweh: reifsender Schmerz am Luftröhrkopfe, der sich beim Schlingen, beim Athemholen und Husten vermehrt (n 1½ St.)

Kriebeln im Schlunde (n. 1, 2 St.)

170. Stechen auf der einen Seite am Halse, in der Ohrdrüse, aufser dem Schlingen (n. 20 St.)

Schmerz am Halse beim Befühlen, als wenn da Drüsen geschwollen wären.

Drückender Schmerz in den Halsdrüsen (Unterkieferdrüsen).

In der vordern Unterkiefer-Drüse Schmerz, als wenn sie von aufsen zusammengedrückt würde *).

Schmerzhafte Unterkieferdrüse, nach dem Gehen in freier Luft.

175. Schmerz in der Drüse unter der Kinnbacken-Ecke bei Bewegung des Halses (n. 18 St.)

Erst drückender, dann ziehender Schmerz in den Unterkieferdrüsen (n. 4 St.)

Ziehender Schmerz in den Unterkieferdrüsen, welcher in den Kinnbacken übergeht, worauf diese Drüsen anschwellen (n. 5 St.)

Geschmack im Munde, als wenn man sich den Magen verdorben hätte.

Symptome gehinderter oder schwacher Verdauung.

180 Der Mund ist immer voll Schleim.

Der innere Mund ist früh beim Erwachen mit übelriechendem Schleime überzogen.

Die Speichel-Drüsen sonderten einen ganz weifsen, gäschigen Speichel in gröfserer Menge aus [*Hb.* u. *Ts.*]

---

erregt gröfstentheils nur Wundheitsschmerz an diesem Knollen beim Niederschlingen, und so mufs auch das Halsweh beschaffen seyn, was Ignazsamen (unter Zusammenstimmung der übrigen Symptome) haben soll, und dieses wird dann auch, unter solchen Umständen, schnell und mit Gewifsheit von ihm geheilet.

*) Bei Bewegung des Halses und aufser derselben. M. s. auch Anm. zu 61.

Vermehrte Speichelsonderung [*Hb.* u. *Ts.*]

Kreidegeschmack [*Hb.* u. *Ts.*]

185. Fader, lätschiger Geschmack (n. ½ St.) wie von genossener Kreide [*Hb.* u. *Ts.*]

Nach dem Essen (Früh und Mittags) wässeriger, fader Geschmack im Munde, wie von Magenverderbnifs oder Ueberladung (n. 16 St.)

Der Geschmack dessen, was man geniefst, vorzüglich des Bieres, ist bitter und faulig.

Das Bier schmeckt bitter (n. 8 St.)

Das Bier schmeckt fade, abgestanden und wie verrochen (n. 2, 5 St.)

190. Bier steigt leicht in den Kopf und macht trunken (n. 3 St.)

Erst ist der Geschmack bitter, nachgehends (n. 10 St.) sauer, mit saurem Aufstofsen.

Saurer Geschmack des Speichels (es schmeckt sauer im Munde) (n. 1, 6 St.)

Widerwille gegen Saures (die erste Stunde).

Appetit auf säuerliche Dinge *) (n. 10 St.)

195. Abneigung gegen Wein.

Widerwillen gegen Obst, und es bekommt nicht gut (n. 3 St.)

Appetit auf Obst, und es bekommt wohl (n. 3, 10, 20 St.)

Höchster Widerwille gegen Tabakrauchen (n. 6 St.)

Der Rauch des Tabaks schmeckt ihm bitter (n. 5 St.)

200. Der Tabakrauch beifst vorn auf der Zunge und erregt (stumpfen?) Schmerz in den Schneidezähnen.

Widerwille gegen das Tabakrauchen, ob es ihm gleich nicht unangenehm schmeckt (n. 2, 5 St.)

Abneigung gegen das Tabakrauchen, gleich als wenn man sich schon daran gesättigt und schon genug geraucht hätte.

Von Tabakrauchen Schlucksen, bei einem geübten Tabakraucher.

Von Tabakrauchen Brecherlichkeit, bei einem geübten Raucher.

205. Völliger Mangel an Appetit zu Tabak, Speisen und Getränken, mit häufigem Zusammenflufs des

---

*) 194. 197. bilden mit 193. 196. 323. Wechselwirkungen.

Speichels im Munde, ohne doch Ekel vor diesen
Dingen oder übeln Geschmack davon zu empfinden (n. 8 St.)

Wenn er Nachmittags Tabak raucht, ist es ihm, als
wenn er so satt würde, daſs er des Abends nicht
essen könnte.

Appetitlosigkeit gegen Speisen, Getränke und Tabakrauchen (sogleich).

Abneigung gegen Milch (vordem sein Lieblingsge-
tränk); sie widersteht ihm beim Trinken, ob sie
ihm gleich natürlich schmeckt, und gar nicht ekelhaft.

Wenn er etwas abgekochte Milch (sein Lieblingsge-
tränk) mit Wohlgeschmack getrunken hat, und
sein äuſserstes Bedürfniſs befriedigt ist, widersteht
ihm plötzlich die übrige, ohne daſs er einen ekel-
haften Geschmack dran spürte und ohne eigentliche Uebelkeit zu empfinden.

210. Konnte das Brod nicht hinunter bringen, als
wenn's ihm zu trocken wäre.

Verabscheut warmes Essen und Fleisch; will bloſs
Butter, Käse und Brod (n. 96 St.)

Abneigung vor Fleisch, und Verlangen *) auf säuerliches Obst (Preuſselbeere) (n. 24 St.)

Mangel an Appetit (v. 1. bis 7. St.)

Vor dem Einnehmen der Arznei beträchtlicher Hunger, kurze Zeit nach dem Einnehmen fühlte er
sich sehr gesättigt, ohne etwas gegessen zu haben
[*Hb.* u. *Ts.*]

215. Guter Appetit; allein wenn er essen wollte,
fühlte er sich schon gesättigt [*Hb.* u. *Ts.*]

Mangel an Eſslust [*Hb.* u. *Ts.*]

Vermehrter Appetit [*Hb.* u. *Ts.*]

Nagender Heiſshunger, wobei es ihm bisweilen
weichlich und brecherlich wurde, er legte sich
nach Verlauf einer halben Stunde, ohne daſs er
irgend etwas zu seiner Befriedigung gethan hatte
[*Hb.* u. *Ts.*]

Guter Appetit; die Speisen und Getränke schmecken
gut **) (n. 4 St.)

---

*) Vergl. 194. 197.
**) Nach- oder Heilwirkung auf vorgängigen, entgegengesetz-
ten Zustand (Appetitmangel).

220. Starker Appetit *).

Beim Essen, Trinken und Tabakrauchen vergeht,
sobald das Bedürfnifs befriedigt ist, der gute Geschmack zu diesen Genüssen plötzlich, oder geht
in einen unangenehmen über, und man ist nicht
im Stande, das Mindeste mehr davon zu geniefsen,
obgleich noch eine Art Hunger und Durst übrig ist.

Es schwulkt eine bittere Feuchtigkeit
herauf **) (es stöfst auf, und es kommt eine bittere Feuchtigkeit in den Mund).

Das Genossene schwulkt wieder in den
Mund ***), kömmt durch eine Art Aufstofsen in
den Mund (ruminatio).

Wenn sie (Mittags) etwas gegessen hat, ist es, als
ob die Speisen über dem obern Magenmunde stehen blieben und nicht hinunter in den Magen
könnten.

225. Abends vor dem Einschlafen und früh stehen die
Speisen gleichsam bis oben herauf (n. 2, 15 St.)

Er wacht die Nacht um 3 Uhr auf, es wird ihm
über und über heifs und er erbricht die Abends
genossenen Speisen.

Ungewöhnlicher und heftiger Durst, selbst in der
Nacht [*Hb.* u. *Ts.*]

Ekel [*Hb.* u. *Ts.*]

Uebelkeit; es lief ihm der Speichel im Munde zusammen [*Hb.* u. *Ts.*]

230. Uebelkeit und Neigung zum Erbrechen [*Hb.* u. *Ts.*]

Leere, vergebliche Brecherlichkeit.

Die Brecherlichkeit verschwindet nach dem Essen
(n. 2 St.)

Nach dem Frühstücken steigt eine Art Aengstlichkeit aus dem Unterleibe in die Höhe (n. 20 St.)

Bei dem Essen (Abends) fror's ihn an die Füfse,
trieb's ihm den Unterleib auf (und er ward gänzlich heisch).

---

*) Diese Art Heifshunger scheint in Wechselwirkung mit 205.
207. 208. 209. 210. 213. zu stehen, aber seltner zu seyn.

**) 222. 223. Wechselwirkung mit 225.

***) Hiermit verwandt ist ein nicht im Texte aufgeführtes
Symptom: ,, Den Geschmack der früh genossenen Milch
kann man lange nicht aus dem Munde los werden (n. 21
St.)."

235. Nach dem Essen ist der Unterleib wie aufgetrieben.

Nach dem Essen wird der Unterleib angespannt,
der Mund trocken und bitter, ohne Durst; die
eine Wange ist roth (Abends).

Aengstlich schmerzhafte Vollheit im Unterleibe, nach
dem (Abend-) Essen (n. 36 St.)

Ein Kratzen oben am Kehlkopfe, wie von Soodbrennen (Abends) (n. 8 St.)

Leeres Aufstofsen, blofs wie von Luft (n. 2 St.)

240. Mehrmaliges Aufstofsen (bald nach dem Einnehmen) [*Hb.* u. *Ts.*]

Bitteres Aufstofsen (d. 2. Tag) [*Hb.* u. *Ts.*]

Aufstofsen nach dem Geschmacke des Genossenen
(sogleich).

Saures Aufstofsen.

Dumpfiges, multriges, schimmliches Aufstofsen
(Abends).

245. (Unterdrücktes, versagendes Aufstofsen (früh im
Bette), welches drückenden Schmerz am Magenmunde, in der Speiseröhre bis oben in den Schlund
verursacht) (n. 48 St.)

Oefteres Speichelspucken *).

Auslaufen des Speichels aus dem Munde im Schlafe
(n. 1 St.)

Ausspucken schäumigen Speichels den ganzen Tag.

Nach dem Essen und Trinken Schlucksen **) (n. 3 u. 8 St.)

250. Abends, nach dem Trinken, Schlucksen (n. 6 St.)

Brennen auf der Zunge (sogleich).

Kälte im Magen.

Magenbrennen (n. 1 St.)

Schmerzhafte Empfindungen vom Magen ausgehend
und sich nach der Milz und der Wirbelsäule hin-
richtend [*Hb.* u. *Ts.*]

255. Drücken in der Gegend des Magengrundes, bisweilen aussetzend [*Hb.* u. *Ts.*]

Fixer und drückender Schmerz in der Magengegend,
10 Minuten lang [*Hb.* u. *Ts.*]

---

*) 246. 247. 248. vergleiche mit 283. 368.
**) 249. 250. vergleiche mit 203.

Drücken im Magen und in der Gegend des Sonnengeflechtes [*Hb.* u. *Ts.*]

Abwechselnd schien der Magen bisweilen wie über-
füllt, bisweilen wieder wie leer, mit welchem
letzteren Gefühle sich jedesmal Heifshunger ver-
band [*Hb.* u. *Ts.*]

Ziehen, als sollten die Magenwände ausgedehnt werden, bisweilen auch Drücken im Magen,

260. Magenkrampfähnliche Schmerzen.

Brennende, drückende und ziehende Schmerzen im
Magen, in der Gegend der Leber und der Milz
[*Hb.* u. *Ts.*]

Vermehrte Wärme im Magen [*Hb.* u. *Ts.*]

Gefühl im Magen, als wenn man lange gefastet
hätte, wie von Leerheit mit fadem Geschmacke
im Munde und Mattigkeit in allen Gliedern *).

Bei Appetit und Geschmack an Essen und Trinken,
weichlicher, nüchterner Geschmack im Munde.

265. Gefühl von Nüchternheit um den Magen und
Entkräftung des Körpers.

Lätschig im Magen; Magen und Gedärme scheinen
ihm schlaff herabzuhängen (n. 24 St.)

Eine besondere Schwäche-Empfindung in der Gegend des Oberbauchs und der Herzgrube **) (n. 2 St.)

Drücken in der Herzgrube.

Heftiges Stechen in der Herzgrube [*Gfs.*]

270. Feines Stechen am Magen.

Langsam auf einander folgender, stechend zuckender Schmerz in der Oberbauch-Gegend und der
Herzgrube (n. ½ St.)

Erst starkes, dann feines Stechen in der Herzgrube
(n. ¼ St.)

Ein blofs beim Draufdrücken fühlbarer Schmerz in
der Herzgrube, als wenn es da innerlich wund
wäre.

Schmerzhaftes Drücken in der Gegend der Milz und
des Magen-Grundes, abwechselnd verschwindend
und wiederkehrend [*Hb.* u. *Ts.*]

---

*) Wechselwirkung mit 235. 236. 237.

**) Vergl. 835. und 632. Dieses Gefühl von Schwäche in der
Gegend der Herzgrube ist ein charakteristisches Symptom
von Ignazbohne.

275. Stechen und Brennen in der Milzgegend, mehrmals repetirend [*Hb.* u. *Ts.*]

Drücken in der Nabelgegend [*Hb.* u. *Ts.*]

Schmerzhafte Empfindung, als wenn etwas aus dem
Oberbauche nach der Brusthöhle heraufdrückte
[*Hb.* u. *Ts.*]

Dehnende Schmerzen im Oberbauche (n. 1 St.) [*Hb.*
u. *Ts.*]

Gefühl, als würden die Bauchwände nach aufsen
und das Zwerchfell nach obenhin gedehnt; am
stärksten äufserte sich dieser Schmerz in der Milzgegend und nach hinten, nach der Wirbelsäule
zu, abwechselnd bald mehr da, bald wieder mehr
dort; auch erstreckte er sich mehrmals bis zur
Brusthöhle herauf, artete daselbst in ein empfindliches Brennen aus; wendete sich jedoch am meisten und am heftigsten nach der Wirbelsäule in
der Gegend des Sonnengeflechtes; Aufstofsen von
Luft milderte diesen Schmerz [*Hb.* u. *Ts.*]

280. Schmerz im Oberbauche, wie vom Verheben.

Ein Drücken in beiden Seiten des Oberbauchs oder
der Hypochondern.

Ein scharfer, kneipender Druck in der Herzgrube
und der rechten Unterribbengegend (n. $\frac{1}{2}$ St.)

Ein kolikartiger Schmerz, als wenn die Eingeweide
platzen sollten, im Oberbauche, fast wie ein Magenschmerz, welcher sich bis in die Kehle erstreckt, früh im Bette, beim Liegen auf der Seite;
welcher vergeht, wenn man sich auf den Rücken
legt *) (n. 40 St.)

Allgemeines Drängen im Unterleibe nach dem After
zu [*Hb.* u. *Ts.*]

285. Auftreiben in der Nabelgegend und Schneiden
daselbst, $\frac{1}{4}$ St. lang [*Hb.* u. *Ts.*]

Auftreibung des Unterleibes [*Hb.* u. *Ts.*]

Ziehende Schmerzen in der linken Lendengegend,
wenige Minuten andauernd [*Hb.* u. *Ts.*]

Schneiden in der Nabelgegend [*Hb.* u. *Ts.*]

Schneidender Schmerz in der rechten Seite des Unterleibes [*Hb.* u. *Ts.*]

---

*) Vergl. 48. 62. und Anmerk. zu 600.

290. Schneidende und zusammenziehende Schmerzen
im Unterbauche [*Hb*. u. *Ts*.]

Beträchtliches Schneiden im Unterleibe, zu Stuhle
zu gehen nöthigend, wodurch weichflüssige Faeces ausgeleert wurden [*Hb*. u. *Ts*.]

Schneiden, sich über den ganzen Unterleib verbrei-
tend und mit einem Durchfallstuhle endigend
[*Hb*. u. *Ts*.]

Stechen, das sich aus dem Oberbauche gleichsam
nach der Brusthöhle herauf erstreckte, die Bauch-
organe aber nicht ergriff [*Hb*. u. *Ts*.]

Kollern und Poltern im Unterleibe [*Hb*. u. *Ts*.]

295. Gefühl im Unterleibe, als hätte ein Abführmittel
angefangen zu wirken [*Hb*. u. *Ts*.]

Eine Art Leibweh: ein zusammenziehender Schmerz
von beiden Seiten, gleich unter den Ribben (n. ⅓ St.)

Zusammenschnürende Empfindung in den Hypochondern, wie bei Leibesverstopfung, mit einem
einseitigen Kopfweh, wie von einem in's Gehirn
eingedrückten Nagel *), früh (n. 20 St.)

Krampfhafte Blähungskolik im Oberbauche, Abends
beim Einschlafen und früh beim Erwachen (n. 8 St.)

Leibweh: anhaltender Zerschlagenheitsschmerz der
Gedärme, früh im Bette.

300. Empfindung im Unterleibe, in der Gegend des
Nabels, als wenn etwas Lebendiges darin wäre
(n. 8 St.)

Leichter Abgang von Blähungen (n. ½ St.) (Das Gegentheil ist meist Nachwirkung).

Nächtliche Blähungskolik.

Blähungskolik mit Stichen nach der Brust zu.

Früh Blähungs - Leibweh im Unterbauche, welches
nach der Brust und nach der Seite zu Stiche
giebt **).

305. Blähungskolik über dem Nabel, abwechselnd mit

---

*) Die Alten nannten diese Art Kopfweh: C l a v u s. Charak-
teristisch ist diese Art Schmerz von Ignazbohne: ein Drük-
ken wie von einem scharfen, spitzigen Körper, wie er sich
auch in den andern Symptomen äußert, wie 365. 463. 486.,
wohin auch der „Druck wie mit einem harten Körper„
zu gehören scheint, wie 59. 600.

**) Vergl. 332.

häufigem Zusammenlaufen des Speichels *) im
Munde (n. 1 St.)

Abgang vieler Blähungen die Nacht, selbst im Schlafe, und Wiedererzeugung immer neuer, so dafs
alles im Unterleibe zu Blähungen zu werden
scheint.

Viel Plage von Blähungen, welche dann auf den
Urin drücken (n. 96 St.)

Ungnüglich, und nicht ohne Anstrengung der Unter-
leibmuskeln abgehende, kurz abgebrochene Blähungen von faulem Geruche (n. 24 u. 30 St.)

Aufblähung gleich nach dem Essen **).

310. Häufiger Abgang von Blähungen gleich nach dem
Essen (n. 26 St.)

Nach dem Essen lautes Kollern im Leibe.

(Kollern im Leibe ***) (*Valentinus*, Hist. Simpl.
reform. S. 198.)

Knurren im Leibe wie bei einem Hungrigen (n. 1 St.)

K o l l e r n u n d P o l t e r n i n d e n G e d ä r m e n.

315. K l o p f e n i m U n t e r l e i b e.

Jücken gerade im Nabel (n. 2½ St.)

Links neben dem Nabel, ein schmerzliches Drücken
[*Gfs.*]

L i n k s ü b e r d e m N a b e l , e i n s c h a r f e s S t e-
c h e n [*Gfs.*]

Beklemmung im Unterleibe und Schneiden.

320. Schneiden im Leibe (n. 2 St.)

Gleich nach dem Essen, schneidend stechendes Leibweh, welches in Aufblähung sich verwandelte
(n. 4 St.)

Ein anhaltendes Kneipen auf einer kleinen Stelle
im rechten Unterbauche, in der Gegend des Blind-
darmes, vorzüglich beim Gehen (im Freien) (n. 4 St.)

Drücken im Unterbauche (n. ¼ St.) [*Gfs.*]

Schmerzliches Drücken in der linken Seite des Unterbauchs [*Gfs.*]

325. Heftiges Drücken in der linken Bauchseite [*Gfs.*]

Ein kneipendes Aufblähen im ganzen Unterleibe
gleich nach dem Essen, blofs wenn er steht, und

---

*) Vergl. 246. 247. 248. 368.
**) Wechselwirkung mit 310.
***) Vergl. 311. 314. 315.

schlimmer, wenn er geht, durch fortgesetztes Gehen bis zum Unerträglichen erhöhet, ohne daſs
Blähungen daran Schuld zu seyn scheinen; beim
ruhigen Sitzen vergeht es bald, ohne Abgang von
Blähungen (n. 4 St.)

Stechen in der linken Seite des Unterbauchs *) [*Gſs.*]

Ein drückendes Kneipen im Unterleibe nach dem
mindesten Obstgenusse, vorzüglich im Stehen und
Gehen, welches im Sitzen vergeht.

Kneipende Kolik in allen Därmen, selbst entfernt
von einer Mahlzeit, beim Gehen in freier Luft.

330. Feinstechendes Leibweh unterhalb des Nabels
(n. 1 bis 2 St.)

Leibweh, erst kneipend, dann stechend,
in einer von beiden Seiten des Unterleibes (n. 2, 10 St.)

Kneipendes Leibweh, gerade in der Nabelgegend,
worauf der Schmerz in die linke Brustseite übergeht, aus Kneipen und feinem Stechen zusammengesetzt.

Kneipen im Unterleibe (n. 1 St.)

Kneipendes Leibweh in freier Luft, als wenn Durchfall entstehen wollte.

335. Ziehen und Kneipen im Unterleibe: es kam in
den Mastdarm, wie Pressen, mit Wabblichkeit
und Schwäche in der Herzgrube **) und Gesichtsblässe (n. 48 St., zwei Tage vor dem Monatlichen).

(Reiſsender Schmerz im Leibe.)

Stechend zuckender Schmerz im linken Schooſse
Abends beim Liegen im Bette.

Empfindung im linken Schooſse, als wollte ein
Bruch heraustreten.

Ueber der linken Hüfte, ein absetzendes, tief innerliches Drücken [*Gſs.*]

340. Stuhlgang erst harten, und drauf dünnen Kothes ***).

Dünner Koth geht mit Blähungen unwillkührlich
ab (in 50 St.)

---

*) Vergl. 330.

**) Vergl. 267. 632.

***) Leichter und gnüglicher Abgang des Darmkothes ist meist
nur Erstwirkung, die in ½ oder 1 St. erfolgt.

Weicher Stuhl gleich nach dem Essen.

Dreimalige Ausleerung weicher Faeces, Nachmittags [*Hb.* u. *Ts.*]

Drei mäßige Darm-Ausleerungen [*Hb.* u. *Ts.*]

345. Zwei Darm-Ausleerungen dünner Consistenz (d. 2. Tag) [*Hb.* u. *Ts.*]

Drei durchfällige Stühle (d. 1. Tag) [*Hb.* u. *Ts.*]

Nach vorgängigem Schneiden, Durchfallstuhl [*Hb.* u. *Ts.*]

Gelbweißliche Stuhlgänge (n. 3 St.)

Schleimige Stuhlgänge.

350. Scharfe Stuhlgänge.

Mastdarm-Vorfall bei mäßig angestreng-tem Stuhlgange.

Leerer Stuhldrang [*Hb.* u. *Ts.*]

Oefterer, fast vergeblicher Drang zum Stuhle, mit Bauchweh, Stuhlzwang und Neigung zum Austre-ten des Mastdarms (n. 48 St.)

Abends starkes Noththun und Drang, zu Stuhle zu gehen, mehr in der Mitte des Unterleibs; aber es erfolgte kein Stuhl, bloß der Mastdarm drängte sich heraus.

355. Sehr dick geformter und sehr schwierig durch Mastdarm und After abgehender, weißgelblicher Stuhlgang.

Sehr dick geformter und schwierig abgehender Stuhl-gang (n. 12 St.)

Vergeblicher Drang zum Stuhle im Mastdarme, nicht im After (n. 1½ St.)

Vergebliches Nöthigen und Drängen zum Stuhle und Noththun in den Därmen des Oberbauchs, am meisten bald nach dem Essen.

Aengstliches Noththun zum Stuhle, bei Unthätigkeit des Mastdarms; er konnte den Koth nicht hervor-drücken ohne Gefahr des Umstülpens und Ausfal-lens des Mastdarms.

360. Heftiger Drang zum Stuhle, mehr in den obern Gedärmen und im Oberbau-che; es thut ihm sehr Noth, und den-noch geht nicht genug Stuhlgang, ob-wohl weich, ab; das Noththun hält noch lange nach Abgang des Stuhles an (n. 20 St.)

Vergebliches Nöthigen und Drängen zum Stuhle.

Nach jählingem, starkem Noththun geht schwierig
und nicht ohne kräftige Anstrengung der Bauchmuskeln (fast als wenn es an der wurmartigen
Bewegung der Därme mangelte) eine unhinrei-
chende Menge zähen, lehmfarbigen und doch nicht
harten Kothes ab (n. 3 Tagen.)

Krampfhafte Spannung im Mastdarme den ganzen
Tag.

Scharf drückender Schmerz tief im Mastdarme nach
dem Stuhlgange, wie von eingesperrten Blähungen
(wie nach einer übereilten Ausleerung zu erfolgen
pflegt — eine Art Proktalgie) *) (n. 2 St.)

365. Abends nach dem Niederlegen, zwei Stunden lang,
scharf drückender Schmerz im Mastdarme (Proktalgie), ohne Erleichterung in irgend einer Lage,
welcher sich ohne Blähungsabgang von selbst legt
(n. 36 St.)

Unschmerzhafte Zusammenziehung des
Afters **), eine Art mehrtägiger Verengerung
(n. 12 St.)

Kriebeln und Brennen im After [*Hb.* u. *Ts.*]

Zusammenziehung des Afters (Abends), welche Tags
darauf um dieselbe Stunde wiederkommt, schmerzhaft beim Gehen, am meisten aber beim Stehen,
unschmerzhaft aber im Sitzen, mit Zusammenfluſs
eines faden Speichels ***) im Munde (n. 4, 12, 36 St.)

Mehrma'iges Schneiden, etwas tief im Mastdarme
(n. 20 St.)

370. Ein groſser Stich vom After tief in den
Mastdarm hinein.

Groſse Stiche im After (n. 2 St.)

Heftiges Jücken im Mastdarme Abends im Bette.

Kriebeln im Mastdarme, wie von Madenwürmern.

Unten im Mastdarme, nach dem After zu, unangenehmes Kriebeln, wie von Madenwürmern (n. 24 St.)

375. Ein jückender Knoten am After, welcher beim
Stuhlgange nicht schmerzt, beim Sitzen aber ein
Drücken verursacht.

Bei weichem Stuhlgange Hämorrhoidal-Beschwerden
(n. 5 St.)

---

*) Vergl. Anm. zu 297.
**) 366. 368. — Man s. Anm. zu 61.
***) Vergl. 246. 247. 248. 305.

Bald oder gleich nach einem weichen Stuhlgange, Schmerz im After, wie von der blinden Goldader und wie W u n d h e i t s s c h m e r z.

Wundheitsschmerz im After, aufser dem Stuhlgange (n. 1 St.)

Schmerz im Mastdarme, wie von Hämorrhoiden, zusammenschnürend und schründend, wie von einer berührten Wunde (n. 3 St.)

380. E i n e b i s z w e i S t u n d e n n a c h d e m S t u h l - g a n g e, S c h m e r z i m M a s t d a r m e, w i e v o n b l i n d e r G o l d a d e r, a u s Z u s a m m e n - z i e h e n u n d W u n d h e i t s s c h m e r z g e m i s c h t (n. 2 St. u. n. 36 St.)

Nach Ausspannung des Geistes mit Denken, bald nach dem Stuhlgange Schmerz, wie von blinden Hämorrhoiden, drückend und wie wund (n. 36 St.)

Geschwulst des Randes des Afters, ringsum wie von aufgetriebenen Adern.

Blinde Hämorrhoiden mit Schmerz, aus Drücken und Wundheit (am After und im Mastdarme) zusammengesetzt, schmerzhafter im Sitzen und Stehen, gelinder im Gehen *), doch am schlimmsten erneuert nach dem Genusse der freien Luft.

(Blutflufs aus dem After, mit Jücken des Mittelfleisches und Afters.)

385. Es kriechen Madenwürmer zum After heraus (n. 16 St.)

Jücken am After.

Jücken im Mittelfleische, vorzüglich im Gehen.

(Mattigkeit nach dem Stuhlgange.)

Ein scharfer Druck auf die Harnblase, wie von versetzten Blähungen, nach dem Abendessen.

390. Ein kratzig drückender Schmerz auf die Gegend des Blasenhalses, vorzüglich beim Gehen und nach dem Essen, aufser dem Harnen, welches unschmerzhaft vor sich geht.

Oefteres Harnen [*Hb.* u. *Ts.*]

O e f t e r e r A b g a n g v i e l e n w ä s s e r i g e n H a r n s (n. 2, 6, 20 St.)

Zitronengelber Harn mit weifsem Satze (n. 16 St.)

Trüber Urin.

---

*) Wechselwirkung mit 368.

395. Steifigkeit der männlichen Ruthe vor etlichen
Minuten (n. ¼ St.)

Steifigkeit der männlichen Ruthe, jedesmal beim zu Stuhle Gehen.

Beim Andrange zum Stuhle floſs viel Schleim (der
Vorsteherdrüse) aus der Harnröhre (n. 5 T.)

(Dunkler Urin geht mit brennender Empfindung ab.)

Groſse Stiche in der Harnröhre hin, beim Gehen *)
(n. 5 St.)

400. Bald nach dem Mittagsessen, ein Stich vorn in
der Harnröhre, der sich in ein Reiſsen endigt.

In der Mitte der Harnröhre (Abends beim Sitzen)
ein kratzig reiſsender Schmerz (n. 1 St.)

In der Mitte der Harnröhre, ein scharrig kratzender
und kratzend reiſsender Schmerz (Abends beim
Liegen im Bette) (n. 5 St.)

Kriebeln und Brennen in der Harnröhre, besonders
beim Harnen, auch mit Stichen sich verbindend
[*Hb.* u. *Ts.*]

Ein Jücken im vordern Theile der Harnröhre (n. 2 St.)

405. Früh, Harnbrennen (n. 12 St.)

Wüthender, absatzweise auf einander folgender, raf-
fender, reiſsend drückender Schmerz an der Wurzel der männlichen Ruthe, vorzüglich beim Gehen, welcher, wenn man sich im Stehen mit dem
Kreuze anlehnt, vergeht.

Bei Blähungs-Auftreibung des Unterleibes, brennendes Jücken am Blasenhalse, welches den Geschlechtstrieb erregt.

Gleich in der Nacht darauf eine starke Pollution
(bei einem jungen Manne, welcher fast nie dergleichen hatte).

Jücken rings um die Zeugungstheile und
an der Ruthe, Abends nach dem Niederlegen, welches durch Kratzen vergeht
(n. 8 St.)

410. Beiſsendes Brennen vorn in der Harnröhre beim
Harnen.

Beiſsendes Jücken an der Eichel (n. 4 u. 20 St.)

Beiſsend jückender Schmerz an der innern Fläche
der Vorhaut (n. 12 St.)

---

*) Vergl. 370. 371.

Wundheitsschmerz, wie aufgerieben, am Saume der
Vorhaut (n. 1 St.)

Wundseyn und Geschwürschmerz mit
415. Jücken vereinigt am Rande der Vorhaut (n. 24 St.) (n. 3 u. 27 St.)

(Krampfhafter Schmerz an der Eichel.)

Jückendes Stechen am Hodensacke, wie von unzähligen Flöhen, besonders in der Ruhe.

Schweifs des Hodensacks.

Abends Geschwulst des Hodensacks (n. 5 St.)

420. Eine strenge, wurgende Empfindung in den Hoden, Abends nach dem Niederlegen im Bette.

Drücken in den Hoden.

Geile, verliebte Phantasieen und schnelle Aufregung
des Geschlechtstriebes, bei Schwäche der Zeugungstheile und Impotenz, und äulserer, unangenehmer
Körperwärme.

Unwiderstehlicher Drang zur Samenausleerung, bei
schlaffer Ruthe (n. 24 St.)

Geilheit, bei Impotenz (n. 10, 20 St.)

425. Geilheit mit ungemeiner Hervorragung der Clito-
ris, bei Schwäche und Erschlaffung der übrigen
Zeugungstheile und kühler Temperatur des Körpers (n. 40 St.)

Männliches Unvermögen, mit Gefühl von Schwäche
in den Hüften.

Die Ruthe zieht sich zusammen, dafs sie ganz klein
wird (nach dem Uriniren).

Die Vorhaut zieht sich zurück und die Eichel bleibt
entblöfst, wie bei Impotenz (n. 24 St.)

Völliger Mangel an Geschlechtstriebe *).

430. Langwieriger weifser Flufs.

Erregung der Monatzeit **) [*Bergius*, a. a. O.]

Heftiges, zusammenkrampfendes Pressen an der Bärmutter, wie Geburtswehen, worauf ein eiteriger,
fressender, weifser Flufs erfolgt ***).

Abgang des Monatlichen in geronnenen Stücken.

---

*) Diesen, den Geilheitssymptomen 422—425. ... entsprechen-
den Wechselzustand habe ich, gleich als eine Nachwirkung,
lang anhalten gesehen, Kockelsamen hob ihn.

**) Von der starken Gabe eines Scrupels. M. s. Anm. zu 435.

***) M. sehe Anm. zu 61.

Es geht beim Monatlichen wenig, aber schwarzes
     Geblüte von faulem, übeln Geruche ab.

435. Monatliches um einige Tage verspätigt *).

*   *   *

In beiden Nasenlöchern ein kriebelndes Jücken.
Empfindung von Geschwürigkeit und Wundheit am
     innern Winkel des einen, oder beider Nasenlöcher
     (n. 12 St.)
Die Nasenlöcher sind geschwürig.
Kitzel in der Nase.

440. (Sogleich Nasenbluten.)
Erst Tröpfeln aus der Nase, dann Schnupfen (n. ½ St.)
Fliefsender Schnupfen [*Gfs.*]
Verstopfung des einen Nasenlochs, als wenn ein
     Blättchen inwendig vorläge; nicht wie von Stock-
     schnupfen.
Katarrh, Stockschnupfen.

445. Es liegt ihm katarrhartig auf der Brust; die Luft-
     röhren sind ihm mit Schleim besetzt (n. ¼ St.)
Hohler, trockner Husten, früh beim Erwachen aus
     dem Schlafe.
Abends nach dem Niederlegen, beim Einschlafen,
     Reiz zum Husten (n. 6 St.)
Abends nach dem Niederlegen ein (nicht kitzelnder)
     ununterbrochener Reiz zum Hüsteln im Kehlkopfe,
     der durch Husten nicht vergeht, eher noch
     durch Unterdrückung des Hustens (n. 5 St.)
Sehr kurzer, oft ganz trockner Husten, dessen Er-
     regungsreiz in der Halsgrube, wie von eingeath-
     metem Federstaube, nicht durch's Husten vergeht,
     sondern sich desto öfterer erneuert, je mehr man
     sich dem Husten überläfst, vorzüglich gegen Abend
     schlimmer.

---

*) Scheint sehr seltne Wechselwirkung, wo nicht gar Nach-
     wirkung zu seyn. Wenigstens hat mir die Ignazbohne in
     sehr vielen Fällen das Gegentheil, nämlich allzu zeitige Er-
     regung des Monatlichen in erster Wirkung zu zeigen ge-
     schienen, und deshalb die allzu frühe (und allzu starke) Mo-
     natzeit homöopathisch getilgt, wenn die übrigen Symptome
     zusagten.

450. Eine jählinge (nicht kitzelnde) Unterbrechung des
Athmens oben in der Luftröhre über dem Halsgrübchen, die unwiderstehlich zum kurzen, ge-
waltsamen Husten reizt, Abends (n. 1 St.)
Eine zusammenschnürende Empfindung im Halsgrübchen, welche Husten erregt, wie von Schwefeldampfe *).
(Jeder Stofs des Hustens fährt in die männliche Ru-
the mit schmerzhafter Empfindung, wie ein jählinges Eindringen des Blutes.)
Schwieriger Auswurf aus der Brust.
Gelber Brust-Auswurf, an Geruch und Geschmack
wie von altem Schnupfen (n. 12 St.)
455. Herzklopfen [*Hb.* u. *Ts.*]
Stechen in der Herz-Gegend beim Ausathmen (n. ½ St.)
S t e c h e n i n d e r l i n k e n S e i t e (n. ¼ u. 3 St.)
Oeftere Stiche in der Brustseite, in der Gegend der
letzten Ribbe, aufser dem Athemholen, nach dem
Gange des Pulses.
Einzelne, grofse Stiche auf der rechten Brustseite
aufser dem Athemholen; auch am Schienbeine
(n. 1 St.)
460. Erst Drücken in der linken Brust, und darauf
Feinstechen in der rechten Brust (n. 1 St.)
Drücken erst in der linken, dann in der rechten
Brust, dann im Fufsgelenke (n. 1 St.)
Drücken in der Brusthöhle, gleich hinter dem Brust-
beine [*Hb.* u. *Ts.*]
Ein Drücken in der Gegend der Mitte des Brust-
beins, wie mit einem scharfen Körper **) (n. 20 St.)
Ein Drücken in der Mitte des Brustbeins bald nach
dem Essen (n. 24 St.)
465. Bei Brustbeklemmung Drücken in der Herzgrube,
welches sich beim Einathmen vermehrt und zu
Stichen in der Herzgrube schnell übergeht (n. 2 St.)
Beklemmung der Brust und des Athemholens ***)
(n. 5 St.)
Engbrüstigkeit [*Hb.* u. *Ts.*]

---

*) M. s. Anm. zu 61.
**) M. s. Anm. zu 297.
***) 466. 469. 473. m. s. Anm. zu 61.

Gefühl von Angst und Beklemmung der Brust weckt
ihn Nachts 12 Uhr aus dem Schlafe; er mufste oft
und tief Athem holen und konnte erst nach 1
Stunde wieder einschlafen [*Hb.* u. *Ts.*]

Beklemmung der Brust nach Mitternacht, als wenn
die Brust zu enge wäre, wodurch das Athmen gehindert wird (n. 12 St.)

470. Beim Vorbücken ein Schmerz vorn auf der Brust,
zu beiden Seiten des Brustbeins, als wenn die zu-
sammengeschobenen Ribben schmerzhaft an einander träfen (früh) (n. 15 St.)

Ein spannender Schmerz vorn auf der Brust, wenn
er (beim Sitzen) sich gerade aufrichtet (n. 16 St.)

Ein spannender Schmerz über die Brust, wenn man
aufrecht steht (n. 24 St.)

Drücken und Pressen auf der Brust (n. 7 u. 9 Tagen.)

Es fehlt ihm im Gehen an Athem, und wenn er
dann stillsteht, bekommt er Husten.

475. (Konnte, wenn er den Mund zumachte, keinen
Athem durch die Nase bekommen.)

Sehr matt im ganzen Körper; wenn er gehet, ist's
ihm, als wenn der Athem fehlen wollte, es wird
ihm weichlich in der Herzgrube und dann Husten.

Vollheit auf der Brust.

Das Einathmen wird wie von einer auf-
liegenden Last gehindert; das Ausathmen ist desto leichter.

Langsame Einathmung, schnelles Ausathmen *)(n. 3 St.)

480. (Mufste oft tief Athem holen, und das Tiefathmen minderte das Drücken auf der Brust Augenblicke.)

Langsame Einathmung, wozu er tief aus dem Unterleibe ausheben mufs; (mufs den Athem tief
aus dem Leibe holen) (n. 1 St.)

Kurzer Athem wechselt mit längerm, gelinder mit
heftigem ab **) (n. 2 St.)

Schmerz auf dem Brustbeine, wie zerschlagen, auch
vom Anfühlen erregbar (n. 14 St.)

Ein Klopfen auf der rechten Brust (n. 1½ St.)

---

*) Wechselwirkung mit 650.
**) Vergl. 659.

485. Bei Tiefathmen, ein Stich in der Brustwarze, bei
Blähungs-Bewegungen im Unterleibe (n. 5 St.)
Früh, in dem Bette, scharfdrückender Schmerz in
den Halswirbeln in der Ruhe *).
Stechen im Genicke.
Stechend reifsender Schmerz im Genicke (n. 2½ St.)
Reifsender Schmerz im Nacken, wenn man den
Hals bewegt, wie vom Verdrehen des Halses
(n. 12 St.)
490. Steifigkeit des Nackens.
Hitze und Brennen im Nacken, oder auf der einen
Seite des Halses, äufserlich.
Am Halse, gleich über der linken Schulter, ein
schmerzliches Drücken **) [G/s.]
Links, unweit des Rückgrats, wo sich die wahren
von den falschen Ribben scheiden, ein stumpfes
Stechen ***) [G/s.]
In der Mitte des Rückgrates, etwas nach der lin-
ken Seite zu, ein tiefer, reifsender Schmerz [G/s.]
495. Drückend stechender Schmerz im Rückgrate, beim
Gehen in freier Luft.
Einfacher Schmerz im Schulterblatte, durch Beweg-
ung des Arms, und wenn der Arm hängt, ver-
mehrt (n. 20 St.)
(Früh etliche Stiche an der Spitze des Schulter-
blattes.)
Ein Klopfen im Kreuze (heiligen Beine) (n. 7 St.)
(Im Kreuze (und auf der Brust) ein spannender
Schmerz beim Aufrechtstehen) (n. 24 St.)
500. Stiche im Kreuze (n. 48 St.)
Schmerz im heiligen Beine, auch beim
Liegen auf dem Rücken, früh im Bette †).
Drückender Zerschlagenheitsschmerz im Kreuze beim
Liegen auf dem Rücken, früh im Bette.
Im Schulter-Gelenke Schmerz, wie ausgerenkt bei
Bewegung der Arme.

---

*) M. s. Anm. zu 297.
**) Vergl. 486.
***) Vergl. 495.
†) 501. 502. ... Eine Wechselwirkung mit dem Vergehen eines von Ignazsamen entstandenen Symptoms durch Liegen
auf dem Rücken; m. s. 19. 47. 48. 62. 600. 601.

Im Gelenke des Oberarms, bei Zurück-
biegung des Arms, ein Schmerz, wie
nach angestrengter Arbeit, oder wie
zerschlagen.

505. Im Gelenke des Oberarms ein greifender, raffen-
der, walkender, zum Theil ziehender Schmerz, in
der Ruhe (welcher bei Bewegung stechend wird)*).

Im Gelenke des Oberarms ein rheumatischer Schmerz,
oder wie zerschlagen, beim Gehen in freier Luft
(n. 10 St.)

Schmerz im Oberarm-Gelenke, als wenn er ausgerenkt wäre (n. 10 St.)

Im dreieckigen Muskel des Oberarms,
ein fipperndes Zucken (n. 24 St.)

Beim Einwärtsdrehen des Arms einfacher Schmerz
im zweiköpfigen Muskel (n. 2 St.)

510. In den Armmuskeln Schmerz, wie zerschlagen,
wenn der Arm hängt oder aufgehoben wird.

Auf der Seite, auf welcher er liegt, schläft der
Arm ein (n. 8 St.)

Beim Liegen auf der rechten Seite, Abends im Bette, schmerzt der Schulterkopf der linken Seite
wie zerschlagen, und der Schmerz vergeht, wenn
man sich auf den schmerzenden Arm legt (n. 12 St.)

Unleidlicher (namenloser) Schmerz in den Knochenröhren und Gelenken des Arms, auf welchem
man nicht liegt, Abends im Bette, der nur vergeht,
wenn man sich auf den schmerzenden Arm legt
(n. 12 St.)

Unleidlicher (namenloser) Schmerz in den Knochenröhren und Gelenken des Arms, auf welchem
man liegt, früh im Bette, der nur vergeht, wenn
man sich auf die andre, schmerzhafte Seite legt. **)
(n. 20 St.)

---

*) Vergl. 453.

**) 514, 515 (und wahrscheinlich auch 516) stehen den Symp-
tomen 512, 513 als Wechselzustände gegenüber, und sind
beide primärer Wirkung. Ihre Verschiedenheit scheint zugleich von den verschiedenen Tageszeiten, in denen sich
jeder vorzugsweise ereignet, Abends und Morgens abhängig
zu seyn. Selbst die Schmerzenart scheint in jedem dieser
beiden Wechselzustände verschieden zu sein. M. s. auch
600, 602.

515. Früh, im Bette, Schmerz wie Zerschlagenheit
in dem Schulterkopfe der Seite, auf welcher man
liegt, welcher vergeht, wenn man sich auf die
entgegengesetzte Seite oder auf den Rücken legt
(n. 24 St.)

Abends nach dem Niederlegen, in einem Theile der
Muskeln des Vorderarms, ein Zucken, als wenn
eine Maus unter der Haut krabbelte (n. 86 St.)

Ziehender Schmerz in den Armen.

Vom Oberarm bis in die Handwurzel und bis in
die Finger ein pulsirendes Ziehen.

Von kalter Luft (Erkältung?) Reifsen im rechten
Arme und auf der rechten Seite des Kopfs (n. 12 St.)

520. Gleich über dem rechten Ellbogen schmerzliches
Ziehen *) (n. 86 St.) [*Gfs.*]

Am Knöchel der Hand, reifsender Schmerz, früh
nach dem Erwachen.

Am Knöchel der Hand und in den Fingern, reifsender Schmerz.

Im Daumengelenke, reifsender Schmerz, als wenn
es verrenkt wäre, früh beim Schlummern im
Bette.

Ein Starren in der rechten Handwurzel und Gefühl,
als wäre sie eingeschlafen.

525. In den Handwurzelknochen der rechten Hand,
ein Ziehen **) (n. 36 St.) [*Gfs.*]

Am Knöchel der linken Hand, ein lähmiger Schmerz,
als wenn die Hand verstaucht oder verrenkt wäre.

Einige Stiche im äufsersten Daumengelenke (n. 10 St.)

Jückende Stiche am Daumengelenke, welche zu
kratzen nöthigen.

Im hintersten Gliede des Zeigefingers Schmerz, als
wäre er verrenkt, bei Bewegung.

530. Warmer Schweifs an der innern Fläche der
Hand und der Finger (n. 16 St.)

Häufiger, warmer Schweifs der Hände, Abends
(n. 8 St.)

Lauer Schweifs der innern Handfläche (n. 86 St.)

Ueberhingehende Gilbe der Hände, wie von Gelbsucht.

---

*) Vergl. 517, 519.
**) Vergl. 521, 522.

Bei Berührung eines Haares auf der Hand ein
durchdringender, feiner Stich, als wenn ein Splitter da stäke. *)

535. Abends nach dem Niederlegen, krampfhaftes
Hin - und Herbewegen des Zeigefingers.

Bei Anstrengung der Finger, ausstreckender Klamm
des Mittelfingers (der sich durch Calmiren heben
läfst.)

Stechen im Hüft-Gelenke (n. 24 St.)

Früh (von 4 bis 8 Uhr) im Hüft-Gelenke und im
Kniee, stechender Schmerz, beim Gehen und
Bewegen der Füfse (n. 8 St.)

Fest lähmige Unbeweglichkeit der Untergliedmafsen
mit einzelnem Zucken darin.

540. Früh, beim Aufstehen aus dem Bette, Steifigkeit der Kniee und Gelenke des Fufses, des Oberschenkels und Kreuzes (n. 38 St.)

Beim Sitzen, in den hintern Oberschenkel-Muskeln,
Schmerz, als wenn sie zerschlagen wären (n. 5 St.)

Mitten auf dem linken Oberschenkel ein tiefes, heftiges Drücken [*Gfs.*]

Heftiges Stechen auf der innern Seite, unterhalb des
linken Kniees. **) [*Gfs.*]

Er konnte nicht gehen, und mufste sich durchaus
setzen, weil es ihm im Gehen unwillkührlich
die Kniee in die Höhe hob (n. $\frac{1}{2}$ St.) [*Fr. H-n.*].

545. Nach Treppensteigen, eine Steifigkeit im Knie-
gelenke, die sie an der Bewegung hindert.

Steifigkeit der Kniee und der Lenden, welche bei
Bewegung Schmerz macht.

Wie steif in den Füfsen, früh (n. 24 und 96 St.)

Blutschwäre am innern Theile des Oberschenkels
(n. 12 St.)

Nach dem Essen, beim Sitzen, Eingeschlafenheit
des (Ober - und) Unterschenkels (n. 5 St.)

550. Kriebeln in den Füfsen. ***)

Kriebeln wie in den Knochen der Füfse nicht wie
von Eingeschlafenheit (n. 10 St.)

---

*) Vergl. 124.

**) Vergl. 538.

***) 550 — 552. ... (und wiederum 549) und 553, 556 bilden
drei verschiedene Wechselzustände.

Feinstechendes Kriebeln in den Füfsen (der Haut
der Waden), nach Mitternacht, welches nicht
zu ruhen oder im Bette zu bleiben erlaubt.

Einschlafen der Unterschenkel bis über's Knie, Abends
beim Sitzen.

Im ganzen linken Unterschenkel, ein lähmungsartiger Schmerz, beim Gehen erweckt, und auch
nachher im Sitzen fortdauernd [*Gfs.*]

555. Im ganzen linken Unterschenkel, schmerzliches
Ziehen, im Bette vor dem Einschlafen; es läfst
bisweilen nach, kommt aber heftiger zurück. [*Gfs.*]

Eingeschlafenheit des Unterschenkels beim Sitzen unter der Mittagsmahlzeit (n. 6 St.)

Ein Spannen in den Unterschenkeln bis über das
Knie, mit Schwere der S c h e n k e l.

Ein Strammen *) in den Waden, wenn man den
Schenkel ausstreckt, oder geht.

Klamm der Wade, während des Gehens, welcher
im Stehen und in der Ruhe vergeht **) (n. 4 St.)

560. Anwandlungen von Klamm in den Muskeln des
Unterfufses und der Zehen, beim Sitzen.

Anwandlungen von Klamm in der Wade, während
des Sitzens, beim Mittagsmahle.

Klamm in der Wade ganz früh im Bette, bei der
Biegung des Schenkels, welcher beim Ausstrecken
des Beins oder beim Anstämmen vergeht (n. 8 St.)

Absetzendes Stechen am innern Rande des Unterfufses (n. 5 St.) [*Gfs.*]

Ueber dem äufsern Knöchel des rechten Fufses absetzender Druck [*Gfs.*]

565. Im rechten Unterfufse, heftiges Ziehen [*Gfs.*]

Im Ballen der Ferse, eine taube Bollheit (wie eingeschlafen) im Gehen.

Im Ballen der Ferse oder vielmehr in der Knochen-
haut des Sprungbeins, ein Schmerz, wie zer-
stofsen, oder wie von einem Sprunge von einer
grofsen Höhe herab (n. 3 St.)

Im Ballen der Ferse, oder vielmehr in der Bein-

---

*) Eine Art Klamm (Crampus) oder wenigstens der Anfang
dazu.
**) 559 bildet gegen 560 — 562. .... Wechselwirkung; beide,
wie es scheint, von gleichem Range.

haut des Fersebeins. Schmerz im Gehen, wie von innerer Wundheit (n. 4 St.)

Drückender Schmerz im Schienbeine beim Gehen (n. 2 St.)

570. In den vordern Schienbein-Muskeln ein wellenartiger, gleichsam greifender und walkender, reissend drückender Schmerz, vorzüglich bei der Bewegung.

Drücken im linken Fußgelenke (mit einem innern Kitzel) der ihn zu einer zitterigen Bewegung des linken Fußes nöthigte, um sich zu erleichtern.

Im Fußgelenke, früh, beim Gehen Schmerz, wie von Verrenkung *) (doch nicht stechend.)

Auf dem Fußrücken ein reißender Schmerz (n. 20 St.)

Innerlich im Ballen der Ferse, ein jückend zuckender Schmerz, vorzüglich früh im Bette.

575. Reißend brennender Schmerz im Ferseknochen, früh beim Erwachen (n. 8 St.)

Auf dem Fußrücken eine Stelle, welche brennend jückend schmerzt in der Ruhe.

Brennender Schmerz im Hünerauge, im Sitzen.

Brennender Schmerz beim Druck in einem bisher unschmerzhaften Hünerauge am Fuße.

Die Schuhe drücken empfindlich auf dem obern Theile der Zehen; Hüneraugen fangen an, brennend zu schmerzen.

580. Ein jückendes Brennen (wie von Frostbeulen) in der Ferse und andern Theilen des Fußes (n. 8 St.)

Auf der Seite des Fußes brennend stechender, oder brennend schneidender Schmerz.

Stechender Schmerz unter dem Fußknöchel bei Bewegung.

Ganz früh, mehrere Stiche in der Ferse (n. 20 St.)

In der Abenddämmerung Müdigkeit der Füße, wie vom weit Gehen, bei stillem Gemüthe.

585. Konnte die Füße nicht fortbringen, als wenn er recht weit gegangen wäre.

Schwere der Füße. **)

Schwere des einen Fußes.

Schwäche der Füße.

---

*) Vergl. 507.
**) Vergl. 557.

Knarren und Knacken im Kniee (n. 2 St.)

590. Kälte der Füfse und Unterschenkel bis über die Kniee.

Frost um die, äufserlich nicht kalten, Kniee.

H e i f s e K n i e e (mit kitzelndem Jücken des einen Kniees) b e i k a l t e r N a s e (n. 3 St.)

(Steifheit des Unterfufsgelenkes.)

Schmerzhafte Empfindlichkeit der Fufssohlen im Gehen (n. 4 St.)

595. Füfse sind brennend heifs.

Ein Kriebeln, wie innerlich, in den Knochen des ganzen Körpers.

K r i e b e l n d e E i n g e s c h l a f e n h e i t i n d e n G l i e d m a f s e n *) (n. 4 St. mehrmals.)

Müdigkeit der Füfse und Arme.

Empfindung von Schwäche und Ermattung in den Armen und Füfsen.

600. Hie und da in der Beinhaut, in der Mitte der Knochenröhren (nicht in den Gelenken) ein, wie Quetschung schmerzender, flüchtiger Druck, wie mit einem harten Körper, am Tage, vorzüglich aber im Liegen auf der einen oder andern Seite, Abends im Bette, und vergehend, wenn man sich auf den Rücken legt. **) (n. 20. 36 St.)

Nachts auf einer oder der andern Seite, worauf man liegt, Schmerz, wie zerschlagen, in den Gelenken des Halses, des Rückens und der Schulter, welcher blos im Liegen auf dem Rücken vergeht (n. 12 St.)

In d e n G e l e n k e n d e r S c h u l t e r, d e s H ü f t b c i n s u n d d e r K n i e e, e i n S c h m e r z, w i e v o n V e r s t a u c h u n g o d e r V e r r e n k u n g (n. 8 St.)·

Um die Gelenke oder etwas über denselben, ein anhaltend stechender Schmerz.

Ein tiefstechend brennender Schmerz an verschiedenen Theilen ***), ohne Jücken.

---

*) Vergl. 549. 551. 556.
**) 600. 601 und vergl. 19. 47. 48. 62. in welchen der Schmerz blofs beim Liegen auf dem Rücken vergeht, bilden einen dritten Wechselzustand mit 514. 515 und mit 512. und 513.
***) z. B. am Mundwinkel, unter dem ersten Daumgelenke u. s. w.

605. Im äufsern, erhabenen Theile der Gelenke, ein brennend stechender, mit Jücken verbundener Schmerz (n. 1 St.)

Abends beim Einschlafen, Rucke und Zucke durch den ganzen Körper *) (n. 96 St.)

Rucke und einzelnes Zucken der Gliedmafsen (n. 10. 12 St.)

Einzelnes Zucken der Gliedmafsen beim Einschlafen (n. 3 St.)

610. Nach dem Niederlegen zuckt und sippert es in einzelnen Theilen der Muskeln, hie und da am Körper (n. 2 St.)

Unzählige, feine Stiche bald hie, bald da, wie Flohstiche, (vorzüglich im Bette) **).

Jücken hie und da am Körper, da er beim Gehen im Freien sich etwas erhitzt hatte.

Abends nach dem Niederlegen, im Bette, Jücken hie und da, welches durch Kratzen leicht vergeht. ***)

Jücken hie und da am Körper, unter der Achsel u. s. w. Nachts, welches durch Kratzen vergeht.

615. Jücken am Handgelenke, am Ellbogengelenke, und am Halse.

Die äusfere Haut und die Beinhaut sind schmerzhaft (n. 8 St.)

Empfindlichkeit der Haut gegen Zugluft; es ist ihm im Unterleibe, als wenn er sich verkälten würde (n. 4 St.)

Einfacher, blofs bei Berührung fühlbarer, heftiger Schmerz, hie und da, auf einer kleinen Stelle, z. B. an den Ribben u. s. w.

Die Ignazsymptome erhöhen sich durch Kaffeetrinken und Tabakrauchen.

620. Brennen im Geschwüre.

Erneuerung der Schmerzen gleich nach dem Mit-

---

*) 606, 608 vergl. mit 609, 667. 669.

**) Vergl. 605. und die Wechselwirkung 604.

***) 613, 614. Charakteristisch für die Ignazbohne ist das Jücken, welches durch gelindes Kratzen leicht von der Stelle verschwindet.

tagsessen, Abends gleich nach dem Niederlegen,
und früh gleich nach dem Aufwachen.

Hinterläfst Neigung zu Halsdrüsengeschwulst, Zahnweh und Zahnlockerheit, so wie zu Magendrücken.

Grofse, allgemeine Müdigkeit von geringer Bewegung.

Will sich nicht bewegen, scheut die Arbeit.

625. Ermattung, Abgespanntheit, Abends.

Beim Gehen im Freien, eine Schwere in den Füssen, mit Aengstlichkeit, was sich in der Stube
verlor, wogegen aber Mifsmuth eintrat.

Einknicken der Kniee vor Schwäche.

Abspannung und Lafsheit nach dem Mittagsessen;
er fühlte sich zu seinen gewöhnlichen Arbeiten
unfähig und schlief über alle Gewohnheit über
denselben ein [*Hb*. u. *Ts*.]

Unbehaglichkeit früh nach dem Aufstehen (d. 2.
Tag) [*Hb*. u. *Ts*.]

630. Mattigkeit in den Gliedern [*Hb*. u. *Ts*.]

Grofse Mattigkeit und Müdigkeit, es war ihm, als
wäre er sehr weit gegangen [*Hb*. u. *Ts*.]

Mattigkeit, wie von einer Schwäche um die Herzgrube herum; es wird ihm weichlich; er mufs
sich legen. *)

So lafs, dafs er nicht Lust hat, sich anzuziehen,
und auszugehen; er hat zu gar nichts Lust, liegt
mehr (n. 4 St.)

Schwankt im Gehen, fällt leicht und stolpert über
das Geringste, was im Wege liegt, hin. **)

635. Müdigkeit, als wenn es ihm die Augenlider zu-
ziehen wollte.

Auf eine traurige Nachricht wird er sehr schläfrig.

Er schläft über dem Lesen sitzend ein (n. 4 St.)

Schläfrigkeit, welche, während er sitzt, zum Schlafen einladet; legt er sich aber, so entsteht halb-
wachender, träumevoller Schlummer (n. ½ St.)

Sehr tiefer, und doch nicht erquickender Schlaf. ***)

640. Tiefer Schlaf. †) (n. 3 St.)

---

*) Vergl. 267. 335.

**) Vergl. 755.

***) Er glaubt gar nicht geschlafen zu haben, wenn er erwacht.

†) 639, 640 machen mit 641, 649, 650 Wechselwirkung aus.

Schlaflosigkeit.

Oefteres Gähnen [*Hb.* u. *Ts.*]

Neigung zum Schlafe [*Hb.* u. *Ts.*]

Zeitige Abendschläfrigkeit [*Hb.* u. *Ts.*]

645. Schlafsucht nach dem Mittagsessen, und tiefer, fester, nicht erquickender Nachmittagsschlaf, 2 Stunden lang; nach dem Erwachen, Gefühl von Abspannung [*Hb.* u. *Ts.*]

Fester und anhaltender Schlaf, aus dem er noch müde erwacht. [*Hb.* u. *Ts.*]

Ungewöhnlich fester, doch nicht erquicklicher Mittagsschlaf [*Hb.* u. *Ts.*]

Unruhiger Schlaf [*Hb.* u. *Ts.*]

Schlaflosigkeit, kann nicht einschlafen, und erwacht (Nachts) ohne bemerkbare Ursache (n. 14 St.)

650. Schlaf so leise, dafs man alles dabei hört, z. B. weit entfernten Glockenschlag.

Abends, im Bette, Blähungskolik: eine Art im Bauche hie und dahin tretendes Drücken, bei jedesmaligem Aufwachen die Nacht erneuert.

In der Nacht, im Bette, verändert er oft seine Lage, legt sich bald dahin, bald dorthin.

Wimmerndes Schwatzen im Schlafe; er wirft sich im Bette herum *) (n. 2 u. 5 St.)

Stampft (strampelt) im Schlafe mit den Füfsen **) (n. 4 St.)

655. Bewegt den Mund im Schlafe, als wenn er äfse (n. 3 St.)

Sie bewegt im Schlafe die Muskeln des offenen Mundes nach allen Richtungen, fast convulsiv, wobei sie mit den Händen einwärts zuckt (n. 2 St.)

Im Schlafe Stöhnen, Krunken, Aechzen (n. 4 St.)

Während des Schlafes kurzes Einathmen ***) und langsames Ausathmen.

Während des Schlafes, alle Arten von Athmen wechselweise, kurzes und langsames, heftiges und leises, wegbleibendes, schnarchendes. †)

660. Abends, im Bette, wie Wallung im Blute, wovor er nicht einschlafen konnte.

---

*) Vergl. 664.

**) Vergl. 664.

***) 653 in Wechselwirkung mit 480, 481.

†) Vergl. 482.

**Während des Schlafes, schnarchendes
Einathmen.**

Liegt im Schlafe auf dem Rücken, und legt die flache Hand unter das Hinterhaupt.

Früh liegt er auf dem Rücken und legt den einen
Arm über den Kopf, so daſs die flache Hand unter das Hinterhaupt oder in den Nacken zu liegen kommt.

Schreckt im Schlafe jähling auf, wimmert, mit
kläglichen Gesichtszügen, tritt und stampft mit
den Füſsen, wobei Hände und Gesicht blaſs und
kalt sind.

665. Träume voll Traurigkeit; er erwacht weinend.

Redet weinerlich und kläglich im Schlafe; das Einathmen ist schnarchend, mit ganz offenem Munde, und bald ist das eine Auge, bald das andere
etwas geöffnet (n. 10 St.)

Schreckhafte Erschütterungen, wenn er einschlafen
will, wegen monströser Phantasieen, die ihm vorkommen und ihm noch nach dem Erwachen vor-
schweben. *)

Früh, im Augenblicke des Erwachens, fühlt er
eine Schwere, eine Anhäufung, Stockung und
Wallung des Geblüts im Körper, mit Schwermuth.

Schreckhafte Erschütterung, früh, beim Erwachen
aus einem so leichten Schlafe, worin sie jeden
Glockenschlag hört.

670. Träume voll schreckhafter Dinge.

Erwacht mit mürrischer Miene.

Erwacht mit freundlichem Gesichte (n. 20 St.)

Erwacht früh über grausamen Träumen (n. 18 St.)

Beim Erwachen steht sie plötzlich auf und redet
etwas Ungereimtes, ehe sie sich besinnt (n. 4 St.)

675. (Sie träumt, sie stehe, stehe aber nicht fest; auf-
gewacht, habe sie dann ihr Bett untersucht, ob
sie fest liege, und habe sich ganz zusammenge-
krümmt, um nur gewiſs nicht zu fallen; dabei
immer etwas schweiſsig über und über.)

Erwacht über grausamen Träumen (z. B. vom Er-
säufen) aus dem Nachmittagsschlafe (n. 24 St.)

---

*) 667, 669 vergl. mit 606, 608. (609.)

Träumt die Nacht, er sey in's Wasser gefallen und weine.

Nachts Träume voll getäuschter und fehlgeschlagener Erwartungen und Bestrebungen.

Fixe Idee im Traume: träumt die ganze Nacht durch von einem und demselben Gegenstande.

680. Träume desselben Inhalts mehrere Stunden über.

Träume mit Nachdenken und Ueberlegung. (n. 4 St.)

Schlummerndes Träumen vor Mitternacht, bei allgemeiner Hitze, ohne Schweifs.

Die Nacht allgemeine ängstliche Hitze mit geringem Schweifse um die Nase herum, die meiste Hitze an Händen und Füfsen, die jedoch nicht entblöfst, sondern immer bedeckt seyn wollen, bei kalten Oberschenkeln, Herzklopfen, kurzem Athem und geilen Träumen; am meisten, wenn er auf einer von beiden Seiten, weniger, wenn er auf dem Rücken liegt.

Nachthitze von 2 bis 5 Uhr (bei vollem Wachen) über und über, vorzüglich an Händen und Unterfüfsen, ohne Schweifs und ohne Durst, und ohne Trockenheits-Empfindung.

Er schwitzt alle Morgen, wenn er nach vorgängigem Erwachen wieder eingeschlafen ist, und wenn er dann aufsteht, ist er so müde und ungestärkt, dafs er sich lieber wieder niederlegen möchte.

685. Nachts Träume voll gelehrter Kopfanstrengungen und wissenschaftlicher Abhandlungen.

Träume, welche das Nachdenken anstrengen, gegen Morgen (n. 10 St.)

Nächtliche Phantasieen, die das Nachdenken anstrengen.

Im Traume nachdenkliche Beschäftigung mit einerlei Gegenstande die ganze Nacht hindurch; eine fixe Idee, die ihn auch nach dem Aufwachen nicht verläfst.

Tonischer Krampf aller Gliedmafsen, wie Steifigkeit.

690. Höchst oftes Gähnen (n. ¼ St.)

Starkes Gähnen, selbst bei dem Essen.

Oefteres Gähnen nach dem Schlafe.

Ungeheures Gähnen, früh (und am meisten nach dem

Mittagsschlafe), als wenn der Unterkiefer ausgerenkt würde.

Ungeheures, convulsivisches Gähnen, daſs die Augen von Wasser überlaufen, Abends vor dem Schlafengehen, und früh nach dem Aufstehen aus dem Bette (n. 28, 38 St.)

695. Oefteres, durch eine Art Unbeweglichkeit und Unnachgiebigkeit der Brust abgebrochenes Gähnen (zwischen 8 und 10 Uhr.)

Nachmittags, Abends Durst.

Unter dem Fieberfroste Durst.

Scheut sich vor der freien Luft. (n. 6 St.)

Bei mäſsig kalter, obgleich nicht freier Luft, bekommt er unmäſsigen Frost, und wird über und über ganz kalt, mit halbseitigem Kopfweh (n. 4 St.)

700. Kälte nnd Frostigkeit; die Pupillen erweitern sich nur wenig.

Frost und Kälte, besonders am hintern Theile des Körpers; beides läſst sich aber sogleich durch eine warme Stube oder einen warmen Ofen vertreiben. *) (n. 6 St.)

Frost im Rücken und über die Arme (n. ¼ St.)

Schauderfrost im Gesichte und an den Armen, mit Zähneklappern und Gänsehaut.

Wird frostig bei Sonnenuntergang (Feuer geht ihm aus).

705. Schauder mit Gänsehaut über die Oberschenkel und Vorderarme; hierauf auch an den Backen (sogleich).

Frost, besonders an den Füſsen.

In der fieberfreien Zeit, beständiger Schauder.

Hitze des Gesichts bei Kälte der Füſse und Hände **).

Frost über die Oberarme bei heiſsen Ohren.

710. Hitze der Hände, mit Schauder über den Körper und einer in Weinen ausartenden Aengstlichkeit.

Bei abendlicher Gesichtsröthe, schüttelnder Schauder.

(Nach dem Essen Frost und Schüttelschauder; Nachts Aengstlichkeit und Schweiſs.)

Fieber, erst Frost über die Arme, besonders die

---

*) Die durch äuſsere Wärme zu tilgende Fieberkälte von Ignazsamen ist charakteristisch.

**) 708—711 einzelne Wechselzustände des Hauptsymptoms, nämlich der Hitze einzelner Theile bei Kälte, Frost oder Schauder anderer Theile.

Oberarme, dann Hitze und Röthe der Wangen,
und Hitze der Hände und Füfse, ohne Durst, während des Liegens auf dem Rücken.

Nachmittags, Fieber: Schauder, mit Leibweh; hierauf Schwäche und Schlaf mit brennender Hitze
des Körpers.

715. **Das eine Ohr und die eine Wange ist
roth und brennt.**

**Plötzliche, fliegende Hitz-Anfälle über
den ganzen Körper.**

Die äufsere Wärme ist erhöhet.

**Aeufsere Hitze und Röthe, ohne innere
Hitze.** *)

Gefühl von allgemeiner Hitze, früh im Bette, ohne
Durst, wobei er sich nicht gern aufdeckt.

720. Nächtliche Hitze, wobei er sich aufzudecken verlangt, und sich aufdecken läfst.

Hitze des Körpers, vorzüglich während des Schlafes.

Nachmittags, durstlose Hitze im ganzen Körper,
mit einem Gefühle von Trockenheit in der Haut,
doch mit einigem Schweifse im Gesichte (n. 8 St.)

Hitze steigt nach dem Kopfe, ohne Durst.

Durch innere Unruhe, vermehrte innere Wärme
und Durst, gestörter Schlaf [*Hb.* u. *Ts.*]

725. Die Nacht um 2 Uhr, Aechzen über äufsere
Hitze, will leichter zugedeckt seyn (n. 15 St.)

Aeufsere Wärme ist ihm unerträglich;
dann schneller Athem.

**Gefühl, als wenn Schweifs ausbrechen
wollte** (ängstliches Gefühl von fliegender Hitze)
(n. 1½ St.)

Gefühl, als sollte über den ganzen Körper der
Schweifs mit einem Male hervorbrechen, was
auch zum Theil geschah; Vormittags.

Allgemeiner Schweifs.

---

*) 718, 719. Die Hitze von Ignazbohne ist fast nie eine
andere, als blos äufsere; auch ist fast nie Durst bei dieser
Hitze; auch nicht, wenn sie sich in Gestalt eines Wechselfiebers zeigt. Daher kann Ignazbohne nur diejenigen
Wechselfieberkrankheiten in kleinster Gabe homöopathisch
und dauerhaft heilen, welche im Froste Durst, in der
Hitze aber keinen haben.

730. Reichlicher Schweiſs [*Grimm* a, a, O.]
Kalte Schweiſse [*Bergius* a. a. O.]
Heftige Angst um die Herzgrube, mit Schwindel,
Ohnmacht und sehr kalten Schweiſsen *) [*Ca-
melli* a. a. O.]
Mehrstündiges Zittern.
Zittern am ganzen Körper **) [*Bergius* a. a, O.]
735. Dreistündiges Zittern des ganzen Körpers mit
Jücken und schrecklichem, convulsivischem Zuk-
ken (vellicationibus), daſs er sich kaum auf den
Beinen erhalten konnte; in den Kinnladen wa-
ren sie am stärksten, so daſs er den Mund wie
zum Lachen verziehen muſste (sogleich) [*Camelli*
Philos. Transact. Vol. XXI. Num, 250) ***)
Beständiges Bewegen des Körpers (agitatio conti-
nua †) [*Grimm* a. a. O.]
Convulsive Bewegungen [*Bergius* a, a, O.]
Convulsionen [*Durius*, Misc. Nat. Cur. Dec. III.
ann. 9. 10. Obs. 126.]
Unempfindlichkeit des gansen Körpers [*Grimm* a. a. O.]
740. Ohnmacht [*Grimm* a. a, O.]
Das verschiedene Drücken an und in mehrern Thei-
len des Kopfes zugleich macht ihn mürrisch und
verdrüſslich [*Gſs.*]
Herzklopfen.
Sehr mäſsige Beschleunigung des Pulses [*Hb.* u. *Ts.*]
Beschleunigung des Blutlaufs, wobei der Puls aber
klein schlug [*Hb.* u. *Ts.*]
745. Puls langsamer und kleiner als gewöhnlich in den
ersten Stunden des Nachmittags [*Hb.* u. *Ts.*]
Bei tiefem Nachdenken, Herzklopfen.
Beim Mittagsessen, Herzklopfen, (n. 48 St.)
Nach dem (Mittags-) Schlafe Herzklopfen (n. 5 St.)
Früh im Bette bekommt er Hitze und Herzklopfen.
750. Angst, als wenn man etwas Böses begangen hätte.
Aengstlichkeit von kurzer Dauer (n. ¼ St.)
Aengstlichkeit ††) [*Grimm* a. a. O.]

---

*) Von einer ganzen Bohne.
**) Vergl. 733.
***) Von einem Scrupel.
†) Von einem Quentchen,
††) Vergl. 750, 751. 754.

Geht ganz betroffen, verdutzt, verblüfft einher *)
[*Grimm* a. a. O.]

Aeuſserste Angst, welche das Reden verhindert,

755. Nach Anstrengung des Kopfs, vorzüglich früh,
eine Voreiligkeit des Willens; kann nicht so geschwind im Reden sich ausdrücken, schreiben,
oder sonst etwas verrichten, als er will; wodurch
ein ängstliches Benehmen, ein Verreden, Verschreiben und ungeschicktes **), immer Verbes-
serung bedürfendes Handeln entsteht (n. 20 St.)

Vielgeschäftigkeit: unruhig nimmt er bald diefs,
bald jenes zu thun vor.

Stumpfsinnigkeit, mit Neigung zur Eile; beim Eilen steigt ihm das Blut in's Gesicht (n. 6 St.)

Er bildet sich ein, er könne nicht fort, er könne
nicht gehen.

Sie befürchtet, ein Magengeschwür zu bekommen.

760. Furchtsamkeit, Zaghaftigkeit, traut sich nichts
zu, hält alles für verloren.

Beim Wachen, nach Mitternacht, Furcht vor Die-
ben (n. 10 St.)

Ungemein schreckhaft.

Fürchtet sich vor jeder Kleinigkeit, vorzüglich vor
sich ihm nahenden Gegenständen ***) (n. 1 St.)

Dreistigkeit (n. 3. 5 St.)

765. Geringer Tadel oder Widerspruch erregt ihn bis
zum Zanke, und er ärgert sich selbst dabei (n. 36 St.)

Von geringem Widerspruche wird er aufgebracht
und böse (n. 8 St.)

Von geringem Widerspruche tritt ihm Röthe in's
Gesicht.

Schnell vorübergehende Verdrieſslichkeit und Böse-
seyn.

Gegen Abend ist er unzufrieden, mürrisch, eigen-
sinnig, man kann ihm nichts recht, nichts zu
Danke machen (n. 8 St.)

770. Ist äuſserst mürrisch; tadelt und macht Vorwürfe.

———————

*) Vergl. 783, 784, 787, 788, 789.

**) Vergl. 758.

***) 763, 764. Wechselzustände.

Unbeständigkeit, Ungeduld, Unentschlossenheit, Zank (alle 3, 4 Stunden wiederkehrend.)
Unglaubliche Veränderlichkeit des Gemüths, bald spafst und schäkert er, bald
ist er weinerlich (alle 3, 4. St. abwechselnd.) :
Einige Stunden nach der Zornmüthigkeit tritt Spafs-
haftigkeit ein (n. 6 St.)
Schäkerei, Kinderpossen (n. 8 St.)

775. Verlangt unschickliche Dinge, und weint laut,
wenn man sie ihm versagt.
Wenn man ihr, was sie will, nur gelind verwei-
gert, oder viel auf sie hinein, obgleich mit ge-
linden gütigen Worten, redet, ihr viel zuredet,
oder etwas Andres will, als sie, so weint sie
laut (n. 1 St.)
Heulen und Schreien und Aufsersichseyn um Kleinigkeiten (n. 1 St.)
Vernunftwidriges Klagen über allzu starkes Geräusch
(n. 2 St.)
Geräusch ist ihm unerträglich, wobei sich die Pupillen leichter erweitern (n. 6 St.)

780. Heimliche, leise Stimme; er kann nicht
laut reden.
Verlust der gewöhnlichen Heiterkeit (d. 2. T.) [*Hb.*
u. *Ts.*]
Verlust der gewöhnlichen Munterkeit, Nachmittags
[*Hb.* u. *Ts.*]
Vermeidet, den Mund aufzuthun und zu reden;
maulfaul (n. 1 bis 4 St.)
Ist wie im Schlummer; es verdriefst ihn, die Augen zum Sehen, und den Mund zum Reden zu
öffnen, bei leisem, langsamem Athmen.

785. Eine Art von Apathie im ganzen Körper (d. 2. T.)
[*Hb.* u. *Ts.*]
Gleichgültigkeit gegen Alles (d. 2. T.) [*Hb.* u. *Ts.*]
Stille, ernsthafte Melancholie; zu keiner Unterred-
ung oder Aufheiterung zu bewegen, mit fadem
wässerigen Geschmacke aller Genüsse und gerin-
gem Appetite (n. 24 St.)
Still vor sich hin, innerlich, ärgerlich und gräm-
lich (n. ½ St.)
Sitzt, dem Ansehen nach, in tiefen Gedanken, und

sieht starr vor sich hin, ist aber völlig gedanken-
los dabei *) (n. 2 St.)

790. Fixe Ideen, z. B. von Musik und Melodieen,
 Abends, vor und nach dem Niederlegen.

Eine fixe Idee, die er in Gedanken verfolgt, oder
im mündlichen Vortrage allzu eifrig und vollständig ausführt (n. 2 St.)

Denkt wider Willen kränkende, ärgerliche Dinge,
und hängt ihnen nach (n. ½ St.)

Zärtliches Gemüth, mit sehr klarem Bewufstseyn.

Feinfühliges Gemüth, zarte Gewissen-
haftigkeit (n. 20 St.)

795. Wehmüthig (gegen Abend.)

---

*) 789. bildet, als seltener Zustand, Wechselwirkung mit den
hier folgenden Symptomen.

Magnet, (Magnes artificialis).

Den gewöhnlichen mechanischen, materiellen und atomistischen Köpfen — ihrer sind unzählige — schien es nicht blofs paradox, sondern kindisch und unglaublich, dafs, nach der homöopathischen Heillehre nur ganz kleine Theile eines Grans zur Gabe von den kräftigern Arzneien gereicht, hülfreich seyn könnten.

Ich gebe es ihnen zu; es mag allerdings b e q u e- m e r seyn, sich die Krankheiten allesammt als Anhäufungen von groben Unreinigkeiten und die Wirkung der Arzneien als derbe Hebel und Fegmaschinen, oder doch als chemische Reagenten, also auf jeden Fall handgreiflich vorzustellen, b e q u e m e r, sage ich, als jene Abänderungen des Seyns lebender Wesen (die Krankheiten) sich als rein dynamische Affectionen der Lebenskraft und die Wirkungen der Arzneien sich als rein virtuelle Umstimmungskräfte zu denken, wie sie es wirklich sind, und hiernach die Heilungen einzurichten.

Wählt man diesen wahren Gesichtspunkt nicht, sondern jenen allgewöhnlichen materiellen, so müssen freilich die Arzneien in ihrer Hülfskraft nach dem Mafse und dem Gewichte ihrer Gabe geschätzt werden und sonach blofs das Nürnberger Gewicht entscheiden, ob die Gabe helfen könne; aber dann müssen wir uns

auch vorher nach dem Gewichte der Krankheit erkundigen, um den Ueberschlag machen zu können, ob
eine so und so viel Pfunde wiegende Krankheit (sie
nannten bisher dergleichen ohnehin schon s c h w e r e
Krankheiten) von einer so oder so schweren Portion
Arznei hebelartig überwuchtet werden könne. *)

Ich lasse diesen Herren Collegen gern dergleichen
atomistische Ansichten, wobei das Curgeschäft recht
bequem, wie im halben Schlummer geführt werden
kann, da uns Erdenwürmern, wie bekannt, nichts
leichter zu begreifen ist, als das Materielle, Wägbare,
Palpable und Grobsinnliche, weil das viele Denken
(und Beobachten), wie ein israelitischer Lehrer sagt,
den Leib müde macht. Ihnen kann ich's daher nicht
zumuthen, Krankheiten als immaterielle Abänderungen des Lebens, als rein dynamische Verstimmungen
unsers Befindens, die Arzneikräfte aber als blofs virtuelle, fast geistige Potenzen sich zu denken. Sie
würden sich's doch nicht ausreden lassen, dafs für eine so und so schwere Krankheit ein so und so schweres Gewicht Arznei zur Gabe erforderlich sey, zumal
da sie die Observanz von Jahrtausenden für sich an-
führen können, wo immer handgreifliche Arzneipor-

---

*) Die therapeutischen Zwecke nach den Ansichten eines
Reil, Ackermann, Reich u. s. w. (sie nennen es Syste-
me) scheinen feiner, sind aber nicht weniger mechanisch
und atomistisch. Denn wie gewichtig müfsten nicht die
Substanzen seyn, welche, als Arznei angebracht, die geän-
derte Form der einfachen Theile in einem anderthalb Cent-
ner schweren, kranken Körper, wieder zurecht schieben
sollten? Welch schwere Portion Sauer-, Wasser- oder
Stickstoff würde nicht erforderlich seyn, um einen dieser,
angeblich in einer kranken Saftmasse von 40, 50 Pfund
fehlenden Stoffe nach Mafs und Gewicht zu ersetzen? Oder
kann der medicinische Chemismus womit anders im kranken Körper arbeiten, als mit Mafsen, durch Zusatz oder
Entnehmung materieller Stoffe, nach Mafs und Gewicht?

tionen dem Kranken eingeschüttet werden mußten aus
großen Flaschen, Büchsen und Schachteln, wenn's
in großen Krankheiten etwas wirken sollte und a u c h
d i e ſ s h a l f g e w ö h n l i c h n o c h n i c h t. Letzteres
glaube ich gar gern; der Erfolg der gewöhnlichen
Curen aller Zeiten bestätigt es leider! — Aber wie
wollen sie es mit ihren atomistischen, materiellen Begriffen, die sie von Arzneiwirkung und vom Hülfs-
vermögen derselben haben, reimen, daß ein einziger
u n w ä g b a r e r Funke aus der Leidner Flasche den
stärksten Menschen erschüttert, ohne daß irgend eine
bestimmbare, schwere Substanz seinem Körper mitgetheilt ward? Wie wollen sie mit ihren atomistischen, materiellen Begriffen die ungeheure Kraft des
Mesmerismus reimen, wenn ein kräftiger Mann, mit
starkem Willen, wohlzuthun, sich der Herzgrube eines
Nervensiechen bloß mit seiner Daumenspitze n ä h e r t?
Wie wollen sie endlich mit ihren atomistischen, materiellen Begriffen von den Wirkungen der Arzneien reimen, daß ein gut zubereiteter magnetischer Stahlstab,
auch bei nicht völliger Berührung des Körpers, und
selbst mit dichten Zwischensubstanzen verdeckt (mit
einem Tuche, mit Blase, mit Glas u. s. w.) eine so gewaltige Umstimmung unsers Befindens erzeugen könne, daß wir heftige krankhafte Beschwerden davon
erleiden, oder, was eben so viel, daß ein Magnetstab die heftigsten Uebel, denen er als Arznei angemessen ist, schnell und dauerhaft heilen könne, selbst
auf obige Art verdeckt, dem Körper genähert, selbst
nur auf kurze Zeit genähert? Atomist! dich für weise
in deiner Beschränktheit dünkender Atomist! sage an,
welcher wägbare Magnettheil drang da in den Körper,
um jene, oft ungeheuern Veränderungen in seinem
Befinden zu veranstalten? Ist ein Centilliontel eines
Grans (ein Gran-Bruch, welcher 600 Ziffern zum Nen-
ner hat) nicht noch unendlich zu schwer für den

ganz unwägbaren Theil, für die Art **G e i s t**, der aus
dem Magnetstabe in diesen lebenden Körper einflofs?
Willst du nun über das, gegen diese unsichtbare Magnetkraft noch allzu grobe Gewicht der homöopathischen Gaben kräftiger Arzneisubstanzen von $\frac{1}{6}$tillion-
tel, $\frac{1}{8}$ tilliontel, $\frac{1}{10}$ tilliontel eines Grans noch grofse
Augen machen?

*\ *\ *

Nachfolgende Symptome entstanden bei Berührung verschieden kräftiger Magnete an verschiedent-
lich empfindlichen Personen, die ohne Unterschied der
Pole, entstanden bei halbjährigen Versuchen, um die
richtige und kräftigste Bestreichungsart des Stahls
durch Magnete ausfindig zu machen, wobei ein, zwölf
Pfund ziehendes, magnetisches Hufeisen in den Händen geführt und diese so mit beiden Polen stundenlang in Berührung gebracht wurden.

Die beigefügten Symptome von allgemeiner Berührung aus Andry und Thouret, aus Unzer und aus
de Harsu, entstanden ebenfalls durch Auflegung der
ganzen Fläche verschiedener Magnetplatten auf die
Haut, also auch durch beide Pole zugleich.

Die nachgängigen, von den beiden Polen beobachteten Symptome entstanden durch Berührung gesunder Personen von einer kräftigen Magnetstange, 8
bis 12 Minuten lang auf einmal, seltner mehrmal wiederholt.

Obgleich jeder der beiden Pole, wie man aus
den angeführten Symptomen sehen wird, etwas Eignes
in seiner Veränderungskraft des menschlichen Befindens hat, so scheint doch jeder bei zwei- und mehrmaliger Anbringung Wechselwirkungen zu äufsern, die
mit denen des entgegengesetzten Pols Aehnlichkeit
haben.

Zur Heilung mufs man den Magnet weit milder anbringen, da er homöopathisch wirken soll. Dazu ist ein 18 Zoll langer Magnetstab, welcher an jedem Pole ein viertel Pfund zieht, überflüssig kräftig *), wenn man den nach Aehnlichkeit der Symptome für einen Krankheitsfall gewählten Pol auch nur eine Minute den Kranken berühren, oder fast berühren läfst mit dem kranken Theile oder auch nur mit der Fingerspitze. Doch sah ich Personen, die zur vollen Gabe die Berührung eines solchen Stabes von nur einer halben Minute nöthig hatten.

Man darf aber, wenn die erste Berührung nicht die ganze Krankheit hob, eben so wenig zum zweiten Male die Berührung desselben Pols wiederholen lassen, als man in der übrigen homöopathischen Heilart eine zweite Gabe desselben Arzneimittels unmittelbar und schnell nach der ersten zu geben geeignet findet. Es mufs in solchen Fällen nach Befund des übrig gebliebenen Krankheitszustandes eine andre Arznei angewendet werden, oder, wenn zuerst der unrechte Pol gewählt worden war, der entgegengesetzte angebracht werden.

Es ist nämlich hiemit, wie mit andern Arzneien, deren enantiopathische oder palliative Anwendung man vermeiden mufs, wo es ein homöopathisches, durch Symptomen - Aehnlichkeit gründlich heilendes Mittel giebt. Findet man daher nur unter den allgemeinen Magnetsymptomen homöopathische Aehnlich-

---

*) Ja, ein achtzölliges, ein halbes Loth schweres Stäbchen, welches (am Nordpole) vier Loth Eisen halten kann, (von mir selbst so weit verstärkt und mit weichem, dünnem Saitendrahte umwunden — weil sich so seine Magnetkraft, er liege in welcher Richtung er wolle, unvermindert auf immer erhält) hat mir in neuern Zeiten alle, vom Magnete zu erwartende Hülfskraft erwiesen bei Berührung von einer Minute, auch wohl nur ½ Minute.

keit mit dem zu heilenden Krankheitsfalle, ohne dafs
man wüfste, welcher von beiden Polen vorzugsweise
hiezu geeignet sey, so nimmt man den zur Berührung,
von welchem die meisten, hieher gehörigen Symptomen bekannt sind. Fände man aber bei Anbringung
dieses Pols fast augenblickliche Verschwindung der
zu heilenden Beschwerden (auch wohl ein Entstehen
andrer, noch nicht da gewesener Symptome) wohl
eine halbe Stunde, auch nur eine Viertelstunde über,
so war es nicht der heilende (homöopathische), sondern der palliative (enantiopathische) Pol gewesen;
baldige Wiedererneuerung und dann steigende Verschlimmerung des Uebels würde uns in Kurzem davon überzeugen. Diefs wartet aber der Heilkünstler,
wenn er helfen, und nicht experimentiren will, nicht
ab, sondern er bringt, wenn die jäblinge, palliative
Beschwichtigung auch nur eine Viertelstunde gedauert
hat (am meisten, wenn sich neue Symptome dagegen
eingefunden haben) den entgegengesetzten Pol zur Berührung, doch nicht eben längere Zeit, als er den
palliativen angelegt hatte. Dieser wird dann zuerst
die neu entstandenen Beschwerden heben, drauf eine
kleine homöopathische Verschlimmerung des ursprünglichen Uebels erregen und dann die vollkommene,
dauerhafte Heilung durch Homöopathie bewirken, wie
es mit allen andern, nach Symptomen - Aehnlichkeit
(homöopathisch) gewählten Arzneien geschieht.

Ein milderes Gemüth oder eine Neigung zur Frostigkeit des zu Behandelnden leitet den Künstler zuerst
zum Nordpole hin, wenn er die dem zu heilenden
Uebel ähnlichen Symptome nur unter den allgemeinen
Magnetsymptomen antreffen konnte.

Die Wirkung einer mäfsigen Gabe Magnetkraft
reicht über 10 Tage.

Bei unrechter Wahl des Magnets werden die entstehenden, oft sehr bedeutenden Beschwerden durch

kleine elektrische Doppelfunken von Zeit zu Zeit wenigstens beschwichtiget, anhaltend wirksam aber und
noch allgemeiner durch Auflegung der flachen Hand
auf eine etwas grofse Zinkplatte ($\frac{1}{4}$ Stunde lang fort-
gesetzt) gehoben.

Wenn der Arzt seinen entfernten Kranken den
Magnet als Heilmittel zu überschicken hat, so kann
er, wenn er will, ihn leicht selbst verfertigen nach
folgender Anweisung, die ich nach vielfältigen Versuchen als die zweckmäfsigste gefunden habe.

Er braucht dazu nur etwa 8 Zoll lange Stahlstäbchen von gutem deutschen oder englischen Stahle, etwa 2 oder $2\frac{1}{2}$ Linien breit und eine Linie dick, welche federhart (nicht glashart) gehärtet sind und ein
etwas starkes, magnetisches Hufeisen, was ungefähr
zehn bis zwölf Pfund ziehen kann.

Um nun mit letzterm einem Stahlstäbchen die
stärkste (ihm hiedurch nur irgend beizubringende)
Magnetkraft leicht und schnell zu ertheilen, ist das
gewöhnliche Bestreichen ohne Ordnung und gerade
über den Stab weg, so dafs der Bestreiche - Pol des
Hufeisens zuletzt am Ende des Stäbchens gleichsam
abgerissen wird, sehr zweckwidrig und nimmt dem
Stabe auf diese Art, die ihm während des Strichs mit-
getheilte Kraft zum gröfsten Theile wieder weg, was
durch öftere Wiederholung des Streichens ihm gar
nicht wieder ersetzt werden kann.

Defshalb mufs der jedesmalige Bestreiche - Pol des
Hufeisens, wenn er fast an's Ende des Stäbchens
kommt, über ein zugeschärftes, das äufserste Ende des
Stäbchens bedeckendes, weiches Eisenblech herüber
gleiten, wodurch ein unmerklicher, unschädlicher Uebergang vom Stahle auf's Blech bewirkt wird, da man
dann das Hufeisen jedesmal ohne Nachtheil des mit
seinem Ende drunter liegenden, zu magnetisirenden
Stäbchens entfernen kann.

Doch mufs das Blech, wo das eine Ende des
Stäbchens bedeckt, umgebogen auch unter dem Stäbchen hinlaufen und so auch zugleich das gegenseitige
Ende des Stäbchens auf gleiche Art bedecken, damit
durch diese Blechstriefe eine Verbindung des magnetischen Stroms zwischen beiden Polen des Stäbchens
unterhalten werde.

Es wird also eine Striefe ganz dünnen, weichen
Eisenblechs, welche etliche Linien länger, als das zu
magnetisirende Stahlstäbchen ist, hin — und das Stäbchen darauf gelegt, dann die Enden der Blechstriefe
herauf und um die Enden des Stäbchens herüber hakenförmig gebogen, welche dann die Pole des Stäbchens nur ganz knapp bedecken, aber doch auf denselben dicht aufliegen, und zwar, weil sie an den
Enden zugeschärft sind, ganz dünn aufliegen, damit
beim Streichen das Hufeisen fast unmerklich, dicht
vor dem Ende des Stahlstäbchens, auf die Blech-En-
den gelangen, über letztere hinüber gleiten und so
vom Blech-Ende unschädlich abgezogen werden könne.

Jedes der beiden, hakenförmig umgebogenen Blech-
Enden wird bezeichnet, das eine mit N (Nord), das
andre mit S (Süd), um es wagerecht in die Richtung
nach Norden mit seinem N - Ende legen und so bis
zum Beschlusse der Magnetisirung des Stahlstäbchens
liegen lassen zu können.

Das Stäbchen selbst wird mit Kreide, Dinte u, dgl.
genau in seiner Mitte bezeichnet, die nun entstandnen
beiden Hälften aber, jede noch mit zwei Strichen bezeichnet, deren einer beim zweiten Drittel des noch
übrigen Stücks angezeichnet wird nach folgenden
Punkten:

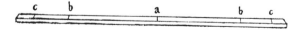

Die Blech-Klammer,

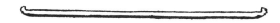

Das Stäbchen in seine Blech-Klammer eingeschoben,

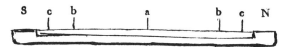

während diese mit ihrem N-Ende nach Norden zuge-
kehrt liegen bleibt. Dann wird der Südpol des Hufeisens bei der Mitte des Stäbchens (bei a) senkrecht
aufgesetzt und damit auf dem Stäbchen hingestrichen
über die ganze Nord-Hälfte hin bis über das überge-
bogene Blech-Ende (N), und von da abgezogen, in
grofsem Bogen in der Luft wieder zurück geführt
und wieder beim zweiten Punkte des Stäbchens (bei
b) aufgesetzt, abermals damit hinausgestrichen bis
über das Blech-Ende (N) hinüber, von da abgefahren
und, nach nochmaligem Erheben des Hufeisens in einem Bogen, dasselbe zuletzt auch im dritten und letzten Punkte (bei c) mit seinem Südpole aufgesetzt und,
diesen kurzen Raum hin, wieder hinaus über das
aufliegende Blech-Ende (N) gestrichen und daselbst
abgezogen.

Nun nimmt man das Stäbchen heraus aus der
Blech-Klammer, welche unverrückt liegen bleibt,
und bezeichnet das gestrichene Ende des Stäbchens mit
N: es ist Nordpol geworden. Man kehrt hierauf das
Stäbchen um und schiebt es so in die Blech-Klammer,
dafs das schon gestrichene Nord-Ende des Stäbchens
unter dem mit S bezeichneten Ende des Blechs zu liegen kömmt, das noch zu streichende Ende des Stäbchens aber unter dem N-Ende des Blechs.

Das nun beginnende Streichen des Südpols des
Stäbchens wird dann ebenfalls in der Richtung nach

der Nordgegend des Himmels vollführt (ob es gleich
der Südpol ist, der nun noch zu streichen ist) über
das N - Ende der Blech - Klammer hin; denn diese
bleibt, nach wie vor, unverrückt nach Norden zu
mit ihrem N - Ende liegen (nur das Stäbchen ward
herum gekehrt).

Man nimmt den Nordpol des Hufeisens, setzt ihn
an der Mitte (a) an und streicht wieder nach Norden
zu auf dem Stäbchen hin und über das N - Ende des
Bleches weg, setzt dann wieder bei (b) der Südseite
des Stäbchens an, streicht hinaus und setzt zuletzt in
c an, um hinaus zu streichen ebenfalls über das N-
Ende des Blechs, wodurch nun der Südpol des Stäbchens ebenfalls verfertigt ist, mit S (Südpol) zu bezeichnen.

Das jetzt aus der Blech - Klammer herausgenom-
mene Stahlstäbchen ist nun so magnetisch, als es vor
der Hand durch dieses Hufeisen nur irgend werden
kann, durch diese sechs Striche geworden (auf jeder
Hälfte drei).

In ein Stück Leiste von Tannenholz, welches die
Länge des Stäbchens hat, wird vom Tischler eine
Nuhde gezogen, in welche Vertiefung dann das Mag-
netstäbchen passend fest eingelegt und an den Kranken verschickt wird, mit dem äußerlich angezeich-
neten Nordpole (N) des Stäbchens auf der Leiste.

Der Kranke berührt, auf eine Gabe, den nöthigen
Pol eines solchen (allenfalls auch in der Leiste liegen
bleibenden) Magnetstäbchens eine halbe, ganze, bis
anderthalb Minuten lang, je nachdem der Krankheitsfall und die Kräfte des davon ergriffenen Kranken
beschaffen sind.

M a g n e t.

Allgemeine Einwirkung des Magnets, wenn
er von allen Seiten berührt wird, bei
Beschäftigung der Hände mit beiden
Polen, oder beim Plattaufliegen des
Magnets mit seiner ganzen Länge auf
der Haut.

———

Abends nach dem Niederlegen, im Bette, ein Schwindel, als wenn er fallen sollte (bald vorübergehend).

Abends nach dem Niederlegen eine Art Schwindel,
wie ein jählinger, durch den Kopf fahrender Ruck.

Beim Gehen wankt er von Zeit zu Zeit aus dem
Gleichgewichte und schwankt, ohne sich eines
Schwindels bewufst zu seyn.

Die Gesichtsgegenstände scheinen an einer ungewis-
sen Stelle zu schweben und zu wanken; daher
wankt er auch im Auftreten und Gehen.

5. Wenn er sich worauf besinnen will und das Gedächtnifs angreift, so bekommt er Kopfweh.

Schwindel [*Andry et Thouret*, Beobacht. über den
Gebrauch des Magnets. Leipzig 1785. S. 232.]

Sausen im ganzen Kopfe (von platt auf Ober - und
Unterschenkeln, auch auf der Brust liegenden
Magneten) [*Joh. Chstph. Unzer*, Beschreibung
eines mit künstlichen Magneten gemachten medi-
zinischen Versuchs, Hamburg 1775. S. 40.]

Wüstheit des Kopfs, wie von Mohnsaft [*Unzer* a.
a. O. S. 14.]

Kopf wüste und Empfindung daran, als wenn ihn
Jemand vom Körper abzuziehen suchte [*Unzer*
a. a. O. S. 23.]

10. Empfindung auf dem Kopfe, als wenn der Kopf und der ganze Körper heruntergedrückt werden sollte [*Unzer* a. a. O. S. 64.]

Kopfweh [*Andry et Thouret* a. a. O. S. 232.]

Schlag im Kopfe und der rechten Schulter, mit Schauder [*Unzer* a. a. O. S. 12.]

Flüchtiger Kopfschmerz, ein einziger Ruck, aus Zucken und Reifsen zusammengesetzt.

In der Mitte der einen Gehirnhälfte ein scharfer Schmerz, so wie er im ersten Augenblicke eines erhaltenen Stofses ist.

15. Kopfweh, früh, gleich nach Eröffnung der Augen, wie zerschlagen; welches nach dem Aufstehen aus dem Bette vergeht,

Früh, im Augenblicke des Erwachens, ein wüthender, wühlender, betäubender Kopfschmerz, wie bei einem Faulfieber, welcher sogleich verschwindet, wenn Blähungsbewegungen im Unterleibe entstehen,

(Kopfweh, wie es von Erkältung zu entstehen pflegt,)

Schon von einer kleinen Aergernifs ein Kopfschmerz, wie von einem scharfen Eindrucke auf einen kleinen Punkt im Gehirne. *)

In der Gegend des Wirbels auf einer kleinen Stelle des Gehirns Schmerz, wie von dem Eindrucke eines stumpfen Nagels; auch äufserlich thut die Stelle bei der Berührung weh (n, $\frac{1}{2}$ St.)

20 Früh, nach dem Aufstehen aus dem Bette, Kopfweh, fast als wenn sich das Gehirn von seinem Grunde aushöbe, welches nach dem Gähnen verschwindet.

Blütchen auf dem Haarkopfe (mit Läusesucht) [*Andry et Thouret* a. a. O. S. 219.]

Bei kalten Händen Gesichtshitze und beifsende Empfindung in der Haut des Gesichts.

Unerträgliche, brennende Stiche **) in den Gesichtsmuskeln, Abends,

---

*) Den nahm Ignazsame sogleich weg, vermöge seiner homöopathischen Symptome 35, 284.

**) Ohne Beimischung von Jücken.

Im Auge Brennen, Reifsen und Funkeln [*Unzer* a.
a. O. S. 20.]

25. Brennendes Ziehen und beständige Funken im
kranken Auge [*Unzer* a. a. O. S. 18.]
Feuerfunken vor den Augen, wie fallende Stern-
schnuppen [*Reichel* a. a. O.]
Empfindliche Stiche durch das rechte Auge, die
sich in der Kinnlade verloren und dann ein Zug
durch dieses Auge, den Hals herunter, durch die
Brust, den Unterleib und die Hüften nach dem
rechten Beine [*Unzer* a. a. O. S. 101.]
Empfindung im Auge, wie vom Perpendikel einer
Uhr [*Reichel* a. a. O.]
Bei Bewegung des Körpers, vorzüglich der Arme,
häufiger Kopf - und Gesichtsschweifs.

30. H i t z l o s e r G e s i c h t s s c h w e i f s, früh.
Erweiterte Pupillen.
Bei Munterkeit des Geistes und Körpers erweiterte
Pupillen (n. 24 St)
Bei den besinnungslosen, krampfhaften Anfällen wa-
ren die Pupillen nicht erweitert [*Unzer* a. a. O.
S. 140.]
Aufser dem Gesichtspunkte und der Sehelinie fip-
pern bei Abenddämmerung weifse Lichtparthien
höchst schnell auf der Seite, rings umher, wie
im Wiederscheine. *)

35. Abends, nach dem Niederlegen, ein Beifsen in den
Augen, wie von scharfen Thränen.
Jücken der Augenlider nach dem äufsern Winkel zu.
Jücken der Augenlider und Augäpfel im innern
Winkel.
Trockenheit der Augenlider und des innern Mun-
des, früh nach dem Erwachen.
Entzündung der Augenlider [*Unzer* a. a. O. S. 70.]

40. Gefühl von Trockenheit der Augenlider (n. 4 St.)
Das untere Augenlid fippert (n. 1 St.)
Es kommt eine Menge Schleim aus Augen, Nase und
Ohren [*J. Dan. Reichel*, Diss. de magnetismo in
corpore humano. Lips. 1712.]

---

*) Fast der Zufall, den M a r c u s H e r z falschen Schwin-
del nennt.

Das äufsere Ohr deuchtet ihm heifs zu seyn, und ist es doch nicht.

Jücken im Gehörorgane.

45. Früh im Bette jückendes Brennen Im Gehörgange.

Ein Blütchen am Gegenbocke des Ohrs, welches jückt; durch Kratzen vergeht dieses Jücken nicht, sondern es entsteht auch noch Schmerz.

Ein feines Pfeifen im Ohre, aber abgesetzt, wie der Pulsschlag.

Lautes, starkes Sausen in dem einen Ohre und zugleich etwas Kopfweh auf derselben Seite, als wenn ein fremder Körper da im Gehirne wäre, zugleich ist die Pupille dieser Seite um vieles erweitert (nach Berührung der Mitte des Magnetstabes.)

Hitze des Ohres (an welchem der Magnet angebracht war) [*Andry et Thouret* a. a. O. S. 234.]

50 Sausen vor den Ohren [*Unzer* a. a. O. S. 23.]

Im Ohre Geräusch, wie von siedendem Wasser [*Reichel* a. a. O.]

Im Ohre elektrische Schläge [*Reichel* a. a. O.]

Taubhörigkeit ohne Geräusch im Ohre.

Schmerz in der Backe und im Ohre [*Andry et Thouret* a a. O. S. 252.]

55. Auf einem kleinen Punkte unter dem Nasenflügel brennender Schmerz (n. 1 St.)

Geruchstäuschung: Geruch vor der Nase, wie Mist (n. ½ St.)

Geruchstäuschung: von Zeit zu Zeit glaubt er vor der Nase einen Geruch zu haben, wie aus einer lang verschlossenen Kleiderkiste hervorzukommen pflegt.

Nahe am rothen Rande der Oberlippe, nicht weit vom Winkel, ein weifses Blütchen, oder ein rothes, entzündetes Knötchen, welches schon für sich wie Wunde schmerzt, doch am meisten bei Bewegung und Berührung der Theile.

Auf der inwendigen Seite, an der Unterlippe, ein bei Berührung schmerzendes Geschwürchen.

60 Schmerzhafte Empfindlichkeit rings um den Lippenrand.

Metallischer Geschmack an der einen Seite der Zunge.

Brennen der Zunge und Schmerz derselben beim Essen [*Unzer* a. a. O. S. 112.]

In der Beinhaut des Oberkiefers ein ruckweise reissender Schmerz, wie Rucke, aus Reifsen, Boh-
ren, Stechen und Brennen zusammengesetzt, bis
an die Augenhöhle hin.

In den Knochen des Gesichts, vorzüglich der Oberkie-
ferhöhle, ein zuckend reifsender Schmerz Abends.

65. Stöfse an die Kinnladen [*Unzer* a. a. O. S. 26.]

Zittern des Kinnes und Halses [*Unzer* a. a. O. S. 25.]

Im Kiefergelenke Verrenkungsschmerz.

Schmerz der Vorderzähne beim Kalttrinken; die
Kälte fährt in die Zähne beim Kalttrinken.

Der Zahn schmerzt, von der in den Mund gehenden Luft; die Luft zieht schmerzhaft in den Zahn.

70. Ziehender Schmerz in den Kinnladen bis nach der
Schläfe, mit einem Gefühle, wie von Klamm in
den Kaumuskeln.

Zähnewackeln.

Ein Schlag mit Brennen in den Zähnen [*Unzer* a.
a. O. S. 33.]

Der Zahn sshmerzt beim Kauen.

Durch Bücken erregter Zahnschmerz (n. 24 St.)

75. Zahnweh: ein puckendes oder zuckendes Drücken
blos in den einzelnen Rucken.

Ein heftiges Mucken in den Zähnen auch ohne Veranlassung.

Das Zahnfleisch eines hohlen Zahns ist angeschwollen und schmerzt bei der Berührung.

Zahnweh blos der hohlen, cariösen Zähne.

In den Wurzeln der untern Schneidezähne ein ein-
förmiger Schmerz, wie Zerschlagenheit, Wundheit, oder als wenn sie womit geätzt würden.

80. Schmerz in der Gaumendecke, wie nach dem Hin-
terwurgen eines grofsen Bissens.

Früh, in der freien Luft, schmerzt die Unterkieferdrüse, als wenn sie geschwollen wäre (n. 12 St.)

Spannender Schmerz in der vordern Unterkieferdrüse.

In den Unterkieferdrüsen einzelne, stumpfe Stiche,
Abends.

Ein harter Druck unten auf dem Schildknorpel am
Halse.

85. Blütchen unter dem Kinne am Halse mit Jücken
für sich, welches durch die Berührung vermehrt

wird, und mit einem einfachen Wundheitsschmerze.

Geschwulst des Halses, Gesichtsröthe und stärkeres
Herzklopfen *) [*Andry et Thouret* a. a. O. S. 235.)

Häufiger Zusammenflufs des Speichels im Munde,
fast wie ein Speichelflüfs, mit Schmerzen der Unterkieferdrüsen.

Häufiger Speichelzusammenflufs im Munde [*Reichel* a. a. O.]

Alle Abende Speichelflufs, mit geschwollenen Lippen.

90. Bei reiner Zunge, vorzüglich früh, übler Geruch
aus dem Munde, den er selbst nicht spürt.

Früh übler Geruch aus dem Munde, mit vielem
Schleim im Halse.

Anhaltender Mundgestank, ohne dafs er es selbst
weifs, wie bei einem angehenden mercurialischen
Speichelflusse.

Hunger (sogleich.)

Hunger, vorzüglich Abends.

95. Er hat Appetit, aber die Speisen haben keinen
Geschmack.

Er hat Hunger und Appetit, aber gar keinen Geschmack an Speisen; Schleim im Munde schien
den Geschmack zu verhindern (sogleich.)

Er hat Verlangen auf Tabak, Milch, Bier, und es
schmeckt ihm gut; aber kaum hat er angefangen,
diese Dinge zu geniefsen, so ist er sie gleich satt,
und kann nur wenig von ihnen zu sich nehmen
(n. 16 St.)

Ueberdrufs des Tabakrauchens, als wenn er sich
damit gesättigt hätte, ungeachtet er ihm nicht
unangenehm schmeckt.

Er hat keinen Appetit, ohne jedoch Ekel oder üblen
Geschmack zu spüren.

100. Hungerlosigkeit, ohne Widerwillen, ohne Vollheit und ohne üblen Geschmack (sogleich.)

Der Tabak hat beim Rauchen keinen Geschmack
und beifst blos auf der Zunge (sogleich.)

Das Bier hat keinen Geschmack, es schmeckt wie
blofses Wasser.

---

*) Bei einer sich dem Magnete nähernden, schon vorher dem
Herzklopfen unterworfenen Person.

Einige Dinge scheinen ihm multerig, dumpfig und
schimmlich zu schmecken, ob sie gleich an sich
guten, unverdorbenen Geschmacks sind (n. 1 St.)
Aufstofsen von Geruch und Geschmack, wie ge-
raspelte oder abgedrechselte Hornspäne.

105. Das Aufstofsen hat von dem Genossenen den Geschmack, aber einen verdorbenen.
Anfälle von öfterm Aufstofsen, welches zum Theil
versagt und nicht völlig zu Stande kommt.
Vergebliche Bewegungen zum Aufstofsen, unvoll-
ständiges Aufstofsen (n. 1 St.)
Wenn er sich bückt, schwulkt ihm aus dem Magen Säure in den Mund.
Schmerz, wie ein drückendes Band über den Magen, in beiden Seiten fühlbar [*Unzer* a. a. O.
S. 111.]

110. Ein mit Stichen vermischtes Strömen durch den
Magen und die Gedärme.
Drücken im Magen, mit Krämpfen, die nach den
obern Theilen zugingen, einer Unruhe, die sie
auf keiner Stelle ruhen liefs, einer Schwere der
Zunge, Gesichtsblässe und Kälte des Körpers, bei
sehr kleinem, gespannten ungleichen Pulse *)
[*Andry et Thouret* a. a. O. S. 155.]
Ein Knistern und Knarren in der Herzgrube, wie
wenn eine Uhr aufgezogen wird [*Andry et Thouret*
a. a. O. S. 174.]
In der Gegend des Zwergfells Empfindung von einer angenehmen Ausdehnung]*Andry et Thouret*
a. a. O. S. 232.]
Drücken, wie von einem Steine, in der Oberbauchgegend, vorzüglich bei Anstrengung des Nach-
denkens (n. 2 St.)

115. Spannend drückende und ängstliche Vollheit im
Epigastrium (sogleich.)
Bewegung der Blähungen im Unterleibe, mit lau-
tem Knurren, ohne Schmerz.
Starkes Kollern im Unterleibe [*Unzer* a. a. O. S. 98.]
Brennen und Gewühl im Leibe, wie ein Heben
[*Unzer* a. a. O. S. 23.]

---

*) Diese Reihe von Symptomen kam täglich zu derselben
Stunde, doch immer schwächer, zehn Tage lang, wieder
bei drei Frauenzimmern.

Die Blähungen treten hie und dahin im Unterleibe mit scharfdrückendem Schmerze und hörbarem Knurren auf kleinen Stellen hie und da. *)

120. Früh, nach dem Erwachen, im Bette, kommen die Blähungen mit Knurren und Heulen im Unterleibe in Aufruhr.

Lautes, obgleich unschmerzhaftes Kollern, vorzüglich in den dünnen Därmen, bis dicht unter das Schaambein und in den Schoofs, was sich auch mit der aufgelegten Hand fühlen läfst, wie wenn ein Durchfallstuhlgang abgehen wollte, obgleich nichts, oder nur ein kleiner, kurz abgebrochener Wind erfolgt.

Es gehen kurz abgebrochene Blähungen mit lautem Geräusche und Schmerzen im After, gleichsam gezwungen, ab. **)

Sehr lautes Poltern und Knurren im Bauche, früh im Bette; hierauf Kolik, wie von versetzten Blähungen.

Gleich nach dem Essen Flatulenz.

125. Faulige Gährung in den Därmen; die Blähungen, welche abgehen, sind sehr stinkend und heifs (n. 12 u. 24 St.)

Drang und Nöthigung in den Gedärmen zum Stuhlgange [*Andry et Thouret* a. a. O. S. 130.]

Eine weichliche Empfindung und Schmerzhaftigkeit, wie von einer harzigen Purganz, oder Rhabarber in den Därmen, mit schmerzhaft abgehenden, heifsen, faulen Blähungen,

Es ist ihm übel und wehe in den Gedärmen — Schmerzen der Därme, als wenn sie zerschlagen wären, mit Brechübelkeit, wie nach eingenommenen Purganzen, faul stinkenden Blähungen und Durchfall (n. 16 St.)

Vor Abgang jeder Blähung Kneipen im Leibe.

130. Bald nach dem Stuhlgange Schmerz in der einen Seite des Unterleibes.

Anstofs von einem hervortretenden Bruche (n. ½ St.)

Ein spannender und zugleich brennender Schmerz

---

*) Nach Berührung des Magnetstabes in der Mitte.

**) Nach Berührung der Mitte des Magnetstabes.

in der Ober - und Unterbauchgegend, und hierauf
ein ziehender und spannender Schmerz in den
Waden (n. 20 St.)

Jücken am Nabel selbst.

Früh öfterer, fast vergeblicher Reiz zum Durchlaufe, abwechselnd mit Knurren der unruhigen
Blähungen im Unterleibe.

135. Durchfall ohne Leibweh.

Unschmerzhafter Kothdurchfall, mit Blähungen untermischt (n. 12 St.)

Mehrtägiger Durchfall [*Andry et Thouret* a. a. O.
S. 143.]

Durchfall [*Andry et Thouret* a. a. O. S. 220.]

Mehrtägige Leibesverstopfung mit Kopfschmerz, wie
von einer Verhinderung im Gehirne, welcher den
Kopf gleichförmig einnimmt, bei ärgerlichem,
ungeduldigem Gemüthe.

140. Leibverstopfung, als wenn der Mastdarm verengt
und zusammengezogen wäre (n. 36 St.)

Nach dem Stuhlgange heftiger Hämor-
rhodialschmerz im After, (schründend)
wie von einer Wunde und einer zusam-
menschnürenden Empfindung mehr im
Mastdarme, als im After.

Beim Sitzen ein Brennen im After, wie bei einer
Art Hämorrhoiden.

Jückende Goldaderknoten.

Nach weichen Stuhlgängen blinde Hämorrhoiden,
als wenn die Aderknoten am Rande des Afters
wund wären, beim Sitzen und Gehen.

145. Goldaderfluſs [De *Harsu*, Recueil des effets
de l'aimant, Genève, 1782. S. 26.]

Vorfall des Mastdarms beim zu Stuhlegehen.

Schmerz, aus Jücken und Wundheit zusammengesetzt, auf beiden Seiten des Afters, beim Gehen
in freier Luft.

Häufiger Harnabgang [*Unzer* a. a. O. S. 15.]

Einige Minuten nach dem Harnen ein Brennen in
der Harnblase, vorzüglich am Blasenhalse.

150. In der Harnröhre, beim Hahnkopfe, ein Brennen beim Abgange des Samens im Beischlafe.

Früh beim Erwachen ein Brennen in der Gegend
der Samenbläschen.

14

Früh beim Erwachen ein brennendes Jücken in der
Gegend der Samenbläschen, oder am Hahnkopfe,
in der Harnröhre, welcher zur Begattung reizt;
das Brennen vermehrt sich an dieser Stelle beim
Harnlassen.

Früh nach Sonnenaufgang tiefer Schlaf, voll geiler
Träume; nach dem Erwachen.

Neigung der Geschlechtstheile zur Samenergiefsung
und ein Leistenbruch will hervortreten, mit
Wundheitsschmerze.

155. Schmerz in der Leistengegend, wie bei einem
Bruchvorfalle. *)

Nächtliche Pollution (n. einigen St.)

Begattungstrieb (n. 12 St.)

Beim Gehen Steifigkeit der Ruthe, ohne verliebte
Gedanken.

Früh im Bette heftige, anhaltende Steifigkeiten der
Ruthe, ohne verliebte Gedanken.

160. Mangel an Geschlechtstrieb, Abneigung
vor Beischlaf.

Die männliche Ruthe bleibt schlaff bei allen verliebten Anreizungen (sogleich.)

Die Vorhaut zieht sich hinter die Eichel
zurück und bedeckt sie gar nicht mehr
oder nur zum kleinsten Theile.

Geschwulst des Nebenhoden (epididymis), und einfacher Schmerz desselben bei Bewegung und beim
Anfühlen.

Jückendes Beifsen auf der innern Fläche der Vorhaut (n. 2 St.)

165. Brennendes Beifsen unter der Vorhaut (sogleich.)

Der Mutterblutflufs vermehrte sich **) [*Andry et
Thouret* a. a. O. S. 152.]

Die vor einigen Tagen verflossene Monatreinigung
kam Tags darauf nach Auflegung des Magnets
wieder zurück und flofs noch 10 Tage lang [*Andry et Thouret* a. a. O. S. 155.]

Die vor 10 Tagen vergangene Monatreinigung kam
den Tag nach Auflegung des Magnets wieder,

---

*) Nach Berührung der Mitte des Magnetstabes.

**) Bei einer bejahrten Frau.

dauerte aber nur die gewöhnliche Zeit [*Andry et Thouret* a. a. O. S. 155.]

* * *

Abends sehr oft Niefsen; dann träufelt aus einem Nasenloche Schnupfen, während das andre frei und offen ist.

170. Nasenbluten [*Andry et Thouret* a. a. O. S. 73.] Schnell entstehender und eben so schnell vergehender Schnupfen.

(Eine Art Katarrh) (n. 12 Tagen) [*Andry et Thouret* a. a. O. S. 155.] Oeftere Anfälle von Husten, die Nacht — welcher nicht aus dem Schlafe weckt.

Abends, nach dem Niederlegen, ein heftiger Anfall trocknen Hustens; auch wohl währendden Schlafes (vor Mitternacht.)

175. Die Nacht und zu andern Zeiten ein heftiger, aber kurz dauernder Anfall t r o c k n e n H u s t e n s, auf welchen nachgehends ein leichter Auswurf des gewöhnlichen Luftröhrschleims erfolgt (n. einigen St.)

Convulsiver Husten (sogleich.)

Schluchzender Athem [*Unzer* a. a. O. S. 50.]

S c h l e i m i n d e r L u f t r ö h r e, w e l c h e r s i c h l e i c h t d u r c h K o t z e n (freiwilliges Hüsteln) auswerfen läfst, Abends und früh (n. 24 St.)

Nach Mitternacht, beim Wachen und Nachdenken Engbrüstigkeit wegen Schleim auf der Brust, welche durch Husten sich mindert.

180. Nach Mitternacht beim Wachen und Nachdenken krampfhafter Husten.

Es liegt ihm auf der Brust, d. i. es hängt ihm zäher Schleim im vordern Theile der Luftröhre, welcher sich aber durch starkes, freiwilliges Kotzen loshusten läfst.

Anfälle von einem heftigen, trocknen Husten, wovon beifsende und brennende Thränen aus den Augen gepreft werden.

Heftiger Hustenanfall, mit starkem Blutauswurf (n. 6 Tagen) [*De Harsu* a. a. O. S. 27.]

Krampfhafter Husten, mit Stöfsen und ängstlichem

Athemholen, und sichtbarer Beklemmung der
Brust [*Unzer* a. a. O. S. 41.]

185. Unerträgliche, brennende Stiche in den Seitenmuskeln der Brust nach dem Rücken zu.

Drücken auf der Brust (n. 4 Tagen) [*De Harsu* a. a.
O. S. 27.]

Stechen in der Brust, und ein kaltes schauderhaf-
tes Brennen durch den ganzen Körper [*Unzer* a.
a. O. S. 21.]

Stofs auf den obern Theil des Brustbeins, welcher
Husten erregt, und Thränen der Augen [*Unzer*
a. a. O. S. 41.]

Starke Beklemmung auf der Brust, Reifsen im Magen und den Gedärmen und Klopfen in den
Schultern [*Unzer* a. a. O. S. 85.]

190. Reifsen, mit untermengtem Stechen in der rechten Seite [*Unzer* a. a. O. S. 12.]

Reifsen von der rechten Seite in die innern Theile
des Leibes, mit Stöfsen und Stechen vermischt,
gleich als wenn kleine Stückchen Fleisch herausgerissen würden, oder Feuerfunken sprühten [*Unzer* a. a. O. S. 12.]

Aus der Mitte der Brust vier brennende Ströme
nach beiden Schultern zum Rücken und Kreuze,
mit Beängstigung und Gefühl, als wenn die Theile
zergliedert und getrennt würden [*Unzer* a. a. O.
S. 65.]

Brennender Zug von der linken Schulter durch die
Brust auf die rechte Seite hin, gleich als wenn
Theile abgesondert würden [*Unzer* a. a. O. S. 16.]

Brennender Zug vom Magen durch Unterleib und
Rücken, wo die Ströme, im Kreuze getheilt,
nach den Untergliedmafsen gingen [*Unzer* a. a.
O. S. 20.]

195. Stofs oder Ruck im Kreuze, der fast den Athem
benimmt [*Unzer* a. a. O. S. 113.]

Ein Brennen im Rückgrate [*De Harsu* a. a. O. S. 25.]

Früh eine schmerzhafte Steifigkeit in den Halswirbeln bei der Bewegung (n. 12 St.)

Früh ein Knacken in den Halswirbeln bei Bewegung.

Schmerz in dem Halsmuskel, welcher von der
Schulter zum Zungenbeine geht, als wenn der
Klamm drin entstehen wollte.

2C0 Rückenschmerz beim Stehen und Ruhigsitzen.

Z cken der Muskeln im Rücken und Empfindung, als wenn was Lebendiges drin wäre.

Schmerz im Kreuzgelenke früh im Bette beim Liegen auf der Seite und am Tage beim langen Vorbücken.

Krampfhafter Druck zwischen den Schulterblättern (n. 5 Tagen) [*De Harsu* a. a. O. S. 27.]

Schmerz im Gelenke des Schulterknochens (oder den Gelenkbändern), als wenn er ausgerenkt und ausgefallen wäre (nicht blos wie gestaucht, oder verrenkt und verdreht.)

205. Klopfen auf der Schulter mit Empfindung, als wenn sie zerrissen würde [*Unzer* a. a. O. S. 37.]

Stöße auf die Schultern, wodurch die Arme fortgestoßen wurden [*Unzer* a. a. O. S. 21.]

Stöße in den Gelenken des Arms und im Kopfe, als wenn man mit einem kleinen, leichten Hammer darauf schlüge [*Unzer* a. a. O. S. 11.]

Ziehender Schmerz in beiden Schultern und den Nacken herunter, mit Klopfen in beiden Armen [*Unzer* a. a. O. S. 100.]

Zerren in den Gelenken und Muskeln des Arms [*Unzer* a. a. O. S. 13.]

210. Ein Zerren im rechten Arme, eine Art Wühlen rund um die Gelenke der Hand, des Ellbogens und der Schulter [*Unzer* a. a. O. S. 12.]

Schmerz in den Armmuskeln, als würden sie fein von einander getheilt [*Unzer* a. a. O. S. 12.]

Brennen und Schneiden in den Armen und der Brust, mit kaltem Schauder [*Unzer* a. a. O. S. 98.]

Brennen im rechten Arme, wie von Feuerfunken [*Unzer* a. a. O. S. 16]

Hie und da Brennschmerz auf dem Arme [*Unzer* a. a. O. S. 11.)

215. Nadelstechen im Arme [*Unzer* a. a. O. S. 11.]

Durch Krampf bewirktes, aber sanftes Erheben, auch Uebereinanderlegen der Arme [*Unzer* a. a. O. S. 50.)

Krampfhaftes Werfen des einen Arms theils vom Leibe weg, theils in die Höhe [*Unzer* a. a. O. S. 47.]

Schlagen und Klopfen in allen Gelenken der Arme und Finger [*Unzer* a. a. O. S. 74.]

Ein tief sitzender Schmerz im Arme bis zum Ellbogen, wobei der Arm eingeschlafen ist, und krampfhaft zittert [*Andry et Thouret* a. a. O. S. 220.]

220. Beim Verweilen an einem kalten Orte entsteht ein reissendes Zucken in den Muskeln des Arms. Unruhe im gesunden Arme.

Stösse im Ellbogen, ohne Schmerz [*Unzer* a. a. O. S. 10.]

Brennen im Gelenke des Ellbogens, als wenn es von heissen Zangen zerrissen würde, bei heftigem Brennen und Funkeln der Augen [*Unzer* a. a. O. S. 102.]

(Vom Entfernen der Magnete von den Armen in der Bewusstlosigkeit sogleich Krümmung der Finger, der Hände, der Arme, und gänzliche Contractheit derselben) [*Unzer* a. a. O. S. 51.]

225. Ziehender Schmerz im obern Theile des Unterarms.

Abends (zwischen der sechsten und siebenten Stunde) ein reissender Schmerz und wie von Zerschlagenheit in den Armgelenken, mehr in der Ruhe, als bei Biegung des Arms — welcher sich nach 24 Stunden erneuert.

Kältegefühl an den Händen, die Hände sind den ganzen Tag eiskalt *) (mehrere Tage.)

Schmerz an der Handwurzel, als wenn eine Flechte überspränge, oder eine elektrische Erschütterung da durchginge (n. 48 St.)

Ziehen vom Kopfe bis in die Spitze der Finger [*Unzer* a. a. O. S. 11.]

230. Gichtischer, wühlend bohrender Schmerz auf einer Stelle im untern Daumgelenke, in der Ruhe.

Abends nach dem Niederlegen, im Bette, ein Reissen in den Daumengelenken.

Früh, im Bette, im untern Daumengelenke beim Bewegen und Abbiegen, ein Schmerz wie verrenkt und zerschlagen (n. 48 St.)

Anhaltender Schmerz im untern Daumengelenke, wie verstaucht oder verrenkt.

Im ersten und zweiten Daumengelenke ein Knicken und eine Art Ausgerenktheit (n. 24 St.)

---

*) Nach Berührung der Mitte des Magnetstabes.

235. Kriebelnd grabender Schmerz in der Daumenspitze, Abends nach dem Niederlegen.

Fipperndes Zucken in einem Theile des Thenermus-
kels am Daumen und in den Muskeln des Kinnes.

Ein lange anhaltender, brennender Stich, mit Wundheitsempfindung verbunden, im dicksten Theile
der Muskeln am Daumenballen und in der Wade;
später an dem untern Theile des Schienbeins
(n. 1 St.)

Stechen und Brennen in der Spitze des Mittelfingers
[*Unzer* a. a. O. S. 13.]

Leichtes Verknicken und Umknicken der Finger.

240. Abends Eingeschlafenheit der Ober- und Unterschenkel.

Schmerz von der Hüfte nach dem Beine hinunter,
als wenn die Theile fein von einander gesondert
würden [*Unzer* a. a. O. S. 24.]

Ein Ziehen durch die Hüften zu den Füsen, welches überall ein Brennen zurückliefs [*Unzer* a. a.
O. S. 104.]

Heftige Stöfse des rechten Beines, verursacht von
einem brennenden Zuge vom Kinne und Halse
her durch die rechte Seite hinunter [*Unzer* a. a.
O. S. 25.]

Brennen und Feuern in den Armen und Beinen,
so dafs, wenn das rechte Bein an das linke kam,
es schien, als wenn dieses von jenem angezündet
würde [*Unzer* a. a. O. S. 38.]

245. Beim Sitzen ein kriebelnd schmerzhaftes Einschlafen der Ober- und Unterschenkel, welches
beim Gehen sich verliert [*Andry et Thouret* a. a.
O. S. 149.]

Brennendes Reifsen im linken Schenkel, mit untermengtem Laufen [*Unzer* a. a. O. S. 31.]

Vom Kniee bis zu den Füsen herablaufendes Nadelstechen [*Unzer* a. a. O. S. 66.]

Stiche im Unterschenkel [*De Harsu* a. a. O. S. 26.]

Stöfse im Kniee, die das Bein krampfhaft ausstrek-
ken [*Unzer* a. a. O. S. 20.]

250. Schlag am Kniee der linken Seite [*Unzer* a. a.
O. S. 11.]

Beim Aufstehen nach dem Sitzen ein Gefühl im
obern Theile der Wade, als wenn sie zu kurz wäre.

Nach dem Erwachen aus dem Schlafe Anfälle von Klamm in den Waden und Fufszehen.

Klamm in der Wade früh im Bette, bei Biegung des Kniees, und Erschlaffung der Muskeln. *)

In den fleischigen Theilen auswärts neben dem Schienbeine Schmerz, wie Zerschlagenheit, Abends beim Gehen.

255. Früh, nach dem Aufstehen aus dem Bette, wenn er auftreten und gehen will, schmerzt der Fufs im Gelenke und drüber, wie vertreten.

Schmerz im äufsern Fufsknöchel, wie verrenkt oder wie von Podagra, wenn man vom Sitzen aufsteht und zu gehen anfängt, welcher sich aber verliert, wenn man zu gehen fortfährt (n. einigen St.)

Stiche im Ballen der Ferse.

In der Ferse ein ruckweise reifsender Schmerz, welcher gleich vorübergeht, aber von Zeit zu Zeit wiederkehrt.

Abends einige Stiche mit etwas Brennen in dem weichen Theile auf der Seite der Ferse (n. 4 Tagen.)

260. Schmerzhafte Empfindlichkeit und Wundheitsschmerz an der Wurzel des Nagels der grofsen Zehe und der die Wurzel überziehenden Haut, selbst bei der Berührung.

Unter dem Nagel der grofsen Zehe beider Füfse Schmerz, als wenn der Schuh gedrückt hätte, wie wund und als wenn er abschwären wollte.

Das sonst schmerzlose Hünerauge schmerzt im Schuhe beim Anfange des Gehens brennend wund.

Schmerz auf den Fufsgelenken, als wenn der Schuh gedrückt hätte und ein Hünerauge da wäre (n. ½ St.)

Schmerz auf den Fufsgelenken wie von Hüneraugen.

265. Grofse Verkältlichkeit; wenn er aus warmer Luft (im Zimmer) in's Kalte kömmt, sogleich Stockschnupfen.

Früh im Bette, beim Liegen auf der Seite, in allen Gelenken, da wo sich die Knorpel der Gelenkköpfe berühren, ein anhaltender, unerträglicher, einfacher oder Zerschlagenheitsschmerz, wel-

---

*) Unter verliebten Spielen und Reizungen.

cher aber gleich nachläfst, wenn man sich auf
den Rücken legt, mit zurückgelehntem Kopfe und
gebogenen, ganz von einander gespreizten Knieen.
Zerschlagenheitsschmerz in den Gelenken der Seite,
 auf welcher man nicht liegt, Abends im Bette. *)
Zerschlagenheitsschmerz aller Gelenke oder rheumatischer Schmerz der Gelenkbänder der Arme und
aller Gelenke der Brust, des Rückens und Nak-
kens, bei Bewegung und beim Athmen **) (n. 12 St.)
Schmerz, wie zerschlagen, oder einfacher Schmerz,
 und schmerzhafte Empfindlichkeit in der Zusammenfügung der Knochen aller Gelenke, früh im
 Bette.
270. Schmerz, wie zerschlagen, in allen Gelenken, wo
 sich die Gelenkköpfe mit ihren Knorpeln berühren, bei der Ruhe und im Liegen, doch am meisten bei Bewegung und Anstrengung.
In allen Gelenken, besonders des Kreuzes, der Lenden und der Brust, ein lähmungsartiger Schmerz,
 oder wie wenn die Gelenke gerädert, zerbrochen,
 zerschlagen wären — schlimmer bei Bewegung
 und im Stehen — mit einer ziehenden und reis-
 senden Empfindung, besonders in den Gelenkbändern und in den Muskelflechten, da, wo sie sich
 an den Knochen anheften, — vorzüglich früh
 nach dem Aufstehen und Abends vor dem Niederlegen; — beim äufsern Angreifen sind die
 Theile unschmerzhaft; durch Abgang von Winden erleichtern sich die Schmerzen; wenn sich
 der Schmerz erhöht, mufs man die Augen zudrücken.
Schmerz in allen Gelenken, früh nach der Ruhe im
 Bette, nach dem Aufstehen und bei der Bewegung.
Bei Bewegung der Glieder, schmerzen die Gelenke,
 als wenn sie ausgerenkt worden wären.
Bei Bewegung eine dröhnende Empfindung in den
 Gliedmafsen, wie wenn man sich an die Kante
 des Ellbogens gestofsen hat.

---

*) Nach Berührung der Mitte des Magnetstabes.
**) Nach Berührung der Mitte des Magnetstabes.

275. Einschlafen der Glieder, vorzüglich wenn man vom Sitzen aufgestanden ist und stehet, oder gehet.

Früh, beim Liegen im Bette, bekommt er auf Anreizungen zum Beischlafe (wenn er ihnen standhaft widersteht) eine Art gichtischer und podagrischer Schmerzen, zum Theil wie von Zerschlagenheit oder Ermüdung im Kreuze, in den Knieen und in allen Gelenken.

Die frische Wunde fängt wieder an zu bluten.

Die fast schon geheilte Wunde fängt wieder an, wie eine frische Wunde zu schmerzen.

An verschiedenen Körperstellen entstehen Blutschwärchen, welche bald vergehen.

280. Hie und da, z. B. unter dem Fusknöchel, ätzend fressende Schmerzen.

An den leidenden Theilen entsteht Jücken, nach dem Kratzen aber erhöhet sich der Schmerz sehr, wie ein Brennen auf einer wunden Stelle.

Ein einfaches, ziemlich anhaltendes Jücken in den weichen Theilen, welches durch Kratzen sich nicht verändert.

Nach dem Niederlegen (auch zur Mittagsruhe) hie und da, unterhalb der Gelenke, ein brennendes Jücken, welches sich durch Kratzen nicht stillen läfst.

Hie und da wie ein anhaltender, jückender Stich, welcher sich in ein Brennen endigt. *)

285. Ein brennend feinstechender Schmerz, welcher mehr oder weniger anhält, in verschiedenen weichen Theilen des Körpers, nicht in Gelenken.

Hie und da einzelne Stiche in weichen Theilen, z. B. im Ballen des Daumens.

Wenn er Abends nach dem Niederlegen warm geworden ist, entstehen hie und da einzelne brennende Stiche, die sich in ein Beifsen endigen.

An einer kleinen Stelle, z. B. in den Fufssohlen, ein prickelnder, mürmelnder, wimmernder Schmerz, wie vor dem Einschlafen eines Gliedes vorherzugehen pflegt.

---

*) Nach Berührung der Mitte des Magnetstabes.

Vor dem Einschlafen einzelnes Zucken im Körper.

290. Im Geschwüre ein scharfer Schmerz, wie von einer frischen Wunde.

Brennender Zug vom Kopfe die rechte Seite herunter, und gleich darauf Schweifs über den ganzen Körper mit gemäfsigter Wärme [*Unzer* a. a. O. S. 11.]

Brennende Züge durch alle Theile nach verschiedenen Richtungen hin [*Unzer* a. a. O. S. 31.]

Unerträgliches Brennen vom Kopfe bis zu den Füssen mit Schmerz, als würden die Glieder zerschlagen und zerrissen [*Unzer* a. a. O. S. 108.]

Brennende und stechende Schmerzen [*Andry et Thouret* a. a. O. S. 26.]

295. Bei allen Brennschmerzen in den Theilen war weder äufsere Hitze der Theile, noch Röthe zu bemerken [*Unzer* a. a. O. S. 136.]

Gefühl wie von fliegenden Feuerfunken am Körper [*Unzer* a. a. O. S. 116.]

Winseln über Zerfleischen aller Theile [*Unzer* a. a. O. S. 32.]

Schwere in allen Gliedern und Herzklopfen *)]*Andry et Thouret* a. a. O. S. 152.]

Dumpfer, tauber Schmerz [*Andry et Thouret* a. a. O. S. 100.]

300. (Nächtliche Schmerzen) [*Andry et Thouret* a. a. O. S. 130.]

Ziehender und stechender, mit Jücken gemischter Schmerz [*Andry et Thouret* a. a. O. S. 219.]

Ziehender Schmerz [*Andry et Thouret* a. a. O. S. 220.]

Schauderiges Durchziehen durch den ganzen Körper [*Unzer* a. a. O. S. 14.]

Ein Zug durch den ganzen Körper, fast wie ein Schauder [*Unzer* a. a. O. S. 12.]

305. Gelenke beim Anfühlen schmerzhaft [*Unzer* a. a. O. S. 110.]

Schmerz der Stellen der Auflegung, wie von nahen glühenden Kohlen [*Unzer* a. a. O. S. 10.]

Ein Kriebeln, und als wenn an der Stelle (wo der Magnet lag) sich alle Säfte anhäuften [*Andry et Thouret* a. a. O. S. 130.]

---

*) Nach Unterlassung der gewohnten Magnetanlegung.

An der Brust, (an der Stelle der Auflegung) kleine Blütchen [*Andry et Thouret* a. a. O. S. 149.]

(An der Stelle der Auflegung) ein höchst jückender Ausschlag [*Andry et Thouret* a, a. O. S. 159.]

310. Unter dem aufgelegten Magnete ist die Haut schmerzhaft und angefressen, umher aber sind krätzartige, mit Eiter gefüllte Blüthchen [*Andry et Thouret* a. a. O. S. 176]

Rother Ausschlag, rothe Flecken (an der Auflegungsstelle?) [*Andry et Thouret* a. a. O. S. 196.]

Rother Ausschlag, wie Wasserbläschen, in den Handflächen [*Unzer* a. a. O. S. 33.]

An der Stelle der Auflegung des Magnets ein brennendes Jücken, welches nöthigt, bis Blut kommt, zu kratzen; die Haut ist roth und umher sind kleine Blüthchen, welche bald vergehen [*Andry et Thouret* a. a. O. S. 214. 215.]

Um die Stelle der Auflegung des Magnets herum Ausschlag von grofsen Blüthchen [*Andry et Thouret* a. a. O. S. 220.]

315. An der Stelle der Auflegung entstehen tiefe Geschwürchen, eine Linse grofs [*Andry et Thouret* a. a. O. S. 219.]

Weit verbreiteter Ausschlag von Blüthchen und selbst von Blattern, mit ziehendem und stechendem Schmerze, — auch rothe Flecken umher [*Andry et Thouret* a. a. O. S. 241. 242. 243.]

Ausschwitzen einer röthlichen Feuchtigkeit aus der Wunde [*Andry et Thouret* a. a. O. S. 128.]

Die Stelle, wo der Magnet aufgelegt worden, schläft ein, wird taub und unempfindlich [*Andry et Thouret* a. a. O. S. 220.]

Zucken [*Andry et Thouret* a. a. O. S. 232.]

820. Stofs, dafs der Oberkörper bis an die Hüften gewaltsam auf- und vorwärts gebogen wurde, mit Geschrei [*Unzer* a. a. O. S. 23.]

Der liegende Oberkörper wird (mit einem Schrei) krampfhaft, wie durch einen Stofs, aufgerichtet, so dafs der Kopf vorwärts mit der Nase auf das Bett, und dann eben so gewaltsam zurückgeworfen wird [*Unzer* a. a. O. S. 29.]

Krampfhaftes Aufheben und Vorwärtsstofsen des

Oberleibes, mit Zurückwerfen auf die eine Seite
[*Unzer* a. a. O. S. 33.]
(Heftiges Aufschrecken und Auffahren wie von
Stöfsen) heftige Stöfse, die allgemeines Zittern
des Körpers, Brennen in der Brust, durch beide
Arme und Schweifs über und über zur Folge hat-
ten [*Unzer* a. a. O. S. 18.]
Alle Convulsionen vom Magnete änderten den Puls
nicht [*Unzer* a. a. O. S. 136.]

325. Erschütterung, wie Schreck durch den Körper,
darauf Schweifs an beiden Händen [*Unzer* a. a.
O. S. 17.]
Beim Aufstehen vom (Mittags-) Schlafe Steifigkeit
des Körpers beim Bewegen.
Früh nach dem Aufstehen eine grofse Ermattung,
mit Aengstlichkeit (n. 44 St.)
Schreckhaftes Auffahren mit Geschrei, darauf Schweifs
am ganzen Körper [*Unzer* a. a. O. S. 17.]
Zehntägige Lähmung mit Gefühlverlust, doch bei
gehöriger Wärme und Feuchtigkeit des Gliedes
[*Andry et Thouret* a. a. O. S. 214. 215.]

330. Stöfse benehmen ihm das Bewufstseyn [*Unzer* a.
a. O. S. 25.]
Die krampfhaften Aufhebungen (und Stöfse) des
Körpers vorwärts auf's Bett haben lange Bewufstlosigkeit zur Folge, darauf (S. 39) ein Blasen mit
dem Munde, wie wenn man grofse Hitze empfindet, worauf dann Besonnenheit und Munterkeit
wiederkehrt [*Unzer* a. a. O. S. 32.]
Bewufstlosigkeit mit starr aufgeschlagenen Augen,
offenem Munde, fast unmerklichem Athemzuge
und mit einer, dem Herzklopfen ähnlichen Bewegung in der Brust, bei unverändertem, gewöhnlichen Pulse [*Unzer* a. a. O. S. 101.]
In der Bewufstlosigkeit Bewegung der Finger einzeln nach der Reihe; nach der Rückkehr des
Bewufstseyns starker Schweifs [*Unzer* a. a. O. S. 96.]
Ermattung in allen Gliedern mit einer, etliche Mal
zurückkehrenden, kurz dauernden Ohnmacht *)
[*Andry et Thouret* a. a. O. S. 155.]

---

*) Diese Umstände kamen bei drei Frauenzimmern täglich zu
derselben Stunde, zehn Tage lang, wieder, doch immer
schwächer.

335. (Anfälle von Ohnmacht, von Herzklopfen und von Erstickung *) [*Andry et Thouret* a. a. O. S. 160.]

Langdauernde Ohnmachten, in denen sie aber ihrer bewufst blieb [*Andry et Thouret* a. a. O. S. 196.]

Ohnmacht, worin sie die Beschwerden fühlt, sie aber wegen Mangel der Sprache und Bewegung nicht klagen kann [*Unzer* a. a. O. S. 48.]

Ohnmachten [*Andry et Thouret* a. a. O. S. 232.]

Er wird gleich matt, ohne Schläfrigkeit, und wünscht, etwas Herzhaftes und Kräftiges zu geniefsen, weifs aber nicht, was (sogleich.)

340. In sehr frühen Stunden ein mehrstündiger, wachender Schlummer, nach Sonnenaufgang aber betäubte Schlummersucht oder tiefer Schlaf, voll schwerer, leidenschaftlicher (z. B. ärgerlicher) Träume, der sich mit einem Kopfweh, als wenn das Gehirn überall wund wäre, endigt, welches nach dem Aufstehen verschwindet.

Schlaf, mit Träumen, voll Bedrängnifs und Aengstigung, dem Alpdrücken ähnlich (n. 30 St.)

Sehr lebhafte, lebendige Träume, als wenn eine Geschichte wachend sich ereignete.

Träume voll Schmausereien, Prahlerei und Dickethun.

Träumevoller Schlaf mit offenem Munde.

345. Erwachen die Nacht um 3 Uhr — nach einigen Stunden träumevolle Schlummersucht, dann, ohne Durst, Hitzeempfindung in den Gliedmafsen, welche anfänglich entblöfst, nachgehends sorgfältig zugedeckt seyn wollen.

Er schnarcht früh im Schlafe. **)

Nachts wacht er von der dritten Stunde an, aber früh bei Sonnenaufgang fallen ihm die Augenlider zu, und er liegt in einem betäubten Schlummer, voll schwerer Träume.

Früh liegt er im Schlafe auf dem Rükken, die eine flache Hand liegt unter

---

*) Nach Unterlassung der gewohnten Magnetauflegung.

**) Nach Berührung der Mitte des Magnetstabes.

dem **Hinterhaupte**, die andre über der Magengegend, mit ausgespreizten Knieen,
unter Schnarchen beim Einathmen, mit halbgeöff-
netem Munde und leisen Schlafreden, und träumt
von verliebten Dingen und Samenergiefsung (obgleich keine erfolgt;) nach dem Erwachen Kopfschmerz im Hinterhaupte, wie nach einer Pollution, Engbrüstigkeit und **Zerschlagenheitsschmerz aller Gelenke, welches nach
dem Aufstehen und bei Bewegung des
Körpers vergeht,** während Katarrhschleim
in Menge ausgeworfen wird.

Geiler Traum, selbst im Mittagsschlafe, unter Ausflufs des Vorsteherdrüsensaftes; nach dem Erwachen sind die Zeugungstheile zur Ergiefsung des
Samens sehr geneigt (n. 2 St.)

350. Nachts, gegen Morgen zu, wachende Schlaf-
trunkenheit (er hört jedes Geräusch und hat einige Denkkraft dabei), welche nach Aufgang der
Sonne in eine betäubte Schlummersucht ausartet,
in welcher er nichts hört oder fühlt, aufser
heftige Schmerzen, wie von einer weiten Reise
und wie Zerschlagenheit in allen Gelenken, die
ihn nöthigen, die Glieder immer in eine andere
Lage zu bringen, bei lautem Knurren im Bauche,
von Zeit zu Zeit durch Blähungsabgang unterbrochen, und einem widrigen Gefühle von Körperwärme; wobei er meistens auf dem Rücken liegt,
mit offenem Munde. Nach dem Aufwachen und
Oeffnen der Augen mindern sich die Gliederschmerzen bald; aber dafür entsteht ein ähnlich
schmerzendes Kopfweh, welches nach dem Aufstehen in einen Kopfschmerz, wie von bevorstehendem Stockschnupfen, ausartet, aber durch
baldiges Niefsen und Schleimausflufs aus einem
Nasenloche wieder verschwindet.

Er wacht um ein Uhr nach Mitternacht auf.

Früh, im Schlafe, hitzloser Schweifs, oder gelinde,
reichliche Ausdünstung des ganzen Körpers, welche nicht schwächt (und nach dem Erwachen
vergeht.)

Er redet im Schlafe.

Unempfindlichkeit und (tödtliche) Schlummersucht
]*Andry et Thouret* a. a. O. S. 115.]

355. Winseln im Schlafe, wie von einem ängstlichen
Traume [*Unzer* a. a. O. S. 14.]

Schlaf durch Aechzen unterbrochen [*Unzer* a. a. O.
S. 25.]

Im Schlafe schnarcht er beim Einathmen, beim Ausathmen aber schniebt er durch die Nase.

Umherwerfen im Bette währenden Schlafs.

Er wirft sich die Nacht im Bette herum, und
glaubt auf allen Stellen unbequem zu liegen.

360. Früh, nach dem vollen Erwachen, häufen sich
die Winde im Unterbauche an, mit lautem Knurren; es gehen Blähungen fort, es entsteht starkes
Niefsen, häufiger Schleimausflufs aus der Nase
und Gähnen, welches alles bald wieder vergeht.

Früh, beim Erwachen aus dem Schlafe, ist der
Mund mit dichtem, fast trocknem Schleime überzogen und die Augenlider trocken; beides vergeht aber nach dem Niefsen und nach Ausflufs
von Nasenschleim.

Ein vermischt kalter und brennender Schauder über
den ganzen Körper, der äufserst empfindlich war
[*Unzer* a. a. O. S. 28]

Abends vor dem Niederlegen ein Anstofs von Zufällen eines Katarrhalfiebers; die Knochenröhren
der Glieder schmerzen, wie in der Mitte zerschlagen, dabei stumpfes, benebelndes Kopfweh; er
ist heisch und es liegt ihm zäher Schleim auf der
Brust (in der Luftröhre) (n. 4 St.)

Nach Mitternacht Fieber: ohne Schauder, widrige
Hitzempfindung im ganzen Körper, vorzüglich in
den Handflächen und Fufssohlen, mit Trockenheit im Halse und Schweifs im Gesichte, im Nak-
ken, auch wohl am ganzen Körper.

365. Fieber über drei Tage lang [*Andry et Thouret*
a. a. O. S. 166.]

Fieber 14 Tage lang [*Andry et Thouret* a. a. O.
S. 176.]

An der leidenden Stelle Empfindung von Hitze und
Kriebeln [*Andry et Thouret* a. a. O. S. 214. 215.]

Trockne Hitze früh im Bette.

Die Nacht, Hitze ohne Durst, welche Entblöſsung
sucht und verträgt.

370. Unangenehme, widrige Wärme im ganzen Körper, mit Gesichtsschweiſs, ohne Durst (sogleich.)
Unmerkliche Ausdünstung des ganzen Körpers von
starkem, nicht unangenehmem, bränzlichem Geruche, wie ein gesunder Mensch unter starkem
Schweiſse duftet.

Allgemeiner Schweiſs nach Mitternacht.

Starker Schweiſs mit öfterem Schauder [*Unzer* a. a.
O. S. 108.]

Nachts gelinder Schweiſs, vorzüglich in der Gegend
der Auflegung [*De Harsu* a. a. O. S. 27.)

375. Schweiſs (an der Stelle wo der Magen liegt [*Andry et Thouret* a. a. O. S. 129. 130]

Starke Schweiſse [*Andry et Thouret* a. a. O. S.
214. 215.]

Schweiſs am ganzen Körper, vorzüglich auf dem
Rücken früh im Schlafe. *)

Er redet, am Tage in Geschäften, laut vor sich
hin **), ohne es zu wissen (sogleich.)

Er ist matt und doch übertrieben sorgsam und eif-
riger in pünktlicher Vollendung seines Geschäftes.

380. Die gröſste Erschöpfung des Körpers, bei Hitzgefühle und kühlem Gesichtsschweiſse, mit rast-
loser und gleichsam angestrengter übereilter Thätigkeit.

Eine eifrige Uebereiltheit; hierauf Schmerz im Arme
und im Schulterkopfe (in den ersten Stunden.)

Uebereilte Unbesonnenheit mit Vergeſslichkeit; er
sagt und thut etwas Andres, als er sagen und
thun will, und läſst Buchstaben, Silben und
Worte aus.

Er bestrebt sich, Dinge zu thun, und verrichtet sie
ganz wider sein eignes Vorhaben, wider seinen
eignen Willen.

Wankende Entschlieſsung, Unschlüssigkeit, Ueber-
eilung (sogleich.)

385. Er ist zerstreut und kann seine Aufmerksamkeit

---

*) Nach Berührung der Mitte des Magnetstabes.

**) Wie ein Gemüthskranker.

nicht auf einen einzigen Gegenstand heften (sogleich.)

Es ist ihm alles umher wie halb im Traume.

Unwillkührliche Unaufmerksamkeit: er kann seine
Aufmerksamkeit, so gern er wollte, nicht auf einen gewissen Gegenstand richten.

Es ist ihm alles sehr hell auf dem Papiere, wenn
er lies't, er kann aber den Sinn des Gelesenen
nur schwer begreifen.

Aengstlichkeit [*Andry et Thouret* a. a. O. S. 232.]

390. Nachts sehr große Aengstlichkeit mit sehr starkem Herzklopfen [*Andry et Thouret* a. a. O. S. 146.]

Er erschrickt leicht bei einem Geräusche [*Andry et
Thouret* a. a. O. S. 199.]

S e h r   g e n e i g t,   b ö s e   z u   w e r d e n   u n d   s i c h
z u   e r e i f e r n,   und wenn er sich erbos't hat,
thut ihm der Kopf mit Wundheitsschmerze weh
(sogleich.)

Er ärgert sich leicht und bekommt Beschwerden
davon, vorzüglich Kopfschmerz, wie von einem
eingedrückten Nagel.

Z o r n m ü t h i g k e i t.

395. Entschlossenheit, Ueberlegung, Kraft des Geistes
und Körpers (mit guter leichter Verdauung.) *)

Früh ruhiges Gemüth, gelassen, ernsthaft. **)

Phlegmatisches, träges Gemüth: zu keiner Arbeit
ist er aufgelegt, ist lässig und schläfrig ***) (n. 5 St.)

---

*) Scheint bloſs Heilwirkung nach vorgängigem, entgegenge-
setzten Gemüthszustande zu seyn.

**) Scheint bloſs Heilwirkung nach vorgängigem, entgegenge-
setzten Gemüthszustande zu seyn.

***) Eine seltene Wechselwirkung.

Südpol des Magnetstabes.

St. — Stapf.
Kmr. — Kummer.
Fz. — Franz.
Hsch. — Harnisch.

Eingenommenheit des Kopfs.
Eine Unfestigkeit und Unstätigkeit des Geistes: die
Ideen lassen sich nicht gehörig festhalten, die Gegenstände schweben nur halbbemerkt vor den
Sinnen hin und ohne sich gehörig betrachten und
würdigen zu lassen und die Urtheile und Ent-
schlüsse sind wankend, welches eine Art ängst-
lichen und unruhigen Gemüthszustandes erzeugt. *)
Phantasie stumpf, Gedächtnifs· gut [*Hsch.*]
Schwindelicht im Kopfe, wie von Berauschung,
als sollte er beim Gehen torkeln und wanken;
auch beim Sitzen etwas schwindelicht.
5. Drang des Blutes nach dem Kopfe, ohne Hitze.
Schwere des Kopfs und ein feines Kriebeln oder
Wühlen darin,
Ein feines Gewühle und Kriebeln in dem Gehirne, mit Schwere des Kopfs verbunden.
Kopfweh: oben auf dem Kopfe, oder in beiden
Schläfen ein Drücken (ein lebendiger, heftiger
Schmerz) wie ein Schnupfen, welches beim Aufrechtsitzen schlimm, beim Schütteln des Kopfs
und beim Nachdenken am schlimmsten ist, beim
Gehen geringer wird, beim Vorwärtsbücken aber
und Rückwärtsbiegen sich mehr erleichtert und
fast ganz verschwindet (in den ersten Stunden) [*Stf.*]

*) Die Berührung des metallischen Zinkes bringt diese Gei-
stesverstimmung wieder in Ordnung.

15 *

Kopfweh im Hinterhaupte, welches in der Stube am schlimmsten ist, in freier Luft aber vergeht (in den ersten Stunden) [*Stf.*]

10. Kriebeln auf der linken Seite des Kopfs nach oben zu [*Kmr.*]

Schwere im obern Theile des Kopfs [*Hsch.*]

Oben auf dem Kopfe, im Wirbel, ein Kriebeln, als wenn da etwas liefe, und wie etwas Reifsen.

Schläge in beiden Schläfen.

In der rechten Seite der Stirne ein aus Reifsen und Schlag zusammengesetzter Schmerz (n. ¼ St)

15. Oben über der Schläfe, ein Paar Schläge, mit dem Schmerze eines Reifsens verbunden.

Kopfweh: reifsender Schmerz hinter dem linken Ohre [*Fz*]

Reifsen auf einer kleinen Stelle der linken Schläfe.

Ein ziehend reifsender Schmerz im linken Gehirne, welcher Aehnlichkeit mit einem langsamen, brennenden Stiche hat (n. 3 St.)

Ein Drücken bald hie, bald da im Hinterhaupte.

20. Vorne, in der Mitte der Stirne, ein Kriebeln, mit Stichen untermischt, Abends (n. 8 St.)

Ein überhingehender, stumpfstechender Schmerz in der linken Stirnseite (n. 20 St)

Ein spitzig scharfer, herauswärts drückender Schmerz, in der linken Seite des Kopfs; ein mit Druck verbundener anhaltender Stich (n. 2 St.) (durch den Nordpol zu heben.]

Kopfweh über das ganze Gehirn, einfachen und spannenden Schmerzes, welcher beim Gehen in freier Luft entstand und in der Stube bald verging.

(Kopfweh, Abends gleich vor dem Schlafengehen, mit trockner Hitze in den Händen.)

25. Nachts, beim Liegen, Klopfen in der rechten Seite des Kopfs, wie Puls.

Zucken im Kopfe.

Ein krampfhaft zusammenziehender Kopfschmerz in der Gegend zwischen den Augenbrauen.

Aeufserlich, auf dem Haarkopfe, eine Stelle, welche wie zerschlagen schmerzt, beim Berühren noch empfindlicher.

Die Stirnhaut ist wie angetrocknet [*Kmr.*]

c

30. (Ein Spannen in der kranken Gesichtsseite) *).

(Ein Drüsenknoten im Nacken entzündet sich schnell, rings umher schmerzte die Haut wie wund und konnte die leiseste Berührung nicht ertragen.)

Die Gegend der Haut um die Augen schmerzt wie wund [*Kmr.*]

Langsamer, brennender Stich im Augenlidrande (n. 2 St.)

An's schwache Auge gehalten, (wenig und kurze Kälte im Auge, aber) starkes

35. Jücken in den Augenlidern [*Chstph. Weber*, Wirkung des künstlichen Magnets, *Hannover* 1767.]

Thränen des (berührenden) Auges.

Im Auge ein Pucken und Jücken [*Weber* a. a. O.]

Thränen der Augen.

Wässerige Augen von Zeit zu Zeit.

Die Augen sind früh zugeklebt [*Weber* a. a. O.]

40. Früh und Abends schründender Schmerz, vorzüglich im äufsern Augenwinkel und bei Bewegung der Augenlider, als wenn ein Haar im Auge läge: eine Art Entzündung des Randes der Augenlider (n. 16, 24 St.)

Eine schmerzhafte, schründende Trokkenheit der Augenlider, vorzüglich bei Bewegung derselben fühlbar, am meisten Abends und früh.

Geschwulst einer *Meibom*'schen Drüse am Rande des linken untern Augenlides (früh), als wenn ein Gerstenkorn entstehen wollte, doch blofs drückend schmerzhaft.

Beifsen in den innern Augenwinkeln (früh) (n. 48 St.)

Drücken im linken Auge eine Minute lang.

45. Im linken Auge ein Drücken und stumpfes Stechen.

Stechen im linken Auge wie Nadelstich (n. 4 St.)

Krampfhafte Zusammenziehung des einen Auges früh.

Gesichtsfehler: die Gegenstände erschienen trübe, dann auch doppelt. (Südpol im Nacken gehalten([*De Harsu*, Recueil des effets salutaires de l'aimant; à Genève 1782. S. 133.]

Erst ohnmachtartige Benebelung, mit Neigung zum Sitzen; die Gegenstände sind wie verschleiert —

---

*) Bei Berührung des Südpols mit der Zungenspitze.

nachgehends werden die Gegenstände weit deutlicher und heller (als sie im gesunden Zustande
sind); dabei eine ekstatische Gemüthsstimmung [*Stf.*]

50. Lebhaftigkeit in den Augen [*Hsch.*]

Pupillen anfänglich leichter zu erweitern und
schwieriger zusammenzuziehen [*Stf.*]

Fliegende Hitze im Gesichte [*Stf.*]

Das Gesicht (und der übrige Körper) fühlt ein kaltes Anhauchen, wie von einer kühlen Luft, in
der Stube [*Hsch.*]

Ein fast unschmerzhaftes Ziehen hinter dem Ohre
herauf in den Kopf, fast ununterbrochen (n. 40 St.)

55. Bisweilen Stiche im Ohre und Klingen [*Kmr.*]

In dem Ohre ein schmerzhafter Ruck, als wenn er
es auseinander treiben wollte: eine Art Ohren-
zwang [*Stf.*]

Reifsende Schmerzen in den äufsern und innern Ohr-
knorpeln bis nahe an die innern Ohrhöhlen.

Ohrbrausen, was er mehr oben am Kopfe empfand.

Ohrenbrausen, wie Fauchen mit einem Flügel.

60. Brausen vor dem Ohre [*Stf.*]

Gefühl, als ob ein kalter Wind an die Ohren
ginge [*Kmr.*]

Empfindung wie von einem warmen Hauche im
äufsern Ohre [*Stf.*]

Fächeln im Ohre, früh, so dafs er's bis in die
Stirne fühlt, gleich als wenn der Wind sauste.

(Entzündung des äufsern Ohres, woran die Vertiefungen wie wund schmerzende Schrunden sich er-
öffnen.)

65. Klingen im guten Ohre (n. 1 St.)

Im Backen grobe Stiche.

An der rechten Seite des Halses, unter dem Ohre,
zwei Blätterchen, welche schmerzen [*Kmr.*]

Im Nacken kleine Blüthchen, welche jückend
brennen.

Zahnweh, von warmem Getränke verschlimmert.

70. Ein reifsendes Zucken in der Oberkinnlade nach
dem Auge zu, Abends (n. 12 St.)

(Schmerz der Drüse unter dem Unterkieferwinkel,
als wäre sie geschwollen.)

Ausschlag am Kinne, bei Berührung schmerzhaft
[*Kmr.*]

Unter dem Kinne ist die Haut schmerzhaft, wie wund [*Kmr.*]

Einzelne Stiche am linken Rande der Zunge (n. 5 St.)

75. Hitze, mit Schwierigkeit zu reden, in den Sprach-organen ; Gefühl von Geschwulst der Zunge [*De Harsu* a. a. O. S. 133.]

Stumpfer Schmerz mit empfindlichen Stichen in hohlen Zähnen (n. 1 St.) [*Kmr.*]

Wundheitsempfindung im Halse bei und aufser dem Schlingen (n. 3 St.)

Früh, bei reinem Munde, ohne übeln Geruch und Geschmack selbst zu empfinden, riecht es ihm garstig, faulig aus dem Halse.

Vieler, wässeriger, geschmackloser Speichel [*Stf.*]

80. Es läuft ihm viel wässeriger Speichel im Munde zusammen, welcher beim Vorbücken ausfliefst [*Kmr.*]

Geschmackloser, wässeriger, häufiger Speichel, den er selten ausspuckt (n. 3 Tagen.) [*Stf.*]

Theils metallisch süfslicher, theils metallisch säuerlicher Geschmack bald auf, bald unter der Zunge, mit Kälteempfindnng, wie von Salpeter [*Stf.*]

Ein kratziges, scharriges Gefühl im Rachen, mit Trockenheits - Empfindung im Munde, ohne Durst [*Stf.*]

Der Geschmack vergeht ihm während des Essens warmer Speise, kehrt aber nach dem Essen wieder zurück (n. 3 Tagen.) [*Stf.*]

85. B r e n n e n i m S c h l u n d e, ein Herandämmen mit Hitzempfindung.

Geringe Efslust, ohne Ekel oder fremdartigen Geschmack, bei übrigem Wohlbefinden (n. 24 St.)

Gleichgültigkeit gegen Essen, Trinken und Tabakrauchen, es schmeckt ihm gut, aber er hat kein Verlangen darnach und ist schon im Voraus satt (n. 12, 24 St.)

An Abneigung grenzende Gleichgültigkeit gegen Milch, früh (n. 18 St.)

Obgleich früh heiter erwacht, schmeckt ihm doch weder Essen noch Kaffee, vielmehr bitterlich.

90. Die Speisen haben einen nicht übeln, aber allzu geringen Geschmack.

Heifshunger, mitten in der Fieberfrostkälte.

Heifshunger, Mittags und Abends.

Uebermäfsiger Abend Appetit (n. 10 St.)

Mangel an Hunger (sogleich) [*Stf.*]
95. Speisen sind ihm zuwider [*Stf.*]
Weifser Wein schmeckt ihm scharf, und es ent-
steht nach dem Genusse eines Schluckes heftiger
Widerwille dagegen [*Stf.*]
Aufstofsen nach blofser Luft (n. 3 Tagen.) [*Stf.*]
Einmaliges, sehr heftiges Aufstofsen.
Brecherlichkeit früh nach dem Erwachen (n. 36 St.)
100. Bald nach dem Mittagessen Brecherlichkeit.
Nach dem Mittagsessen Bewegungen im Unterleibe
mit Knurren, darauf Abgang von Blähungen [*Kmr.*]
Uebelkeiten, wie im Magen beim Vorwärtsbiegen.
Magenschmerz, als wenn man auf eine zerschlagene
Stelle drückt; nach dem Essen geht dieser
Schmerz allmählig in die Gedärme über (n. 18 St.)
Eine Art drückender, heftiger Schmerz in der
Herzgrube, von anhaltender Anstrengung des
Geistes (n. 6 St.)
105. Zucken in der rechten Seite (beim Berühren)
[*Kmr.*]
Vom Nabel bis an die Schaamtheile ein angenehmes
Wärmegefühl [*Stf.*]
Eine Art Greifen, gleich über dem Nabel.
Lautes Kollern im Unterleibe.
Unangenehmes, lautes Kollern und Knurren im Un-
terleibe, gegen Abend (n. 3 St.)
140. Früh, im Bette, Blähungskolik (n. 30 St.)
Bauchkneipen von Zugluft (n. 2 Tagen.)
Blähungen stemmen sich hierauf unter die kurzen
Ribben: Blähungskolik in den Hypochondern,
Abends (n. 4 St.)
Nach dem Abendessen Kolik; in allen Theilen der
Gedärme scharfe Drucke hie und da, sie erhöhet
sich bei Bewegung bis in's Unerträgliche, und
vergeht schnell ohne Blähungsabgang in der Ruhe (n. 4 St.)
Blähungskolik in der Nacht; Abtheilungen von
Blähungen scheinen aus einer Stelle in die andere
schmerzhaft überzuspringen, welches eine knub-
sende, unangenehme Empfindung verursacht, oder
einen, an vielen Orten zugleich wundschmerzen-
den, kneipenden Druck nach aufsen zu, der nicht
schlafen läfst, kurze abgebrochene Blähungen, die

etwa dann und wann mühsam abgehen, erleichtern nichts.

115. Blähungskolik früh nach dem Aufstehen: die
Blähungen gehen nach dem Zwerchfelle herauf,
und verursachen grob stechende, sehr empfindliche Schmerzen (n. 16 St.)

Ziehender Schmerz in der rechten Seite des Unterleibes, dafs er kaum gehen konnte.

Reifsende Leibschmerzen durch (Lesen? und) Gehen
erregt, und durch Sitzen besänftigt, vorzüglich
im Oberbauche (früh) (n. 16 St.)

Abends, gleich vor Schlafengehen, aufgetriebener
Leib mit kolikartigen Schmerzen (n. 2 Tagen.)

Es ist ihm so voll im Unterleibe während der Kurzäthmigkeit.

120. Abends, gleich vor Schlafengehen, Abgang einer
Menge Blähungen (n. 3 Tagen.)

Abgang vieler Blähungen (n. 4 St.)

Ein Paar Stiche in der linken Bauchseite,

Ein anhaltender Stich im Unterleibe, nach dem
Blinddarme hin, welcher nur durch Liegen auf
der entgegengesetzten Seite vergeht (n. 8 St.)

Gefühl von Erweiterung des linken Bauchrings, als
wenn ein Bruch herausträte; von jedem Husten-
stofse dehnt sich die Stelle schmerzhaft aus (n. 1 St.)

125. (Oft Noththun, wobei ihr übel wird, sie kann
aber nichts verrichten.)

(Schneller Drang zum Stuhle, welcher dennoch
schwierig abgeht.)

Erst Schneiden im Bauche, mit Frost, dann Durchfall (n. 5 St.)

Nach 2 Tagen zweimaliger, weicher Stuhl.

Abgang dünnen Stuhl's unter der täuschenden
Empfindung, als gehe eine Blähung ab (n. 14 St.)

130. Anhaltende Verengerung und Zusammenschnürung
des Mastdarms und Afters, so dafs kaum die
kleinste Blähung herauskonnte.

Schleimfasern unter dem derben Stuhlgange.

Jücken eines Hämorrhoidalknotens am After (n. 6 St.)

Mitten im Gehen jückendes Kriebeln aufsen am
After.

In der Gegend der rechten Niere etliche grofse Stiche (sogleich.)

135. Ein Stich in der Schaambuge.

(Drückender Schmerz in der Schaambuge.)

Erschlaffung des Harnblasen - Schliefsmuskels (sogleich.)

Unaufhaltsamkeit des Urins.

Urin tröpfelt unwillkührlich ab, wird auch beim willkührlichen Harnen wenig Trieb der Blase, den Urin auszuleeren.

140. (Vermehrter, unwillkührlicher Harnflufs) (sogleich.)

Abgang vielen Urins, die Nacht und gegen Morgen (n, 10. 14 St.)

(Oefteres Harnen einer Menge blassen Urins) [*Stf.*]

Er mufs um Mitternacht aus dem Schlafe aufstehen, um eine grofse Menge Urin zu lassen.

Beim Urinlassen beifsender Schmerz vorne in der Harnröhre, als wäre der Urin scharf oder sauer (n. 2 St.)

145. Ein Ziehen im Saamenstrange.

Früh, wenn der Hode herabhängt, Schmerz im Saamenstrange, als wenn er allzu stark gezogen und ausgedehnt würde; auch beim Befühlen ist es schmerzhaft (n. 4 St.)

Im Saamenstrange Zucken.

Im Saamenstrange ein langsames, feines, schmerzhaftes Ziehen.

Im Saamenstrange Reifsen.

150. Ein krampfhaftes Heraufziehen der Hoden, die Nacht.

Reifsende, würgende Rucke in den Hoden, welche anschwellen (n, 6 St.)

Reines Jücken des Hodensacks.

In der Ruthe Schmerz, als würden mehrere Fleischfasern zerrissen oder zurückgezerrt.

Eine rothe Stelle, wie ein Blüthchen an der Krone der Eichel und am Innern der Vorhaut ohne Empfindung.

155. Die Eichel ist roth und entzündet, mit Jücken und Spannen.

(Die Feigwarze blutete tröpfelnd) (n. 48 St.)

Verstärkte Wärme der Geschlechtstheile, die Nacht.

Ein Kriebeln und Kitzeln in der Eichel; es schien, unbewufst Saamen abzugehen.

Nachts eine Pollution (bei einem halbseitig Gelähm

ten, die sich seit Jahren nicht ereignet hatte *)
(n. 48 St.)

160. Zwei Nächte nach einander Pollutionen mit vielem Reden im Schlafe.

Die ersten zwei Tage grofse Erregung der Geschlechtstheile zur Saamenausleerung: nach meh-
reren Tagen Herrschaft der Seele über den Geschlechtstrieb.

Heftig erregter Geschlechtstrieb nach dem Mittagsschlafe (n. 4 St.)

Impotenz: Beischlaf mit gehöriger Empfindung und
Erection; doch wenn der höchste Moment kommen soll, vergeht plötzlich die wohllüstige
Empfindung, der Saamen wird nicht ausge-
spritzt, und das Glied sinkt und wird wieder
schlaff (n. 36 St.)

Das schon seine gewöhnliche Zeit angehaltene Monatliche geht noch sechs Tage länger fort, und
zwar blofs bei Bewegung, nicht in der Ruhe,
auch schneidet es allemal im Leibe, wenn etwas
Blut fortgeht **),

165. Das ehester Tage zu erwartende Monatliche erschien schon 4 Stunden auf die Berührung des
Südpols, ging aber sehr hellfarbig und wässerig ab.

Hitze und Brennen in den weiblichen Schaamthei-
len mit vielen feinen Stichen (n. 3 St.)

* * *

Früh Niefsen.

Starker Fliefsschnupfen.

Schnupfen und Husten mit grünem Schleimauswurfe
und kurzem Athem.

170. Trocknes Hüsteln (n. 5 St.) [*Stf.*]

Mehrere Anfälle stinkigen Hustens, die Nacht im

---

*) Hierauf ward die Lähmung ärger, die kranken Gliedmas-
sen deuchteten ihm wie todt.

**) Sie hielt den Südpol, berührte den Stab aber zugleich in
der Mitte. Der Südpol scheint die Blutflüsse, und den
Mutterblutflufs insbesondere, in erster Wirkung zu erregen, folglich homöopathisch zu heilen, der Nordpol scheint
das Gegentheil zu thun.

Schlafe, welche nicht vollkommnes Aufwachen
bewirken.

Drücken auf der Brust, am untern Theile des
Brustbeins, mit Aengstlichkeit und Gedankenstille
(sogleich) [*Fz.*]

Erstickende Brustbeklemmung [*De Harsu* a. a, O.
S. 134.]

Schwermüthigkeit, Zungengeschwulst [*De Harsu*
a. a. O. S. 134.]

175. Brustbeängstigung im Brustbeine [*Stf.*]

Beklemmung des Athemholens, quer an den untern
Ribben her.

Ein Tiefathmen, wie Seufzen, und unwillkührliches Schlingen dabei (wie sonst bei Seufzen)
(sogleich.)

Kurzäthmigkeit in der Herzgrube.

(Oeftere Anfälle von Kurzäthmigkeit.)

180. (Abends, nach dem Einsteigen in's Bett, kann
er sich von der Kurzäthmigkeit kaum wieder er-
holen.)

Eine Beklemmung auf der Brust, als wenn der
Athem zitterte, und als wenn er den, in die
Brust einziehenden Athem kühlend fühlte (so-
gleich.)

Aus Drücken und Ziehen zusammengesetzter Schmerz
auf beiden Seiten des Brustbeins zugleich, mit
einer Angst, die ihn nirgend bleiben läfst, als
wenn er Unrecht gethan hätte.

Herzklopfen (sogleich.)

185. Ein scharfer Stich in der rechten Brust, der den
Athem versetzt.

Drücken in der linken Brust, wobei es ihr übel
wird.

Drückender Schmerz auf der Brust, Nachmittags
und Abends.

In der linken Brust ein stumpfes Drücken bei Ruhe
und Bewegung.

Jückendes Stechen in beiden Brustwarzen zugleich
(n. 24 St.)

290. Ein Kriechen in den linken Brustmuskeln.

Auf dem Schulterblatte einige schnelle Stiche.

Unter dem Schulterblatte ein reiner, nicht ganz
spitziger Stich (sogleich.)

Eine Hitze von den Halswirbeln an bis durch die
 ganze Rücken - Wirbelsäule herüber (n. ½ St.)
Kneipen in den Rückenmuskeln.
195. Schauder vom Genicke den Rücken herab [*Stf.*]
Hitze im Rücken.
Fressen und Beifsen auf dem Rücken.
Ein drückender und zugleich brennender Schmerz
 im Kreuze (n. 6 St.) bis in die Nacht, bei Ruhe
 und Bewegung.
Dumpfe Stiche im Kreuze.
200. Schmerz, wie verrenkt, in der Zusammenfügung
 des heiligen Beins mit dem Lendenknochen, nachgehends ein Zerschlagenheitsschmerz daselbst.
Ueber dem heiligen Beine und zwischen den Len-
 denwirbeln· heftiges Beifsen und Stechen, was
 beim Rücken den Athem versetzt [*Kmr.*]
Nach dem Aufstehen vom Sitze ist er wie steif im
 Kreuze, in den Hüften und den Knieen.
Die Nacht, im Bette, unerträglicher Zerschlagenheitsschmerz im zweiköpfigen Muskel des Oberarms, auf welchem er nicht liegt, besonders
 wenn man ihn aufwärts und rückwärts hebt,
 welcher gleich vergeht, wenn man sich auf die
 schmerzhafte Seite legt (n. 32, 36 St.
Ein Krabbeln im linken Arme herab, wie kleine
 Erschütterungen.
205. Kollern und wie Gluckern im linken Arme herab (sogleich.)
Kollern herauf und hinunter in den Adern der beiden Arme, abwechselnd mehrere Stunden.
Geschwindes Kollern im linken Arme hinab.
In den Armen schnelles, schmerzhaftes
 Zucken, unterwärts.
Ein stechendes Jücken am Oberarme (aufser den Ge-
 lenken) Abends vor und nach dem Niederlegen;
 im Bette mufste er kratzen.
210. Zucken in dem kranken Arme (sogleich.)
Kälteempfindung im linken Arme, als wenn Eis
 darauf läge, und doch war er gehörig warm
 (sogleich.)
Kälte in dem berührenden Arme (n. mehr. St.)
Ziehend lähmiger Schmerz, früh, erst im linken
 Arme beim Aufheben desselben, dann im Kreuze

beim Vorbücken, dann in der linken Hüfte, und auch in den Muskeln des linken Ober- und Unterschenkels bei Ausstreckung des Kniees (n. 16 St.)

Abends eine grofse Mattigkeit im rechten Arme.

215. Im Arme eine Empfindung von Vollheit und Aufgetriebenheit, und als wenn die Schlagadern darin klopften.

Der linke Arm ist viel schwerer als der rechte, und erfordert mehr Kraft beim Heben; dabei Kriebeln in den Fingerspitzen [*Kmr.*]

Empfindung im Arme, als ob er eingeschlafen gewesen wäre [*Kmr.*]

Ein Schmerz in den Armen, als wenn das Blut in den Adern stockte, bald an dieser, bald an jener Stelle [*Hsch.*]

Steifigkeit des Ellbogengelenks (sogleich) [*Hsch.*]

220. Schmerzhafte Steifigkeit im Ellbogengelenke des betührenden Arms (n. 8 Minuten.)

Empfindung von Schwere oder wie von allzu starker Arbeit im Vorderarme.

Gefühl von Eingeschlafenheit der Hand, wobei die Adern anschwellen, bei schnellerem Pulse (sogleich) [*Fz.*]

Empfindung auf der Hand, wie von einem kalten Hauche [*Stf.*]

Empfindung von Kälte in den Händen, die doch warm anzufühlen waren [*Hsch.*]

225. Schmerzhaftes Ziehen rückwärts in den Fingern nach der Hand zu.

Ein Ziehen in den Fingergelenken.

Zucken in den anfühlenden Fingern (n. 4 Minuten.)

Schmerz des untern Daumengelenkes, wie von Verrenkung (n. 3 St.)

Ein Ruck mit sichtbarem Zucken im linken Zeigefinger.

230. Die (berührende) Fingerspitze ward ihr wie taub und gefühllos.

Kriebeln in dem berührenden Finger.

Kriebeln in den Fingerspitzen.

Empfindung von Hitze und Zucken in dem berührenden Finger.

Ein Klopfen in dem anrührenden Finger.

235. In der Spitze des Daumens Pochen (sogleich.)

An der Wurzel der Nägel (dem weichen hintern
Theile derselben) ein Schmerz, als wenn sie abschwären wollten, und wie klopfend stechend.

Ein lähmiger und Zerschlagenheitsschmerz in den
Hüftgelenken, wenn man sich auf die schmerzhafte Seite legt (n. 32, 36 St.)

Einschlafen des Ober - und Unterschenkels (früh)
beim Sitzen, welches beim Aufstehen nicht leicht
vergeht (n. 16 St.)

Ein drückendes Ziehen in den Muskeln der Oberschenkel, am schlimmsten bei Bewegung.

240. In den Muskeln der Oberschenkel ein drückendes
Ziehen.

Abends ein lähmiges Ziehen von der Mitte der
Oberschenkel an bis in die Füfse herab.

Ein stechendes Jücken am Oberschenkel, Abends,
auch im Bette, wo er kratzen mufste.

Ein stechendes Zucken in den Oberschenkel - Muskeln neben dem Mittelfleische.

Schmerz in den Muskeln des Oberschenkels beim
Treppensteigen.

245. Kälteempfindung im rechten Oberschenkel.

In der äufsern Flechse der Kniekehle ein ziehender
Schmerz.

Ein, aus Schlag und Zucken zusammengesetzter
Schmerz in den Flechsen der Kniekehle, zum
Lautschreien, wobei die Schenkel convulsivisch
krumm gezogen werden, bei Ruhe am leidlichsten,
bei Bewegung verschlimmert.

In den Flechsen der Kniekehlen ein heftiges ziehendes Zucken, zum Lautschreien nebst einem
Schmerze darin, als wenn drauf geschlagen worden wäre; es zog die Schenkel sichtbar krumm,
vorzüglich bei Bewegungen.

Es kam ihr beim Gehen in's Knie, wie Stechen.

250. Ein drückendes Reifsen in den Kniescheiben (am schlimmsten bei Bewegungen),
welches sich durch Befühlen verschlimmert (n. 3 St.)

Knicken der Kniee beim Gehen (n. 20 St.)

Knacken des Kniegelenks bei Bewegung (n. 1 St.)

Ein sehr schmerzhaftes Ziehen in den Kniekehlflechsen, zuweilen mit schmerzhaftem Zucken in
den Waden.

Gleich nach dem Mittagsessen ein aus Zucken und Reifsen zusammengesetzter Schmerz, in dem Kniee, welcher sich durch's Angreifen verschlimmert (n. 3 St.)

255. Klammschmerzen vom linken Fufsgelenke bis über die Kniee; Ausstrecken half wenig.

Nach dem Gehen, wie er sich setzte, klopfte es in den Muskeln der Füfse (n. 5 St.)

Ein Drücken oder ziehendes Reifsen in den Schienbeinen.

Ein drückendes Ziehen in den Waden.

Eine Art Reifsen an den Waden nach unten zu, früh [*Kmr.*]

260. Ein klammartig ziehender Schmerz in den Waden.

Am Tage Klamm in der Wade und der grofsen Fufszehe.

Ein unerträglich schmerzhaftes Zucken in den Waden, dabei zugleich schmerzhaftes Ziehen in den Kniekehlflechsen.

Die Füfse thun weh, wenn er sie sitzend herabhängen läfst; es puckt drin überall.

Ein jückend brennender, langsamer Stich an der Seite der Wade (n. ¼ St.)

265. Ein Ziehen oder drückendes Reifsen in beiden Fufsgelenken und Fufsknöcheln (n. 5 St.)

Erst Stechen unter den Fufsknöcheln, dann Ziehen in den Kniekehlflechsen und schmerzhaftes Zucken in den Waden.

Gefühl von Eingeschlafenheit am Fufse und an den Zehen (n. ½ St.) [*Fz.*]

Früh Kälte der Füfse [*Kmr.*]

Kältegefühl in den Füfsen und bald darauf Wärme darin [*Hsch.*]

270. Leichte Verrenkung des Unterfufsgelenkes bei einem Fehltritte (n. 20 St.)

Bei einem Fehltritte Verrenkungsschmerz im Unterfufsgelenke (n. 20 St.)

Bei Zurückbeugung des Unterfufses Klamm der Fufssohle (n. 24 St.)

Stechen in den Fufssohlen, vorzüglich bei Bewegung.

Jücken der Rücken der Fufszehen und an den Seiten der Füfse (Abends), gleich als wenn man sie erfroren hätte (n. 12 St.)

275. Wundschmerzhaftigkeit an der innern Seite des Nagels der grofsen Zehe im Fleische, als wenn der Nagel seitwärts in's Fleisch eingewachsen wäre, schon bei geringer Berührung sehr empfindlich (n. 8 St.)

Der Schuh drückt auf und an den Zehen und an dem Nagel der grofsen Zehe beim Gehen, wie von Hüneraugen (n. 18 St.)

Ein Ziehen rückwärts in den mittlern drei Zehen, blos beim Gehen (in freier Luft.)

Kriechende Empfindung in der linken Seite und dem linken Arme (sogleich.)

Fressendes Jücken Abends im Bette, am Rücken und an andern Theilen.

280. Ein jückend stechendes Reifsen bald hie, bald da, Abends im Bette.

Reines Jücken hie und da, Abends im Bette und beim Erwachen, was durch Kratzen leicht vergeht.

Abends im Bette Jücken hie und da (auch auf den Hinterbacken), und nach gelindem Kratzen Wundheitsschmerz (n. 5 St.)

Etwas Aengstliches in den Gliedern (sogleich.)

Kneipen im Fleische hie und da.

285. Ein Kneipen in vielen verschiedenen äufsern Theilen des Körpers, Nachmittags.

Zwicken und Kneipen an verschiedenen Theilen des Körpers (sogleich.)

Bei geringer Kälte erfriert er Nase, Ohren, Hände und Füfse; sie werden dann in der warmen Stube heifs, sie kriebeln und jücken (mit Stichen) (n. 4 St.)

Einiger Schmerz in den Gliedmafsen, wie vom Wachsen.

Einzelne zuckende Schmerzen hie und da, sogleich wieder verschwindend.

290. Zuckende Empfindung überall im Körper, als wenn man schnell gelaufen ist, und dabei ängstlich und äscherig.

Zuckende Schmerzen hie und da.

Stechend brennende Schmerzen hie und da am Körper, vorzüglich in den Fingerspitzen.

Zerschlagenheitsschmerz aller Glieder, so dafs, wo er lag, er auf Steinen zu liegen glaubte.

Steifigkeit aller Gelenke (n. ¼ St.) [*Fz.*]

295. Unschmerzhaftes Knacken in allen Gelenken, bei Bewegung (n. 3 Tagen) [*Stf.*]

Mattigkeit in allen Gliedern; Zittern und Unruhe in den Gliedern [*Kmr.*]

Früh im Bette und beim Aufstehen Zerschlagenheitsschmerz in allen Gelenken, selbst in den Juncturen des Beckens, mit Schwächegefühl in beiden Bauchringen, als wenn ein Bruch heraustreten wollte (n. 18 St.)

(Die Ausschlagblütchen jücken, wenn man sie berührt.)

(Ein Gelähmter ward sogleich sehr munter darauf.)

300. Sehr bald eine grofse Regsamkeit der Muskeln und Schnelligkeit in allen Bewegungen, bei ruhigem Gemüthe.

Leichtigkeit des ganzen Körpers (n. 4 St.)

Sehr matt in den Füfsen beim Treppensteigen (n. 6 Tagen.)

Beim Gehen im Freien sind die Unterschenkel wie zerschlagen, wobei ihn jähling ein Schlaf befällt, dafs er eilen mufs, sich niederzusetzen.

Mitten auf dem Spaziergange ward er matt, und noch matter drauf beim Sitzen.

305. Trägheit und Schwere des ganzen Körpers, mit einer Aengstlichkeitempfindung, als wenn ihm ein Schlagflufs bevorstände, und als wenn er fallen sollte; dabei Hitzempfindung des Gesichts und des ganzen Körpers, mit Schauder untermischt (n. ½ St.)

Er konnte auf keiner Seite liegen, es war ihm da und dort nicht recht, und wufste selbst nicht warum.

Beim Erwachen liegt er auf dem Rücken, die linke Hand unter dem Hinterhaupte.

Er kann früh im Bette durchaus nicht niedrig mit dem Kopfe liegen (so sehr er's sonst auch gewohnt ist,) wegen grofsen Andrangs des Blutes

nach dem Gehirne, ohne Hitze im Kopfe dabei
zu empfinden (n. 17 St.)

Oefteres Gähnen (mit Frostigkeit) (n. ½ St.)

310. Schläfrigkeit [*Stf.*]

Früh munter, doch wenn er die Augen schliefst,
Lust, zu schlafen [*Kmr.*]

Abends im Bette Mattigkeit der Augen; sie fielen
ihm zu, er konnte aber doch nicht schlafen.

Die Nacht, wegen Unruhe, nicht geschlafen; blos
früh ein wenig (n. 12 St.)

Schlaflose Munterkeit vor Mitternacht und keine
Neigung einzuschlafen (n. 12 St.)

315. Er konnte vor Mitternacht nicht einschlafen.

Früh bei Tagesanbruch grofser Drang zu schlafen,
ohne einschlafen zu können.

Oefteres Umwenden und Erwachen, die Nacht im
Bette (n. 30 St.)

Oefteres lautes Reden im Schlafe, mit vielen verwirrten Träumen (n. 8 St.)

Er erschrickt im Traume und wacht darüber auf.

320. Gegen Morgen lebhafte Träume [*Kmr.*]

Träume von Feuersbrunst.

Traum, es beifse ihm ein Pferd auf den Oberarm
und trete ihm auf die Brust; beim Erwachen
that's ihm auch äufserlich auf der Brust weh.

Im Traume Zank und Prügel.

Träume, langdauernd fortgesetzten Inhalts, mit Anstrengung der Denkkraft.

325. Aergerliche Träume.

Langsames, laut schniebendes Ausathmen im Schlafe, vor Mitternacht (n. 5 St.)

Langsames, laut schniebendes Einathmen, nach
Mitternacht (n. 12 St.)

Im Nachmittagsschlafe ein schnelles Schütteln der
Arme und Hände.

Herzklopfen (n. 4 St.)

330. Ein ungewöhnliches Klopfen am Herzen, nicht
als wenn das Herz selbst klopfte.

Starkes Herzklopfen, mit starker Hitze in der Gegend des Herzens.

Kleiner kaum fühlbarer Puls [*De Harsu* a. a. O.
S. 134]

Ein widriges Gefühl in der Beinhaut der Gliedmas-
sen, wie beim Antritt eines Wechselfiebers (n. 5 St.)
Scheint zu Verkältung sehr aufgelegt zu machen.

335. Nachmittags ein kleiner Schauder (n. 30 St.)
Nachmittags oft ein kleiner Schauder über und über;
beim Gehen in freier Luft ward es ihr schwarz
vor den Augen, und es entstand im Stehen ein
Schütteln und Werfen der Muskeln der Gliedmas-
sen, die sie durchaus nicht still halten konnte.
mehrere Minuten lang, ohne Frostempfindung,
dann erfolgte beim Sitzen Hitze im Kopfe und
im Gesichte.

Allgemeiner Schauder (sogleich.)
Gefühl, als wenn kühles Wasser über den Kopf bis
an die Brust gegossen würde (sogleich) [*Hsch*]
Frösteln in der Stube, den ganzen Tag, vorzüglich
nach einem Abendschlafe (n. 24 St.)

340. Frost der Unterschenkel bis an's Knie, mit
nach dem Kopfe aufsteigender Hitze und Blutan-
drange nach dem Kopfe.
Erschütterungsfrost mit Kältegefühl, zwei Stunden
lang, ohne Durst und ohne kalt zu seyn; dann
starke Wärme (auch beim Gehen im Freien) mit
Durst, und Schweiß an der Stirne und Brust,
vorzüglich in der Herzgrube (sogleich.)
Frost, Nachmittags, vorzüglich an den Oberarmen
(n. 3 St.)
Kälteempfindung im linken Arme, als wenn Eis
darauf läge (sogleich.)
Kälteempfindung an den Knieen (sogleich.)

345. (Beim Trinken ein Schauder in den Waden.)
Allgemeiner Schauder, (sogleich.)
Frost, mit Trockenheit im Munde und Durst (so-
gleich), dann Kopfweh: Pochen auf der einen
Seite, drauf Herausdrücken in der Mitte der
Stirne und starke Frostigkeit in freier Luft
(n. ½ St.)
Kälteempfindung im linken Schulterblatte (sogleich.)
Kälteempfindung in beiden Armen und der linken
Seite.
Beim Froste viel Jücken auf dem Rücken.

350. Beim Froste Fauchen in den Ohren.
(Im Froste mußte er sich zu Bette legen.)

Abends Kälteempfindung (ohne Schauder) über und
über, ohne Durst (aufser im Anfange des Frostes),
und ohne kalt zu seyn; dabei sehr verdriefslich,
es war ihm alles zuwider, selbst das Essen; drauf
(n. 2 St.) Hitze und Schweifs über und über ohne
Durst.

Innere Kälte im leidenden Theile.

Die linke Hand deuchtet ihm weit kälter, ist aber
gehörig warm und wohl wärmer als sonst (sogleich.)

355. Beim Froste gehörige Hautwärme, mit Trockenheit im Munde und grofsem Durste; nach einigen
Stunden heftiger Schweifs über und über, ohne
Hitzeempfindung, vielmehr schauderte es ihn
über die schwitzenden Theile unterm Bette, als
wenn sie mit Gänsehaut überzogen wären.

Einige Stunden nach dem Kältegefühl eine innere
trockne Wärme, beim Spazierengehen (n. 7 St.)

Auf den Dickbeinen mehr Kälte und Kälteempfindung, bei Hitze der Geschlechtstheile.

Beim Froste oder der Kälteempfindung war er ganz
warm, doch war er genöthigt, sich zu legen
und sich fest zuzudecken; er hatte grofse Trokkenheit im Munde; dann kam er in heftigen
Schweifs über und über, ohne Hitzempfindung,
vielmehr schauderte es ihn immer über die
schwitzenden Theile, als wenn sie mit Gänsehaut überliefen; zugleich Fauchen in den Ohren.

(Erwacht früh mit heftigem Kopfweh, etwas Hitze
und abwechselndem Froste ,und konnte das Bett
nicht verlassen) (n. 86 St.)

360. Mehr innerliche Wärme, ohne Durst.

Nach Tische Gesichtshitze.

Gefühl von Wärme, die allmählig in Hitze überging (bei einem Frauenzimmer im zoomagnetischen Schlafe von Berührung mit dem Südpole
[*Heinicke*, Ideen und Beobachtungen über den
thierischen Magnetismus, *Bremen* 1800. S. 4.]

Wärmeempfindung an der Stelle der Berührung.

Heifse Hände nach Mitternacht im Bette.

365. Wärme über und über, besonders im Rükken (n. 6 St.)

Unbehagliche, ungewöhnliche Wärme, mit mürrischem Gemüthe (die ersten 36 St.) [*Fz.*]

Zu verschiedenen Zeiten, von einem Theile des Körpers zu dem andern überlaufende Hitze, z. B. von dem Oberschenkel über das Schienbein herab [*Hsch.*]

Beim Liegen, Abends im Bette, Wallung im Blute, als ob es in den Adern hüpfte [*Kmr.*]

Zwei Morgen nach einander Schweifs im Schlafe.

370. Die Nacht allgemeiner Schweifs,

Durst zwei Tage lang, ohne Hitze.

Grofser Abscheu vor freier Luft, selbst wenn sie nicht kalt ist, dringt sie ihm durch Mark und Bein, unter ärgerlicher, weinerlicher Laune (n. 12 St.)

Bei geringer Veranlassung heftiger Zorn; er wird hastig und zitternd, und bricht in heftige Reden aus. [*Stf.*]

Wild, hastig, barsch, heftig in Reden und Handeln (was er selbst nicht merkt;) er behauptet mit Heftigkeit und schmäht Andre, mit entstellten Gesichtszügen [*Stf.*]

375. Nach dem Gehen in freier Luft zänkisch, mürrisch (n. 20 St.)

Nach einem Schlafe, gegen Abend, äufserst verdriefslich und mürrisch (n. 24 St.)

Mürrisch, verdriefslich, ärgerlich (n. 8 Tagen.) [*Stf.*]

Er ist still; es verdriefst ihm zu reden (n. 2 Tagen.) [*Stf.*]

Gesellschaft ist ihm zuwider, er will einsam seyn [*Stf.*]

380. Heitre Gesichter sind ihm zuwider (n. 8 Tagen.) [*Stf*]

Er ist sehr schreckhaft, wenn man ihn berührt.

Unheiter, niedergeschlagen, als wenn er einsam wäre, oder etwas Trauriges erfahren hätte, 3 Stunden lang (sogleich.)

Weinen (sogleich.)

Zaghaftigkeit (die ersten Stunden.)

385. Arger Mifsmuth, Unzufriedenheit mit sich selbst.

Unlust zur Arbeit und Aergerlichkeit.

Grofse Schnelligkeit der Phantasie.

Nordpol des Magnetstabes.

Htn. — Hartmann.
L—r. — Langhammer.
Mchlr. — Michler.
Fz. — Franz.
Hpl. — Hempel.
Hsch. — Harnisch.
Gthr. — Günther.

(Schwindel, es drehet sich im Kopfe und war, als
wenn sie sinken sollte nach allen Seiten hin)
(sogleich.)
Schwindel, wie von Trunkenheit, der ihn nöthigt,
beim Stehen die Füſse zur Unterstützung des
Körpers anders zu setzen (n. 5 Min.) [*Htn.*] [*Fz.*]
Beim Gehen im Freien Schwindel, so daſs er keinen festen Tritt hatte (n. 26 St.) [*L—r.*]
Beim Gehen im Freien wankt er hin und her, wie
beim Schwindel (n. 22 St.) [*L—r.*]
5. In der einen Kopfseite ein schwindelartiges Ziehen
(n. 10 Min.)
Wenn sie die Treppe gestiegen ist, zieht es ihr im
Kopfe von der Mitte nach beiden Ohren abwechselnd, wie das Pendel einer Uhr.
Er ist seiner nicht recht bewuſst, kann nicht genau denken; es ist, als wenn ihm der Verstand
still stände, und als wenn etwas im Gehirne von
oben herab drückte und die Augen heraus drängte; eine Anwandlung von Ohnmacht.

Beim Gehen war er wie trunken.

Empfindung von Trunkenheit, als wenn der Kopf sumsete (n. ¼ St.)

10. Eingenommenheit des Kopfs und Verlangen nach freier Luft.

Eingenommenheit des Kopfs [*Mchlr,* — De *Harsu* Recueil des effets salutaires de l'aimant. Geneve 1782. S. 135.] *)

Schwaches Gedächtnifs; doch heiter (n. 1 St.)

Zwei Tage nach einander wacht er vom Nachmittagsschlafe jedesmal mit heftigem Kopfweh auf, wie wenn das Gehirn zerschlagen und eingenommen wäre; es mindert sich nach dem Erwachen, vergeht auch wohl beim Aufstehen (n. 3 u. 28 St.)

Ein, aus Wundheit und Zerschlagenheit zusammengesetzter Kopfschmerz auf der Oberfläche des Gehirns im Vorderhaupte und in der einen Schläfe.

15. Kopf wie zerschlagen und zertrümmert in der einen Gehirnhälfte (n. ½ St.)

Ziehender Kopfschmerz auf der linken Seite (n. 27 St.) [*Htn.*]

In der rechten Schläfe ziehend bohrender Schmerz; dabei ein krampfhafter Schmerz gleich unter dem rechten Jochbeine [*Mchlr.*]

Ein Seitenstofs im Kopfe, früh im Bette.

Hinter dem rechten Ohre ein stofsartiges Reifsen im Kopfe beim Gehen in freier Luft, welches sich allmählig auch nach vorn zieht (n. ¼ St.) [*Htn.*]

20. Hinter dem linken Ohre ein stofsartiges Reifsen im Kopfe beim Sitzen (n. ¼ St.) [*Htn.*]

Es ist ihm wie eine Last, die den Kopf herabdrückte.

In mehrern Theilen des Gehirns ein Drücken, wie von etwas Hartem.

(Viel Hitze im Kopfe.)

Im Kopfe ein widriges Gefühl von Zusammenpressen und als wenn ein Theil des Gehirns eingedrückt würde.

---

*) Angewendet in der Gegend des vierten bis sechsten Rükkenwirbels, vier bis fünf Querfinger vom Körper entfernt.

25. Vom Schalle eines Hammers schütterte es ihr im Kopfe.

In der rechten Schläfe ein den Kopf einnehmender Druck beim Gehen im Freien [*Fz.*]

Ein (drückender) Schmerz über der linken Schläfegegend, äußerlich (n. 27 St.) [*L—r.*]

Im Hinterhauptgelenke ein herauswärts gehendes Drücken, daß er den Kopf immer vorwärts beugen muß [*Fz.*]

Drückender Kopfschmerz an der linken Stirnseite (n. 22 St.) [*L—r.*]

30. Ein drückender Schmerz äußerlich über dem rechten Augenbrauenbogen (n. 28 St.) [*L—r.*]

Beim Gehen Kopfweh: ein Druck über den Augenhöhlen.

Kopfweh, vorzüglich beim Aufheben und Bewegen der Augen.

Eine spannende Empfindung im Gehirne unter der Stirne bis in die Nasenwurzel.

Früh, nach dem Aufstehen, mehrmals einige Stiche oben in der linken Stirne, bis Nachmittags.

35. Kopfweh, als wenn die Schläfen auseinander gepreßt würden.

Heftiges Kopfweh den ganzen Nachmittag, als wenn das Gehirn auseinander getrieben würde (n. 3 T.)

(Große Knoten auf dem Haarkopfe, die bloß bei Berührung schmerzen.]

Spannen der Kopfbedeckungen, als wenn sie zu fest auf dem Schädel anlägen, und davon Eingenommenheit des Kopfs (mehrere Stunden lang) [*Hpl.*]

Beißendes Jücken auf dem Haarkopfe (n. ½ St.)

40. Andrang des Blutes nach dem Kopfe, und Hitzüberlaufen in den Backen [*Fz.*]

Ein Spannen über das Gesicht.

Blässe des Gesichts.

Ein kalter Hauch in die Augen.

Die Augen traten heraus (n. ¼ St.)

45. Starrer, auf einen Gegenstand gerichteter Blick, im Sitzen.

Feine Stiche im linken Auge (n. 24 St.)

Stiche in den Augenlidern [*Weber* a. a. O.]

Abends Stiche in den linken Augenlidern, mit Trokkenheit derselben [*Fz*]

50. Feinstechen im Augenwinkel und in der linken
Backe [*Weber* a. a, O.]

Brennender, anhaltender Stich im obern Augenlide
(n. 3 Minuten.)

Am Rande des obern Augenlides ein Bläschen, was
auf's Auge drückte.

Augenlider früh stark zusammengeklebt [*Weber*
a. a. O.]

Schmerzhafte Empfindlichkeit der Augenlider beim
Lesen (n. 12 St.)

55. Zucken und Ziehen in den Augenlidern
[*Weber* a. a. O.]

Ziehen in den Augenlidern [*Weber* a. a. O.]

Ziehen in den Augenlidern und Thränen
[*Weber* a. a. O.]

Schleim im äufsern Augenwinkel [*Weber* a. a. O.]

Jücken im innern Augenwinkel und dem Rande der
Augenlider (n. $\frac{1}{2}$ St.)

60. Jücken über dem rechten Auge, das zum Kratzen
nöthigt [*Christoph Weber*, Wirkungen eines
Magneten *) *Hannover* 1767.]

Jücken in den Augenlidern [*Weber* n. a. O.]

Jücken im Auge [*Weber* a. a. O.]

Früh beim Erwachen, im Bette, schmerzhaftes Trockenheitsgefühl der Augenlider (n. 14, 20 St.)

Empfindung wie von Sandkörnern im Auge [*Weber*
a. a. O.]

65. Brennen, Röthe und Thränen beider Augen [*Weber* a. a. O.]

Grofse Bewegung des Augapfels; in beiden Augen
sammelt sich viel Wasser [*Weber* a. a. O.]

Die Augen thränen, früh.

Die Augen thränen sehr, Unerträglichkeit des Son-
nenlichts.

(An's schwache, rechte Auge gehalten) (n. $\frac{1}{4}$ St.) ein
Brennen darin; es ward roth und voll Was-
ser [*Weber* a. a. O.]

---

*) Der an's schwache, rechte Auge gehalten ward.

70. An's schwache Auge gehalten, eine 3 bis 4 Minuten anhaltende Kälte (n. 2 Minuten) [*Weber* a. a. O.]
Kälte des schwachen Auges, als wenn ein Stück Eis, statt des Auges, in der Augenhöhle läge; wie die Kälte verging, ein lang anhaltender Nadelstich im Auge [*Weber* a. a. O.]
Erst Kälte, dann Hitze im Auge [*Weber* a. a. O.]
Puckende Empfindung im Auge, wie von einer Taschenuhr (25 Minuten lang) [*Weber* a. a. O.]
Unruhige Bewegung des Auges [*Weber* a. a. O.]

75. Empfindung, wie von einer Spinnwebe vor den Augen [*Weber* a. a. O.]
Lichtschein im Auge, als wie eine herunterschiessende Sternschnuppe [*Weber* a. a. O.]
Ameisenkriechen zwischen beiden Augen [*Weber* a. a. O.]
(An's Auge gehalten) über dem Auge, an der Bakke, dem Ohre bis in die obere Kinnlade ein starkes Ziehen [*Weber* a. a. O.]
Die Pupillen sind sehr erweitert, und ziehen sich beim Lichte wenig zusammen (sogleich.)

80. Die Pupillen verengern sich die ersten Stunden.
Ein Stich von der Eustach'schen Röhre bis ins innere Ohr (beim Bücken.)
Klingen im Ohre derselben Seite [*Weber* a. a. O.]
Feines Klingen im Ohre der Gegenseite (sogleich]
Etliche Risse im rechten innern Ohre, wie Ohrzwang (n, 18 St.)

85. Ein Zischen und eine ziehende Empfindung im Ohre.
In's Ohr gehalten, ein Knistern und Knattern darin [*Weber* a. a. O.]
(In's Ohr gehalten) eine Wärme und Brausen darin, als wenn Wasser kocht und Blasen wirft [*Weber* a. a. O.]
In's Ohr gehalten, Hitze drin und Picken [*Weber* a. a. O.]
Eine Art Taubheit, als wenn sich ein Fell vor das rechte Ohr gelegt hätte, worauf Hitze in demselben erfolgte [*L—r.*]

90. Spannung im Trommelfelle.

Empfindlich strammender Schmerz im Gesichte, der sich bis in die Mandeln erstreckte [*Weber* a. a. O.]

Ziehen in der linken Backe [*Weber* a. a. O.]

Feines Stechen auf dem Backen, wie von unzähligen feinen Nadeln, mit Hitzempfindung, ohne bei Berührung merkliche Hitze (n. 2½ St.) [*Htn.*]

Ein Knötchen im Gesichte, nahe an der Nase, welches bei Berührung wie Wunde weh thut; aufser der Berührung werden einige seltene, langsame Stiche darin gefühlt.

95. Blüthenausschlag am rechten Nasenflügel mit stechend jückender Empfindung [*Fz.*]

Geruchstäuschung: es riecht ihm in der Stube wie nach faulen Eiern, oder als wenn ein Abtritt gereinigt würde (n. 27 St.) [*Htn.*]

Geruchstäuschung: in der Stube roch es ihm wie frische Kalktünche und wie nach Staube.

Drei Nachmittage starkes Nasenbluten, was jeden Nachmittag stärker ward, nach vorgängigem, drückendem Kopfweh in der Stirne (n. 4 Tagen.)

Nachmittags (um 2 Uhr) Nasenbluten aus dem linken Nasenloche (n. 46 St.) [*L—r.*]

100. Nachmittags (um 4 Uhr) beim Gehen im Freien, nach dem Schnauben, Nasenbluten, ¾ Stunden lang (n. 23 St.) [*L—r.*]

Wundheitsschmerz an den Nasenlöchern, auch ohne Berührung und Bewegung derselben (n. 26 St.)

Zuerst rothe und heifse Nasenspitze, dann rothe, heifse, scharfumgränzte Flecken auf den Backen.

Knisternd stechender Schmerz in einer (schon früher vorhandenen) Blüthe am rechten Mundwinkel (sogleich) [*Fz.*]

Ziehen in der linken Kinnlade und in der linken Backe [*Weber* a. a. O.]

105. Früh, beim Erwachen, ein spannender Schmerz im linken Oberkiefer (n. 36 St.) [*L—r.*]

Ein schmerzliches Klemmen im Kiefergelenke bei Bewegung der Unterkinnlade, als wenn sie ausgerenkt würde (n. ½ St.) [*Htn.*]

Unter dem Warzenfortsatze, zwischen dem Kopfnickmuskel und dem Aste des Unterkiefers, drükkend siehender Schmerz von der Schläfe her [*Fz.*]

Spannender Schmerz in den linken, vordern Unterkieferdrüsen (n. 19 St.) [*L—r.*]

In der linken Unterkieferdrüse klemmend drückender Schmerz, unter dem linken Kieferwinkel
(n. 2 St.)

110. In den Unterkieferdrüsen ein quetschend drükkender oder kneipender Schmerz, so für sich,
wie bei hitzigen Halsgeschwülsten gefühlt wird
(n. 4 St.)

Reifsender Schmerz in den Halsmuskeln, als wenn
sie allzu müde wären.

Schmerzhafter Klamm in den Halsmuskeln von einem Ohre zum andern.

Klamm in dem einen Halsmuskel beim Gähnen;
nachgehends schmerzte der Theil beim Befühlen.

Im linken Winkel der Lippen, bei Bewegung des
Mundes, Wundheitsschmerz, als wollte da ein
Geschwür entstehen.

115. Langsame, äufserst spitzige und schmerzhafte
Stiche in der Unterlippe.

Kleine Blüthchen innerlich an der Oberlippe, dem
Zahnfleische gegenüber.

Zahnschmerz in den obern Schneidezähnen rechter
Seite, gleich als drückte etwas Hartes drauf und
wollte sie umbrechen [*Fz.*]

Zahnschmerz beim Essen; alle Zähne deuchten ihm
locker, als ob sie sich umlegen wollten [*Fz.*]

Die Zähne des Oberkiefers deuchten ihm locker zu
seyn (n. 28 St.) [*L—r.*]

120. Schmerzhaftes Sumsen in den hohlen Zähnen
des Unterkiefers, am schlimmsten der rechten
Seite; während des Essens schweigt der Zahnschmerz (n. 3 St.) [*Htn.*]

Klammartiger Zahnschmerz im rechten Unterkinn-
backen.

Zahnschmerz, als wenn der Zahn herausgerissen
würde; er wird nach dem Essen, und wenn er
sitzt oder liegt, schlimmer, besser aber, wenn
er geht.

Zahnweh nach dem Auge zu, ein sehr schnelles
Picken im hohlen Zahne, mit geschwollenem,
entzündetem Zahnfleische und rother, brennender
Backe; das Zahnweh vermehrte sich sehr gleich

nach dem Essen, ward beim Gehen in freier Luft
besser, in dumpfiger Stube aber verschlimmert.

Pochen in dem hohlen Zahne (sogleich) und dann
ein Drücken darin, als wenn in die Höhlung
sich etwas hineingedrückt hätte, mit Ziehen in
den Schläfen.

125. Pochen im Zahne, mit Brennen im Zahnfleische,
und geschwollenen, rothen, heifsen Backen, mit
brennendem Schmerze und Pochen darin, Nachmittags.

Zahnschmerz hört beim Gehen in freier Luft auf,
und kommt in der Stube wieder.

Empfindung von Taubheit und Gefühllosigkeit im
Zahnfleische des geschmerzt habenden Zahnes.

Ziehender Zahnschmerz im hohlen Zahne und in
den Vorderzähnen, blos beim Essen vermehrt,
wenn er etwas Warmes darauf bringt, und beim
Schmerze zugleich Röthe des Backens.

Geschwulst des Zahnfleisches eines hohlen Zahns,
welches bei Berührung mit der Zunge schmerzt.

130. Zahnschmerz, als wenn das Zahnfleisch wund
oder eingeschnitten wäre, beim Eindringen der
Luft in den Mund vermehrt.

Jücken vorn auf der Zunge, was zum Reiben und
Kratzen nöthigt.

Beim Erwachen aus dem Schlafe ist der Mund voll
dicken, fast trocknen, weifsen Schleims (n. 18 St.)
[*L−r.*]

Mundgeruch, der dem Kranken selbst sehr zuwider ist.

Wurgen im Schlunde, das, wenn's nicht aufstossen will, heranwärts drückt und Aengstlichkeit
verursacht.

135. Häufiger Zuflufs des Speichels [*Weber* a. a. O.]

Zusammenlaufen des Speichels im Munde (sogleich.)

Soodbrennen (n. ⅓ St.)

Lang anhaltendes, ranziges Soodbrennen.

Die wohlschmeckendsten Speisen haben ihm keinen
Geschmack, beim Abendessen (n. 10 St.)

140. Beim Tabakrauchen wird es ihm kratzig hinten
im Halse, als wenn ihm der Sood brennen wollte, oder gebrannt hätte.

Früh ein säuerlicher, nüchterner Geschmack.

Beim Tabakrauchen schmeckt's ihm bitter hinten auf der Zunge (n. 2 St.)

Das Tabakrauchen ist ihm zuwider; Tabak schmeckt ihm übel (n. 2 St.)

Es war ihr Mittags so voll, dafs sie nicht essen konnte.

145. (Er ist gleich satt.)

Efsgierde des Abends.

Chocolate hatte einen lätschig unangenehmen Geschmack, wie von Zusatz eines unreinen Wassers.

(Das Abendessen schmeckt gut, aber bald darauf entsteht fader Geschmack im Munde und Hitze in den Ohrläppchen.)

Aufstofsen, wie ein etwas schmerzhafter Ruck.

150. Häufiges Aufstofsen nach blofser Luft. Uebelkeit.

Es scheint saure Magenverderbnifs zu begünstigen.

Die Zunge ist sehr belegt und verschleimt; Ekel vor Milch.

Der Magen ist ihm wie verdorben; es liegt ihm so schwer im Magen, wenn er etwas gegessen hat.

155. Nach dem Abendessen Soodbrennen (n. 24 St.)

In der Nacht wacht sie auf über einem Drücken im Unterleibe, wie von einem Steine.

Im Unterleibe Drücken, wie von einem Steine.

Raffen in der Herzgrube (n. ½ St.)

(Pochen in der Herzgrube) (sogleich.)

Empfindung in der Oberbauchgegend und im Magen, als wenn die Magenwände schmerzhaft empfindlich wären.

160. Ein Ziehen in der Herzgrube bis in die rechte Brust.

Ziehender Schmerz im Unterleibe (n. 4 St.)

Ziehender Bauchschmerz (n. wenigen St.)

In der Nabelgegend Wärme, die ihm Aengstlichkeit verursachte und hierauf ein Gefühl, als wenn Erbrechen folgen sollte.

Kälte im Unterleibe (gleich nach der Berührung.)

165. Glucksen im Unterleibe, als ob viel Blähungen eingesperrt wären, was auch ein Umherwinden verursacht, welches bis in die Herzgrube herauf-

steigt und Aufstofsen bewirkt (n. 2¼ St.)
[*Htn.*]

Ein Kneipen und Knurren im Bauche, welches
durch Blähungen verging (n. 25 St.) [*L—r.*]

Beim Gehen im Freien starke schneidende Stiche in
der Mitte des Unterleibes, von unten herauf
(n. 3½ St.) [*L—r.*]

Stöfse und Rucke aus dem Unterleibe durch die
Brust, heran bis in den Hals (sogleich.)

Ein Paar Rucke wie Poltern im Unterleibe, als ob
etwas absatzweise drin herabfiele (sogleich.)

170. Ein Paar Stiche in der Bauchseite und Bewegung
im Unterleibe, wie zum Durchfalle (n. 10 Stunden den folg. Morgen.)

Krampfhaft zusammenziehende Empfindung des Unterbauchs, äufserlich und innerlich, früh.

Kneipen besonders im Oberbauche, gleich nach
dem (Abend-) Essen.

In der linken Seite des Unterleibes, auf einer kleinen Stelle, ein heftiges, unabgesetztes Kneipen,
wie von eingesperrten Blähungen.

Blähungskolik gleich nach dem Abendessen; ein
scharfer Druck in allen Theilen des Unterleibes
herauswärts, als wenn der Leib zerplatzen sollte; beim unbewegten Sitzen mindert sich's
(n. 30 St.)

175. Früh, gleich nach dem Erwachen im Bette,
Blähungskolik: die Blähungen stämmten sich herauf nach den Hypochondern, mit hie und da
hart drückenden und spannenden Schmerzen im
ganzen Unterleibe, bei Ruhe und Bewegung mit
einer aus dem Unterleibe entspringenden Wabblichkeit und Uebelkeit.

Ununterbrochen drückend kneipender Schmerz im
ganzen Unterbauche, wie eine Kolik, doch ohne
merkbare Blähungen, die weder durch Ruhe, Bewegung, noch durch Genufs von Speisen und Getränken vergeht, wohl aber durch Nachdenken
und Anspannung des Geistes ungemein verstärkt
und dann mit Uebelkeit begleitet wird; durch
strenge Ruhe mindert sich die Kolik etwas, durch
Berührung des Zinks vergeht sie aber gänzlich
binnen einer Stunde.

Abends und früh drückt es hie und da, wie von
Blähungen, in den Gedärmen, als wenn der Druck
auf eine zerschlagene Stelle geschähe, und zugleich hie und da im Gehirne ein Drücken, wie
auf eine zerschlagene Stelle; geht eine Blähung
ab, so ist Bauchweh und Kopfschmerz zugleich
verschwunden; sobald und so lange sich aber
wieder eine Blähung im Unterleibe rührt, ist
auch das erwähnte Bauch- und Kopfweh zugleich
vorhanden und macht ärgerliche Gemüthsstimmung; dabei stinken die Blähungen sehr. *)
(Schmerzhafte Empfindlichkeit der Bauchmuskeln.)
Unterdrückung des Blähungsabganges, 24 Stunden
lang.

180. In der Nacht um zwei Uhr wacht er mit der
heftigsten Kolik auf; ein unabgesetzter, unaus-
stehlich harter Druck in der Herzgrube und den
Hypochondern, welcher immer höher in die Brust
steigt, und immer ärger wird, bis an die Hals-
grube, wo er den Athem zu unterdrücken droht;
eine Art Brustkolik. **)
Früh ziehender, fast ruhrartiger Schmerz im Unterbauche, dann schwierig abgehender, sehr dick
geformter Koth (n. 24 St.)
Mit dem Stuhlgange geht zweimal des Tages Blut
ab (n. 4 Tagen.)
Harter, dick geformter, selten und
schwierig abgehender Stuhlgang (n. einig.
Tagen.)
Ein scharfer Druck im Mastdarme (n. 1½ St.)
185. Ein stechendes Kneipen im Mastdarme.
Nach Mitternacht im Schlummer, ein stundenlanger, drückend pressender Schmerz im Mastdarme
(nicht im After), welcher beim vollen Erwachen
verschwindet.

---

*) Der dann angewendete Südpol macht die schmerzhafte
Unruhe im Unterleibe, so wie das Kopfweh, binnen
einer Stunde verschwinden.
**) Die mit starkem Willen, aber leise auf die Brust geleg-
ten flachen Hände (eine Art Selbstmesmerism) halfen bald;
der Krampf legte sich, und eine starke, leicht abgehende
Blähung stellte Ruhe und Schlaf wieder her.

In der linken Weiche, in der Gegend des Bauchringes, ein schneidender Schmerz mit einem
Schwächegefühl daselbst.

Stiche in der rechten Lendengegend [*Mchlr,*]

Stiche im linken Schoofse nach aufsen an der obern
Darmbeinspitze (sogleich.) [*Fz.*]

190. Herausbohrender Schmerz über dem linken Bauchringe, als wenn ein Bruch hervortreten wollte,
im Sitzen [*Fz.*]

Von Tage zu Tage vermehrte Erschlaffung des
Bauchringes; es will ein Bruch hervortreten, am
meisten beim Husten (n. 48 St.)

Schmerz im Bauchringe, wie Wundheit, besonders
beim Gehen (n. 3 St.)

Dunkler Harn.

Die ersten Stunden verminderte, nach Tag und
Nacht sehr vermehrte, häufige Urinabsonderung.

195. Häufiger Harnabgang (n. 18 St.)

Oefteres Drängen auf den Harn (n. 18 St.) [*L — r.*]

Sehr reichlicher Urinabgang, mehr als einen Tag
lang (n. 6 St.)

(Erschlaffung des Blasenhalses, von 1 Uhr Mittags
bis 8 Uhr Abends, der Harn tröpfelte unwillkührlich ab) (n. 3 St.)

Nach dem Harnen ein anhaltender, beifsender
Schmerz am Saume der Vorhaut.

200. Jückendes Beifsen innerhalb der Vorhaut, was
zum Reiben nöthigt, die Nacht im Bette.

An der innern Fläche der Vorhaut ein schmerzhaftes Jücken (nach dem Aufwachen in der Mitternacht.)

Nächtliche Pollution ohne Steifheit, worüber er
ängstlich erwachte.

Nächtliche Pollution.

Unbändige Steifigkeit der Ruthe, mit unbändigem
Drange zum Beischlafe und zur Saamenausleerung.

205. Früh heftige Erectionen.

Schlaffheit der Zeugungsglieder und verminderter
Trieb zum Beischlafe (n. 36 St.)

Ein wurgender Schmerz im rechten Hoden (n. 3. St.)

Beim Uebereinanderlegen der Schenkel scharfe Stiche
im linken Hoden ((n. 18½ St.) [*L — r.*]

Ein scharfes Ziehen und ein Schneiden in den Hoden.

210. Gemäfsigter Geschlechtstrieb, er ist Herr darüber (n. 64 St.)

Das eben zu erwartende Monatliche erschien nach 20 Stunden, vermehrte sich binnen 24 Stunden, bis etwas über die gewöhnliche Stärke des *Menstruums* (welches bisher zu schwach gewesen war) bis zum gesunden Grade, ohne neue Nebenzufälle; also Heilwirkung.)

* ** *

Von Stockschnupfen ist das eine Nasenloch verstopft, während aus dem andern dünner Schleim trieft.

Früh schnelles Auslaufen flüssigen Schleims aus der Nase.

Niefsen und Fliefsschnupfen bei verstopfter Nase (n. 88 St.) [*L — r.*]

215. Schnupfen und Niefsen (n. 18 St.) [*L — r.*]

Heftiger Schnupfen der Nasenseite, auf welcher der Magnet an's Auge gelegt wurde [*Weber a. a. O.*]

Ausflufs eines scharfen Wassers aus der Nase [*Weber a. a. O.*]

Scharfer Nasenflufs, der brennenden Schmerz im Nasenloche erregt [*Weber a. a. O.*]

Wasserauslaufen aus beiden Nasenlöchern [*Weber a. a. O.*]

220. Sehr starker Stockschnupfen, so dafs beide Nasenlöcher verstopft sind und er nur beschwerlich athmen kann (n. 20 St.) [*Htn.*]

Nachts gänzliche Verstopfung des linken Nasenloches, während das rechte offen, aber ganz trocken war, wie im Stockschnupfen [*Htn.*]

Nach dem Aufstehen, aus dem Bette, Oeffnung der die Nacht über verstopften Nase, doch blieb die Trockenheit derselben [*Htn.*]

Anfall von Niefsen und Schnupfen (n. 2 St.)

Athmen wird ihr schwer.

225. Kurzäthmigkeit beim Treppensteigen [*Fz.*]

Er mufste krampfhaft (in abgesetzten, tiefen Zügen) athmen, als wenn es ihm, beim Bedürfnifs, möglichst viel Athem einzuziehen, die Luft versetzen

17 *

wollte; dabei schwitzte er über und über (sogleich.)

Augenblickliches, heftiges Husten von drei, vier Stöfsen.

Husten wird beim Gehen im Freien immer schlimmer, steckt und dämpfte als wenn er ersticken wollte.

Jählinge Brustbeklemmung.

230. Klemmend zusammenziehender Schmerz quer durch die Brust, der ein zitterndes, ängstliches Athmen, vorzüglich Einathmen verursacht (beim Vorlehnen auf die Arme und Hinaussehen zum Fenster) (n. $8\frac{1}{2}$ St.) [*Htn.*]

Aengstlichkeit und Wabblichkeit um die Brust (n. 5 Minuten.) [*L — r.*]

Beklemmung der Brust [*Weber* a. a. O.]

Es deuchtet ihm Hitze über den Schlund gegen die innere Brust hineinzugehen, bei Bewegung im Freien [*Fz.*]

Eine Empfindung im Halse und in der Luftröhre, wie nach starkem Lachen, d. i. eine Empfindung, die das innere Gefühl von Lachen erregt, und den Speichel im Munde zusammenzieht.

235. Beklemmung auf der Brust mit Aengstlichkeit.

Jücken an den Brustwarzen (n. 1 St.)

Etliche starke Herzschläge.

Brennende Stiche am Herzen.

Brennende Stiche erst an den Rückenmuskeln, dann in der Brustseite, und zuletzt vorn auf der rechten Brust.

240. Drücken in der Gegend des Herzens (sogleich.)

Mehrere spitzige Stiche in der Herzgegend.

Spitzige Stiche in der linken Seite der Brustmuskeln bei Bewegung des Arms.

Beim Gehen im Freien ein Stechen an der linken Brustseite (n. 10 Minuten.) [*L — r.*]

Abends ein anhaltender Stich auf der linken Brustseite [*L — r.*]

245. Stiche in der linken Seite der Brust (n. $\frac{1}{4}$ St.)

Abends im Bette vor dem Einschlafen öfterer trockner Kotzhusten.

(Trockner Husten, welcher auf der Brust Rohheitsschmerz verursacht, vorzüglich Nachts, wenn

sie, nach vorgängigem Froste, im Bette warm
geworden ist.)

Tabakrauchen erregt ihm Husten.

Mitten im Einschlafen entsteht ein erschütternder
Krampfhusten, der jeden Versuch, einzuschlafen,
hindert.

250 Um Mitternacht erstickender Krampfhusten: der
Reiz zum Husten ist in den feinsten und entferntesten Luftröhrästen, wo der Husten noch nicht los-
stofsen kann, und was an Schleim losgehustet
wird, geht in einer höhern Gegend ab, ohne Erleichterung des Hustenkitzels, welcher in einer
tiefern Gegend seinen Sitz hat; der Husten wird
daher sehr angreifend und erschütternd; selbst der
Kopf wird erschüttert, und der ganze Körper geräth in Hitze, worauf eine allgemeine Schweifs-
Ausduftung bis gegen Morgen erfolgt, mit Nach-
lafs des Hustens.

Abends im Bette, gleich nach dem Niederlegen unaufhörlicher (nicht kitzelnder) Reiz zum Husten,
welcher kurz und trocken ist, und den Reiz zum
fernern Husten nicht erschöpft, wie andre Husten-
arten thun; blos vom Unterdrücken des Hustens,
selbst durch festen, angestrengten Willen, wird
dieser Hustenreiz getilgt.

Knistern oder Knacken in den Halswirbeln, besonders im Atlaswirbel, bei Bewegung (n. 3 St.)

In der Mitte des Rückgrats, beim Zurückbiegen,
Schmerz, wie Zerschlagenheit (n. 36 St.)

Absetzende Stiche auf der rechten Rückenseite (n. 26½
St.) [*L — r.*]

255. Anhaltende Rückenschmerzen im Stehen, Gehen
und Sitzen, als wenn er sich lange Zeit gebückt
hätte (n. 28½ St.) [*L — r.*]

Zwischen den Schulterblättern wie Glucksen und
Kriebeln.

Schwere in den obern Gliedmafsen, als wenn in
den Adern Blei wäre (sogleich) [*Hsch.*]

Schweregefühl in dem berührenden Arme [*Fz.*]

Bedeutendes Schweregefühl des linken Ober- und Unterarms (n. ¾ St.) [*Htn.*]

Heftige Kälte in dem gestrichenen Arme (bei einem
Frauenzimmer im zoomagnetischen Schlafe, von

der Berührung mit dem Nordpole) [*Heinicke*, Ideen
und Beobachtungen über d. thier. Magnetism.
Bremen 1800. S. 4.]

260. Prickelnd stechender Schmerz im Arme bis zur
Achsel, besonders in den Knochenröhren des Vorderarms [*Gthr.*]

Beim Gehen im Freien ein Schmerz an der rechten
Achsel, wie Wundheit (n. 4$\frac{1}{4}$ St.) [*L — r.*]

Empfindung im Arme und in der Hand, als wären
sie eingeschlafen (sogleich) [*Htn.*]

Fippern in den hintern Lendenmuskeln.

Vor Mittag bis nach Mitternacht (4 Uhr) Schmerz im
linken Achselgelenke, wie zerschlagen, bei Bewegung und Ruhe, aber unschmerzhaft beim Befühlen (n. 3 St.)

265. Zittern des Arms der anfühlenden Hand,

Arm wie eingeschlafen, klammartig,

Der linke Arm wird viel schwerer als der andre.

Der dem anfühlenden entgegengesetzte Oberarm ist
sehr schwer.

Ueber dem Ellbogen ein Jücken, aus feinem Stechen
und Beifsen bestehend, was sich durch Kratzen
nicht mindert, wie von einem Mückenstiche; nach
dem Kratzen ein Brennen.'

270. Schwere im Oberarme (sogleich.)

Einige Mal Zucken im kranken Oberarme (Arm und
Fufs deuchtete ihm dabei wie todt.)

Stiche unten am Vorderarme bei dem Handgelenke
(n. 25$\frac{3}{4}$ St.) [*L — r.*]

Abends Drücken auf dem linken Vorderarmknochen,
wie nach einem Schlage. [*Fz.*]

Im Ellbogengelenke Steifheitsempfindung.

275. Im Ellbogengelenke hörbares Knacken bei Bewegung (sogleich.)

Süfses Gefühl im Armgelenke, als wenn es nach
grofser Ermüdung in Ruhe käme.

Drücken und Ziehen in der Handwurzel mit Unruhe
im Vorderarme (wie bei Freude und Erwartung),
die ihn immer zu beugen zwingt. [*Fz.*]

Empfindung in der Hand, als wäre sie eingeschlafen [*Fz.*]

Zittern in der linken Hand und Steifigkeit des Zeigefingers (n. 9 Min.) [*L—r.*]

280. Beim Gehen im Freien, in den Muskeln der linken hohlen Hand sich verbreitende Stiche (n. 2 St.) [*L — r.*]

Steifigkeit und Starrung im rechten Hand- und Fuſsgelenke, die Nacht im Bette.

Ein Zittern der angelegten Hand und des Fuſses der andern Seite.

Ein schmerzhaftes und fast brennendes Jücken auf dem Rücken der Mittelphalanx des kleinen Fingers, wie wenn der Theil erfroren gewesen wäre; beim Befühlen schmerzte die Stelle (n. 4 St.)

Ein feines, häufiges Nadelstechen auf der leidenden Stelle, und in jeder Fingerspitze, am schlimmsten Abends nach dem Niederlegen.

285. Ziehen in den Fingern aufwärts, mit Kriebeln darin (sogleich) und gleich darauf am Gemüthe etwas niedergeschlagen.

Eingeschlafenheit der Finger [*Gthr.*]

Ein Kriebeln in der Spitze des linken Zeigefingers (n. 4 Min.) [*L — r.*]

Ein Zucken im Daumen der Anwendung, als wenn der Puls drin schlüge [*Gthr.*]

Groſse Schwere in dem berührenden Finger (sogleich) [*Htn.*]

290. Eiskälte in dem berührenden Finger (sogleich) [*Htn.*]

Schmerz in den Fingergelenken, als wenn sie überbogen würden.

Sumsen im anfühlenden Finger.

Erst ein Fippern in dem anfühlenden Finger, und dann bis in den Arm, mit einer Art von Schwere darin.

(Ein rückwärts ziehender Schmerz in den Fingern, mit einem Kriebeln verbunden.)

295. Zerschlagenheitsschmerz in den Hüftgelenken, der sich durch Bücken verschlimmert.

Mattigkeit der Untergliedmaſsen [*Mehlr.*]

Groſse Müdigkeit der Untergliedmaſsen von 4 bis 8 Uhr Abends (n. 1 St.) [*Hsch.*]

Die Untergliedmaſsen wollen vor Mattigkeit zusammenbrechen, beim Gehen [*Fz.*]

Ziehen im rechten Schenkel, in beiden Knieen [*Weber* a. a. O.]

300. Ein Stich vorn in den Muskeln des rechten Ober schenkels hinab (n. 27 St.) [*L—r.*]

Früh ein wohllüstiges Jücken, mehr vorne, als einwärts, am linken Oberschenkel (n. 18 St.) [*L—r.*]

Schwere und Stumpfheit in den Schenkeln, als wenn sie eingeschlafen wären, ohne Kriebel.

Drückendes und wurgendes Reifsen in einigen Stellen der Muskeln des Oberschenkels im Sitzen und Gehen (n. 24 St.)

Ein drückendes Reifsen an der äufsern Seite des Kniees herab bis an den äufsern Fufsknöchel (n. 8 St.)

305. Zerschlagenheitsschmerz über dem Knie im Sitzen [*Fz.*]

Stiche in den Flechsen des linken Oberschenkels nach der Kniekehle zu (n. 19 St.) [*L—r.*]

Strammen in den Flechsen der Kniekehle beim Aufstehen vom Sitze, als wären sie zu kurz (n. 8 St.) [*Fz.*]

Schmerzloses Sumsen im linken Unterschenkel, mit Empfindung von Schwere, wie von Eingeschlafenheit (n. 4 St.) [*Htn.*]

Drücken auf den Schienbeinen im Stehen [*Fz.*]

310. Schmerzhaftes Strammen der Wade beim Gehen.

Brennende Stiche in der Wade, pulsweise.

Grofse Mattigkeit in den Unterschenkeln (n. 24 St.)

Eingeschlafenheit des linken Schenkels nach dem Sitzen, beim Aufstehen und am meisten beim Stehen (n. 8 St.)

Im Gehen wird der Fufs wie eingeschlafen (n. ¼ St.)

315. Schmerz oben auf den Zehen, als wenn man sie wund gegangen hätte.

(Im Sitzen) plötzliche, reifsende Stiche in den Fersen, der grofsen Zehe u. Wade [*Fz.*]

Stiche in der rechten grofsen Zehe [*Mchlr.*]

Schmerzhaftes Krabbeln auf den Zehen des rechten Fufses (n. 27 St.) [*L—r.*]

Wohllüstiges Jücken unter den Zehen des linken Fusses (n. 27½ St.)

320. Reifsender Stich in der grofsen Zehe.

Wundartig schmerzender Druck in den bisher unschmerzhaften Hüneraugen, bei der mindesten Einengung der Unterfüfse.

Schmerz auf der einen Zehe, als wenn ein Hünerauge darauf wäre.

Ein starker Stich in der Ferse.

Wundheitsschmerz in der Ferse (n. ½ St.)

325. (An der Ferse zuweilen ein Schmerz, wie Druck.)

(Starkes Pressen um den Knöchel des kranken, geschwürigen Fußes.)

(Stechen in der Balggeschwulst.)

Ein Krabbeln über die Haut.

Am ganzen Körper ein feinstechendes Jücken in der
Haut, welches nach einigem Kratzen verschwand,
aber an einem andern Orte erschien (n. 4¼ St.)
[*Htn.*]

330. Ein krabbelndes Jücken, wie von einer Fliege
oder einem Floh, welches sich mit einer Empfindung von Wundheit endigt, erst an der innern
Seite der Gliedmaßen, dann an der äußern Seite,
Abends im Bette und früh nach dem Erwachen.

Anhaltend wühlende Stiche, welche beim immer
tiefer und tiefer Dringen desto spitziger und
schmerzhafter werden, an verschiedenen Theilen.

Langsame, anhaltende, sehr schmerzhafte Stiche an
verschiedenen Theilen, z. B. auf dem Rücken oder
an den Seiten der Finger und Zehen.

Stechende Rucke in dem berührenden Gliede (sogleich.)

Rucke in dem berührenden Gliede (sogleich.)

335. Eine zitterige, schwingende, dröhnende Empfindung.

Empfindung wie von Andrang des Blutes an die berührende Stelle hin, als wenn Blut da heraus
dringen wollte (n. ¼ St.)

In den nahen Theilen ein Fippern.

Ein Fippern und Klopfen in der Gegend der Anwendung (n. ⅓ St.)

In den nahen Theilen spannende Empfindung.

340. In den nahen Theilen Schmerz, wie zerschlagen,
und als wenn man eine schwere Last getragen
hätte.

In den nahen Theilen ein Kriebeln, als wenn der
Theil einschlafen wollte.

Ein zitteriges Wesen durch den ganzen Körper,
am meisten in den Füßen (n. ¼ St.)

Ein Zittern in dem berührenden Theile
(sogleich.)

Die anrührende Hand ward bald kälter.

345. Kühlende Empfindung an der Stelle der Anwendung.

Kälteempfindung an der Stelle der Anwendung (n, ½ St.)

Wärmeempfindung in den naben Theilen.

In der (schon vorhandenen) Schwinde Brennschmerz, den ganzen Tag.

In der (schon vorhandenen) Schwinde schründender,
fast reifsend brennender Schmerz.

350. Ein Ziehen in der Beinhaut aller Knochen, wie
beim Antritt eines Wechselfiebers (doch ohne
Frost oder Hitze) (n. 2 St,)

Unschmerzhaft ziehende Empfindung.

Ein schnelles Ziehen oder Hin- und Herfahren und
einem Stechen ähnelnde Rucke auf der rechten
Seite der Zunge, am Halse und über den Fuf.

Schwere in einzelnen Gliedern (mit Gefühl verstärkter Kraft darin) (n. 24 St,)

Ein Gefühl von Trockenheit und Angespanntheit
im Körper, mit Unkräftigkeit.

355. Er ist sehr matt, mufste beim Gehen im Freien
ausruhen, und war melancholisch und niedérge-
schlagen.

Mattigkeit, Zerschlagenheit und Schmerzen in den
Gliedern waren schlimmer in freier Luft.

Früh eine allgemeine Mattigkeit mit Angstschweifs,
Mittags Appetitlosigkeit; er mufste sich legen;
hierauf Durchfall (n. 48 St.)

Müdigkeit in allen Gliedern (n. ½ St,)

Grofse Mattigkeit beim Steigen der sonst gewohnten Treppen. [Fz.]

360. Früh so matt, wie von banger, schwüler Luft,
dafs sie sich kaum fortschleppen konnte.

Uebermäfsiges, krampfhaftes Gähnen, und dabei
Schmerz im linken Kiefergelenke, als wenn sich's
ausrenken wollte.

Allzu häufiges Gähnen ohne Schläfrigkeit.

Häufiges Gähnen (sogleich.)

Grofse Schläfrigkeit; er mufste gähnen
[*Weber* a. a. O.]

365. Schlafbetäubung; es war mehrmals plötzlich, als
wenn es ihm die Augen zuzöge, und ihn jähling in einen angenehmen Schlaf versetzen wollte; eine unwiderstehliche Empfindung, die ihn
schnell bewußtlos zu machen strebte.

Abends überfiel ihn ein arger Schlaf, alle Glieder
waren wie gelähmt und zerschlagen.

Am Tage immer schläfrig; Tagesschlaf.

Sehr tiefer, fester Schlaf, vorzüglich gegen Morgen;
er konnte früh gar nicht genug ausschlafen.

Lag in der Nacht im Schlafe auf dem Rücken.

370. Sie singt Abends im Schlafe, wacht darüber auf,
und besinnt sich, daß es unrecht sey, schläft
wieder ein, fängt abermals an, zu singen, und
wacht wieder drüber auf.

Historische, sehr lebhafte, aber unschuldige und
unleidenschaftliche Träume, deren man sich aber
beim Erwachen nicht erinnern kann.

Die ganze Nacht hindurch geile Träume (n. 8 St.)

Traumvoller und dennoch sehr fester Schlaf; schon
beim Einschlummern träumt er.

Um Mitternacht Traum, als fiele sie hoch herab,
wovon sie erschrack und über und über zitterte.

375. Ein Traum (um Mitternacht) von Mord und
Todtschlag, worüber sie laut zu weinen und zu
heulen anfing.

Erscheinung einer Person im Traume, die sie Tags
darauf wirklich zum ersten Male wachend zu
sehen bekommt.

Er träumt die ganze Nacht nicht unangenehme,
sehr lebhafte Vorstellungen, die unter einander
keinen Zusammenhang haben; beim Erwachen
kann er sich derselben erinnern.

Nachts betäubter Schlaf; er lag früh auf dem Rükken, und hatte Träume von verunstalteten Menschen, Mißgeburten u. s. w. [*Fz.*]

Nachts im Traume gelehrte Beschäftigungen [*L—r.*]

380. Nachts durch verdriesliche, uneiinnerliche Träume unterbrochener Schlaf [*L — r.*]

Nachts, im Schlafe, sehr unruhiges Umherwerfen
mit lebhaften Träumen; das Bett deuchtete ihm
zu warm [*Htn.*]

Oefteres Aufwachen aus dem Schlafe, wie durch
Schreck (n. 34 St.) [*L — r.*]

Nachts erwacht er öfters mit einer brennenden Hitze
des ganzen Körpers, und muſs zuweilen sich aufdecken und Luft machen; dabei war ihm der
Mund sehr trocken, ohne Durst [*Htn.*]

Er kann Abends nicht unter einigen Stunden einschlafen (n. 3, 4 Tagen.)

385. Früh um 2 Uhr halbes Erwachen mit vielem
innern Bewuſstseyn, groſser Gedanken-
fülle und lebhaftem Gedächtnisse; er
denkt einen wichtigen Gegenstand in
beſter Form in einer fremden, ihm sonst nicht
geläufigen Sprache, fast wie im zoomagnetischen Schlafredner-Zustande, kann
sich aber beim vollen Erwachen des
Gedachten nicht deutlich mehr erinnern (n. 16 St.)

Abends, gleich nach dem Einschlafen, plötzliches
Erwachen mit einem heftigen Rucke in den Kopf-
und Halsmuskeln, als wenn der Kopf rücklings
gestoſsen würde.

Er erwacht um Mitternacht über einen heftigen
Druck quer über den Unterleib herüber, gleich
über dem Nabel, welcher weder durch Bewegung, noch Ruhe, noch auch durch irgend eine
veränderte Lage sich bessert.

Abends, im Bette, ein heftiger Schmerz im Schlund-
kopfe, wie nach dem Hinterschlingen eines allzu groſsen Bissens; da er sich aber auf die linke
Seite legte, verging es.

In der Nacht wirft er sich im Bette herum halb-
wachend.

390. Nachts Zusammenlaufen des Speichels
im Munde, so stark, daſs bei jedem Erwachen das Kopfkissen sehr naſs ist.

Er erwacht in der Nacht mit vieler lästigen Hitze
des ganzen Körpers, und muſs von Zeit zu Zeit
sich aufdecken und lüften; dabei trockner Mund,
ohne Durst.

Unruhiger Schlaf; er wirft sich im Bette umher
und es deuchtet ihm zu warm.

Nachts eine Wärme, als wenn Schweifs kommen wollte.

Stark duftender Nachtschweifs, ohne Hitze.

395. Er wachte die Nacht auf; es war ihm recht warm, und auf's Trinken eines Glases kalten Wassers ward ihm noch wärmer (n. 16 St.)

Oefterer Schauder, die Nacht im Bette, und Rucke in den Armen, so dafs sie zusammenfuhren.

Früh Frost mit Gähnen.

400. Frost. Schauder. (Frost, den ganzen Tag, über den ganzen Körper, als wenn sie allzu leicht angezogen wäre, oder sich erkältet hätte, doch ohne Schauder; sie bekam sogleich einen kleinen, weichen Stuhlgang und Drängen hinterdrein (n. ½ St.)

Im Augenblicke der Berührung des Nordpols mit der Zungenspitze Schauder über und über.

Kälte der Hände.

An der berührenden Fingerspitze Kälteempfindung und zugleich Perlschweifs auf den Fingern dieser Hand und dem Rücken derselben (sogleich.)

Schweifs im Innern der Hände, welche kühl sind.

405. Kalter Schweifs in den Händen und an den Fufssohlen.

Kühler Schweifs über und über (n. ½ St.)

Gegen Morgen ein stark, obgleich nicht unangenehm riechender, dunstiger, gelinder Schweifs, über und über.

Nachtschweifs, gegen 2 Uhr nach Mitternacht, über und über, selbst im Gesichte (am meisten auf der Brust,) nur nicht in den Kopfhaaren (auch nicht an den Stellen des Haarkopfs, auf denen er lag); blos im Schlafe, beim Erwachen verschwand der ganz durstlose Schweifs.

Hitze im Gesichte.

410. Abends überlaufende Röthe des ganzen Gesichts, ohne Durst (n. 28 St.) [*L — r.*]

Wärmegefühl [*Hsch.*]

Auch bei offenen Fenstern überaus grofse Hitze am ganzen Körper, besonders aber auf dem Rücken und an der Stirne; ohne Schweifs und Durst (n. 2¼ St.) [*Htn.*]

Eine, sich über den ganzen Körper verbreitende

Hitze, besonders am Unterleibe und Gesichte, so dafs im Gesichte Schweifs ausbrach (n. 8 Min.) [*L — r.*]

Hitzgefühl am ganzen Kopfe, bei heifsem, doch nicht rothem Gesichte, mit Durst (n. 5½ St.) [*Htn.*]

415. Schnell entstehende Hitze und Röthe an der rechten Wange, während die linke kalt anzufühlen war (n. 26 St.) [*L — r*]

Feurige Röthe im Gesichte, Beklemmung, stärkerer Puls [*De Harsu* a. a. O.]

Abends Hitze über den ganzen Körper, mit Aengstlichkeit, die ihn immer umher treibt. [*Fz.*]

Hitze, vorzüglich hinten über den Rücken herab, und am ganzen Körper, mit einem ängstlichen, unstäten Wesen [*Fz.*]

Abends steigt ihm das Blut in den Kopf, und Hitze in's Gesicht, und zugleich friert er an den Untergliedmafsen, besonders an den Füfsen. (n. 4 St.)

420. Hitze in dem einen Backen, und innerliches Hitzgefühl, Gereiztheit, Redseligkeit (n. ½ St.)

Empfindung von Wärme in den Füfsen.

Mit schnellem, starkem Pulse, Hitzgefühl am ganzen Körper, ohne äufserliche Wärme, ja selbst bei kalten Händen, die ihm heifs deuchten, ohne Durst (n. 3 St.)

(Fieber: von Mittag bis Abend Frost im Kreuze, den Rücken herauf, ohne fühlbare Kälte, mit grofsem Durste; dann um 9 Uhr Abends starke Hitze im Gesichte, ohne Durst; Nachmitternachts heftiger, übelriechender Schweifs bis früh im Schlafe; da sie erwachte, hörte er auf.)

425. Fieber: Nachmittags oft fliegende Hitze blos im Kopfe, mit rothem, heifsem Gesichte (nur 2, 3 Minuten lang); dabei zog es etwas im Kopfe.

Fieber: Nachmittags um 3 Uhr, jedesmal erst ein kleiner, brennender Fleck am Unterfufse, eine Minute lang, der jähling verschwindet, und wofür eben so plötzlich eine Hitze im Kopfe mit Backenröthe und Schweifse im Gesichte entsteht, etliche Minuten lang.

Fieber: Nachmittags um 4 Uhr ein allgemeiner Schauder, eine Viertelstunde lang (n. 4 Tagen.)

Fieber: öfterer Schauder im Rücken vor etlichen

Minuten, dann eine gleich kurze Hitze, die vom
Rücken über den Kopf herüber sich verbreitet,
wobei die Adern auf den Händen auflaufen, ohne
Schweifs.

Ueberlaufende, feuchte Wärme über den ganzen
Körper (sogleich.)

430. Sehr mifslaunig und müde (n. 24 St.)

Weinerliche Laune, zugleich mit Frostigkeit und
Frost (n. 1 St.)

Abends sehr traurig; er mufste wider Willen weinen, worauf ihm die Augen weh thaten.

Es war ihm (Abends), als ob es ihm sehr schwer
fiele, mit Ausführung eines Entschlusses den Anfang zu machen, und es dauerte lange, ehe es
dazu kam; dann aber führte er ihn mit Schnelligkeit aus.

Träge Phantasie; zuweilen war es, als wenn er gar
keine Einbildungskraft hätte.

435. Es war ihm, im Sitzen, als wenn er alle Be-
wegkraft verloren hätte und am Stuhle festge-
wachsen wäre; bei Bewegung aber sah er, dafs
er sich recht wohl bewegen könne.

Trägen Gemüths.

Aengstliches, niedergeschlagenes, zagen-
des, untröstliches, sich selbst Vorwürfe machendes Gemüth (n. 1 St.)

Niedergeschlagen am Geiste (sogleich.)

440. Um 3 Uhr die Nacht war der Schlaf vorüber
und die Angst fing an; ängstlich besorgt war er
um sich, als sei er gefährlich krank, war düster,
jedes Wort, was er sprechen sollte, war ihm zuwider.

Aengstliche Bedenklichkeit, übertriebene,
allzu gewissenhafte Sorgfalt.

Gereizt ärgerlich; er möchte nicht gern in der Arbeit gestört seyn, und es wird doch nichts fertig
unter seinen Händen.

Er redet in Geschäften laut vor sich hin.

Er verschreibt sich leicht (n. ½ St.)

445. Er möchte gern viel arbeiten, und thut sich nicht
genug; es geht ihm zu langsam von Statten.

Er wollte gern viel arbeiten und thut sich nicht
genug; es geht ihm alles zu langsam von Statten
[*L — r.*]

Laune, abwechselnd traurig und heiter.

Laune, abwechselnd heiter und traurig, den ganzen Tag über (n. 30 St.) [*L—r.*]

Wie erschrocken und furchtsam (sogleich.)

450. Zaghaftigkeit, Muthlosigkeit.

Aufgeräumtheit und grofses Kraftgefühl wechselt ab mit Muthlosigkeit und Schwäche [*Fz.*]

Zaghaftigkeit, ängstliche Bedenklichkeit (sogleich.)

Hastig, übereilt.

Hastig, kühn, fest, schnell.

455. Dreistes Gemüth, wie nach Weintrinken. [*Hsch.*]

Ganz ruhiges, gelassenes, sorgenloses Gemüth (n. 1½ St.)

Ganz ruhiges und gelassenes Gemüth, den ganzen Tag über (n. 48 St.) (*L—r.*)

Beruhigung des ganzen Gemüths, beruhigte Leidenschaften.

Ruhig, doch nicht herzhaft.

Pulsatille, (Anemone pratensis.)

(Der ausgeprefste Saft der grünen, frischen, ganzen Pflanze, mit gleichen Theilen Weingeist gemischt durch Schütteln. Wenn nach Absetzung der Trübheit das Helle abgegossen worden, werden von letzterm zwei Tropfen in das erste von 30 Verdünnungs - Gläsern (jedes zu drei Vierteln mit 99 Tropfen Weingeist angefüllt) getröpfelt und das verstopfte Gläschen, in der Hand gehalten, mit zwei Armschlägen von oben herab geführt, potenzirt (mit 1. Verdünnung oder $\frac{1}{100}$ zu bezeichnen). Hievon wird ein Tropfen in das zweite Gläschen gethan und nach zweimaligem, gleichem Schütteln (2. Verd. oder $\frac{1}{10000}$ zu bezeichnen), wird dann hievon ein Tropfen in das dritte Gläschen getröpfelt und mit dieser Behandlung so fortgefahren, bis auch das 30ste Gläschen mit einem Tropfen aus dem 29sten Gläschen (welches seinen Tropfen aus dem Gläschen 28. empfangen hatte und zweimal geschüttelt worden war) versehen und ebenfalls zweimal geschüttelt worden ist, mit der Signatur 30. Verd. oder $\overline{x}$ zu bezeichnen.

Diese sehr kräftige Pflanze bringt viele Symptome im gesunden, menschlichen Körper hervor (wie man aus diesem, ziemlich vollständigen Verzeichnisse sieht), welche häufig den Krankheitssymptomen des gewöhnlichen Lebens entsprechen, daher auch häufig homöopathische Anwendung verstatten und häufig Hülfe leisten. Man kann sie daher ohne Widerrede unter die vielnützigen (Polychrest-) Mittel zählen.

18

Sie dient eben sowohl in akuten, als in chronischen Krankheiten, da ihre Wirkungsdauer, auch in
kleinen Gaben, 10 bis 12 Tage dauert.

Auf die Eigenheiten ihrer Symptome habe ich in
den Anmerkungen hingewiesen, und wiederhole sie
daher hier nicht.

Da die Versuche, deren Resultate man hier findet, gröfstentheils von mir mit sehr mäfsigen und
kleinen Gaben angestellt worden sind, so sind die
verzeichneten Symptome auch, fast ohne Ausnahme,
blofs primäre Wirkung.

Am zweckmäfsigsten ist die homöopathische Anwendung sowohl aller übrigen Arzneien, als insbeson-
dre dieser, wenn nicht blofs die körperlichen Beschwerden von der Arznei den ähnlichen körperlichen
Symptomen der Krankheit entsprechen, sondern wenn
auch die der Arznei eignen Geistes - und Gemüths-
veränderungen ähnliche in der zu heilenden Krankheit,
oder doch in dem Temperamente der zu heilenden
Person antreffen.

Es wird daher auch der arzneiliche Gebrauch der
Pulsatille um desto hülfreicher seyn, wenn in Uebeln,
zu denen in Rücksicht der Körperzufälle dieses Kraut
pafst, zugleich ein schüchternes, weinerliches, zu
innerlicher Kränkung und stiller Aergernifs geneigtes,
wenigstens mildes und nachgiebiges Gemüth im Kranken zugegen ist, zumal, wenn er in gesunden Tagen
gutmüthig und mild (auch wohl leichtsinnig und gut-
herzig schalkhaft) war. Vorzüglich passen daher dazu
langsame, phlegmatische Temperamente, dagegen am
wenigsten Menschen von schneller Entschliefsung und
rascher Beweglichkeit, wenn sie auch gutmüthig zu
seyn scheinen.

Am besten ist's, wenn auch untermischte Frostigkeit nicht fehlt, und Durstlosigkeit zugegen ist.

Bei Frauenzimmern pafst sie vorzüglich dann,

wenn ihre Monatzeit einige Tage über die rechte
Zeit einzutreten pflegt; so auch besonders, wenn der
Kranke Abends lange liegen muſs, ehe er in Schlaf
gerathen kann, und wo der Kranke sich Abends am
schlimmsten befindet. Sie dient in den Nachtheilen
vom Genuſs des Schweinefleisches.

Wäre die Pulsatille je einmal in zu groſser Gabe
oder am unpaſslichen Orte angewendet worden, und
erzeugte sie folglich widrige Zufälle, so werden diese,
je nachdem sie von der einen oder der andern Art
sind, theils in der Chamille (vorzüglich wo Schläfrigkeit, Mattigkeit und Sinnenverminderung hervor-
ragt), theils im Kaffee-Trank, (z. B. bei der zagenden
Aengstlichkeit), theils in der Ignazbohne, theils im
Krähenaugsamen ihre Tilgung finden. Das Fieber,
die Weinerlichkeit und die Schmerzen von Pulsatille
werden von der Tinctur des rohen Kaffees am schnell-
sten mit allen Nachwehen getilgt.

Von der dreiſsigsten Kraft-Entwickelung bedarf
man zur Gabe nur ein feines Streukügelchen, höchstens alle 24 Stunden wiederholt; in akuten Fällen
ist das Riechen an ein Senfsamen groſses Streukügelchen vorzuziehen.

Pulsatille.

Stapf — Stf.
Hornburg — Hbg.
Fr. Hahnemann — Fr. H—n.
Rückert — Rckt.
Michler — Mlr.

Schwindel.

Heftiger Schwindel, wie Trunkenheit [*Stf.*]

Schwindel, als wenn man sich lange im Kreise herum dreht, mit Uebelkeit verbunden [*Hbg.*]

Schwindel (sogleich), den folgenden Tag noch ärger [*Fr. H—n.*]

5. Schwindel wie von Trunkenheit *)

Schwindel als wenn das Blut nach dem Kopfe stiege; es rappt und graspt darin.

Schwindliches Wanken, wie von Trunkenheit, mit innerer Kopfhitze bei Blässe des natürlich warmen Gesichts, vorzüglich Abends.

Taumel, wie von der Seite [*Fr. H—n.*]

Taumel, wie von Branntweintrinken [*Hbg.*]

10. Anfälle von Schwindel, Trunkenheit, Hitze.

Nach dem Essen ist's ihm wie trunken.

Schwindel, am meisten im Sitzen.

---

*) 5, 7 vergl. 41. 1075

Schwindel früh beim Aufstehen aus dem Bette; er
muſs sich deshalb wieder niederlegen.

Schwindel beim Spazieren in freier Luft, *) welcher durch Sitzen vergeht.

15. Drehend, blos beim Sitzen, und dumm im Kopfe
und wie schläfrig.

Schwindel, er glaubt, nicht stehen zu können (binnen den ersten Stunden.)

Schwindel, er glaubt, eine Sache nicht erfassen zu
können (in den ersten Stunden).

Eine Art Schwindel — wenn er die Augen aufwärts richtet — als wenn er fallen sollte, oder
als wenn er tanzte. **)

Schwindel beim Bücken, als wenn er hinfallen sollte, wie von Trunkenheit; hierauf Brecherlichkeit (n. 6 St)

20. Schwindel beim Niederbücken, daſs sie sich kaum
wieder aufrichten konnte.

Beim Bücken war's, als wenn der Kopf zu schwer
würde, und er sich nicht wieder aufrichten
könnte.

Schwindel, wie von einer Schwere im Kopfe,
beim Gehen und Bücken, mit etwas Drehen, was
auch im Liegen fühlbar ward.

Beim Vorbücken Empfindung im Kopfe, als wenn
er vorwärts fallen sollte.

Schwanken beim Gehen als wenn er Schwindel
hätte, ohne doch schwindlich zu seyn, Abends ***)
(n. 3 Tagen.)

25. Düsterheit im Kopfe und Schwindel, von Bewegung erregt.

Kann den Kopf nicht tragen, nicht aufrecht erhalten, muſs sich niederlegen und kann dennoch
nicht im Bette bleiben. †)

---

*) Einer von den Wechselzuständen der Pulsatille, wel-
cher immer später und auch seltener erscheint, als der ihm
gegenüberstehende, wo die Beschwerden sich in freier Luft
mindern oder vergehen, im Sitzen aber und in der Ruhe
sich erneuern, wie im Symptom 15 zum Theil zu sehen ist.
**) Vergl. 64.
***) Vergl. 808.
†) Eine Art dritten Wechselzustandes, welcher zwischen der
Erregung der Zufälle im Sitzen und der Erregung der Zufälle durch Bewegung inne steht.

Kopfweh, beim Niederlegen zum Mittagsschlafe, in der Gehirnhälfte der Seite, auf welcher man nicht liegt *) (n. 18 St.)

Kann den Kopf nicht aufrecht erhalten, nicht erheben.

Schwere des Kopfs. **)

30. Schwere im Kopfe, er kann den Schein eines Lichtes nicht vertragen. ***)

Düsterkeit des Kopfs und Schmerz in der Stirne, wie entzwei geschlagen.

Kopfweh, dafs er den Kopf auf die Seite hätte neigen mögen.

Kopfweh bei Bewegung der Augen, tief in den Augenhöhlen, als wenn die Stirne herausfallen wollte, und der Stirnknochen allzu dünn wäre, mit Düsterkeit des Kopfes, Abends †) (n. 48 St.)

Einseitiges Kopfweh, als wenn das Gehirn zerplazzen und die Augen aus dem Kopfe fallen wollten.

35. Kopf dumm, so dafs ihr die Augen im Kopfe weh thun.

Kopf wie dumm und schwer.

Dummlichkeit im Kopfe, und Hauptweh, wie von Zerschlagenheit in der Stirne.

Dummlichkeit im Kopfe, als wenn's ihm am Gedächtnisse fehlte (n. 2 St.)

Wüstheit und Hohlheit im Kopfe; der Kopf war ihm wie eine Laterne.

40. Wüstheit und Schmerz im Kopfe, wie von einem gestrigen Rausche. ††)

Kopfweh, wie von Berauschung und Nachtwachen (n. 12 St.)

Düsterheit des Kopfes; die Gedanken vergehen ihm.

Ein Gedanke, den er einmal gefafst hat, will gar nicht wieder weichen.

---

*) Vergl. 58.
**) Vergl. 102. 734. 1012.
***) Die Ueberempfindlichkeit der Augen gegen das Licht, vergl. 103, 104, 105, 107 bildet einen Wechselzustand mit der ebenfalls von Pulsatille zu erwartenden Gesichtsverdunkelung. M. s. 94. 98. 99. 101. 102.
†) 33, 34 vergl. mit 212, 713, 789, 898.
††) Vergl. 929, 1049.

Verdüsternder Kopfschmerz, wenn er in die warme Stube kommt. *)

45. Kriebelnder Kopfschmerz in der Stirne **) (n. 1 St.)
Glucksen im Kopfe, die Nacht; er hörte deutlich den Puls drin schlagen.

Kopfweh, wie Klopfen der Schlagadern im Gehirne (n. 6 St.)

Klopfender Kopfschmerz um Mitternacht.

Klopfendes Kopfweh in der Stirne, beim Bücken und Anstrengen des Geistes, welcher beim Gehen verschwindet, Abends.

50. Kopfschmerz im Hinterhaupte, taktmäfsig klopfend [*Hbg.*]

Klopfend drückender Kopfschmerz, welcher durch äufsern Druck vermindert wird ***) (n. ⅓ St.)

Drückender Kopfschmerz beim Vorbükken.

In der Stirne, über den Augenhöhlen, ein drükkender, den Kopf einnehmender Schmerz [*Rckt.*]

Dumpfes Kopfweh, besonders in der Stirne drükkend (n. ¼ St.) [*Rckt.*]

55. Drückendes Kopfweh in der ganzen Stirne zugleich, blos beim Spazieren.

Drückender Schmerz im Hinterkopfe; dabei oft heifs am Körper, und immer in Ausdünstung.

Drückend reifsendes Kopfweh in der linken Seite des Hinterhauptes, früh (n. 60 St.)

Nach dem Niederlegen zum Schlafen reifsendes Kopfweh, auf welcher Seite man nicht liegt. †)

Ziehender Kopfschmerz im Hinterhaupte über dem Gcnicke, früh ††) (n. 60 St.)

60. Kopfschmerz während des Erwachens und einige Zeit danach; das Gehirn eingenommen und wie zerrissen, wie im Faulfieber oder nach Branntweinsaufen (n. 6, 12 St.)

---

*) Vergl. 574.
**) Vergl. 102. 724.
***) Diefs Vermindern der Schmerzen durch äufsern Druck findet auch bei andern Pulsatilleschmerzen statt; m. s. 838, 839.
†) Vergl. 27.
††) Vergl. 61. 102.

Thränen des einen Auges mit ziehendem Kopfschmerze.

Schmerz auf dem Haarkopfe beim Zurückstreichen
der Haare, eine Art ziehenden Schmerzes.

Spannender Kopfschmerz über das Gehirn (n. 1 St.)
[*Rckt.*]

Spannend ziehender Kopfschmerz in der Stirne über
den Augenhöhlen, der sich beim Aufrichten der
Augen vermehrt. *)

65 Kopfschmerz: das Gehirn ist wie eingespannt, mit
einem bohrenden Schmerze im Hauptwirbel.

Kopfweh in den Schläfen, wie zusammengeschnürt.
[*Stf.*]

Ueber den Augen ein zusammenziehender Kopfschmerz, welcher sich verschlimmert, wenn sie
scharf worauf sieht.

Ein herausbohrender Kopfschmerz mit dumpfen
Stichen.

Einzelne scharfe Stöfse oder Rucke in der rechten
Gehirnhälfte (n. 1 St.)

70. Ruckendes Reifsen in beiden Schläfen, als wenn
sie aus einander reifsen wollten.

Kopfweh: Stechen vom Hinterhaupte durch die
Ohren.

Stechen im Hinterhaupte, welches beim Niederlegen sich verschlimmert, beim Aufrichten aber
vergeht.

Stiche, welche durch das ganze Gehirn fahren,
nach dem Mittagsessen bis zum abendlichen Schlafengehen, mit Schauder und Ohnmachtanfällen
untermischt (n. 16 St.)

Halbseitiges Stechen im Kopfe.

75. Stechender Kopfschmerz [*Heyer* im *Crell*schen
Jour. II S. 205.]

Stechen und Reifsen im Kopfe, besonders in den
Schläfen [*Fr. H—n.*]

Stiche in den Schläfen.

Stiche zur Stirne heraus, Abends.

Schneidender Kopfschmerz.

80. Abendlicher Kopfschmerz, wie von Stockschnupfen;
darauf trockne Hitze im Bette und Schlaftrunken-

---

*) Vergl. 33.

heit, mit delirirenden Phantasieen und fast wachenden Träumen. *)

Kopfweh, als wenn man zu viel gegessen, oder sich den Magen durch Ueberladung mit allzu fettem Fleische verdorben hätte. **)

Sumsen im Kopfe.

Sausen im Kopfe und noch stärkeres Brausen vor den Ohren, worauf er sich Abends vor der Zeit niederlegen mußte [*Fr. H—n.*]

Kopfweh, von Zeit zu Zeit, als wenn ein empfindlicher Wind durch's Gehirn führe ***) (n. 40 St.)

85. Knistern im Gehirne beim Gehen und so wie der Puls geht.

Der auf unbestimmte Zeit aussetzende und wiederkehrende Kopfschmerz erhöhet sich vorzüglich beim Gehen in freier Luft [*Rckt.*]

Verengert die Pupillen anfänglich.

Erweitert die Pupillen zuletzt.

Erweiterte Pupillen [*Rckt.*]

90. Aufgedunsene Augen und Empfindung darin, als wenn man schielend wäre.

Er sieht die Gegenstände doppelt (n. mehrern St.)

Verdunkelung des Gesichts mit Brecherlichkeit und Gesichtsblässe. †)

Schwindeliche Verdunkelung des Gesichts nach dem Sitzen, wenn man aufrecht steht und zu gehen anfängt (n. 24 St.)

Verdüsterung des Gesichts, wie ein Nebel vor den Augen, wenn man vom Sitzen aufsteht und geht (n. 24 St.)

95. Trübsichtig wie ein Nebel vor den Augen [*Hbg.* a. a. O.]

Bleichsichtigkeit [*Stf.*]

Gesichtsverdunkelung ††) [*Saur* bei *Bergius*, Mat. med. S. 517.]

Früh beim Aufstehen aus dem Bette ist es ihm so finster vor den Augen.

---

*) Vergl. 997, 1004, 1091.
**) Vergl. 321, 327.
***) Vergl. 154.
†) 92, 93, 94, 98, 99, 101, 102, vergl. mit 97, 1076.
††) Vom Dunste.

Kurz dauernde Gesichtsverdunkelung.

100. Gröſsere Scharfsichtigkeit in die Ferne. *)
Einige Tage hindurch wiederkehrende Gesichtsverdunkelung.

Das Gesicht und das Gehör vergehen ihm, bei
ziehendem Kopfweh und einer Empfindung von
Schwere undKriebeln im Gehirne; hierauf Frost **).

(Flimmern vor den Augen.)

Sie sieht feurige Kreise vor den Augen, die sich
immer mehr erweitern und gröſser werden gegen
Mittag (gegen Abend hört's auf.)

105. Die Flamme eines Lichts deuchtet ihm wie mit
einem sternartigen Scheine umgeben.

Beim Schütteln des Kopfs sticht's im linken Auge
und es kommt eine Thräne heraus.

Das eine oder das andere Auge leidet stechende
Schmerzen, fast ohne Entzündung des Weiſsen,
und kann nicht in die Flamme eines Lichts sehen;
er kann die Augenlider nur wenig aufmachen
(n. 3 St.)

Kopfweh zog bis in's rechte Auge, es drückte in
demselben, und es kam eine Thräne heraus.

Kopfweh zog herab bis in die Augen, daſs sie ihm
weh thaten, Abends.

110. Im Weiſsen des Auges nahe an der Hornhaut,
ein (entzündetes) rothes Fleckchen (n. 30 St.)

Der Rand des untern Augenlides ist entzündet und
geschwollen, und früh tritt eine Thräne aus dem
Auge.

Die Augen laufen voll Wasser, sie thränen; Tief-
äugigkeit [*Störck* a. a. O.]

Geschwulst und Röthe der Augenlider [*Saur* a. a. O.]

Ein Gerstenkorn am Augenlide, und Entzündung
des Weiſsen im Auge, bald in dem einen, bald in
dem andern Winkel, mit ziehend spannendem
Schmerze darin bei Bewegung der Gesichtsmuskeln, und mit geschwürigen Nasenlöchern. ***)

115. Trockenheit der Augenlider (n. 12 St.)

---

*) Heilwirkung nach einer groſsen Gabe.
**) Vergl. 724, auch 29, 30 und 45, so wie 59, 61.
***) Vergl. 183, 184, 586. 587.

Trockenheit der Augenlider, vorzüglich wenn er
schläfrig ist (n. 1½ St.)

Trockenheit des rechten Auges, und Empfindung,
als wenn es von einem darauf hängenden, ab-
wischbaren Schleime verdunkelt würde, Abends
(n. 24 St.) *)

Trockenheit der Augen, und früh eine Empfindung,
als wenn ein fremder Körper drin drückte (n.
vielen St.)

Schmerz im Auge, als wenn es mit einem Messer
geschabt würde [*Ant. v. Störck* von der **Pulsa-**
tille Frft. 1771.]

120. Ein drückender Schmerz im linken Auge.

Ein drückender Schmerz im innern Augenwinkel.

Ein drückend brennender Schmerz in den Augen,
vorzüglich früh und Abends.

Drückender Schmerz in den Augen, als wenn Hitze
drin wäre.

Drückend brennender Schmerz im Auge, als ob ein
Härchen hineingefallen wäre.

125. Ungemein reifsende, bohrende, schneidende
Schmerzen im Auge [*Störck* a. a. O.]

Beim Lesen ein Drücken im Auge, als wenn Sand
drin wäre, welches, wenn er zu lesen aufhörte,
weg war, und beim Lesen wieder anfing.

Abends, nach Sonnenuntergang, Jücken in den innern Augenwinkeln, wie wenn ein Geschwür
heilen will; nach dem Reiben entsteht ein drükkend feinstechender Schmerz.

In den Augen ein Brennen und Jücken,
welches zum Kratzen und Reiben nöthigt.

Jückendes Stechen in den Augen, welches zum
Kratzen nöthigt (n. 24 St.)

Jücken in den Augen.

130. Jücken des Augapfels im äufsern Wiinkel, Abends;

---

*) Auch früh nach dem Erwachen und Nachmittags nach dem
Mittagsschlafe entsteht bei **Pulsatille** nicht selten ,eine
solche Trübsichtigkeit, als wenn auf der Hornhaut etwas
hinge, wodurch das Sehen verhindert würde, auf dem einen Auge mehr, auf dem andern weniger, was sich abwischen zu lassen scheint, aber nicht eher weggeht, bis
diefs Symptom, seiner Natur nach, von selbst verschwindet.

früh sind die Augenlider wie mit Eiter zusammengeklebt (n. 8 St.)

Der innere Augenwinkel früh wie mit Eiter verkleistert. *)

Die Augenlider sind früh zusammengeklebt.

Jücken (Fressen) und Brennen in den Augenlidern, Abends.

Im innern Augenwinkel ein beifsender Schmerz und als wenn er wund wäre (n. 8 St.)

135. In der freien kalten Luft, thränen die Augen. **)

In der freien Luft wird's ihm trübe vor den Augen und sie thränen.

Beim Winde laufen die Augen voll Wasser (n. 10 St.)

Triefäugigkeit.

Fippern der Augenlider.

140. (An der Stirne ein Blüthchen.)

Ein beifsendes Jücken auf dem Haarkopfe ***) (n. 9 St.)

Auf dem Haarkopfe kleine, wie geschwürig schmerzende Geschwülste.

Auf dem Haarkopfe, in der Gegend des Hinterhauptes, eine grofse, mit Eiter angefüllte Blüthe oder Pustel, mit fein reifsenden Schmerzen [*Hbg.*]

Schweifs im Gesichte und am Haarkopfe [*Hbg.*]

145. Fippern in den Muskeln und Wangen.

Wärme und Wärmegefühl im Gesichte [*Hbg.*]

Schauder auf der einen Seite des Gesichts. †)

Gesichtsblässe.

Ein Spannen im Gesichte und an den Fingern (vorzüglich wenn man etwas anfafst), als wenn die Theile schwellen wollten.

150. Schmerzhafte Empfindlichkeit, wie Wundheit der Haut, der Lippen und des Gesichts, bei der Berührung.

---

*) Vergl. 138, 180.

**) 135, 136, 137. Diese Wässerigkeit der Augen bildet einen Wechselzustand mit 115. 118.

***) 141, 142 vergl. mit 143.

†) Die Erscheinung der Zufälle nur auf der einen Körperhälfte ist der Pulsatille häufig eigen. M. vergl. 904, 919, 1071, 1072, 1075, 1096, 1097, 1098. — Etwas Aehnliches haben Wurzelsumach, Belladonna und Kockelsamen.

Andrang des Blutes nach den Gehörwerkzeugen
(n. 8 St.)

Gemurmel im Ohre nach dem Gange des Pulses. *)

Oefteres Brummen im Ohre.

Geräusch im Ohre, wie vom Winde, oder wie vom
Rauschen des Wassers, nach 4 Uhr Nachmittags
(n. 10 St.)

155. Ohrensausen (n. 7, 8 St.), welches zwei Tage dauerte und durch eine plötzliche Erschütterung verging, die wie ein electrischer Schlag vom Kopfe
bis über die Brust ging, mit Empfindung vor
den Augen, als wenn eine Seifenblase zerplatzt
[_Mlr._]

Gefühl im Ohre, als wenn es verstopft wäre, und
ein Sausen darin, wie von starkem, entfernten
Geräusche (n. 21 St.) [_Rckt._]

Ein zitterndes, dröhnendes Klingen der Ohren, wie
von einer angeschlagenen eisernen Stange (n. 3 St.)

Ohrenklingen (von der 4. bis 8. St.)

Ein feines Klingen im rechten Ohre, dann im linken, mit einer angenehmen kitzelnden Empfindung
in der Gegend des Trommelfells [_Hbg._]

160. Zwitschern im Ohre wie von Heimchen (Heu-
pferden), früh im Bette (n. 50 St.)

Taubhörigkeit, als wenn die Ohren verstopft wären **) (n. 3 St.)

Taubhörigkeit, als ob die Ohren ausgestopft wären,
mit Zittern und Rückenschweifs — eine Stunde
um die andre wiederkehrend (n. 3 St.)

Jücken tief im Ohre (n. 24 St.)

Im rechten Ohre viel Jücken, Nachmittags und
Abends (n. 30 St.)

165. Jückendes Stechen im innern Ohre (n. 6 St.)

Einzelnes reifsendes Zucken durch die Ohren (n. 12 St.)

Zucken in den Ohren.

Zucken im äufsern Ohre, dann Hitze blos dieses
Ohres.

Heftiger Schmerz im Ohre, als wenn da was her-
ausdrängen wollte.

---

*) 152, 153, 154 vergl. mit 82.

**) 161, 162 vergl. 156.

170. Hitze, Röthe und Geschwulst des äufsern Ohres (n. einigen St.)

Am äufsern Ohre Hitze und Schweifs.

Beim Ausschnauben dringt die Luft von innen in das Ohr, als wenn es davon aufgetrieben würde; dabei Stiche, die von da aus nach dem Auge zu fahren.

Aus dem linken Ohre fliefst Eiter (n. 12 St.)

Eine kleine, schmerzhafte Drüse erhebt sich zwischen dem vordern Ohrbocke und dem Kiefergelenke.

175. Ein grofser, rother Knoten in der Gegend des Kochbeins.

Eine rothe, harte Erhöhung auf der rechten Backe vor dem Ohre, von brennend zusammenziehendem Schmerze (n. 5 Tagen.)

Am Ohrbocke entsteht ein grindiger Ausschlag von brennend beifsendem Schmerze, welcher Wässeriges aussiegert, und eine Drüsengeschwulst weiter herunter am Halse, die bei Berührung schmerzt.

Ein Knarren im Ohre, wenn man sich mit dem Kopfe oder dem Körper bewegt (n. 4, 16 St.)

In der Ohrdrüse ein stechender Schmerz.

180. In der Nasenwurzel, bei dem Augenwinkel, ein Abscefs, als wenn da eine Thränenfistel entstehen wollte. *)

(Beim Vorbücken Schmerz in der Nasenwurzel wie von einem Geschwüre.)

Drückendes Gefühl in der Nasenwurzel [*Stf.*]

Im linken Nasenloche Empfindung wie von einem Geschwüre (n. 8 St.)

Der Nasenflügel ist äufserlich geschwürig und siepert wässerige Feuchtigkeit (n. 6 St.)

185. Zuckender Schmerz in der Nase.

Früh Geruch in der Nase wie alter Schnupfen. **)

Uebler Geruch vor der Nase, wie von altem Schnupfen [*Hbg*]

---

*) Vergl. 131, 134.

**) Vergl. 187, 590.

Geruchstäuschung; es war ihm immer, als rieche
er Tabak und Kaffee unter einander, selbst in
der freien Luft.

Nasenbluten.

190. Blutflufs aus der Nase (n. 1 St.)

Blutflufs aus der Nase mit Stockschnupfen.

Früh Blutausschnauben (n. 48 St.)

Am äufsern Rande der Lippen schält sich die Ober-
haut bis auf's lebendige Fleisch.

Das Oberhäutchen der Lippen wird rissig (n. 2 St.)

195. Fippern in der Unterlippe, zwei Tage lang.

Unterlippe aufgeschwollen, in der Mitte aufgesprungen, mit spannendem Schmerze.

Jücken in der Gegend des Kinnes, vorzüglich
Abends.

In der Unterkinnlade (ziehende) reifsende Schmerzen. *)

Ein zusammenziehender Schmerz, wie von Säure,
in den Kinnladen, mit Schauder und kaltem Gesichtsschweifse.

200. (Stechend klopfender Zahnschmerz, Nachmittags
um 4, 5 Uhr) welcher durch kaltes Wasser sich
verschlimmert.

Bei jedem Essen sich erneuernder Zahnschmerz.

Zahnweh, welches nach Mitternacht um 2 Uhr anfing, nicht vertrug, dafs er sich auf eine kalte
Stelle des Bettes mit dem Kopfe legte: ein stechendes Wühlen erst in den Zähnen des Unter-, dann
des Oberkiefers aus einer Zahnwurzel in die andere, das sich Mittags beim Essen wieder erneuerte.

Fein stechender Zahnschmerz, der durch Essig erleichtert wird.

---

*) Die sogenannten reifsenden Schmerzen von Pulsatille sind
gröfstentheils ein kurzdauerndes, ziehendes Spannen, welches sich jedesmal in ein, dem Reifsen ähnliches Zucken
auflöst — etwa, als wenn ein Nerve schmerzhaft ausgedehnt
und angespannt, und dann durch einen jählingen, schmerzhaften Ruck wieder fahren gelassen würde. Daher die
Ausdrücke: „Einzelnes, reifsendes Zucken" 166. „ziehend
zuckend" 207 u, s, w.

Feinstechend fressender Zahnschmerz im Zahnfleische, vorzüglich gegen Abend, der sich durch
Bettwärme verschlimmert, aber durch Entblöfsung
und das Anwehen kalter, freier Luft gelindert,
und durch den Abendschlaf getilgt wird *) (n. 6 St.)

205. Stechender Schmerz im hintersten Backzahne,
welcher sich verschlimmerte, wenn er den Mund
aufmachte, um 2 Uhr Nachmittags bis 6 Uhr.

Wenn er etwas recht Warmes in den Mund nimmt,
gleich Zahnschmerz.

Ziehend zuckender Zahnschmerz, von Kalttrinken
verschlimmert.

Zucken in den Backzähnen, mit einer kleinen Geschwulst des Zahnfleisches.

(Zuckendes Zahnweh, vorzüglich früh, welches
von kaltem Wasser, wenn es im Munde erwärmt
worden, gelindert wird, beim Kauen sich nicht
vermehrt, aber vom Stochern in den Zähnen aufgeregt wird.)

210. Abends (6 Uhr) (nach Hitze im Kopfe mit Durst)
zuckende Zahnschmerzen bis 11 Uhr die Nacht;
hierauf Schweifs.

Reifsendes Zahnweh. **)

Schmerz in den Zähnen, als wenn sie herauswärts
gestofsen würden. ***)

Zahn ist beim Kauen und Beifsen schmerzhaft. †)

Im Winde vermehren sich die Zahnschmerzen. ††)

215. Zahnwackeln früh.

Das Zahnfleisch schmerzt, als wenn es
wund wäre.

Im Zahnfleische ein Pochen, nach dem Takte des
Pulses; bei der Ofenwärme stärker [*Hbg.*]

Das Zahnfleisch schmerzt auf der innern Seite, als
ob es angefressen wäre (n. 8 St.)

---

*) M. s. Anm. bei 214.
**) Vergl. 198.
***) Vergl. 714.
†) Wechselwirkung mit 209.
††) Die Vermehrung oder Erregung der Symptome, durch
kühle, vorzüglich freie Luft ist eine seltenere Wechselwirk-
ung, welche die Zufälle in der Wärme, vorzüglich in war-
mer Stubenluft erneuert, z. B. 574.

Am hintern Zahnfleische Gefühl von Geschwulst,
die doch nicht war; wenn' er irgend etwas in
den Mund brachte, Essen oder Trinken, kalt oder
warm, hatte er da eine brennende Empfindung.

220. Zunge deuchtet ihm breiter zu seyn.

Die Zunge ist mit zähem Schleime, wie
mit einer Haut (Pelz) überzogen. *)

Bei weifser Zunge, garstiger Geschmack im Munde,
früh. **)

Auf der Zunge, Anfangs Reifsen, dann anhaltende
Hitze darin [*Stoerck* a. a. O.]

An der Seite der Zungenspitze eine schmerzhafte
Blase (n. 6 Tagen.)

225. Auf der Mitte der Zunge, selbst wenn
sie benetzt ist, eine Empfindung als
wenn sie verbrannt und gefühllos wäre,
die Nacht und früh ***) (n. 6 St.)

Beschwerliches Schlingen, wie von Lähmung der
Schlundmuskeln [*Hbg*.]

Halsweh: Stiche hinten im Halse aufser dem Schlingen; beim Schlingen keine.

Stechendes Halsweh.

Halsweh: im Halse schneidender Schmerz (n. 8 St.)

230. Halsweh: Schmerz auf der Seite des Gaumens
beim Berühren und Reden, als wenn eine Blase
oder ein schmerzhaftes Blüthchen da wäre, bei
erweiterten Pupillen, früh.

Unschmerzhafte Empfindung, als wenn die Gaumendecke mit zähem Schleime überzogen oder geschwollen wäre.

Halsweh: Empfindung beim Schlucken, als ob es
hinten im Halse verengert und zugeschwollen
wäre.

Drücken und Spannen im Halse beim Schlingen.

Halsweh: Schmerz beim Schlucken, als wenn das
Zäpfchen geschwollen wäre.

235. Halsweh: Gefühl, wie wenn etwas bald ober-
bald unterwärts im Schlunde geschwollen wäre.
(n. 6 St.)

---

*) Vergl. 248.
**) Vergl. 246, 249, 250, 257—261.
***) Vergl. 247.

19

Halsweh: Schmerz beim Schlucken, als wenn die Unterkieferdrüsen in den Hals herein ragten, und wie wund und roh wären (n. 8 St.)

Halsweh: es ist scharf am Gaumen, als wenn er roh wäre, beim Schlucken.

Der Hals schmerzt hinten, als wenn er roh wäre, zugleich ein ziehender Schmerz in den Halsmuskeln.

Halsweh: Rohheit und Wundheits-Empfindung im Halse aufser dem Schlucken und als wenn er allzu trocken wäre, früh *) (n. 2 St.)

240. Halsweh: im Halse wie krallig, kratzig und wie roh, wie nach starkem Erbrechen; beim Schlingen fühlt er nichts; dabei so trocken im Halse.

Roh, scharrig und kratzig im Halse, mit Trokkenheit im Munde.

Halsweh: beim Schlingen wie Geschwulst im Halse und Rauheit der Luftröhre.

Trockenheit des Halses, nach Mitternacht.

Früh Trockenheit des Halses (n. 6, 20 St.)

245. Unerträgliches Gefühl von Trockenheit im Halse bis an die Zungenspitze (ohne sichtbare Trockenheit) mit Durste; er kann aber nur wenig trinken, weil es ihm innerlich, wie brecherlich, widersteht.

Früh ist Mund und Kehle trocken und von einem unschmackhaften, lätschigen Schleime überzogen, mit einem übeln Geruche aus dem Munde, den er jedoch nicht selbst spürt (n. 12 St.)

Früh Trockenheit der Zunge.

Wenn er früh aus dem Schlafe erwacht, spürt er eine Trockenheit des Gaumens, der Zunge und der Lippen, die sich nachgehends in sehr zähen Schleim auflöfst. **)

Schleimiger Geschmack im Munde, und Brechübelkeit, früh.

250. (Früh ein schleimiger, salzig bittrer Geschmack im Munde, nicht ohne Appetit.)

---

*) Wechselwirkung 234, 237.
**) Vergl. 221.

Der innere Hals ist früh mit einem zähen Schleime
überzogen. *)

Der innere Mund ist mit übelriechendem Schleime
überzogen, früh beim Aufwachen aus dem Schlafe.

Es riecht ihm früh übel aus dem Munde. **)

Es riecht ihm früh faul aus dem Munde.

255. Es riecht ihm des Nachts faul aus dem Munde.

Abends nach dem Niederlegen, riecht es ihm aus
dem Munde (n. 96 St.)

Ein faulig kräuterartiger Geschmack hinten im Halse.

Er hat im Munde einen Geschmack wie
nach faulem Fleische, mit Brechübelkeit (n. 2 St.)

Nach dem Mittagessen Aufstofsen wie nach faulem
Fleische, und eben dieser Geschmack bleibt nachgehends im Munde, mit Brecherlichkeit ***)
(n. 14 St.)

260. Beim Ausrachsen entsteht, vorzüglich früh, ein
Geschmack wie nach faulem Fleische im Munde.

Zuweilen Eitergeschmack im Munde, vorzüglich
früh.

Ekler, nüchterner Geschmack im Munde, wie wenn
man allzu früh aufgestanden ist (n. 12 St.)

Ein bränzlicher (*empyrevmatischer*) Geschmack im Munde.

Ein erdiger Geschmack im Munde mit Brecherlichkeit (auch n. 1 St.)

265. Ein fader Geschmack im Munde, als wenn man
erdige Dinge gegessen hat (n. 10 St.)

Immerwährend süfslicher Geschmack des Speichels
im Munde.

Ekelhaft süfslicher Geschmack des Bieres (n. 2 St.)

Das bittre Bier hat ihm einen ekelhaft
süfslichen Geschmack.

Ekeliger Geschmack vom Tabakrauchen.

270. Tabakrauchen giebt keinen Geschmack, ist völlig
geschmacklos, erregt jedoch keinen Widerwillen,
gegen Abend (n. 20, 50 St.)

---

*) Vergl. 221, 246.

**) Vergl. 245.

***) Vergl. 320. u. s. w.

Bitter Geschmack im Munde, Abends 6 Uhr. *)

Bitter Geschmack im Munde früh (n. 24 St.), welcher nach dem Essen vergeht.

Nach dem Essen und Tabakrauchen kommt bittrer, galliger Geschmack in den Mund [*Hbg.*]

Immerwährend bittrer, gallichter Geschmack im Munde, vorzüglich nach dem Essen.

275. Nach Kollern und Handthieren im Unterleibe und Bauchkneipen gelmte es ihm im Halse herauf.

Bitter Geschmack, mit Verlangen auf Citronsäure.

Bitter Geschmack aller Speisen; hierauf Frost mit kaltem Schweiſse.

Bitterlicher Geschmack auch der Speisen [*Stf.*]

Früh nüchtern, bitter Geschmack im Munde, welcher während des Tabakrauchens noch bleibt [*Bckt.*]

200. Nach Biertrinken, Abends, bleibt ein bitter Geschmack im Munde (n. 8 St.)

Früh, Abneigung gegen Milch, ob sie ihm gleich gut schmeckte.

Milch hat, früh genossen, keinen Geschmack.

Die Speisen haben ihr alle einen allzu salzigen Geschmack (das schwarze Brod ausgenommen), und nach dem Genusse steigt immer noch mehrere Stunden ein kralliger, salziger Geschmack im Halse herauf (n. 4, 28 St.)

Nach Kaffeetrinken, vorzüglich früh, bleibt ein bitter Geschmack im Munde.

285. Wein schmeckt ihm bitter (n. 8 St.)

Abneigung vor Butter; sie schmeckt ihm bitter.

Bitter Geschmack des Brodes, der Semmel und des Fleisches.

Blos das schwarze Brod ekelt ihn an, es schmeckt bitter, die übrigen Speisen nicht.

---

*) Selten (und höchstens nur Abends oder früh) entsteht von *Pulsatille* ein anhaltend bittrer Geschmack im Munde; die Wechselwirkungen dagegen, wo kein bittrer Geschmack für sich im Munde ist, sondern entweder beim Trinken und beim Essen und Kauen, vorzüglich des schwarzen Brodes, entsteht, oder wo der bittre Geschmack erst nach dem Hinterschlingen der Getränke und Speisen erscheint, sind bei weitem die häufigsten von dieser Pflanze.

Zuweilen schmeckt das Brod bitter; es ekelt ihm
vor Brod.

290. Brod schmeckt bitter beim Kauen; wenn er es
aber hintergeschluckt hat, ist der bittre Geschmack
gleich weg.

Bei gutem Appetite wird eine Viertelstunde nach
dem Essen der Mund bitter.

Etwas bittrer Geschmack, vorzüglich früh, im
Munde und einige Zeit nach Essen und Trinken;
doch schmeckten die Speisen richtig.

Bitterkeit nach dem Erbrechen. *)

Aufstofsen (Aufschwulken) einer bittern Feuchtigkeit bis in den Mund.

295. Lautes Aufstofsen [*Fr. H — n.*]

Bittres Aufstofsen des Nachts.

Gallichtes Aufstofsen Abends (n. 2 St.)

Früh schmeckt das Bier bitter, und hinterdrein
bleibt ein saurer Geschmack im Munde **)
n, 12 St.)

Das Brod schmeckt ihr säuerlich und ist ihr zu
trocken.

300. Nach dem Essen ein säuerlicher Geschmack in
dem Munde (n. 3 St.)

Nach dem Kaffeetrinken stöfst (schwulkt) eine saure
Feuchtigkeit herauf in den Mund.

Früh saures Aufstofsen.

Appetitlosigkeit bei reinem, richtigem Geschmacke.

Widerwillen gegen Fleisch und altbackenes Brod.

305. Verminderter Geschmack aller Speisen (n. 4, 8, 16 St.)

Fleisch hat ihm keinen Geschmack.

Frisches Fleisch hat ihm einen faulen Geschmack.

Bei einiger Efslust haben ihm Brod, Butter und
Bier wenig oder gar keinen Geschmack (nur
Pflaumenmus schmeckt ihm völlig gut) (n. 12 St.)

(Er will kein warmes Essen, und verlangt blos Butter, Brod und Obst.)

---

*) Vergl. 854.

**) Das Bittre und das Saure im Geschmacke oder im Auf-
stofsen ist Wechselzustand und gleichwohl beides Primärwirkung.

310. Mangel an Appetit wegen Geschmacklosigkeit
der Speisen und Vollheit des Magens.

Durstlosigkeit.

Abends verstärkter Appetit (n. 5 St.)

Mitten im Essen, Mittags, überfällt sie Schlaf und
sie muſs schlafen.

315. Früh, beim Aufstehen aus dem Bette, eine Art
Magenraffen, wie wenn man lange gehungert
hat; welches nach dem Essen vergeht (n. 12 St.)

Eine nagende Empfindung im Magen, wie Heiſshunger (n. 8 St.)

Heiſshunger (sogleich, aber bald vorübergehend.)

Hat Verlangen nach Speisen, weiſs aber nicht, nach
welchen? Auch schmeckt nichts von dem, was
er iſst. *)

Hat Hunger, doch kein Verlangen nach einem gewissen bestimmten Nahrungsmittel.

320. Appetit, er weiſs aber nicht zu was? [*Stf.*]

Empfindung, als wenn man sich den Magen verderbt hätte. **)

Zeichen von höchst verdorbenem Magen.

Nach kleiner Ueberladung heim Frühstück Spannen
in den Füſsen (n. 48 St.)

Oefteres Aufstoſsen mit dem Geschmacke
des vorher Genossenen. ***)

325. Nach dem Essen, anhaltendes Aufstoſsen nach
dem Geschmacke des Genossenen [*Rckt.*]

Nach Kuchenessen Aufstoſsen wie alter, ranziger
Lichttalg.

Empfindung im Magen, als wenn man sich über-
essen hätte; die Speisen kommen wieder in den
Mund herauf, als wenn man sie ausbrechen sollte.

Unvollkommne Neigung zum Aufstoſsen, versagendes und nicht zu Stande kommendes Aufstoſsen.

Nach dem Essen Aufstoſsen nach dem Geschmacke
des Genossenen, und dann Brecherlichkeit (n. 4 St.)

---

*) Vergl. 320.

**) Vergl. 81, 258, 259, 260.

***) Das Aufstoſsen nach dem Geschmacke und Geruche des
vorher Genossenen (s. auch 325.) ist eine ungleich häu-
figere Wechselwirkung der Pulsatille, als leeres Aufstoſsen
nach bloſser Luft.

330. Brechübelkeit steigt in den Mund herauf.

Brecherliche Uebelkeit steigt bis in den Hals herauf.

Früh Brechübelkeit mit Mundverschleimung, welche bald in sauern Geschmack im Munde übergeht (n. 13 St.)

Es kommt eine Empfindung im Schlunde herauf, als wenn ein Wurm herankröche.

Früh, nach Genuſs der Milch, Uebelkeit, Weichlichkeit.

335. Brecherliche Uebelkeit steigt mit einem sehr unangenehmen Gefühle in den Schlund herauf.

Brecherlichkeit von festen Speisen, Brod, Fleisch.

Unerträgliche Brechübelkeit, ohne Erbrechen (n. 1 Stunde.)

Brecherlichkeit mit Frost.

Brechübelkeit blos im Halse, jedoch nicht beim Niederschlucken.

340. Brechübelkeit, wenn man eben Speise zu sich nehmen will.

Es wird ihr übel beim Essen, so daſs ihr die Speisen widerstehen.

Brechübelkeit, vom Tabakrauchen, bei daran Gewöhnten.

Widerwillen gegen Tabakrauchen, als wenn man sich schon satt geraucht hätte (n. 5 St.)

Höchster Ekel gegen Tabakrauchen.

345. Im Schlummer (oder im Schlafe) entsteht Brechübelkeit bei bestehendem Appetite, selbst zu schwarzem Brode. *) (n. 20 St.)

Uebelkeit, als wenn sie von Hitze des Körpers entstünde.

Ekel und Uebelkeit, als wenn man Oel getrunke hätte.

Brecherlichkeit [*Stoerck* a. a. O.]

Nach Bewegung in freier Luft, gegen Abend, Uebelkeit und salziges oder saures Erbrechen (n. $3\frac{1}{2}$ St.)

350. Empfindung von Brechübelkeit in der Oberbauchgegend, besonders nach Essen und Trinken (n. 1 St.)

Mit Knurren und Kollern in der Unterribbengegend, Brecherlichkeit.

---

*) Vergl. 577.

Erbrechen der längst vorher genossenen Speisen.

Abendliches Wegbrechen der Speisen; hierauf Bitterkeit im Munde mit Stumpfheit der Zähne.

355. Nächtliches Erbrechen, mit stechend ziehendem
Schmerze im Rücken nach dem Schulterblatte zu. *)

Abends, nach dem Essen und zu Bette legen, heftiges, angestrengtes Erbrechen einer grünen, schleimig wässerigen Materie, welche sauer riecht und
wie Feuer im Schlunde brennt; dieses Erbrechen
kam drei Abende hinter einander [*Stf.*]

(Vormitternächtliches Erbrechen einer kleinen Portion,
fast ganz ohne Uebelkeit.)

Kurzes Gallerbrechen.

Nach dem Erbrechen Brennen im Schlunde.

360. Nach dem Erbrechen Appetitlosigkeit. **)

Es schwulkt ihr von unten herauf eine wässerige
Feuchtigkeit in den Mund (ohne Uebelkeit und
ohne Erbrechen), die sie ausspucken muſs (n. 3 St.);
gleich vorher eine Empfindung in der Herzgrube,
als wenn etwas da losgerissen würde, und eben
daselbst während des Aufstoſsens ein Drücken.

Zusammenlaufen des Speichels im Munde, als wenn
man Essig getrunken hätte [*Hbg.*]

Speichelfluſs [*Stoerck* a. a. O.]

Speichelfluſs.

365. Bei vier und zwanzigstündigem Speichelflusse,
Brecherlichkeit.

Häufiger Ausfluſs wässerigen Speichels aus dem
Munde. ***)

Ausfluſs wässerigen Speichels, wie Würmerbeseigen.

Rucke vom Magen herauf nach der Kehle zu, und
im Halse spannender Schmerz, bei Aengstlichkeit
und Gefühl von innerer Hitze, welches nach dem
Essen verschwindet (n, 6 St.)

Beim Tabakrauchen Schlucksen.

370. (Schlucksen, die Nacht im Schlafe.)

---

*) Vergl. 345, 573. Verwandte Reize, ebenfalls die Nacht,
s. 454, 465, und andre nächtliche Zufälle 615 — 617, 634,
684, 752, 766, 781, 356.

**) Wechselwirkung im Gegenhalte mit 545.

***) 366, 367, 361 sind verwandte Symptome 573.

Nach dem Trinken Neigung zum Schlucksen.

Früh, in der Herzgrube drückend ziehender Schmerz, welcher dann bald in die Brustseite, wie ein Stechen, und zuletzt in den Rücken, wie ein Reifsen übergeht (n. 24 St.)

Ein Spannen in der Magen - und Herzgrubengegend bis in die Brüste herauf.

Greifender Schmerz in der Herzgrube [*Stf.*]

375. Man fühlt Aderschlag in der Herzgrube. *)

Bei Auflegung der Hand auf den Magen ein fühlbares Klopfen darin.

Schmerz in der Herzgrube bei Einathmen.

Erst drückender, dann zuckender Schmerz in der Herzgrube.

Früh, in der Herzgrube, heftiges Drücken, mit Brecherlichkeit vermischt.

380. Drückend klemmender oder wurgender Schmerz in der Herzgrube, der das Athmen hemmt, Nachmittags.

Einige Anfälle von zusammenziehendem oder würgendem Schmerze im Schlunde (der Speiseröhre), gleich als wenn man einen grofsen Bissen frischen Brodes verschluckt hätte (n. 10 St.)

Sehr widriges Gefühl von beengender Spannung im Unterleibe, als wenn alles zu voll, hart und ungangbar wäre, und als wenn kein Stuhlgang und keine Blähung fortgehen könnte, obgleich der Stuhl, zwar langsam, aber doch nicht hart, erfolgt, wiewohl die Blähungen nur mühsam und kurz abgebrochen fortgehen.

Zucken und Stechen in der Unterribbengegend, als wenn ein Geschwür drin wäre, bis in's Kreuz hinter.

Zusammenziehende und klemmende Empfindung in der Oberbauch - und Unterribbengegend (Hypochondern), als wenn sich die Blähungen da stemmten (vorzüglich nach dem Essen), welche dann in die Brust übergeht, und den Athem versetzt und hemmt (n. 16 St.)

385. Ziehend spannender Schmerz in den Hypochondern.

*) Vergl. 47 — 50. 924.

Ein Spannen in der Gegend des Magens, Vormittags, welches durch Bewegung verging (n. 26 St.)

Stiche in der Herzgrube *) beim Fehltreten auf ungleichem Strafsenpflaster u. s. w.

Aengstlichkeitsempfindung um die Magengegend.

Eine Stunde nach dem Essen Magenschmerz.

390. Es liegt ihm so schwer in dem Magen wie ein Stein, früh im Bette beim Erwachen. **)

Nach dem Abendessen gleich Drücken im Magen und Blähungskolik, hierauf Brechübelkeit (n. 24 St.)

In der Oberbauchgegend kneipend stechende Schmerzen mit Blähungskolik, des Morgens (n. 24 St.)

Kneipende Schmerzen im Oberbauche (Epigastrium.)

Bauchschmerzen blos beim Gehen.

395. Beim Sitzen stumpfer Schmerz und Empfindung von spannender Auftreibung in der Oberbauchgegend.

Die Bauchbedeckungen sind wie geschwollen, mit spannendem Schmerze, und dabei geht keine Blähung ab.

Harte Auftreibung des Unterleibes, mit strammendem Schmerze darin, und einem Gefühl, als wenn der Unterleib zerplatzen sollte (bei geschwollenen Fufsrücken.)

Lautes Kollern im Unterleibe, wachend und schlafend [*Fr. H—n.*]

Reifsender Schmerz im Unterleibe [*Störck* a. a. O.]

400. Stechende Schmerzen im Unterleibe [*Störck* a. a. O.]

Kollern und Knurren im Unterleibe [*Hbg.*]

Ganz in der Frühe, gleich nach dem Erwachen im Bette, Blähungskolik; Blähungen knurren und gehen schmerzhaft, besonders im Oberbauche herum.

Ein anhaltender, stumpfer Stich in der Seite des Unterleibes, wie von einer versetzten Blähung.

Nach dem Abendessen gleich Blähungskolik; Blähungen rumoren schmerzhaft, besonders in der Oberbauch-Gegend.***) (n. 4, 24, 48 St.)

---

*) Vergl. 392, 726.
**) Vergl. 378, 379.
***) Vergl. 391, 414.

405. Schneidende Bauchschmerzen, als wenn Durchfall entstehen wollte, über dem Nabel*) (n 1 St.)

Ein prall hervorragender Ring um den Nabel, welcher beim Gehen schmerzt (n. 24 St.)

Ein kriebelndes Jücken in und über dem Nabel;
nach dem Kratzen schmerzt's.

Blähungen gehen kolikartig im Leibe herum, Abends,
nach dem Niederlegen, im Bette.

Blähungen treten mit lautem Knurren aus einer
Stelle der Därme in die andre, mit knupsender,
auch wohl kneipender Empfindung, vorzüglich
Abends im Bette.

410. Knurren und Kollern im Bauche, wie von Blähungen.

Lautes Knurren im Unterleibe, mit öfterem Laxiren und Greifen und Kneipen im Unterleibe.

Abends Leibweh oder Poltern im Unterleibe.

Nach dem Essen Vollheit und von Zeit zu Zeit Leibweh mit Kollern.

Empfindung von blähungskolikartiger Vollheit im
Unterleibe, nach der (Abend-) Mahlzeit (n. 2 St.)

415. Empfindung von Leerheit im Unterleibe, gleich
als ob der Bauch ausgeweidet (seiner Eingeweide
entleert) wäre.

Es ist ihr wie nüchtern, und es kneipt und bluwwert im Leibe, wie von etwas Gährendem.

Bauchweh nach dem Trinken (n. 3 St.)

Bauchweh nach dem Trinken, Abends (n. 6 St.)

Aufblähung nach jeder Speise.

420. Schneidende Bauchschmerzen wie von Blähungen
vor dem Essen, Abends **) (n. 36 St.)

Schneidende Bauchschmerzen am Tage und vorzüglich Abends, einen Tag um den andern (n. 4.
5, 6 Tagen.)

Leibweh: Schneiden tief im Unterleibe, durch Vorbücken erleichtert, wie zum Erbrechen, gegen
5 Uhr, nach dem Vesperbrode, drei Tage nach
einander um dieselbe Zeit; Abends um 9 Uhr
verging's im Krummliegen und er schlief ein
(n. 24 St.)

---

*) Vergl. 723, und zum Theil 724, auch 420, 425 und 467.
**) 420 — 424, vergl. mit 405, 467, 723 und zum Theil 724.

Schneiden im Leibe, wenn sie sich bewegt hat.
**Die Blähungen gehen mit schneidenden
Bauchschmerzen ab, des Morgens** (n. 8,
20 St.)

425. Höchst stinkende Blähungen nach dem Essen.

Mehr kneipendes, als schneidendes Leibweh im
Unterbauche, mit weichem Stuhlgange.

Kneipendes Bauchweh, was den ganzen Unterleib
gleichförmig einnimmt (n. ½ St.)

Greifendes Bauchweh tief im Unterleibe, linker
Seits; sie mufste sich den Leib zusammenbin-
den. *)

(Früh Bauchkneipen unter Frost und Hitze.)

430. Leibkneipen (n. 4 St.) und starke Stiche, die aus
dem Unterleibe in das männliche Glied fuhren,
öfterer, dünner Stuhlgang, mit starkem Durste
auf Braunbier.

**Bauchweh, als wenn Durchfall erfolgen
müfste, und es erfolgt doch nur ein guter, natürlicher Stuhl** (n. 48, 72 St.)

**Drückender pressender Schmerz im Un-
terleibe.** **) (n, 1, 42 St.)

Nachtkolik: Nachmitternachts ein Drücken hie und
da im Unter-Leibe, wie von versetzten Blähungen, mit Hitzgefühl über den ganzen Körper,
ohne Durst; Abgang von Blähungen erleichterte
nichts.

Nach dem Stuhlgange Bauchweh.

435. Ziehen im Rücken während des Stuhlganges, aus-
serdem fast nicht.

Nach dem Stuhlgange kolikartiges Bauchweh, wie
von Blähungen (n. 5 St.)

Nach dem Stuhlgange Drücken im Mastdarme.

Beim Gähnen Schmerz, wie Zerschlagenheit in den
Unterbauchsbedeckungen (n. 2 St.)

Frost über den Unterleib (auch bis zum Untertheil
des Rückens herum.)

440. Ein Schmerz in den Unterleibsmuskeln beim Sizzen und beim Husten (n. 8 Tagen.)

---

*) Vergl. 411, 374.

**) Vergl. 379, 380, 390.

Schmerzhafte Empfindlichkeit des Unterleibes, welche durch Befühlen erregt wird (n. mehrern Stunden.)

Nach Laxiren, mit heftigem Durste, schmerzhafte Empfindlichkeit der Bauchbedeckungen; man konnte ohne Schmerz den Unterleib nicht berühren.

Hartnäckige Leibesverstopfung.

Täglicher, aber harter Stuhlgang (mit Schmerz in den Hämorrhoidalknoten.)

445. Schwere Ausleerung des Stuhls mit schmerzhaftem Pressen und Rückenschmerz. *)

Früh schwerer Stuhlgang, dann am Tage noch zweimal weicher.

Es nöthigt ihn öfters zum Stuhle, bei fahler Gesichtsfarbe (schlechtem Aussehen) und Ohnmächtigkeit.

Oefterer Drang, zu Stuhle zu gehen (öfteres Noththun), als wenn von Zeit zu Zeit Durchlauf entstehen wollte.

Ohne Stuhlzwang, weder im Mastdarme noch im After, thut es ihm anhaltend Noth (in den entfernern Gedärmen), ohne hinreichenden Stuhl los zu werden.

450. Oefterer weicher Stuhl mit Schleime gemischt (auch n. 2 St.)

Oeftere Abgänge blofsen Schleims (auch n. 48 St.) mit Bauchweh vor jedem Stuhlgange.

Stühle, welche blos aus gelblich weissem Schleime bestehen, mit etwas wenigem Blute vermischt (n. 12 St.)

Kothstuhlgänge mit Blut gefärbt, früh (n. 72 St.)

Durchfall, grün wie Galle, die Nacht ein - bis zweimal; vor jedem Stuhlgange geht es in den Därmen herum **) (n. 4 Tagen.)

455. Durchfall grünen Schleims (n. 2 Tagen.)

Durchfall, erst grün, dann schleimig.

---

*) Dieses und die sechs folgenden Symptome (vergl. 569) sind die vorzüglichsten und gewöhnlichsten Formen der Stuhlausleerungen von Pulsatille.

**) Vergl. 465. Diese Arten nächtlicher Durchfall sind characteristisch für die Pulsatille, und schwerlich bei einer andern Arznei in so ausgezeichnetem Mafse anzutreffen.

Ein nicht schwächender Durchfall [*Störck* a. a. O.]

Durchfall ohne Leibweh [*Hbg.*]

Fünf Morgen nach einander, jedesmal gleich nach dem Aufstehen, ein shleimiger Durchfallstuhl [*Fr. H—n.*]

460. Fünf Nächte hinter einander (im Schlafe) ohne Wissen abgehender durchfälliger Stuhlgang; auch am Tage drei - bis viermaliger Durchfallstuhl [*Fr H—n.*]

Nach dem Stuhlgange ein kleiner Frost, vorzüglich unten im Rücken (Kreuze) (und ein Drücken in der Gegend der Herzgrube.)

(Vier Tage lang) ganz weifser Stuhlgang (n. 3 Tagen, auch nach 8, 24 St.)

Stuhlgang wie gedachte Eier, mit Schneiden vor und nach dem Stuhlgange, vorzüglich früh.

(Früh Durchlauf.)

465. Nachts wässeriger Durchlauf.

(Der Koth geht dünn geformt und wie breit gedrückt ab.)

Durchlauf mit Leibschneiden. *)

Früh weicher, scharfer, beifsender Stuhlgang. **)

Scharfe Abgänge durch den Stuhl.

470. Blinde Hämorrhoiden, mit Jücken des Abends (n. 10 St.)

Blinde Hämorrhoiden, mit Jücken am After.

(Fliefsende Hämorrhoiden) Blutabgang aus dem After (n. 8 Tagen.)

Starkes Bluten des Afters (n. 7 Tagen.) [*Fr. H—n.*]

Starkes Bluten aus dem After beim Stuhlgange [*Mlr.*]

475. Goldaderflufs, drei Tage lang [*Störck* a. a. O.]

Ein anhaltender, stumpfer Stich im Mastdarme, wie von einer versetzten Blähung (n. 1 St.)

Goldaderknoten, mit einzelnen jückenden Stichen im After.

Beim Stuhlgange ein Brennen im Mastdarme.

Blinde Hämorrhoiden Abends bis um 9 Uhr, mit Wundheitsschmerz am After, bei Ruhe und Bewegung, welcher jedoch bei Bewegung sich etwas erhöht (n. 24 St.)

---

*) Vergl. 405.
**) Vergl. 509.

480. Wundheitsschmerz des Afters, gleich nach Abgang des Stuhlgangs (n. 4, 5 Tagen.)

Blinde Hämorrhoiden, mit Wundheitsschmerz (n. 1 St.)

Schründende (Wundheits-) Schmerzen im After und in den Goldaderknoten (n 3 St.)

Schmerzhafte, hervorragende blinde Goldaderknoten. (Beim Stehen ein drückendes Reifsen bis in den After.)

485. Nach Kreuzschmerzen, früh, blinde Goldaderknoten.

Wundheit und schründender Schmerz an den Hinterbacken, äufserlich, wo die Kerbe anfängt (n. 1 St.)

In den Leisten, mehrere kleine, Eiter enthaltende und brennend stechend schmerzende Pocken von der Gröfse einer Erbse [*Hbg.*]

Die Blasengegend schmerzt beim äufsern Befühlen.

Wie ein Stein drückender und zusammenschnürender Schmerz im Unterbauche bis an die Blase.

490. O e f t e r e r   D r a n g   z u m   H a r n l a s s e n.

Er pifst die Nacht unwillkührlich in's Bett.

Unwillkührliches Harnen: d e r   H a r n   g e h t   i h r   t r o p f e n w e i s e   b e i m   S i t z e n   u n d   G e h e n   a b.

Ein anhaltender, stumpfer Stich im Blasenhalse, wie von einer versetzten Blähung (n. 1 St.)

Ein scharfer (fast schneidender) Druck auf den Blasenhals beim Gehen im Freien, wie von Blähungen, doch ohne Drang zum Harnen.

495. Anhaltendes Drücken an der Blase, ohne dafs es zum Urin nöthigte, Abends und die Nacht.

Ein Drücken auf die Blase, wie von versetzten Winden, gegen Morgen.

Harnzwang, Tenesmus der Blase.

(Harnzwang) [*Hbg.*]

Oefterer, fast vergeblicher Harndrang, mit (schneidendem Wasser) schneidendem Schmerze beim Urinlassen.

500. Pressen vor dem Wasserlassen.

Ein Drücken und Pressen auf den Urin.

Blos wenn er auf dem Rücken liegt, drückt ihn das Wasser, und er mufs bald harnen; auf der Seite liegend aber nicht.

Reichlicher Harnfluſs. *)

Verstärkter Harnabgang [*Störck* a. a. O.]

505 Harnfluſs [*Heyer* a. a. O.]

Fast beständiger Harnfluſs [*Störck* a. a. O.]

Beim Husten oder beim Abgang der Winde entgeht
ihm unwillkührlich etwas Harn (n. 48 St.)

Wasserheller, farbloser Harn (n. 1¼ St.)

Während des Lassens eines wässerigen Harns, und
bei Schwächegefühl in den Lenden, scharfe **)
Schleimstuhlgänge.

510. Der Urin ist von Zeit zu Zeit roth.

Braunrother Harn.

Dunkelrother Harn, ohne Satz.

Brauner Harn.

Harn mit einem violeten Schaumringe oben auf
sandigem Bodensatze.

515. (Harnsatz, gallertartig.)

Harn mit violetrothem Satze.

Harn mit rothem Satze.

Harn mit ziegelfarbenem Bodensatze.

Starke Stiche, die aus dem Unterleibe in's männliche Glied fuhren.

520. Nach dem Lassen eines braunen Harns Brennen
im vordern Theile der Harnröhre. ***)

Beschwerliches Harnbrennen [*Störck* a. a. O.]

Abends, vor dem Niederlegen, ein Brennen am
Blasenhalse, als wenn es ihn zum Harnen nöthigte.

Brennen in der Harnröhrenöffnung bei und nach
dem Lassen des Urins, welcher ziegelfarbigen
Bodensatz absetzt.

Verengerung der Harnröhre, dünner Strahl des abgehenden Urins (n. 1 St.)

525. Ziehender Schmerz in der Harnröhre außer dem
Urinlassen.

Nach dem Urinlassen, ein wie mit dem Fingerna-
gel scharf drückender Schmerz in der Harnröhre
[*Hbg.*]

---

*) Mehr Nach - oder Heilwirkung, nach Tilgung eines vor-
gängigen Harnzwanges. 490, 497 und 501. — Mit diesen
Harnzwangs - Symptomen scheinen in primärer Wechselwirkung zu stehen 491, 492.

**) Vergl. 468.

***) Vergl. 559 und 521.

Nach dem Uriniren ein drückend kriebelnder Schmerz in der Harnröhröffnung.

Nach dem Harnen, Drücken und Kriebeln in der Eichel.

Zusammenschnürender Schmerz hinter der Eichel [*Rckt.*]

530. (Leistendrüsengeschwulst und Bubo beim Vergehen eines venerischen Schankergeschwürs.)

Feinstechendes Jücken in der Vorhaut beim Sitzen und Liegen, aber nicht beim Gehen (Abends.)

Stechend jückende Empfindung unter der Vorhaut (n. ¼ St.)

Jückend beifsender Schmerz am innern und obern Theile der Vorhaut (n. 6 St.)

Beifsendes Jücken unter der Vorhaut an der Eichel.

535. (Ein feines Stechen neben den Zeugungstheilen.)

Früh, in und aufser dem Bette, Jücken des Hodensacks.

Am Hodensacke öfteres Jücken, besonders früh und Abends.

Hodensack auf der rechten Seite geschwollen.

Hodengeschwulst (n. 48 St.)

540. Lang herabhängende Hoden (n. 1 St.)

Reifsender Schmerz in den Hoden (n. 24 St.)

Der rechte Hode ist herangezogen und angeschwollen, der Saamenstrang geschwollen, mit spannendem Schmerze, während der linke Hode tief herabhängt (n. 1½ St.)

Ziehende und ziehend spannende Schmerzen gehen aus dem Oberleibe durch den Saamenstrang in die Hoden, welche tief herabhängen (n. 6 St.)

Früh, nach dem Erwachen, lange Ruthesteifigkeit, nicht ohne Geschlechtstrieb (n. 6 St.)

545. Früh, beim Erwachen, Aufregung der Geschlechtstheile und Reiz zum Beischlafe (n. 24 St.)

Nächtliche Saamenergiefsung.

Nachts, Pollutionen im Schlafe [*Rckt.*]

Zwei Pollutionen in einer Nacht bei nicht verliebten Träumen; und den Tag darauf eine unerträgliche Schwere und Lafsheit in den Gliedern *) (n. 12 St.)

———
*) Wechselwirkung mit 1009.

20

Früh, im Bette, ein jückender Reiz in der Gegend
der Saamenbläschen, welcher sehr zur Ergiefsung
des Saamens antreibt, fast ohne Ruthesteifigkeit
und ohne verliebte Gedanken (n. 12, 36 St.)

550. Erectionen des Gliedes bei Tage und bei Nacht.
(Oeftere Steifigkeit des Gliedes, mit Ausflufs des
Vorsteherdrüsensaftes) *). (n. 36 St.)

Angenehmer Kitzel an der Eichel, dann Ausflufs
eines farblosen Schleims wie Vorsteherdrüsensaft
[*Hbg.*]

Abgang einer übelriechenden Feuchtigkeit aus der
Harnröhre (Tripper?) [*Störck* a. a. O.]

Tripper, von Farbe und Dicke des männlichen
Saamens, mit brennendem Schmerze, besonders
gleich nach dem Harnen. **)

555. Beim (schon vorhandenen) Tripper Bluttröpfeln
aus der Harnröhre (n. 4 St.)

In der Mutterscheide und aufserhalb in den Schaam-
lefzen ein brennender (stechender?) Schmerz
[*Hbg.*]

Schneidender Schmerz im Muttermunde (n. 6 St.)

Ziehend pressender Schmerz gegen die Mutter zu,
mit Brecherlichkeit gegen Morgen.

Ziehend spannender Schmerz im Unterleibe, wie
Geburtswehen (n. 4, 5 St.)

560. Zusammenziehende Schmerzen auf der linken
Seite der Mutter, wie Geburtswehen, welche
nöthigen, sich krumm vorzubiegen.

Scheideflufs (Leukorrhöe) mit brennendem Schmerze. ***)

Scharfer dünner Scheideflufs.

Milchartiger, unschmerzhafter Scheideflufs.

Milchartiger Scheideflufs, mit Schaamgeschwulst.

565. Unschmerzhafte Leukorrhöe dicklichen Schleims,
von Milchfarbe, besonders beim Niederliegen bemerkbar.

Unschmerzhafter Scheideflufs wie Milchrahm.

Vor Antritt des Monatflusses, Frieren, Dehnen,
Gähnen.

---

*) Vergl. 552.
**) Vergl. 520, 521.
***) 563, 564 Wechselwirkung mit 565, 566.

Empfindung einer Schwere im Unterleibe, wie ein
Stein, bei bevorstehendem Monatlichen (n. 1 St.)
Während des Monatlichen ein niederwärts, wie ein
Stein drückender Schmerz im Unterleibe und im
Kreuze, wobei die Untergliedmafsen beim Sitzen
einzuschlafen geneigt sind, mit leerem, vergebli-
chem Drange *) zur Ausleerung durch den Stuhl.

570. (Krampfige und fast brennende Schmerzen im
Unterleibe, während des Monatlichen.)

Beim Monatlichen: das Blut ist dick und schwarz
und kommt blos ruckweise, nur ein Paar Mal
des Tages. **)

(Monatliches hat blos am Tage, wenn sie geht
seinen Fortgang, die Nacht wenig oder gar nicht.)

Beim Monatlichen: die Nacht ward ihr übel und
mit Würgen stiefs der Magen Wasser aus, wie
Würmerbeseigen. ***)

Beim Monatlichen: es wird ihr schwarz vor den
Augen, und schlimmer, wenn sie in die warme
Stube kommt. †)

575. Ausbleiben des Monatlichen, mit Kälte des Körpers, Frostigkeit und Fufszittern. ††)

Unterdrückung der Monatsreinigung. †††)

Bei Monatzeitunterdrückung, brecherliche Uebelkeit
ohne Erbrechen, bei vollem Appetite. ¹)

Bei der Monatreinigung Magenschmerz (Herzdrük-
ken, Kardialgie.)

Bei der Monatreinigung ein Paar Tage Seiten-
schmerz. ²)

---

*) Vergl. 445.

**) Der schwierige, der verspätigte, auch wohl unterdrückte
Abgang des Monatlichen scheint die Hauptwirkung der
Pulsatille primärer Art zu seyn, die allzu zeitige Erschein-
ung desselben aber (582) eine seltenere Wechselwirkung.

***) Vergl. 345, 355, 357 und 361, 366, 867.

†) Vergl. 44.

††) Vergl. 823, 933, 934.

†††) Bei mehren ältlichen Personen, vorzüglich wenn das Monatliche zum Vollmonde einzutreffen gewohnt war.

¹) Vergl. 345.

²) Welcher sich durch Schweifs verlor.

580. Bei der Monatreinigung Stechen in der Brust beim Athemholen.

Vor dem Ausbruche des Monatlichen und während desselben ein durch Bewegung des Arms, durch Athemholen und Lautreden erregtes Seitenstechen, wobei der Arm wie gelähmt war.

Monatreinigung kommt sieben Tage zu zeitig. *)

Ueber die Zeit ausgebliebene Monatreinigung tritt ein (n. 1½ St.)

Verstärkte, starke Monatreinigung [*Störck* a. a. O.]

* * *

585. Stockschnupfen.

Verstopfte Nase, geschwürige Nasenlöcher **)

Stockschnupfen mit geschwürigen Nasenlöchern. ***)

Grüner, stinkender Ausfluss aus der Nase.

Eiterausfluss aus dem rechten Nasenloche †) [*Störck* a. a. O.]

590. Der Nasenschleim ist übelriechend wie von altem Schnupfen [*Hbg.*]

Abends, bei Schlafengehen, Verstopfung in der Nase, wie von Schnupfen, und früh wird dicker, gelber, undurchsichtiger Schleim ausgeschnaubt, wie bei einem alten Schnupfen.

In der Nase, Kitzel, wie von feinem Schnupftabak, worauf starkes Niefsen erfolgt [*Hbg.*]

Immerwährendes Kitzeln in der Nase.

Niefsen (n. 4, 12 St.)

595. Niefsen Abends im Schlafe.

Niefsen früh im Bette.

Schnupfen zwei Stunden lang (sogleich und n. 2 St.)

Schnupfen, mit Verlust des Geruchs und Geschmacks.

Scharrige Empfindung am Kehldeckel, wie bei Heiserkeit gewöhnlich ist (n. 1 St.)

---

*) M. s. Anm. bei 571.

**) Vergl. 114.

***) Vergl. 83.

†) Vergl. 688.

600. Früh, nach dem Aufstehen, liegt's ihm auf der
Brust, mit Husten und Auswurf (n. 24 St.)

Beschwerung auf der Brust mit Husten ohne Auswurf [*Hbg.*]

Heiserkeit, ohne ein lautes Wort reden zu können.

Husten (n. 4 St.)

Ein Scharren und eine Trockenheit im Halse, welche Husten erregt von 2, 3 Stöfsen.

605. Ein Kratzen auf der Brust (in der Luftröhre) erregt den Husten.

Wie von Trockenheit in der Brust (Luftröhre) erregter Husten.

In der Luftröhre und von der Herzgrube an bis
zum Kehldeckel ein Jücken, welches Husten erregt.

Wenn das Kind hustet, schuttert (erschüttert) es so.

Beim Husten ist's, als wenn der Magen sich um-
wende, und er sich übergeben sollte; der Husten prefst ihm Thränen aus den Augen.

610. (Husten sogleich, wenn sie einen Bissen gege-
sen hat.)

(Von einer zusammenziehenden Empfindung im
Kehlkopfe erregter Husten, vorzüglich nach dem
Essen, mit Erbrechen und Nasenbluten.)

Während des Hustens Empfindung, wie von Schwe-
feldampf, im Halse.

Kitzel in der Gegend des Schildknorpels, und davon
entstehendes kurzes Husten (Kotzen.)

Vom Einathmen entstehen Bewegungen zum Husten (n. 2 St.)

615. Nächtlicher Husten, welcher am Schlafe hindert
und abmattet.

Nächtlicher Husten und davon Trockenheit im Halse.

Nächtlicher, trockner Husten, welcher
beim Aufsitzen im Bette vergeht, beim
Niederlegen aber wiederkehrt *) (n. 8.
32 St.)

Nach dem Niederlegen, Abends, anhaltender Husten.

Trockner Husten, mit schwierigem Auswurfe **)
(n. mehrern St.)

---

*) Vergl. 656.

**) 619, 621, 622. Diese und die vorherigen Symptome trock-
nen Hustens erscheinen in Wechselwirkung mit den Sympto-

620. Das Kind kotzt so nach dem Husten.

Starker Husten, mit schwierigem Auswurf wenigen, zähen Schleims.

Gegen Abend ein harter Husten.

Bluthusten.

Husten, mit Auswurf schwarzer Stücken geronnenen
Blutes, bis zu Abend (n. 1 St.)

625. Erst einen halben Tag trockner Husten und dann
mehrere Tage immer Schleim im vordern Theile
der Luftröhre, der sich durch freiwilliges Husten
in Menge auswerfen läfst.

Husten mit Auswurf (n. 2 St.)

Husten mit Auswurf gelben Schleimes.

(Bei Frühhusten Auswurf von salzig ekelhaftem Geschmacke.)

(Geschwürige, angefressene Lungen, hektisches Fieber, Blutauswurf, Eiterauswurf) *) [*Hellwing,
flora campana. Lips.* 1719. S. 86.]

630. Husten mit bitterm Auswurfe.

Schleim, vom Husten ausgeworfen, von bitterm,
galligen Geschmacke.

Hustenauswurf schmeckt ihm bitter.

Der vom Husten ausgeworfene Schleim schmeckt
beifsend bränzlich, fast wie Krebsbrühe oder
Saft der Tabakspfeife (n. einigen St.)

Nächtlicher Husten, welcher Stiche in der Seite
macht.

635. Schmerz in der Seite während des Hustens und
beim Aufstehen.

Von geringem Husten, in der Gegend der kurzen
Ribben, auf beiden Seiten, ein Ermüdungs-

---

men vielen Auswurfs bei Husten (626 — 628, 630 — 633;
doch scheinen die letztern den Vorrang zu behaupten, so dafs Krankheiten, welche im übrigen für Pulsatille passen, leichter und dauerhafter gehoben werden, wenn
ihr Husten mit vielem Auswurfe begleitet wird, als die
mit trocknem Husten. Bei 625 folgte die Hauptwechsel-
wirkung mit viel Auswurf erst nach dem trocknen Husten,
welcher selten ist.

*) Von Syrup aus den purpurfarbenen Blumen, welche eine
Frau bei einem Manne und zwei Kindern in Fiebern, im
Husten, bei Rauhigkeit der Kehle, scharfen Katarrhen und
im Seitenstich anwendete.

schmerz, wie sonst nach einem laugdauernden,
erschütternden Husten zu entstehen pflegt (n. 20 St.)

Husten mit Brustschmerz.

Von Husten Stechen in der Schulter.

Während des Hustens fuhr es ihm einige Mal in
den rechten Arm hinunter.

640. Während des Hustens, Stiche im Rücken.

Liegt ihm auf der Brust und thut web. *)

Kurzäthmigkeit, gleich nach dem Mittagsessen, einige Stunden lang.

Mangelnder Athem, wenn man die Luft durch die
Nase, nicht aber, wenn man sie durch den Mund
an sich zieht (n. ½ St.)

(*Asthma*, wenn er (den gewohnten) Tabak raucht.)

645. (Engbrüstigkeit) **) [*Bergius, Mat. med.* S. 519.]

Engbrüstigkeit und Schwindel nebst Kopfschwäche,
bei waagerechter Lage auf dem Rücken, welches
aber alles beim Aufrechtsitzen vergeht. ***)

---

*) Vergl. 600. Bei dem katarrhalischen Zustande, der in die-
sem Symptome nach gemeiner Redensart bezeichnet wird,
scheinen die innern Drüsen der Luftröhre in einem geschwollenen und entzündeten Zustande zu seyn, und unfähig, den nöthigen Befeuchtungsschleim abzusondern. Daher das Gefühl von Trockenheit, Rauheit, Schmerzhaftigkeit
und eine täuschende Empfindung, als wenn ein übermäfsig
zäher und fester Schleim das Innere der Luftröhre verengte,
und nicht los wollte.

**) Von der verwandten Wald-Anemone.

***) Vergl. 617. Die Symptomenerregung von Pulsatille beim
waagerechten Niederbiegen, beim Aufsitzen, beim Aufstehen nach Sitzen, beim Gehen und beim Stehen bildet eben
so viel verschiedene Wechselzustände, welche sämmtlich
zur Primärwirkung gehören, aber von sehr verschiedenem
Gehalte sind. Gewöhnlich werden die beim Stillliegen auf
dem Rücken bei Pulsatille entstandenen Beschwerden durch
Aufsitzen erleichtert, selten umgekehrt; öfters werden die
im Stillsitzen von Pulsatille erzeugten Zufälle vom allmäh-
ligen Bewegen und Gehen erleichtert oder gehoben, selten
umgekehrt. Indefs erregt der Act des Aufstehens, ehe man
in Gang kommt, gewöhnlich um desto mehr und stärkere
Beschwerden, je länger das Sitzen gedauert hatte; so wie
die längere und verstärktere Bewegung bei Pulsatille nicht
weniger, als das lange Sitzen Symptome erregt, welche
jedoch, wenn man wieder zur Ruhe und zum Sitzen
kommt, erst recht fühlbar zu werden pflegen. Diejenigen

Beklemmung wie in der Luftröhre, als wenn sie von aufsen hineingedrückt und zugeschnürt würde — so dafs er eine Minute ganz der Luft beraubt war, Abends im Stehen, ganz ohne Husten.

Abends Engbrüstigkeit, dann Schlummer, dann Erwachen mit einem Erstickungsanfalle, kurzem Husten oder Kotzen, einem durch die Augen reifsenden Stirnkopfweh, Kriebeln auf der Zunge, kalten Füfsen, kaltem Gesichtsschweifse und vielem Aufstofsen.

Im Untertheile der Brust Empfindung von Engbrüstigkeit, als wenn sie da zu voll und allzu verengt wäre, des Morgens. *)

650. Krampfhafte Empfindung durch die Brust.

Anhaltend krampfhafte Spannung unter der Brust.

Wenn sie sich auf die linke Seite legt, klagt sie über Aengstlichkeit und schnelles Herzklopfen und dafs es ihr an Athem fehle.

Einmaliges krampfhaftes Ein - und Ausathmen, welches in eine kurze Erstickungs-Empfindung überging, als wenn einem der Athem wegbleibt, und man sterben müfste [Hbg.]

Eine Zusammenschnürung über die Brust herüber [Rckt.]

655. Auf der rechten Seite der Brust eine krampfhaft zusammenziehende Spannung, mit Blutwallung und einer innern Wärme (Hitze) (n. 26 St.)

Zuckende Empfindung in den Brustmuskeln, vorzüglich früh nach dem Erwachen.

Krampfhafter Schmerz über die Brust.

Früh, nach dem Aufstehen, schmerzhafte Steifigkeit der Brustmuskeln beim Tiefathmen und bei Bewegung der Brust (n. 12 St.)

Klammartiger Schmerz erst in der rechten, dann in der linken Seite, dann in der Brust.

660. Auf der einen oder andern Seite der Brust ziehend spannender Schmerz, der beim Athmen sich vermehrt.

Wechselwirkungen aber, welche eine Arznei am öftersten erzeugt, und welche die stärksten und singulärsten sind, sind auch die hülfreichsten in homöopathischer Heilung der Krankheiten.

*) Vergl. 380, 584.

Ein Stechen in der Mitte des Brustmuskels beim Aufheben des Arms, gegen Abend und die ganze Nacht bis früh (n. 4 St.)

Stechender Schmerz in der Brust bei Bewegung des Körpers,

Stechen in der Seite, blos beim Niederliegen. *)

(In der Herzgegend stumpfe Stiche und anhaltendes Drücken, mit Aengstlichkeit, wodurch der Athem gehindert ward; durch Gehen erleichtert,

665. Fein stechender Schmerz in der linken Seite nach dem Niederlegen, Abends (n. ¾ St.)

Reifsender **) und einigermafsen stechender Schmerz in der Brustseite (n. 1 St.)

(Die Ribben thun beim Angreifen weh.)

Zusammendrückendes Schneiden, fast wie Stich, an einer der untern Ribben, beim Liegen auf der rechten Seite, welcher beim Ausstrecken oder Legen auf die schmerzhafte Seite verging,

In der Brust hie und da ein schneidender Schmerz (n. 6 St.)

670. Ein ängstliches Gefühl in der Brust bei geschwinderem Pulse (n. 1 St.)

Früh, von Beängstigung in der Brust, beschwertes Athemholen.

Blutdrang nach der Brust und nach dem Herzen, des Nachts, mit ängstigenden Träumen (z. B. „er sey eingemauert"), mit Aufschrecken und ängstlichem Geschrei.

In der Mitte der Brust, dem Brustbeine, Schmerz wie von einem innern Geschwüre mit Kopfweh in der Stirne vor Mitternacht ***) (n. 4 St.)

Eine kleine Stelle in der Gegend des Brustbeins schmerzhaft, als wenn der Athem da anstiefse,

675. Im Brustbeine, ziehend spannender Schmerz.

(Ein Ziehen, Brennen und Raffen in der Gegend

---

*) Vergl. 379, 646.
**) Vergl. Anm. zu 198.
***) Schmerzen hie und da, wie von (etwas Bösem) einem innern Geschwüre sind vorzüglich der Pulsatille eigen, Vergl. 142, 183, 693, 694, 714, 779, 781, 838, so wie Wundheitsschmerz gröfstentheils beim Anfassen des Theiles bemerkbar. Vergl. 150, 728.

des Brustbeins bis in die Gegend des Magens
herab.)

Auf dem obern Theile des Brustbeins ein fressendes
Jücken, was durch Kratzen nicht vergeht, Abends *)
(n. 36 St.)

Geschwulst der Brüste, mit spannendem Schmerze
darin, als wenn Milch einträte und drückte, beim
Kindsäugen.

An der rechten Brustwarze Jücken, welches durch
Kratzen nicht vergeht (n. 24 St.)

680. Knacken in den Schulterblättern bei der mindesten Bewegung, früh (n. 64 St.)

Im rechten Schulterblatte ein klemmender Schmerz
beim Sitzen.

Stechender Schmerz zwischen den Schulterblättern
bei Bewegung, welcher den Athem hemmt. **)

Stechender Schmerz zwischen den Schulterblättern,
selbst in der Ruhe. ***)

In den Schulterblättern Stiche, des Nachts.

685. Unter dem Schulterblatte ein Schmerz, wie von
einer Schwere.

Ziehend fein stechende Schmerzen im Genicke, zwischen den Schulterblättern und im Rücken. †)

Von den Schulterblättern an bis in die Mitte des
Rückens Blüthchen mit anhaltendem Jücken, vorzüglich Abends beim Auskleiden.

Stechender Schmerz im Genicke.

Ziehend spannender Schmerz im Nacken.

690. Rheumatischer Schmerz im Genicke, mit Fufs-
müdigkeit (n. 84 St.)

Es zieht Nachmittags in's Genicke, wie Rheuma-
tism; er konnte sich nur schwierig bewegen.

Schmerz im Genicke, als wenn er die Nacht unrecht gelegen (sich verlegen) hätte.

Geschwulst im Nacken, auf beiden Seiten des Halses, bis an die grofsen Halsschlagadern, welche

---

*) 677, 679 vergl. mit 695, 697.
**) Es ist der Pulsatille eigen, durch erregte Beschwerden in
andern Theilen, als die zum Athmen gehören, Engbrüstig-
keit zu erzeugen. Vergl. 380, 384, 716, 723, 724.
***) Eine Wechselwirkung mit dem gleich vorhergehenden
Symptome.
†) Vergl. 855.

nur beim Befühlen, aber dann heftig schmerzt,
als wenn darunter ein inneres Geschwür verborgen wäre.

Geschwulst auf der rechten Halsseite, mit einer
Empfindung bei Bewegung des Halses, oder bei
seiner Berührung, als wenn die Theile zerrissen
und gespannt wären *) oder als wenn ein inneres Geschwür da verborgen läge, wovon jedoch
beim Schlingen nichts gefühlt wird (n. 4 St.)

695. Ein Blüthchen an der Seite des Halses, welches
rein jückt, dessen Jücken aber durch Kratzen
oder Reiben nicht nachläfst (n. 21 St.)

Im ersten Halswirbel ein unschmerzhaftes (Knarren)
Knacken, wenn man den Kopf bewegt (n. 1 St.)

Nach dem Abnehmen des Bartes, an der Seite des
Halses, ein (beifsendes) Jücken, welches durch
Kratzen und Reiben nicht vergeht, sondern
schmerzt **) (n. 5 St.)

Am Tage ein Jücken am Halse und an den Backen;
wenn man kratzt, so entstehen Blüthchen.

Am Halse, unter dem Kinne, Ausschlag von Blüthchen, die bei der Berührung schmerzen.

700. Schmerz der Hals- (Unterkiefer-) Drüsen.

Bohrender Schmerz in den Unterkieferdrüsen, selbst
wenn die Theile nicht bewegt werden (n. 4 St.)

Ziehend spannender Schmerz in den Unterkieferdrüsen. ***)

Der Rücken ist schmerzhaft steif (wie ein Bret.)

Rückenschmerz zwischen den Schultern, als wenn
man sich lange gebückt hätte und sich dann wieder aufrichtet; durch Gehen vergeht's.

705. Reifsender Schmerz im Rücken. †)

Im Rücken, eine pochend kitzelnde Empfindung
[*Hbg.*]

Stechender Schmerz im Rücken und über die Brust.

Feinstechender Schmerz im Rücken (n. 2 St.)

Drückender Schmerz im Rücken aufwärts.

710. Jücken im Rücken und über den Lenden.

---

*) Vergl. 368, 689.
**) Vergl. 677, 679, 695.
***) Vergl. 368, 702, 693.
†) 704, 705, 707, 708 vergl. mit 355, 372.

Im vierten Lendenwirbel ein drückender Schmerz,
vorzüglich wenn man gegangen ist. *)

Im Kreuze (heiligem Beine) ein drückender Schmerz,
wie von Ermüdung, Abends.

Im Kreuze ein herausdrückender Schmerz, Abends **)

Steifigkeit und Schmerz beim Liegen im Kreuze,
wie unterköthig und wie von einem straffen
Bande, welches nicht nachgeben will.

715. Schmerz im Kreuze beim Aufrichten und Zurückbiegen des Oberkörpers, welcher durch Vorbükken vergeht (n. 12 St.)

Schmerz im Kreuze, wie Wehen, als wenn ein
Band durch's Kreuz ginge und alles zusammenzöge, welches ihr den Athem benimmt, vorzüglich früh.

Schmerz im Kreuze, wie verrenkt, beim Bewegen.

Schmerz im Kreuze beim Vorbücken, welcher beim
Aufrichten des Oberkörpers und Zurückbiegen
vergeht (n. 24 St.)

Beim Stillliegen im Bette Schmerz im Kreuze und
in den Knieen, wie zerschlagen, welcher beim
Aufstehen und Umhergehen sich nicht mehr spüren läſst.

720. Schmerz im Kreuze nach dem Sitzen; er kann
sich kaum aufrichten.

Schmerz im Kreuze nach dem Sitzen; er kann sich
kaum bücken.

Schmerz im Kreuze, des Abends, wie von zu vielem Bücken, welcher am meisten beim Stehen
und Sitzen gefühlt, durch Rückwärtsbiegen des
Rückens hingegen und durch Gehen erleichtert
wird; dabei Müdigkeit in den Füſsen, welche
zum Sitzen nöthigt. ***)

Stechender Schmerz im Kreuze und in dem Unterleibe,
mit schneidenden Bauchschmerzen, welche den
Athem hemmen.

Zuerst Stechen im Kreuze; hierauf geht der Schmerz

---

*) M. s. Anm. zu 646.
**) Vergl. 212, 33, 34, 789.
***) Dieses und 714, 718 sind ähnliche Symptome, welche mit
715, 720 Wechselzustände bilden, deren ersterer den Vorrang zu haben scheint.

in den Unterleib, wo er schneidend und stechend
wird und den Athem versetzt; dann in dem
Kopfe ein Kriebeln, *) eine Schwere und eine
ziehende Empfindung, wobei Gesicht und Gehör
vergeht; dann Frost, als wenn er mit kaltem
Wasser begossen würde.

725. Ziehend spannender Schmerz in den Lenden. **)
Ziehender Schmerz von den Lenden bis zur Herz-
grube, wo er zu einem Stechen wird, beim
Einathmen.

In den Lenden ein Stechen beim Vorbücken, früh
im Bette (n. 10 St.)

In der Lendengegend und an der Handwurzel ein
schründender Schmerz, wie von einer äußern
Wunde.

Schmerz in der Achsel, wenn man den Arm aufheben will.

730. (Etliche Stiche in der Achselhöhle beim Sitzen.)
Im Schultergelenke (Achsel) ein anhaltend reißen-
der ***) Schmerz, welcher nöthigte, den Arm zu
(bewegen) biegen, früh beim Erwachen entsteht
und nach einer halben Stunde von selbst, oder
dann vergeht, wenn man sich auf den schmerzhaften Arm legt.

Im Schultergelenke ein stechend rheumatischer
Schmerz früh, bei Bewegung des Arms oder bei
Seitwärtsbiegung des Kopfs (n. 18 St.)

Im Schultergelenke ein stechender Schmerz bei
schneller Bewegung des Arms.

Einige Stiche im dreieckigen Muskel des rechten
Oberarms (n. 1 St.)

735. Im Schultergelenke ein zuckender Schmerz (n. 4 St.)
Im Achselgelenke eine zuckende Empfindung.
Nachmittags, auf der rechten Schulter, ein Glucksen, eine Art zitternder Empfindung (n. 3 Tagen.)
Im Schultergelenke ein Gefühl, wie von einer schweren Last und wie von einer Lähmung darin, wenn
man den Arm aufheben will.

---

*) Vergl. 29, 30, 45, 59, 61, 102.

**) Eine Art künstlichen Lendenwehes.

***) M. s. Anm. zu 198 und Anm. zu 898, 899.

Im Schultergelenke Schmerz, wie Klemmen und
Schwere (n. 60 St.)

740. Im Schultergelenke, beim Rückwärtsbiegen des
Arms, Schmerz wie von Verrenkung.

Von der Achsel bis in die Handwurzel ziehende
Schmerzen, in kurz dauernden, wiederkehrenden
Anfällen.

Von der Schulter lief es mit Brennen durch den
Arm herab, des Nachts.

Abends ein brennender Schmerz im Arme mit
Trockenheitsempfindung in den Fingern *)
(n. 48 St.)

Stiche hie und da im Arme [*Störck* a. a. O.]

745. Am Arme, nächtliches Jücken [*Störck* a. a. O.]

Am Arme, Bläschen, welche sich nachgehends mit
Eiter füllen und mit Schuppen abfallen [*Störck*
a. a. O.]

Im Arme, beim Heben desselben, wenn er etwas
damit hielt, oder sonst etwas damit arbeitete,
eine Taubheitsempfindung darin und Schwere desselben.

Schmerz des Oberarms beim Befühlen.

Im Oberarme stechender Schmerz [*Hbg.*]

750. Der Arm ist auch in der Ruhe schmerzhaft, als
wenn die Oberarmknochenröhre in der Mitte zerschlagen wäre; ein Schmerz, der sich bis vor in
den Daumen erstreckt, daſs sie diesen nicht brauchen konnte.

Reiſsen in den Muskeln des Oberarms, (sogleich.)

Selbst in der Ruhe ziehender Schmerz im Arme,
die ganze Nacht hindurch, von der Achsel herab
bis in die Finger, welche hierauf bis zur Gefühllosigkeit einschlafen (absterben), doch ohne blaſs
oder kalt zu werden.

(Wenn sie etwas in der Hand hält, ist's, als ob
ihr der Arm einschliefe.)

---

*) Die Symptome der Pulsatille wechseln auch in Rücksicht
der Tageszeit, wo sie zu entstehen und in der sie anzu-
halten pflegen. Die Haupttageszeit für dieselbe ist der
Abend, hienächst die Stunden bis zu Mitternacht. (M. s.
über die nächtlichen die Anm. zu 355 nach.) Seltener ist die
Entstehungszeit der Pulsatillesymptome Nachmittags um 4
Uhr, noch seltener früh u. s. w.

Schmerz im Ellbogengelenke beim Bewegen, wie
Zerschlagenheit, bei erweiterten Pupillen, früh,
(n. 8 St.)

755. Schmerz des Ellbogengelenks beim Ausstrecken
desselben.

Schmerz des Ellbogengelenks beim Bewegen (n. 18 St.)

Ein fressendes Jücken an der Spitze des Ellbogengelenks, wie Jücken und Reiben von Schafwolle
(n. 2 St.)

Ueber dem Ellbogengelenke kleine (nicht entzündete) Geschwülste unter der Haut, welche beim Befühlen schmerzen.

Schwere der Arme, mit reifsendem Schmerze des
Ellbogengelenks, wenn man es biegen will, blos
am Tage.

760. Ein spannender Schmerz der Flechsen
der Ellbogenbeuge bei Bewegung des
Arms.

In den Knochen des Unterarms ziehend reifsender
Schmerz in wiederholten Anfällen am Tage und
Abends. *)

Angelaufene Adern (*Venen*) am Unterarme. **)

Empfindung von Kälte in den Armen, als wenn
sie einschlafen wollten (n. 72 St.)

Zuckend reifsender Schmerz in den Armen ***)
(n. 3 St.)

765. Zuckende Empfindung im Vorderarme nach der
Handwurzel zu, vorzüglich früh nach dem Erwachen.

Im Arme, vorzüglich in den Fingern, reifsend ziehender Schmerz, Nachts.

Im innern Theile der Arme ziehend spannender
Schmerz bis zur Handwurzel.

Im Unterarme, vorzüglich auf dem Handrücken und
zwischen den Fingern, ein Jücken, welches zum
Kratzen nöthigt, doch ohne dafs Bläschen darnach entstünden.

Ein Starren im rechten Handgelenke, auch wenn
er die Hand nicht bewegte.

---

*) Vergl. Anm. zu 198.
**) M. s. Anm. zu 1071, 852.
***) 764 — 767 sind nach der Anm. zu 198 zu verstehen.

770. Im Handgelenke Schmerz wie steif, bei Bewegung, und als wenn er sich die Hand verstaucht
oder vergriffen hätte.

Früh, nach dem Aufstehen, schweifsige Hände.

In den Knochen der Handwurzel, dann im Arme,
Abends, ein Schmerz, als wenn er sich vergriffen (übergriffen) hätte, mehr bei der Bewegung,
als in der Ruhe bemerkbar (n. 4 Tagen.)

Ziehender Schmerz im Daumen, mit Steifigkeitsempfindung bei Bewegung.

Schmerz im zweiten Daumengelenke beim Bewegen,
wie vergriffen oder verstaucht.

775. Steifigkeit im zweiten Gelenke des Daumens und
im Kniee, als wenn diese Gelenke ausgerenkt
wären und Knacken darin entstehen wollte (n. 2 St.)

Spannung in den hintersten Gelenken der Finger, früh.

Reifsender Schmerz in den Ausstreckeflechsen der
Finger *) (n. 10 St.)

Wasser enthaltende Blüthchen zwischen den Fingern, mit feinstechendem Schmerze, wie von
einem eingestochenen Splitter, wenn man sie be-
fühlt, oder die Finger bewegt (n. 4 Tagen.)

An der Seite des Nagels, am Zeigefinger, Schmerz,
als wenn ein Nagelgeschwür entstehen wollte.

780. Einschlafen der Finger früh im Bette (n. 36 St.)

Nachts Einschlafen der Finger (n. 30 St.)

In den Gesäfsmuskeln ein einfacher Schmerz, wie
Zerschlagenheit oder wie innerlich geschwürig,
nach dem Sitzen.

Im Hüftgelenke Schmerz beim Biegen des Rückens,
zur Mittagszeit.

Ein Drücken in der linken Hüfte und zugleich im
Kopfe, Vormittags, welches bei Bewegung verging (n. 26 St.)

785. Das Hüftgelenk schmerzt wie ausgerenkt (n. 3
Tagen.)

Ein sichtbares, unschmerzhaftes Zucken einiger Mus-
kelfaserbündel am Oberschenkel, Abends im Bette.

Ein zuckender, fast wundartiger Schmerz vom
Hüftgelenke bis in's Knie, früh beim Liegen im
Bette, der beim Gehen sich legte.

---

*) Nach der Anm. zu 198 zu beurtheilen.

Wenn er liegt, ein Stechen im linken vordern
Oberschenkel bis zum Kniee und von der rechten
Wade bis in die Ferse; bei der Bewegung nicht.

Ein heftiger, drückend zerplatzender Schmerz in
den Muskeln des Oberschenkels und Oberarms
(n. 2 St.)

790. In den Muskeln des Oberschenkels ein ziehenden
Schmerz Nachts, welcher ihn zwingt, sie z,r
bewegen; er weifs sich nicht zu lassen; zugleich
Schlaflosigkeit. Hin- und Herwerfen im Bette-
auch wenn kein Schmerz mehr da ist, und Kälte
über und über.

Beim Gehen jählinge, überhingehende Lähmungs
schwäche im Oberschenkel. *)

(Schmerz im rechten Oberschenkel, wie Steifigkeit;
beim Angreifen **) (Anfühlen) aber ein Wehthun,
wie Stechen darin.)

Ein Ziehen und Spannen in den Ober- und Unterschenkeln, Abends.

Schmerz in den Dickbeinen wie zerschlagen, nicht
im Fleische, sondern in den Knochen; auch beim
Draufdrücken ist's wie in den Knochen zu fühlen;
sie konnte die Kniee nicht biegen und nicht
knieen; es war, als wenn die Knochen zerbrechen sollten.

795. Zerschlagenheit der Oberschenkel in den Muskeln
und Knochen (n 18 St.)

(Ein Spannen um die Oberschenkel beim Gehen und
Bücken.)

Nach dem Sitzen, wenn er zu gehen anfängt, ein
lähmiger Schmerz in den Knieen und in der
Ferse, wie nach einer grofsen Fufsreise.

(Eine schmerzhafte Steifigkeit im rechten Kniee
beim Gehen, wenn der Schenkel recht gerade ge-
streckt werden soll.)

Ungeheuere Müdigkeit der Unterschenkel, mit Knie-
zittern. ***)

---

*) Eigentlich beim Anfange des Gehens nach dem Aufstehen,
von (langem) Sitzen. M. s. Anm. zu 646 vergl. mit 797,
823.

**) Vergl. 778.

***) Vergl. 823, 824.

800 Reifsende Schmerzen (wie Rucke) in den Knieen
(n. 8½ St.)

Reifsender Schmerz vom Knie bis in die Hüfte,
nur beim Sitzen, beim Gehen nicht.

Reifsender und ziehender Schmerz im Kniee.

Spannen in der Kniekehle (sogleich.)

Im Kniee reifsender Schmerz mit Geschwulst.

(Blüthenausschlag in der Kniekehle.)

Unschmerzhafte Geschwulst des Kniees.

(Des Nachts Kälte im Kniee, unter dem Bette.)

805. An der einen Seite des Kniees ist eine kleine,
wie von Zerschlagenheit schmerzhafte Stelle.

(Sie konnte die Nacht den kranken Ober- und Unterschenkel nicht rühren, sie mufste ihn liegen lassen, wie er lag, wegen Zerschlagenheitsschmerz
im Kniee und unter demselben; beim Befühlen
war er unschmerzhaft.)

Knacken in den Knieen.

Unstätigkeit und Schwäche der Knie; er knickt
unwillkührlich mit den Knieen im Gehen.

Nach dem Sitzen, beim Aufstehen, schlafen die
Unterschenkel ein. *)

810. Nach dem Sitzen beim Aufstehen ein lähmiger
Schmerz der Unterschenkel, welcher beim Wie-
dergehen nachläfst.

Auf dem Schienbeine Schmerz wie zerschlagen.

Einfacher Schmerz der Unterschenkel.

Schmerz im Unterschenkel, wenn er ihn herabhan-
gen läfst.

In den Unterschenkeln ein ziehender Schmerz,
Abends.

815. Er mufs die Nacht das linke Bein krumm liegen
lassen, sonst hat er keine Ruhe davor.

Abends empfindliches Ziehen in den Beinen bis an
die Kniee, mit mehr Frost als am Tage, ohne
nachfolgende Hitze. **)

In den Unterschenkeln, von den Füfsen bis zu
den Knieen, ein ziehender Schmerz wie von einer

---

*) Vergl. 569.

**) Die meisten Schmerzen von *Pulsatille* sind mit Frost oder
oder doch Frostigkeit begleitet. Vergl. 842, 1011.

grofsen Fufsreifse, welcher früh nachläfst, und fast ganz verschwindet.

Es ist ihm in die Füfse geschlagen, als wenn er eine weite Fufsreise gethan hätte.

Kälteempfindung im Unterschenkel, ob er gleich gehörig warm ist.

820. Schwere und ziehender Schmerz in den Füfsen, weniger in den Armen.

Schwere der Unterschenkel, vorzüglich Vormittags.

Schwere der Unterschenkel am Tage.

Die Füfse gegen Abend wie unempfindlich, und doch sehr schwer; sie zitterten beim Gehen (n. 48 St.)

Zittern in den Beinen, früh. *)

825. Abends, nach dem Niederlegen, zitterige Empfindung in den Unterschenkeln und Knieen (n. 3 Tagen.)

Müdigkeit der Füfse (n. 50 St.)

Müdigkeit in den Knieen (nicht in den Unterfüfsen), wenn er vom Sitze aufsteht.

Schwäche der Füfse, dafs er kaum stehen kann. **)

In den Füfsen, beim Stehen, (eine dröhnende Empfindung) ein Summen und Wimmern, welches beim Gehen verschwindet.

830. (Die Aderknoten des Unterschenkels bluten.)

Das Schienbein ist beim Befühlen schmerzhaft.

Auf dem Schienbeine Schmerz, wie zerschlagen, vorzüglich bei Aufwärtsbewegung des Unterfufses.

Auf dem Schienbeine Schmerz, wie nach einem Schlage mit dem Stocke, von Nachmittags bis Abends.

Stiche in der Schienbeinröhre aufwärts, mit äufserlich brennenden Schmerzen und rothlaufartiger Röthe ***) [*Stf.*]

835. Wässerigkeit siepernde Blüthchen am Unterschenkel, welche brennend schmerzen.

Nach weitem Gehen, zu Hause im Sitzen, ein Ziehen an der innern Seite der Waden (n. 36 St.)

---

*) 824, 825, vergl. mit 799, 888, 889, 927, 933, 934.

**) Vergl. 803.

***) Bei einer 53jährigen Frau von $\frac{1}{100}$ Gran des Saftes.

Sichtbares Zucken in einem Theile der rechten Wade früh im Bette, nicht ohne unangenehme Empfindung.

Vorzüglich Abends, nach dem Niederlegen, thut das Fleisch an den Unterschenkeln wie unter-köthig und unterschworen weh; ein Schmerz, der sich durch Zusammendrücken mit den Hän-den bessert (n. 3 Tagen.)

Schmerz in den Knochen des Unterschenkels, wie ein Druck auf eine schwärende Stelle, beim län-gern Gehen, vorzüglich Nachmittags, der sich durch Aufdrücken, so wie durch Sitzen, am meisten aber durch die Nachtruhe erleichtert.

840. Ziehend spannender Schmerz in den Waden.

Spannender Schmerz der Waden.

Klamm des Unterschenkels, Abends nach dem Nie-derlegen, mit Frost. *) (n. $\frac{1}{2}$ St.)

Beim Gehen Schmerz in den Waden, wie Klamm (*Crampus.*)

Beim Gehen jählinger Schmerz im Fußgelenke, wie vertreten.

845. Reißen im Fußgelenke bei Bewegung des Unter-fußes, früh, bei erweiterten Pupillen. **)

Am innern Fußknöchel reißende Schmerzen, durch Gehen verschlimmert (n. 4 St.)

Ueber dem Fußrücken bis an die Ferse ein reißen-der Schmerz, früh und Abends.

Brennender Schmerz auf dem Fußrücken [*Stf.*]

Geschwulst des Fußrückens.

850. (Geschwulst des Fußrückens mit strammendem Schmerze.)

Geschwulst der Füße über den Knöcheln, nicht unterhalb.

Vermehrung der Fußgeschwulst, die varikösen Adern schwellen an [*Stf.*]

Abendliche Geschwulst des einen Fußes.

Fußgeschwulst.

855. Heiße Füße.

Füße geschwollen bis in die Waden, heiße Ge-schwulst.

---

*) M. s. Anm. zu 816.
**) 845—847. m. s. Anm. zu 198.

In der Ruhe ein beständiges Brennen und Heifsseyn
des Fufses, das sich durch Weitergehen vermehrt.

Rothe, heifse Geschwulst der Füfse, mit spannendem, brennendem Schmerze, welcher beim Stehen in ein Stechen ausartet.

Rothe, heifse Geschwulst der Füfse, mit jückendem
Kriebeln, wie erfroren. *)

860. Starker Fufsschweifs alle Morgen im Bette (Nachwirkung? nach Heilung einer Fufsgeschwulst.)

Beim zuerst Auftreten, früh, eine Ueberempfindlichkeit und ein Kriebeln im Fufse, wie von allzu grofser Blutanhäufung darin.

Beim Stehen ein kriebelnd feinstechender Schmerz
an den Fufssohlen, wie eingeschlafen oder wie
boll.

Ein tauber Schmerz im Ballen der grofsen Zehe.

In den Fufssohlen und dem Ballen der grofsen Zehe
ein tauber **) Schmerz, wie nach einem starken
Sprunge, und wie erböllt, sogleich wenn man
nach längerm Sitzen auftritt; ein Schmerz, der
durch Gehen allmählig verschwindet (n. 1 St.)

865. Die Fufssohlen schmerzen wie zerschlagen.

In den Fufssohlen, über dem Kniee und in dem
Rücken, ein reifsender Schmerz. ***)

Reifsender Schmerz in den Fufssohlen und über dem
Kniee.

Einzelne Stiche in den Fufssohlen und den Zehen-
spitzen, in der Ruhe.

Schmerz der Fufssohlen beim Auftreten, gleich als
wären sie mit Blut unterlaufen, unterköthig oder
geschwürig.

870. Ein brennender Schmerz in den Fufssohlen.

Schmerz in der Mitte (dem hohlen Theile) der Fufssohle beim Auftreten, als wenn ein Gewächs da
emporragte, oder ein inneres Geschwür da wäre,
mit Stichen von da bis in die Waden.

---

*) Vergl. 883.
**) Ein Schmerz des Knochenhäutchens beim äufsern Drucke,
mit einer Unempfindlichkeit der Bedeckungen (der Haut
und der Muskeln) vergesellschaftet.
***) 866. 867. m. s. Anm. zu 198.

Bohrender Schmerz in der Ferse gegen Abend
(n. 58 St.)

Früh im Bette ein Feinstechen in der Ferse, was
nach dem Aufstehen vergeht.

Im Ballen der Ferse ein brennend stechender *)
Schmerz mit Jücken, wie in erfrornen Gliedern
(n. 4 St.)

875. In der Ferse ein bohrend stechender Schmerz
(n. 3 St.)

In der Ferse ein schneidender Schmerz Abends,
nachdem er im Bette warm geworden ist.

Eine, auch bei Berührung sehr schmerzhafte, etwas rothe und erhabene Stelle auf dem Fusrücken,
von prickelndem, etwas stechendem Schmerze,
als wenn ein Geschwür entstehen wollte **)

Reifsende Rucke (*ictus*) in der grofsen Zehe (n. 3 St.)

In den Fufszehen, vorzüglich der grofsen Zehe,
Stechen (n. 1 St.)

880. Schmerz an den Zehen, als wenn der Schuh gedrückt hätte.

Flüchtige brennende Schmerzen von den Zehen an
bis in den Schoofs [*Stoerck* a. a. O.]

Schmerz in der grofsen Fufszehe, vermehrt sich des
Abends und vergeht, wenn er sich zum Schlafen
niederlegt (n. 30 St.)

Jückendes Kriebeln in den Fufszehen, wie in erfrornen Gliedern, Abends ***)

Abends, wenn er im Bette warm geworden, entsteht im Ballen der kleinen und zweiten Zehe ein
brennend stechender, mit Jücken verbundener
Schmerz, der sich allmählig auf's Aeufserste erhöhet. wie bei erfrornen Gliedern (n. 3 St.)

885. Vor Mitternacht ein schmerzhaftes, den ganzen
Körper durchdringendes, unerträgliches Jücken
und jückendes Stechen der wie entzündet deuch-
tenden Füfse und Zehen, vorzüglich dicht an den
Nagelwurzeln, wie von sehr erfrornen Füfsen,

---

*) Die stechenden Schmerzen der *Pulsatille* sind gewöhnlich
brennend stechende.

**) Nach der Anm. zu 673 zu beurtheilen.

***) Vergl. 559.

jedoch ohne Zurücklassung schmerzhafter Bollheit beim Gehen, wie bei wirklich erfrornen
Füßen geschieht.

Grofse Schwere und grofse Frostigkeit an Armen
und Beinen [*Fr. H—n.*]

(Kälte der Hände und Füfse in der Ruhe, im Sitzen.)

Im linken Arme und linken Fufse Zittern, mit
reifsendem Schmerze *) (n. 1 St.)

In allen Gliedern Zittern mit reifsendem Schmerze
(n. 3 St.)

890. Es zog Abends im Bette von oben herab in die
Füfse.

Kriebelndes Einschlafen der Vorderarme (und Hände)
und der Unterschenkel, wenn sie still liegen;
beim Bewegen derselben vermindert (n. 2 St.)

Die Gliedmafsen, auf welchen man im Schlafe gelegen, sind beim Erwachen eingeschlafen und
kriebeln.

Die Symptome vermindern sich an der freien Luft **)
(n. ½ St.)

Die Zufälle kommen einen Abend um den andern
vorzüglich stark [*Stf.*]

895. Er verlangt nach freier Luft, und doch vermehren sich im Freien vorzüglich Leibweh und
Brecherlichkeit (n. 10 St.)

Beschwerde von freier Luft; er scheuet sich vor
ihr (n. 6 bis 8 St.)

Nach dem Mittagsspaziergange spannte ihn alles so
sehr ab, dafs er sich des Schlafs nicht erwehren
konnte; und jemehr er sich zum Munterseyn
zwang, desto schläfriger ward er.

Früh und in der Nacht liegt er am bequemsten und
befsten im Bette, gerade auf dem Rücken, mit
herangezogenen Füfsen; wenn er sich hingegen
auf die eine oder die andere Seite legt, entstehen
mehre krampfhafte Symptome: z. B. Hämorrhoi
dalschmerz am After, Kopfweh, als wenn der

---

*) 888, 889 vergl. mit 828 und Anm. zu 198.

**) 893, 895, 896. Drei Wechselsymptome der Pulsatille, deren
erstere den Vorrang behauptet, d. i. das häufigste und
stärkste ist.

Schädel zersprengen sollte, Gelenkschmerzen, Engbrüstigkeit, Aengstlichkeit *) (n. 38 St.)
Bei der Lage auf dem Rücken vermindern sich die
Schmerzen und verschwinden; in der Lage aber
auf einer von beiden Seiten vermehren oder er-
neuen sie sich (n. 24 St.)
900. Ziehend reifsender Schmerz, bald in dem einen,
bald in dem andern Gliede, mit Frost und Kälte. **)
Ziehend reifsende Schmerzen hie und da im ganzen
Körper, in kurzen, aber bald wiederkehrenden
Anfällen,
Ziehend feinstechender Schmerz in den Gliedern,
vorzüglich aber in den Gelenken, welche beim
Befühlen wie zerschlagen schmerzen.
Zuckend ziehender Schmerz in den Muskeln, als
wenn sie an einem Seile gezerret würden, nicht
in den Gelenken. ***)
Zuckender Schmerz auf der linken Seite (n. 4 St.)
905. Beifsendes Jücken hie und da in der Haut.
Jücken auf dem Fufsrücken und zwischen den
Brüsten, früh im Bette.
Jückend feinstechende Empfindung in der Haut, wie
von vielen Flöhen.
Ein (brennendes) Jücken vor Mitternacht, wenn
er im Bette warm wird, am ganzen Leibe, welches durch Kratzen heftiger wird; er kann die
Nacht nicht davor schlafen; am Tage wenig, und
nur wenn er sich warm gegangen hat, oder sich
reibt; — man sieht keinen Ausschlag.
Hie und da Blutschwäre.
910. (Rothe, heifse Flecken am Körper, die sich zu
Knoten, wie von Brennnesselberührung, erheben,
von fressend jückendem Schmerze.)
Das (gegenwärtige) Geschwür wird geneigt, zu
bluten.

---

*) 898, 899. Dieser Zustand ist der gewöhnlichste; doch wech-
selt er nicht selten mit einem andern ab, wo der bei dem
Liegen auf dem Rücken entstandene Schmerz eines Theiles
dadurch vergeht, dafs man sich auf diesen leidenden Theil
(m. s. 731.) oder überhaupt auf die Seite legt; m. s. 502.
**) 900, 901. nach der Anm. zu 198. zu beurtheilen.
***) Vergl. 198.

Im Geschwür entsteht ein stark stechend beifsender
Schmerz, während um das Geschwür herum
Jücken entsteht.

Früh im Bette ein brennendes Beifsen in der Gegend des (Geschwürs) Schorfs (nebst trocknem Husten) (n. 20 St.)

Früh, neben oder über dem Fufsgeschwüre, ein
Brennen, wie von einer glühenden Kohle, zwei
Minuten lang.

915. Unterhalb des Fufsgeschwürs ein kitzelndes
Jücken.

Um das Geschwür entsteht ein ungemeines Jücken,
als wenn es heilen wollte.

Im Geschwüre entstehen Stiche, die den ganzen
Körper erschüttern, während umher nur fein-
stechende, nachgehends in Brennen übergehende
Schmerzen sich zeigen.

In den frischen Wunden, Abends, Stiche.

In dem Geschwüre des einen Fufses entstehen aufwärts fahrende Stiche, in dem des andern aber
Brennen (n. 24 St.)

920. Kurz vor der Zeit des Verbindens entsteht ein
Beifsen in dem Fufsgeschwüre, früh und Abends.

Die Röthe um das Geschwür wird hart und glänzend.

Die ehemals verbrannte, nun geheilte Stelle schmerzt
bei Berührung.

Im Geschwür erhöhet sich der Schmerz, wenn man
eben im Begriff steht, zu essen.

Beschwerliches Klopfen der Schlagadern durch den
ganzen Körper, welches man am meisten bei der
Berührung fühlt. *)

925. Ziehende Schmerzen in den Gliedern und dem
ganzen Körper, mit ängstlichem Zittern.

Eine zitterige Aengstlichkeit, welche sich in der
Ruhe, im Sitzen und Liegen vermehrt, bei Bewegung aber vermindert.

In den Gliedern eine ängstlich zitternde Empfindung.

Ein höchst widriges Gefühl im ganzen Körper, welches zur Verzweiflung bringt, dafs er sich nicht
zu lassen weifs, und welches ihn weder schlafen,

---

*) Vergl. 47 — 49, 51, 375.

noch sonst auf irgend eine Weise Ruhe finden läfst.

Ein übernächtliches Gefühl im ganzen Körper, als
wenn er lange gewacht hätte, mit Wüstheit im
Kopfe, wie von einem gestrigen Rausche (n. 12 St.)

930. Früh im Bette, einfacher Schmerz der Gliedmafsen, vorzüglich aber der Gelenke, welcher ihn
nöthigt, die Glieder auszustrecken, bei Hitze des
ganzen Körpers, ohne Durst (n. 12, 36 St.)

Beim Sitzen, am Tage, grofse Neigung, die Füfse
auszustrecken (n. 24 St.)

Früh, nach dem Aufstehen, eine Unbehaglichkeit
im ganzen Körper (n. 22 St.), die bei Bewegung
verging.

Bei Bewegung Zittern der Hände und Füfse *)
(n. 28 St.)

Eine zitterige Schwäche.

935. Neigung, sich zu dehnen [*Ackt.*]

Schwäche und Erschlaffung der Glieder, ohne sich
müde zu fühlen, früh nach dem Aufstehen aus
dem Bette (n. 24 St.)

Müdigkeit in den Unterschenkeln, nicht im Gehen,
sondern blos nach dem Sitzen beim Aufstehen.

Eine Unbeweglichkeit im Körper und wie steif.

Schwerheit des ganzen Körpers **) (n. 8 St.)

940. Er ist träge und will immer sitzen und liegen.

Die Gliedmafsen sind wie zerschlagen.

Abgeschlagenheit der Glieder.

Von einem kleinen Fufswege ***) ungeheure Müdigkeit, viele Tage lang.

Mattigkeit des ganzen Körpers; er mufs sich legen
(n. 3 St.)

945. Schmerzhafte Lähmungsempfindung in der Gegend
der Gelenkbänder. †)

Früh, je länger er liegt, desto matter wird er, und
desto länger will er liegen, auch wohl wieder
einschlummern.

---

*) 933, 934 vergl. mit 799, 823—825, 888, 889, 927, 1101.

**) Die Müdigkeit und Schwäche irgend eines Theiles von
Pulsatille äufsert sich gröfstentheils als Schwere.

***) Vergl. 896.

†) Dieses Symptom zeigt sich auch vorzüglich Abends, wenn's
dunkel wird, mit einer schmerzhaften Empfindung in den

Er liegt im Schlafe auf dem Rücken, die Hände
kreuzweise auf den Unterleib gelegt, mit herangezogenen Füfsen. *)

Beim Abendschlafe, im Sitzen, Schnarchen durch
die Nase beim Einathmen.

Er liegt im Schlafe auf dem Rücken, die Arme
über den Kopf gelegt.

950. Immerwährende, traumvolle Schläfrigkeit.

Er kann sich Abends des Schlafs nicht erwehren,
ohne jedoch müde zu seyn (n. 4 Tagen.)

Er kann vor Mattigkeit kaum einige Minuten gehen,
und mufs dann wieder zu Stunden und so abwechselnd, den ganzen Tag über, schlafen.

Schlaf zu ungewöhnlicher Zeit, entweder des Morgens spät, oder zeitig gegen Abend.

Unüberwindlicher Nachmittagsschlaf.

955. (Schläfrigkeit unter dem Mittagsessen.)

Allzu langer Schlaf, bei geschlossenen Augenlidern,
welcher gleich Anfangs nur schlummerhaft und
voll Phantasieen und Träume ist.

Ein traumvoller Schlummer voll unzusammenhängen-
der Gegenstände, die der Träumende sich auch
einzeln unter dem Wortschalle denkt, ungeachtet
die Namen nicht auf die im Traume gesehenen
Dinge passen; daher unzusammenhängendes, lautes Reden in solchem Schlafe.

Sehr leichter, oberflächlicher Schlaf; es ist ihm
hinterdrein, als wenn er gar nicht geschlafen
hätte.

Betäubter, dummer, unruhiger Schlaf; er wirft
sich herum.

960. B e w e g t   s i c h   h i n   u n d   h e r   i m   S c h l a f e.

Nächtlicher, unruhiger Schlaf; wegen unerträglicher
Hitzempfindung mufs er die Bedeckungen von
sich werfen, wobei die Hände inwendig warm
sind, doch ohne Schweifs.

Konnte (die drei ersten Nächte) blos im Sitzen, oder
mit seit- und vorwärts gebogenem Kopfe schlafen
und schlief vor Mitternacht nicht ein.

Gelenken aller Glieder, wie es beim Anfange eines Wech-
selfieberparoxysm zu entstehen pflegt, mit Frostigkeit.

*) Vergl. 898.

Er konnte Abends nicht einschlafen [*Stf.*]

Schlaflosigkeit mit höchster Unruhe [*Stf.*]

965. Er konnte die Nacht vor zwei Uhr nicht einschlafen [*Hbg.*]

Ganz unruhiger Schlaf, mit Herumwerfen im Bette,
wie von grofser Wärme [*Hbg.*]

In der Nacht im Bette, unerträgliche trockne Hitze
[*Hbg.*]

Unerträglich brennende Hitze, Nachts im Bette,
und Unruhe [*Hbg.*]

Unerträgliches Jücken, Abends im Bette [*Stf.*]

970. Sie sprang öfters zum Bette heraus, weil es ihr
aufsen wohler wurde [*Stf.*]

Kann Abends nicht einschlafen, wegen ängstlichen
Hitzgefühls (n. 4 St.)

Wacht von Hitzgefühl auf.

Schlaflosigkeit, gleich als von Wallung
des Blutes.

Nachts Aengstlichkeit, wie von Hitze.

975. Nächtliches Hitzgefühl ohne Durst (n. 36 St.)

Er wacht leicht Abends (vor Mitternacht) auf.

Er kann Abends im Bette lange nicht einschlafen,
und wacht dann gewöhnlich zeitig auf, ohne wieder einschlafen zu können.

Nach dem Niederlegen, Abends, schläft er anderthalb Stunden ohne Träume, dann aber wacht er
auf und bleibt munter bis früh, und mufs sich
immer umlegen.

Wacht sehr oft die Nacht auf, und bleibt wach, wogegen er des Tages schläfrig ist.

980. Sie wacht vor Mitternacht auf und träumt viel,
und schläft erst von 2 Uhr an ruhig; dagegen ist
sie den Vormittag darauf so müde, dafs sie den
ganzen halben Tag hätte schlafen mögen.

Schlaflosigkeit: er wacht alle drei Stunden die Nacht
vollkommen auf.

Schlaflosigkeit mit einem Schwalle von Ideen.

Vor Mitternacht Schlafverhinderung durch eine fixe
Idee, z. B. einer immer in Gedanken wiederholten Melodie, indem die Schläfrigkeit die Herrschaft des Geistes über Gedächtnifs und Phantasie aufhebt.

Abends, nach dem Schlafengehen, Angst, mit einer
Uebermenge von Ideen und einem Andrange des
Blutes nach dem Kopfe, welcher ihn nöthigt, auf-
zustehen (n. 5 St.)

985. Nach Mitternacht sehr lebhafte Träume und
Phantasieen, welche das Nachdenken ununterbrochen anstrengen und ermüden, fast immer Auf-
gaben von einerlei Gegenstand, bis zum Erwachen
(n. 48 St.)

Lebhafte Träume von Gegenständen, welche vorher
am Tage besprochen worden oder vorgegangen
sind.

Sie setzte sich im Schlummer auf, sah jeden stier
an und sprach: jagt mir den Mann da weg.

Schreckhafte Träume: er muſs sich aufrichten
(n. 5 St.)

Wacht öfters auf wegen schreckvoller Träume, z.
B. als falle er.

990. Schreckhafte Träume: er fährt im Schlafe wie
erschrocken auf.

Traumvoller Schlaf, worin er zusammenfährt.

Er erschrickt im Schlafe und fährt zusammen.

Nachts Träume voll Schreck und Ekel.

Ein Schlummer mit Rucken im Arme und Er-
schrecken.

995. Wenn er aus dem Schlafe erwacht, deuchtet ihm
der Schall der Worte allzu heftig, und dröhnt ihm
schallend in die Ohren (n. 2 St.)

Nachts wacht er wie erschrocken und
verdutzt auf, weiſs nicht, wo er ist,
und ist seiner nicht recht bewuſst (n. 5,
12 St.)

Verwirrte Träume die Nacht.

Er träumt von Zank (n. 24 St.)

Schreit und fährt im Schlafe auf, erschrocken über
einen schwarzen Hund, eine Katze, will die Bie-
nen weggejagt haben u. dergl.

1000. Nächtliche Angst beim Erwachen, als wenn er
ein Verbrechen begangen hätte.

Er träumt furchtsame Sachen, z. B. daſs er geschlagen werden sollte, und Unglücksfälle; er seufzet
und weinet laut im Schlafe, und der Traum

schwebte ihm wachend noch so lebhaft vor, dafs
er tief Athem holen mufste, wie seufzend.

Schwatzen im Schlafe (auch n. 40 St.)

Nach Mitternacht halb wachendes Schwatzen von
nichtigen Dingen, die ihm sollen vorgeschwebt
haben.

Nach Mitternacht gelinder, allgemeiner Schweifs
unter betäubtem Schlummer, mit lebhaften Traum-
bildern. *)

1005. Geile Träume Abends und früh, fast ohne Erregung der Geschlechtstheile.

Im Schlafe zog das Kind den Mund hin und her,
schlug die Augen auf, verdrehte sie und schlofs
sie wieder, und zuckte mit den Fingern.

Zucken in dem einen oder dem andern Gliede,
wenn er im Einschlafen begriffen ist.

Einzelnes Zucken der Glieder oder des ganzen Körpers im Schlafe.

Krampfhaftes Erschüttern und Zucken des Kopfs
und des ganzen Körpers beim Einschlafen (im
Nachmittagsschlafe), zweimal hinter einander
(n. 86 St.)

1010. **Gähnen.**

Bei den abendlichen Schmerzen Frost. **)

Nach nachmittägigem Froste des Körpers, Schwerheit und Hitze im Kopfe.

Kälte, Blässe und Schweifs über den ganzen Körper, zwei Stunden lang (n. 2 St.) [*Fr. H — n.*]

Frösteln, wie beim Austritt aus einer warmen
Stube in die Kälte [*Hbg.*]

1015. Schauder fast ohne Frost, so dafs die Haare
sich empor sträubten, mit Angst und Beklommenheit. ***) [*Hbg.*]

Nachmittags leises Frösteln [*Stf.*]

Schauder.

Wiederholter Schauder.

Schauder, als wenn Schweifs ausbrechen wollte.

1020. Frost und innere Frostigkeit; es ist immer, als

---

*) Vergl. 1091.
**) Vergl. 816, 842.
***) Wechselwirkung mit 1053.

wenn man frieren sollte, auch in der warmen
Stube, früh und Abends.

Kalte Hände und Füfse; sie waren wie abgestorben.

Frost, früh beim Aufstehen aus dem Bette.

Nachmittags am Oberkörper warm, am Unterkörper
innerlicher Frost ohne äufsere Kälte.

Abends Frost über und über, ohne Schauder fühlte
er Kälte.

1025. Gegen Abend Frost blos an den Oberschenkeln,
die auch kalt waren, während Unterschenkel und
Füfse warm blieben.

Frost den ganzen Abend vor der Schlafzeit, selbst
im Gehen.

Frost gegen Abend ohne Veranlassung.

Frost des Abends ohne Gänsehaut.

Schauder den Rücken heran, den ganzen Tag ohne
Durst.

1030. Schauder im Rücken bis in die Hypochondern
und meistens am Vordertheile der Arme und Oberschenkel, mit Kälte der Gliedmafsen und der Empfindung, als wenn sie einschlafen wollten,
Nachmittags um 4 Uhr (n. 10 St.)

Grieseliger Schauder über die Arme, wobei Hitze
in die Backen trat, und ihm die Luft in der
Stube allzu heifs zu seyn dünkte.

Mittags, nach Tische, ein schnell vorübergehendes
Frösteln (n. 6 St.)

Frost, nach dem Mittagsessen, über die Oberbauchs-
gegend und die Oberarme (n. 5 St.)

Frost, Abends nach dem Niederlegen; nach dem
Niederlegen eine kleine Hitze.

1035. F r o s t g e f ü h l m i t Z i t t e r n, w e l c h e s n a c h
e i n i g e n M i n u t e n w i e d e r k e h r t, m i t w e-
n i g e r H i t z e d a r a u f, o h n e S c h w e i f s.

Abends Frost in der Stube.

Gegen Abend empfindet er in der warmen Stube
Frost oder Gefühl, als wenn es ihm kalt wäre,
mit untermischtem Hitzgefühle.

Den ganzen Tag Frösteln und dreimal fliegende
Hitze im Gesichte.

Frösteln mit unterlaufender Wärme (n. ½ St.); dann

stärkere Wärme im Gesichte und übrigen Körper. *)

1040. Fieberfrost ohne Durst, Durst in der Hitze.

Wasserdurst bei der Hitze.

Abends, Wasserdurst.

Durst nach Bier und dennoch hat es ihm einen unangenehmen Geschmack (n. 10 St.)

Nach Verschwindung der Fieberhitze sehr heftiger
Durst, vorzüglich auf Bier, bei weifser Zunge.

1045. Durst, besonders früh und vorzüglich auf Bier
(n. etlich. St.)

Durst auf geistige Getränke.

Er verlangt etwas Kräftiges und Herzstärkendes zu
trinken.

Abends, nach dem Niederlegen, im Bette gleich
Hitze, ohne Durst und ohne Schweifs; der
Schweifs erfolgte erst früh zwischen zwei und
fünf Uhr, mit Durste, und auf jedesmal Trinken
vermehrte sich der Schweifs.

Abends überfiel ihn ein Frost; dann einige Stunden
eine mehr äufserliche Hitze, mit Müdigkeit und
Mattigkeit; in der Nacht ward die Hitze blos innerlich bis früh um 5 Uhr ganz trocken, ohne
Schweifs; dann Wüstheit im Kopfe und in etlichen Stunden blutiger Auswurf aus der Brust,
der nachgehends eine leberartige Farbe annahm.

1050. Fieber: wiederholter Schauder Nachmittags;
Abends allgemeine, brennende Hitze mit heftigem
Durste, schreckhaftem, das Einschlafen hindern-
den Zusammenfahren, Schmerzen, wie wilde Geburtswehen, Schmerzhaftigkeit des ganzen Körpers,
so dafs sie sich im Bette nicht umwenden kann,
und wässerigem Durchlaufe.

---

*) Das Wechselfieber, was *Pulsatille* erregen kann, hat gröfstentheils nur während der Hitze (nicht während des Frostes),
seltner blos nach der Hitze oder vor dem Froste, Durst.
Wo es bei blofsem Hitzgefühle, ohne äufserlich bemerkbare
Hitze, stehen bleibt, fehlt der Durst. Ein Wechselzustand
von diesem besteht in einem, mit Kältegefühle vermischten
Hitzgefühle. Noch giebt es einige, hiervon etwas abweichende Abänderungen (Wechselwirkungen), welche aber seltner, und daher zum Heilbehufe weniger, oder doch seltner
brauchbar sind.

Er hat Hitze und will dabei zugedeckt seyn; er
leckt die Lippen und trinkt nicht; er ächzt und
stöhnt.

Fieber: des Abends, sehr starker Frost und äufsere
Kälte, ohne Schauder und ohne Durst; früh
Hitzempfindung, als wenn Schweifs kommen
wollte (der jedoch nicht ausbricht), ohne Durst
und ohne äufsere Hitze, doch mit heifsen Händen
und Abneigung vor dem Aufdecken und Entblös-
sen *) (n. 26 St.)

Fieber: heftiger Frost; dann eine gemischte
Empfindung von innerer Hitze und Schauder;
nachgehends allgemeine, brennende Hitze mit
sehr schnellem Pulse und sehr geschwindem,
todesängstlichem Athmen.

Fieber: nach Schüttelfroste, allgemeine Hitze und
Schweifs, mit ziehend zuckenden Schmerzen in
den Knochenröhren der Gliedmafsen.

1055. Fieber: jeden Nachmittag um ein Uhr, Frost
bei heifsen Ohren und Händen.

Fieber: Nachmittags (um 2 Uhr) Durst; hierauf
(um 4 Uhr) Frost ohne Durst, bei Kälte des Gesichts und der Hände, mit Aengstlichkeit und
Brustbeklemmung; hierauf Niederliegen und ziehender Schmerz im Rücken herauf bis in das
Hinterhaupt, und von da bis in die Schläfe und
den Kopfwirbel; nach drei Stunden Hitze des
Körpers (ohne Durst); die Haut ist brennend
heifs, Schweifs blos im Gesichte in grofsen
Tropfen, wie Perlen herabtröpfelnd, Schläfrigkeit
ohne Schlaf und voll Unruhe; den Morgen darauf Schweifs über den ganzen Körper (n. 70 St.)

Innere Hitze mit (doch nicht unbändigem) Durste,
Nachmittags.

Hitze, die Nacht, und wenn er sich im Bette um-
wendet, Frost (Schauder.)

Nachmittags (6 Uhr) ein Hitzbrennen auf der Brust
und zwischen den Schulterblättern, und zugleich
Frost an den Ober - und Unterschenkeln, ohne
Durst.

1060. Hitze und dann Schauder.

---

*) Vergl. die Wechselwirkung 1016.

22

Erst Hitze und darauf starkes Frieren.

Trockne Hitze des ganzen Körpers, die Nacht und früh.

Wärmeempfindung wie in einer allzu heifsen Stube (n. 3 St.) [*Hbg.*]

Es schien ihr alles zu eng am Leibe, sie wollte die Kleider von sich werfen [*Stf.*]

1065. Abends (7 Uhr) heftige Hitze über und über (mit Neigung, sich zuzudecken und heftigem Bierdurste) [*Stf.*]

Erst Frösteln, dann Hitze und Gefühl von Hitze am Kopfe und an den Händen, mit langsamen, vollem Pulse (n. 12 St.) [*Rckt.*]

Im Gesichte, Röthe und brennende Hitze (sogleich) und darauf Gesichtsblässe [*Fr. H—n.*]

(Mitternachtsdurst, ohne mehr als warm zu seyn.)

Abends trockne Hitze des Körpers, mit aufgetriebenen Adern und brennenden Händen, welche Kühlung suchen.

1070. Hitze der einen, und Kälte der andern Hand.

Hand und Fufs auf der einen Seite kalt und roth, auf der andern heifs, Abends und Nachts. *)

Hitze an Händen und Füfsen (n. 4 St.)

Vorzüglich Abends jählinge Hitze und Röthe der Wangen, mit warmen Stirnschweifse; während und nach der Gesichtshitze Schauder im Rücken und über die Arme, ohne Gänsehaut, und herausbohrender Kopfschmerz mit stumpfen Stichen; zwischendurch oft Anfälle von Angst.

Röthe der rechten Wange, mit heftigem Brennen darin, besonders in freier Luft; zugleich Hitze der rechten Hand, mit Schauder am ganzen Körper, Kopfbenebelung, wie Trunkenheit, und jede Kleinigkeit übelnehmender Verdriefslichkeit (n. ¼ St.)

1075. Jählinge Hitze mit vielem Gesichtsschweifse,

---

*) Diese Röthe, selbst der kalten Theile, (vergl. 1107 und (834)) deutet auf die Kraft der Pulsatille, auch ohne Hizze Venen - Auftreibung, und Geschwulst derselben zu erregen, so wie schon andre, hier nicht angeführte Erfahrungen sogar Erzeugung von Krampfadern (Varices) durch Pulsatille andeuten. Vergl. 762 und 1084.

Zittern der Glieder und ohnmachtartiger Gesichtsverdunkelung. *)
Anfälle von fliegender Hitze (n. 12 St.)
Abends heiſs im ganzen Gesichte.
Jählinge Gesichtsröthe, mit Schauder an den Füſsen
und ängstlichem Zittern.
Hitze, Nachmittags, eine Stunde lang, im ganzen
Körper.
1080. Hitze am ganzen Körper, die kühlern Hände
ausgenommen, mit drückendem Kopfschmerze
über den Augenhöhlen und ängstlichem Gewim-
mer.
Aengstliche Hitze über den ganzen Körper, doch
ſo, daſs die Hände am meisten heiſs und bren-
nend sind, bei reiſsendem Kopfweh im Hinter-
haupte.
Es ist ihm, als wenn ihn eine allzu heiſse Luft
anwehete, die ihm Kopfweh errege.
A.euſsere Wärme ist ihm unerträglich;
die Adern sind angelaufen. **)
Früh, im Bette, Hitze und Empfindung, als wenn
Schweiſs ausgebrochen wäre.
1085. Neigung zu Schweiſse am Tage (n. 14; 80 St.)
Früh Neigung zu Schweiſse.
Leichter Frühschweiſs [Stf.]
Starker, übelriechender Nachtschweiſs [Störck a. a. O.]
Vierzehn Nächte hinter einander Nachtschweiſs [Fr.
H—n.]
1090. Schweiſs die ganze Nacht hindurch, bei betäub-
tem Schlummer, voll Schwärmerei und Durste
nach Bier. ***)
Schweiſs früh im Schlafe, welcher nach dem Er-
wachen vergeht.
Gelinder, allgemeiner Schweiſs.
(Im Nachtschweiſse Klamm (?) in den Händen und
Armmuskeln.)
Häufiger Schweiſs des Morgens (n. 48 St.)
1095. Schweiſs auf der rechten Seite des Gesichts.

---

*) Vergl. 92 — 94, 98, 99, 101, 102.
**) 1083 vergl. mit 1099, 1102, 1103, 1063.
***) Vergl. 80, 997, 1004.

Schweifs blofs auf der rechten Seite des Körpers.

Schweifs blofs auf der linken Seite des Körpers
(n. 40 St.)

Aengstlichkeit, als wenn er in einer heifsen Luft
wäre. *)

A e n g s t l i c h e   H i t z e ,   a l s   w e n n   e r   m i t   h e i s -
s e m   W a s s e r   b e g o s s e n   w ü r d e ,   b e i   k a l t e r
S t i r n e.

1100. Zittern am ganzen Körper, mit kaltem Schweifse
(n. 3 St.)

H e r z k l o p f e n   u n d   g r o f s e   A n g s t ,   s o   d a f s
e r   d i e   K l e i d e r   v o n   s i c h   w e r f e n   m u f s.

In den Kleidern ist es ihr zu heifs, und wenn sie
sie auszieht, so friert sie **) (n. 2 St.)

Fast minutenlanges Herzklopfen, ohne Angst.

Herzklopfen nach dem Mittagsmahle (n. 5 St.)

1105. Von Sprechen, Herzklopfen.

Aengstlichkeit Nachmittags, mit Zittern der Hände,
welche roth gefleckt, aber nicht heifs sind.

Das Kind krankt und stöhnt, wenn es getragen
seyn, oder seinen Stuhlgang von sich geben will.

Wenn's Abend ward (vier Abende nach einander)
fing er an, sich zu fürchten vor Gespenstern;
am Tage ebenfalls Angst, mit Zittern und Gefühl
von fliegender Hitze am ganzen Körper, obgleich
Hände und Gesicht blafs und kalt waren.

Ein ängstlicher Frühtraum, und nach dem Erwachen fortgesetzte Angst, Befürchtung und Muthlosigkeit über ein ungegründetes Schreckenbild
der Phantasie (dasselbe, was im Traume herrsch-
te) (n. 6 St.)

1110. Aengstlichkeit, weifs sich nicht zu lassen
(vor 1 St.)

Angst, glaubt zu Grunde zu gehen (n. 1 St.)

Angst in der Gegend des Herzens, bis zur Selbst-
entleibung, mit Empfindung von Brecherlichkeit
in der Herzgrube.

Aengstlichkeit, als wenn ihm ein Schlagflufs bevorstände, Abends nach dem Niederlegen, mit

---

*) Vergl. 1063.

**) Vergl. 1064.

Frost, Geräusche in den Ohren wie Musik, mit
Zucken in den Fingern der rechten Hand (n. ½ St.)
Zitterige Angst, als wenn der Tod bevorstände
(n. 1 St.)

1115. Aengstliche Sorge um seine Gesundheit.

Sorgenvollheit über seine häuslichen Angelegenhei-
ten, früh.

Kann nicht ohne Kummer über seine Angelegenhei-
ten nachdenken, früh (n. 3 St.)

Unruhiger Gemüthszustand, als wenn man seiner
Pflicht nicht Genüge thäte (n. 18 St.)

Höchste Unentschlüssigkeit.

1120. Fliehen der Geschäfte, Unentschlüssigkeit, keu-
chendes Athmen und Aufsersichseyn.

Er will bald diese, bald jene Arbeit, und giebt
man sie ihm, so will er sie nicht *) (n. 10 St.)

Selbst bei guter Laune verlangt das Kind bald diefs,
bald jenes.

Neidisch, habsüchtig, ungenügsam, gierig, möchte
gern alles allein haben.

Verdriefslichkeit, Abscheu vor Arbeit (n. 1 St.)

1125. In Weinen ausbrechende Mürrischkeit, wenn
man ihn in seinem Geschäfte unterbricht, (Nachmittags um 4 Uhr) (n. 36 St.)

Grämlichkeit (auch nach mehr. Stund.)

Sehr unzufrieden, weint lange, früh nach dem
Erwachen vom Schlafe.

Den ganzen Tag üble Laune und Unzufriedenheit,
ohne Ursache (n. 24 St.)

Von einer unangenehmen Nachricht verfällt er in
tiefe Traurigkeit und Verzagtheit (n. 20 St.)

1130. Düster, verdriefslich, sehr frostig.

Verdriefslich, nimmt sehr übel, was andere sagen
(n. ¼ St.)

Hypochondrische Mürrischkeit; er nimmt
alles übel.

Mürrisch, weinerlich, ängstlich [*Stf.*]

Er ist sehr stille [*Fr. H—n.*]

1135. Es tritt eine düstre, melancholische Stimmung
ein (n. 4 St.) [*Rckt.*]

Höchst mifsmüthig und verdriefslich [*Stf.*]

---

*) 1122, 1123 vergl. mit 318, 319.

Vor Verdriefslichkeit macht sich das Kind ganz steif.

Abends (gegen Sonnenuntergang), aufserordentlich mürrisch, will nicht antworten und nimmt alles übel.

Er stockt mit der Sprache; es verdriefst ihn, zu antworten.

1140. Jeder Gegenstand ekelt ihn an; es ist ihm alles zuwider. *)

Es ist ihr so still im Kopfe und alles so leer umher, als wenn sie allein im Hause und in der Welt wäre; sie mochte mit Niemanden sprechen, gleich als wenn die Umgebungen ihr nichts angingen und sie zu Niemand gehörte.

Er ist nicht gleichgültig gegen die Aufsendinge, aber er will sie nicht achten (n. 1 St.)

Er hat eine grofse Menge, aber wandelbarer, Ideen im Kopfe.

Uebereiltheit.

1145. Unaufmerksamkeit, verfährt voreilig, thut etwas anderes, als er selbst will (n. 2 St.)

Kann nur mit grofser Anstrengung sich im Reden richtig ausdrücken.

Im Schreiben läfst er einzelne Buchstaben aus.

Kopfarbeiten greifen ihn am meisten an.

1150. Abends, aufgelegter zu Geistesarbeiten, als zu andern Tageszeiten. *)

Nach dem Spazieren in der Stube verdriefslich und appetitlos (n. 48 St.)

Hat an nichts Gefallen, ärgert sich aber auch über nichts.

Aufserordentlich grillig und ärgerlich über alles, sogar über sich selbst.

---

*) 1141, 1143, 1153, Wechselzustände.
**) Heilwirkung.

Rhabarber, (Rheum . . . .).

Ein Gran frischer, guter, gepülverter Rhabarberwurzel wird auf gleiche Art, wie im Vorworte zum Arsenik gelehrt worden, durch dreistündiges Reiben mit Milchzucker- Auflösen, Verdünnen und Potenziren zur dreißigsten Kraft - Entwickelung ($\overline{x}$) gebracht zum homöopathischen Gebrauche.

— — —

In den tausend Jahren, seit diese Wurzel — zuerst durch die Araber — bekannt geworden ist, hat man sie theils (und zwar sehr oft) zu sinnlosen Ausfegungen des Darmkanals gemißbraucht, theils zur Stillung einiger Durchfälle angewendet, aber auch letzteres selten mit gutem Erfolge.

Hätte man gewußt, daß sie, wie jede andre Arznei, nur diejenigen Uebel leicht, gewiß und dauerhaft heilen könne, die sie selbst in jeder Hinsicht in Aehnlichkeit an gesunden Körpern hervorbringt, so würde man nicht so viele Jahrhunderte hindurch in Unwissenheit über die reinen, eigenthümlichen Wirkungen dieses schätzbaren Gewächses geblieben seyn, und nicht so viele nachtheilige Anwendungen von demselben gemacht haben.

Schon dieses kleine Verzeichniß der positiven Wirkungen der Rhabarber wird zu einigem, nutzbarem, homöopathischem Gebrauche derselben hinleiten; man wird sehen, in welchen genauen Fällen sie

durchaus hülfreich seyn müsse; man wird sehen, daſs
sie Zufälle hervorbringt, welche in ähnlichen bei vielen unsrer gangbaren (vorzüglich Kinder-) Krankheiten eine heilsame, homöopathische Anwendung verstatten und daſs sie daher sehr oft, und in welchen
bestimmten Fällen sie dienlich sey, ohne irre zu gehen.

Ein feinstes Streukügelchen mit der dreiſsigsten
Verdünnung befeuchtet ($\overline{X}$), reicht zu jeder homöopathischen Heil - Absicht hin, nöthigenfalls wiederholt;
fast stets ist das Riechen an ein damit befeuchtetes
Senfsamen groſses Streukügelchen genug.

Rhabarber.

Grofs. — Gfs.
Hornburg. — Hbg.
Rückert. — Rckt.
Teuthorn. — Trn.

Schwindel [*Sim. Paulli*....]
Im Stehen Anfall von Schwindel, wie von der Seite fallend [*Trn.*]
Benebelung im Vorderhaupte, es zieht darin herum [*Gfs.*]
Kopf ganz dumm, wie nach einem Rausche [*Trn.*]
5. Klopfender Kopfschmerz.
Es stieg wie aus dem Unterleibe ein Hämmern bis in den Kopf (n. 6 St.)
Kriebeln in der Schläfegegend [*Hbg.*]
Tief hinter den Stirnhügeln ein ziehender Schmerz [*Gfs.*]
Pulsweise klemmender Kopfschmerz bald im linken, bald im rechten Schlafbeine und über dem Wirbel (n. 15 St.) [*Hbg.*]
10. Gefühl von Schwere im Kopfe und abgesetztes Reifsen darin (während des Gehens) (n. 1 St.) [*Rckt.*]
Drückendes Kopfweh über den ganzen Vorderschädel [*Hbg.*]
Drückendes Kopfweh in der rechten Seite, besonders auf dem Wirbel und in den Schläfen (n. ½ St.) [*Hbg.*]
Dumpfes, pochendes Kopfweh im Vorderhaupte, am meisten im Stehen [*Trn.*]

Geringe Stiche über den Schläfen [*Trn.*]

15. Erst ein drückender, dann reifsender Kopfschmerz
bis in das Hinterhaupt.

Ein stumpfer, strammender, düseliger Kopfschmerz,
der sich über das ganze Gehirn verbreitet, am
schlimmsten aber auf dem Wirbel und in den
Schläfen ist.

Kopfweh, wie betäubend, wie verdreht im Kopfe,
und so ängstlich, als wenn er etwas Böses begangen hätte, doch mehr beim Bewegen und
Bücken.

Im Kopfe schwer, mit einer in demselben aufstei-
genden schwülen Hitze.

Beim Bücken ist's, als wenn sich das Gehirn bewegte.

20. Verdüsterung des Kopfs, mit aufgedunsenen Augen; nachgehends drückender Kopfschmerz über
der einen Augenhöhle, mit erweiterten Pupillen
(n. 1 bis 4 St.)

Am Rande des obern Augenlides ein Drüschen, welches drückenden und brennenden Schmerz macht.

Vor dem Einschlafen ein fressender Schmerz im linken Auge, als wenn Koth, Staub, oder ein In-
sect hineingekommen wäre, unter Auslaufen der
Thränen [*Hbg.*]

Die Augen thränen und wässern in freier Luft
[*Rckt.*]

Klopfender Schmerz in den Augen [*Trn.*]

25. Druck der Augenlider, auch wenn sie geschlos-
sen sind [*Gfs.*]

Ziehen in den Augenlidern [*Rckt.*]

Bald mehr, bald weniger zusammengezogene Pupillen [*Rckt.*]

Verengerung der Pupillen, mit einer innern Unruhe
verbunden (auf 16 St. lang.)

Augen wie blöde, und wenn er lange auf etwas
sieht, so thun sie weh, es drückt darin, als
wenn sie matt wären.

30. Jückendes Friesel an der Stirne und am Arme
(n. 36 St.)

Geneigtheit zum Zusammenziehen und Runzeln der
Stirnmuskeln [*Trn.*]

Spannende Empfindung in der Haut des Gesichts
[*Rckt.*]

Brausen im rechten Ohre und Empfindung in demselben, als wenn das Trommelfell erschlafft wäre, mit dumpfem Gehöre (als wenn es ihm vor
das Gehör gefallen wäre); das Brausen und die
Trommelfell - Erschlaffung liefs nach (das Gehör
ging auf) beim jedesmaligen starken Herabschluk-
ken, doch nur auf Augenblicke, und kam
gleich wieder.

Ein Knistern und Glucksen im Ohre und in den
Seitenmuskeln des Halses, welches auch äufserlich mit der Hand zu fühlen war.

35. Im linken Ohre ein Zwängen mit etwas Jücken,
welches nöthigt, mit dem Finger hineinzuboh-
ren [*Hbg.*]

Drücken im Gehörgange, als drückte man mit einem Finger von aufsen [*Rckt.*]

Zuweilen ein Klopfen in den Ohren, besonders
beim Bücken während des Schreibens [*Rckt.*]

Vorzüglich Wärme um die Nase herum [*Hbg.*]

Ein ziehender, gleichsam betäubender Schmerz die
Nasenwurzel entlang, der in der Nasenspitze ein
Kriebeln verursacht [*Gfs.*]

40. Druck, wie mit einem Finger in der Gegend der
Verbindung des Kopfs mit dem Nacken [*Rckt.*]

Ziehend quellende Empfindung im rechten Unterkiefer bis in die rechte Schläfe.

Wühlender Schmerz in den (hohlen) Zähnen, welche höher geworden zu seyn und zu wackeln
scheinen (n. 12 bis 24 St.)

In den linken Backzähnen ein, mit Kälteempfindung verbundener Schmerz, welcher einen Zusammenflufs des Speichels erregte [*Hbg.*]

In den linken obern Verderzähnen ein mit Kälteempfindung verbundener Schmerz [*Hbg.*]

45. Zusammenziehung des Schlundes *) [*Pallas*, Reise
III S. 235.]

Bitterkeit blos der Speisen, selbst der süfsen, aber
nicht vor sich im Munde (n. 10 St.)

---

*) Vom Kauen und Essen der Stengel und Blätter.

Das Gefühl der Zunge und der ganze Geschmack
geht einen Tag lang verloren *) [*Pallas* a. a. O.]
Saurer Geschmack im Munde [*Gfs.*]
Starker Appetit, doch widersteht das gutschmek-
kende Essen bald [*Gfs.*]

50. Bei gleichzeitigem Ekel gegen gewisse Dinge (z.
B. fettige, lätschige Speisen —) Appetit zu
mancherlei, doch kann er davon nicht
viel geniefsen, weil es gleich widersteht [*Gfs.*]
Das Essen schmeckt nicht recht, obgleich ziemli-
cher Appetit da ist, und widersteht bald [*Gfs.*]
Appetitlosigkeit.
Hunger, aber kein Appetit.
Es ist ihm wabblich (weichlich, ekel und brecherlich.)

55. Der Kaffee widersteht ihm, wenn er nicht sehr
süfs gemacht ist.
Trockenheit und Trockenheitsempfindung im Munde, ohne Verlangen nach Getränken.
Vollheit im Magen, als wenn er sich allzu
satt gegessen hätte, und bisweilen Schläfrigkeit darauf (n. 8 bis 12 St.)
Zusammenziehende Empfindung im Magen, mit
Uebelkeit verbunden (n. $\frac{1}{2}$ St.)
Drücken im Magen, als wenn er sehr mit Speisen
angefüllt wäre (n. $\frac{1}{2}$ St.) [*Hbg.*]

60. Aufgetriebenheit des Unterleibes nach Tische [*Gfs.*]
Drängen zum Stuhle nach Tische [*Gfs.*]
Uebelkeit in der Gegend des Magens [*Hbg.*]
Gefühl von Brecherlichkeit (n. $\frac{1}{4}$ St.) [*Gfs.*]
Uebelkeit, Leibweh [*Murray, Appar. Medic. IV.*
S. 392.]

65. Gefühl von Uebelkeit im Unterleibe
(n. 10 Min.) [*Gfs.*]
Drücken in der Gegend der Milz [*Rckt.*]
Stumpfes Stechen links gleich neben der Herzgrube
[*Gfs.*]
Ein Stich in der Herzgrube [*Rckt.*]
Heftiges Klopfen und tactmäfsiges, unschmerzhaftes
Glückern in der Herzgrube (n. 1$\frac{1}{2}$ St.) [*Hbg.*]

---

*) Vom Kauen der Stengel.

70. Gespanntheit des Unterleibes [*Gſs.*]
Beim Einathmen ein Druck in den Gedärmen, als
  wären sie voll von einer Flüssigkeit [*Gſs.*]
Kollern und Poltern im Unterleibe [*Hbg.*]
Quer über den Unterleib stumpfes, zwängendes
  Schneiden [*Hbg.*]
Einzelne, schneidende Schmerzen im Unterleibe,
  ohne Stuhl [*Rckt.*]
75. Druck in der Nabelgegend (sogleich) [*Gſs.*]
Druck in der Nabelgegend, die Därme wie heraus-
  drückend [*Gſs.*]
Schneiden in der Nabelgegend [*Gſs.*]
(Genuſs von einigen Pflaumen vermehrt das Leib-
  schneiden) [*Gſs.*]
Bauchweh, Aufblähung des Unterleibes [*Baker*, bei
  Murray, a. a. O. S. 396.]
80. Blähungen [*Hbg.*]
Ein schneidendes Bauchweh bald (¼ St.) nach dem
  Mittagessen; er muſs sich krumm biegen im Sizzen, um es zu erleichtern; am schlimmsten beim
  Stehen.
Schneidendes Ziehen in der linken Len-
  de unter den kurzen Ribben, und vorne
  in der linken Seite des Unterbauchs,
  gleich über dem Schaambeine; es wühlt
  in den Gedärmen herum [*Gſs.*]
(Scharfes) Schneiden in der linken Lende
  [*Gſs.*]
Ein Spannen in der linken Seite des Unterbauchs,
  unten gleich über dem Schaambeine, nach Tische
  (n. 8 St.) [*Gſs.*]
85. Drücken in der Gegend des Schaambeins, wie ein
  starker Druck mit der Daumenspitze [*Hbg.*]
Zucken in den Bauchmuskeln (n. 20 St.) [*Hbg.*]
Heftiges Schneiden in der Gegend der
  Lendenwirbel, als wenn es in ihrer Sub-
  stanz selbst wäre; vermehrt durch den
  Stuhlgang [*Gſs.*]
In den Bauchmuskeln eine quellend gluckernde
  Empfindung, gleich als wenn er es hören könnte.
Leibschmerzen vor und während des Stuhlganges,
  welche nach Vollendung des Stuhlganges nach-
  lassen.

90. Vor Abgang einer Blähung gehen kneipende Leibschmerzen voran (n. 24 St.)

Es kneipt *) ihm im Leibe, es thut ihm sehr
Noth (der Grimmdarm wird stark zur Ausleerung
erregt), aber er kann nichts verrichten, der Mastdarm ist unthätig (n. 24 St.)

Blähungen im Unterleibe scheinen nach der Brust
zu steigen, und davon hie und da Drücken und
Spannen zu verursachen.

Breiartiger, sauerriechender Stuhlgang;
bei seinem Abgange erfolgt Schauder,
und nach der Ausleerung erfolgt neues
Drängen mit Kneipen (Zusammenschnüren) in den Gedärmen (n. 6 St.) [*Gfs.*]

Oefteres Drängen zum Stuhle, worauf
ein dünner, mufsiger, übelriechender
Stuhl kommt, mit Leibschneiden, und
gleich nach dem Abgange Gefühl von
Stuhlzwang — trotz aller Anstreng-
ungen will nichts abgehen, obgleich
Drang zum Stuhle da ist — worauf nach
einiger Zeit wieder ein Abgang erfolgt; steht man endlich vom Nacht-
stuhle auf, so wird das nach und nach
gestillte Drängen wieder viel heftiger;
auch die Schmerzen im Leibe vermehren sich, die mit dem Abgange des Stuhlganges eintreten [*Gfs.*]

95. Früh, im Bette nach dem Erwachen, beim Aufdecken, Leibschneiden und Abgang von Blähungen (n. 14 St.) [*Gfs.*]

Bei Bewegungen und Gehen vermehrter
Drang zum Stuhle [*Gfs.*]

---

*) Nicht sowohl ein leicht flüssiger, reichlicher Stuhlgang,
oder schmerzloser Bauchflufs scheint die primäre Hauptwirkung der Rhabarber im Unterleibe zu seyn, als vielmehr kolikartiges, auch wohl vergebliches Treiben zu aus-
gearteten Kothstühlen. Da ihre Ausleerungen doch meistens Kothstühle sind, so kann sie in Herbstruhren nicht
passen, (ungeachtet ihres zum Theil ähnlichen Bauchwe-
hes) zumal da auch die übrigen Symptome der Rhabarber
von denen dieser epidemischen Uebel gröfstentheils ab-
weichen.

Eine Art Stuhlzwang (n. 5 St.) [*Hbg.*.]

In der Aftergegend eine schmerzhafte Empfindung, wie nach lang dauerndem Durchfalle [*Hbg.*]

Stuhlgang mit Schleim vermischt [*Hbg.*]

100 Stuhlgang erst von weichen, dann von harten Theilen; vorher und dabei heftiges Schneiden (n. 24 St.) [*Trn.*]

Stuhlgang, dessen erster Theil derb, der letzte flüssig war.

Durchfällige Kothabgänge mit Schleim.

Stuhlgänge graulichen Schleims.

Beim Gehen ein drückender Schmerz in dem Bauchringe, als wenn ein Bruch hervortreten wollte.

105. Feine, öftere, jückende Stiche in der letzten Leistendrüse.

Blasenschwäche: er mufste beim Harnen stark drücken, sonst wäre der Urin nicht völlig fortgegangen [*Hbg.*]

Treibt auf den Harn [*Murray* a. a. O. S. 400]

Brennen in den Nieren und in der Blase [*Fallopius . . . . .*].

Rothgelber Harn wie in Gelbsucht und hitzigen Fiebern [*Murray* a. a. O.S. 390.]

110. Urin hellgelb, in's Grünliche fallend [*Trn.*]

Harnbrennen (n. 20 St.)

(Oefterer Abgang vielen Harns.)

*   *   *
*

Stumpfe, schnelle Stiche unter der letzten Ribbe, beim Aus- und Einathmen (langanhaltend.)

Einzelne Stiche in der Brust (n. 6 St.)

115. (Beklemmung auf der Brust.)

Erst in den linken, dann auch in den rechten Brustmuskeln ein knisterndes Quellen, wie in kleinen Bläschen, ihm selbst hörbar und anhaltend.

Zusammendrang der Brust [*Brocklesby*, bei *Murray* a. a. O S. 396.]

Engbrüstigkeit: beim Tiefathmen giebt die Brust nicht genug nach, gleich als wenn vorn unter dem Halse eine Last auf der Brust läge, die sie niederdrückte [*Gfs.*]

Drückend einengender Schmerz über das Brustbein,
zuweilen auch einzelne Stiche [*Rckt.*]

120. Zur linken Seite des Brustbeins ein brennender
Schmerz [*Hbg.*]

Abends trockner Husten (n. 5 St.) [*Hbg.*]

Husten, mit Schleimauswurf, 5 Minuten lang
(n. 13 St.) [*Hbg.*]

Gelbe, bittre Milch bei säugenden Frauen [*Paulli-
ni*, bei *Murray* a. a. O. S. 390.]

Einfaches Wehthun beider Brustwarzen, deuchtend,
von Blähungen im Unterleibe herzurühren.

125. Ein lang anhaltender Stich in beiden Brustwarzen.

Steifigkeit im Kreuze und in den Hüften, er kann
nicht gerade gehen.

Einzelne Stiche in den Armen.

Reifsen in den Oberarmen und den Fingergelenken
[*Rckt.*]

Empfindung von Zucken in dem rechten Ellbogen.

130. Früh ein Zucken in den Armen und Händen,
auch am übrigen Körper, zwei Tage nacheinander.

In den Ellbogengelenken eine quellend gluckernde
Empfindung, bei Ruhe und Bewegung.

Reifsen in den Vorderarmen [*Rckt.*]

Die Muskeln des Vorderarms sind wie zusammengezogen, bei zitternder Bewegung der Hände
[*Rckt.*]

Empfindung wie von anfangendem Einschlafen in
der Unterseite des Vorderarms [*Rckt.*]

135. Aufgeschwollene Adern an den Händen (n. 2 St.)
[*Hbg.*]

Hitzgefühl und Hitze in der flachen Hand [*Rckt.*]

Kalter Schweifs der hohlen Hände, während der
Handrücken, so wie der übrige Körper, warm
war (n. 20 St.) [*Hbg.*]

Schweifs in der flachen Hand bei zugedrückten
Händen [*Rckt.*]

Vom Daumen bis in den kleinen Finger, quer über
die Hand ein Reifsen [*Hbg.*]

140. Ein heftig stechend reifsender Schmerz im Daumen (n. 3 St.)

Müdigkeit der Oberschenkel, wie nach
allzu grofser Anstrengung.

Von aufsen fühlbares und sichtbares Zucken einzelner Muskeltheile auf der hintern Seite des
Oberschenkels, vorzüglich wenn diese Muskeln
ausgedehnt werden, beim Sitzen und beim Heranziehen der Kniee im Liegen.

Die Schenkel schlafen ein, wenn man sie über einander legt.

Spannend drückender Schmerz in der linken Kniekehle bis in die Ferse.

145. In der Kniekehle eine quellend gluckernde Empfindung, gleich als wenn man es hören könnte.

Unschmerzhaftes Gluckern in der Kniekehle bis in
die Ferse.

Steifigkeit des Kniees, welches bei Bewegung
schmerzt.

Beim Stehen ein herabziehender Müdigkeitsschmerz
in der linken Kniekehle.

Müde Spannung in der rechten Kniekehle.

150. Stechen im linken Kniee beim Gehen [*Gfs.*]

Ein Herabgluckern im Unterschenkel, mit Stechen
verbunden.

(Früh, nach dem Aufstehen, Gefühl wie von Verrenkung des linken Fufsgelenkes, beim Auftreten
schmerzhaft) [*Gfs.*]

Stechen im linken Unterfufse auf der Randseite der
Sohle hinter der kleinen Zehe [*Hbg.*]

Ein brennender, absatzweiser Schmerz zwischen
dem innern Fufsknöchel und der Achillessenne,
als wenn von Zeit zu Zeit eine glühende Kohle
daran gebracht würde (n. 5 St.) [*Hbg.*]

155. Quer über den Fufsspann ein aus Reifsen und
Stechen zusammengesetzter Schmerz.

Ein stechendes Jücken in der Hohlung der Fufssohle.

In dem Ballen der linken grofsen Zehe eine quellend knisternde Empfindung.

Stechendes Jücken an der Wurzel der kleinen Zehe,
fast wie nach dem Erfrieren.

Mattigkeit beim Gehen, im ganzen Körper [*Trn.*]

160. Mattigkeit und Schwäche im ganzen Körper
[*Rckt.*]

Schwere des ganzen Körpers, als wenn man nicht
ausgeschlafen hat [*Hbg.*]

Alle Gelenke thun ihm mit einem einfachen Schmerze bei der Bewegung
weh (es liegt ihm in allen Gliedern) (n. 12 u. mehrern St.)

Es schlafen ihm die Glieder ein, auf denen er liegt.

Schwere im ganzen Körper, so wie wenn
man aus einem tiefen Schlafe erwacht.

165. Oefteres Gähnen [*Gſs.*]

Schläfrigkeit.

Schläfrigkeit [*Hbg.*]

Macht Schlaf [*Fordyce*, bei *Murray* a. a. O. S. 393.]

Vor dem Einschlafen streckt er unwillkührlich die
Hände über den Kopf [*Hbg.*]

170. Nachtphantasie im unruhigen Schlafe, als ginge
er umher in halbbewuſstlosem Zustande, halb
träumend, halb wachend [*Hbg.*]

Währenden Schlafes schnarchendes Einathmen (n. 1 St.)

Nachts Träume von verdrieſslichen, kränkenden
Dingen.

Aengstliche Träume von verstorbenen Verwandten
[*Trn.*]

Lebhafte Träume traurig ängstlichen Inhalts.

175. Währenden Schlafes streckt er die Hände über
den Kopf.

Im Schlafe ist er unruhig, wimmert und biegt den
Kopf zurück.

Das Kind wirft sich die Nacht herum, fängt mehrmals an zu schreien, und erzählt zitternd, daſs
Männer da wären.

Das Kind ist blaſs; im Schlafe närgelt sie zänkisch,
und hat convulsivisches Ziehen in den Fingern
und in den Gesichtsmuskeln und Augenlidern.

Abends, im Schlafe, redet er irre und geht im Bette
herum mit verschlossenen Augen, ohne zu reden,
und hat dabei groſse Hitze.

180. Früh, nach dem Schlafe, Trägheit und ein heftig klemmender und spannender Kopfschmerz,
quer über die ganze Vorderhälfte des Kopfs [*Hbg.*]

Nach dem Erwachen kann sie sich lange nicht besinnen.

Nach dem Schlafe fühlt er eine Schwere im ganzen
Körper.

Nach dem Schlafe sind ihm die Augen mit Augenbutter zugeklebt.

Nach dem Schlafe ist ihm der Mund mit übelriechendem Schleime überzogen.

185. Nach dem Schlafe hat er einen fauligen Geschmack
im Munde.

Nach dem Schlafe riecht er übel aus dem Munde
(hat einen stinkenden Athem).

Nach dem Schlafe hat er Drücken in der Herzgrube,
welches sich beim Einathmen über das Brustbein
verbreitet und in einen Zerschlagenheitsschmerz
übergeht.

(Unbedeutender Frost, früh) [*Trn.*]

Er hat Schauder, ohne äußerlich kalt zu seyn
(n. ½ St.)

190. Von Zeit zu Zeit die eine Backe blaß, die andre
roth, oder beide ganz blaß.

Abwechselnd Frost und Hitze, nur zu 2 Minuten,
dabei ganz müde und ängstlich, alles war ihr zuwider, selbst das ihr sonst Liebste.

Er fühlt sich über und über heiß, ohne Durst zu
haben (n. 2 St.)

Er hat Hitze an den Händen und Füßen, ohne daß
die Arme und Oberschenkel heiß sind, bei kühlem Gesichte.

Hitze und Hitzgefühl in den Backen [*Rckt.*]

195. Wärme am ganzen Körper ohne Durst [*Hbg.*]

Hitze des Körpers und Unruhe [*Murray* a. a. O.
S. 391.]

Schneller Puls [*Hbg.*]

Gelbfärbender, nach Rhabarber riechender Schweiß
[*Menzel* u. *Tilling*, bei *Murray* a. a. O. S. 390]

Kühler Schweiß im Gesichte, vorzüglich um den Mund und die Nase (n. 3 St.)

200. Er schwitzt bei geringer Anstrengung an der
Stirne und auf dem Haarkopfe.

Irrereden [*Brocklesby* a. a. O.]

Er schweigt still, und nichts macht auf ihn Eindruck.

Er ist träge und maulfaul.

23 *

Mürrisch, still vor sich hin [*Trn.*]

205. Wimmernde, ängstliche Verdriefslichkeit.

Das Kind verlangt mancherlei mit Ungestüm und Weinen.

Geisteszustand, als wenn man halb eingeschlafen wäre (n. 1½ St.) [*Rckt.*]

Düstere Gemüthsstimmung; er kann nicht lange bei einer Beschäftigung bleiben [*Rckt.*]

———

Wurzel-Sumach, (Rhus radicans oder auch toxicodendron genannt).

(Der frischausgeprefste Saft mit gleichen Theilen Weingeist gemischt und bis zur dreifsigsten Kraft-Entwickelung (x) verdünnt und potenzirt, wie im Vorworte zu Pulsatille gelehrt worden ist.

Bei genauer Erwägung und Vergleichung der Symptome dieser merkwürdigen und schätzbaren Arzneisubstanz lassen sich ungemein viel charakteristische Eigenheiten derselben wahrnehmen.

Um nur eine anzuführen, so wird man jene (bei nur sehr wenigen andern Arzneien und bei letztern auch nie in so hohem Grade anzutreffende) Wirkung bewundern: die stärksten Zufälle und Beschwerden dann zu erregen, wann der Körper oder das Glied am meisten in Ruhe und möglichst unbewegt gehalten wird. Weit seltener ist das Gegentheil zu beobachten, als Wechselwirkung, nämlich die Erhöhung der Zufälle bei Bewegung. Die andern auffallenden Eigenheiten wird jeder leicht selbst in folgendem, mit Wahrheit und Treue geführten, Symptomen-Verzeichnisse des Wurzelsumachs auffinden.

So wird auch jeder, welcher die Symptome der Zaunrebe aufmerksam dagegen hält, auf der einen Seite eine starke Aehnlichkeit mit denen des Wur-

zelsumachs, auf der andern Seite aber treffende
Gegensätze unter ihnen wahrnehmen. Wie auffallend
ist nicht die Erhöhung fast eben solcher Symptome,
als von Wurzelsumach beobachtet werden, bei der
Zaunrebe während der Bewegung des Körpers und
ihre Besänftigung durch Vermeidung aller Bewegung
—, im geraden Gegensatze dessen, was vom Wurzelsumach bewirkt wird! Und aus den Symptomen
dieser beiden antagonistischen Schwester - Arzneien
wird man dann wohl abnehmen können, woher es
kam, dafs beide (jede, wohin sie gehörte) die ange-
messensten homöopathischen Heilmittel der bösen
Seuche seyn konnten, welche vom Sommer 1813 an
die vom Kriege am meisten heimgesuchten Länder
verwüstete. Keine Behandlung dieses Typhus, welche sich auf Vermuthungen, aus der gemeinen The-
rapie hergeleitet, stützte, so wie keine andre Cur-
methode ohne Ausnahme konnte etwas gegen die
schlimmern Fälle ausrichten (die leichtern wurden
ohnehin durch die liebe Naturkraft zur langsamen,
obwohl sehr schwierigen Genesung gebracht); blofs
die Anwendung der hier homöopathisch hülfreichen
Arzneien, des Wurzelsumachs, abwechselnd mit der
Zaunrebe (wie sie von mir im sechsten Stücke des
allgemeinen Anzeigers der Deutschen 1814 kürzlich
beschrieben worden ist) konnte diese Kranken alle
heilen und heilte sie unter sorgfältigen Händen, während die übrige Arztwelt sich nur um die ver-
muthliche innere Natur dieser Krankheit vergeblich stritt und dabei die Kranken zu Tausenden
heim gehen liefs zu ihren Vätern. Gab es irgend einen
Triumph für die einzig wahre, für die homöopathische
Heilkunst, *) so war es dieser.

----

*) Mir starb nicht ein einziger von 183 Kranken in Leipzig,
was bei der damals russischen Regierung in Dresden viel

Die Wirkungsdauer grofser Gaben Wurzelsumach
dehnt sich auf sechs Wochen hin aus, die der kleinern vermindert sich nach Mafsgabe der Kleinheit
derselben. Dieser langwierigen Wirkung wegen ist
auch die anfängliche homöopathische Symptomener-
höhung von längerer Dauer, als bei den meisten der
übrigen Gewächsarzneien, so dafs man, selbst beim
Gebrauche der kleinsten Gaben, oft erst 24 Stunden
nach der Einnahme des Mittels die Besserung hervorkommen sieht. Deshalb mufs, wenn bei irgend einer
andern, so besonders bei der Wahl dieser Arznei das
homöopathische Gesetz sorgfältig zur Führerin genommen werden. Die Nachtheile der verfehlten Wahl
hebt oft die Zaunrebe, zuweilen der Schwefel, zuweilen der Kampher oder der rohe Kaffee, je nach
den erregten übeln Zufällen.

Nach vielfältig wiederholten und erneuerten Erfahrungen kann ich versichern, dafs man nie den ganzen, unverdünnten Saft, selbst nicht in chronischen
Uebeln und bei sonst robusten Körpern homöopathisch
anzuwenden hat, wenn man mit Sicherheit handeln
will. Blofs in sehr tiefer Verdünnung (nach mehr-
jähriger, genauer Prüfung, Decillion-Verdünnung)
wird man zur stärksten Gabe nie mehr als ein feinstes Streukügelchen mit der dreifsigsten Verdünnung
befeuchtet ($\frac{\cdot}{X}$), zur Gabe nöthig haben, dem jedoch
das einmalige Riechen an ein Streukügelchen, deren
20 einen Gran wiegen, seiner Milde und gleichen
Heilkräftigkeit wegen noch vorzuziehen ist, — was
auch dagegen die allöopathische gemeine Praxis, welche
nur Quentchen, Scrupel und mindestens Grane und
ganze Tropfen zum Gebrauche der Arzneigewächse
kennt, in ihrem Unverstande spötteln mag. Blos reine

Aufsehn erregte, aber von den medicinischen Behörden in
Vergessenheit gebracht ward.

Erfahrungen und gewissenhafte, unbefangene Beob-
achtungen können und dürfen in einer so wichtigen
Angelegenheit, als das Heilen der Krankheiten der
Menschen ist, entscheiden.

In den letzten Jahren hat auch vielfältige Erfahrung gelehrt, dafs der Wurzelsumach das hülfreichste
und specifische Mittel ist für die oft tödtlichen Uebel
von Verheben, übermäfsiger Anstrengung der Muskeln,
und Quetschungen; ein einmaliges Riechen an ein
Senfsamen grofses, mit der dreifsigsten Kraft-Entwickelung befeuchtetes Kügelchen bewirkt diese zau-
berähnliche Heilung.

Wurzelsumach.

Fz. — Franz.
Rckt. — Rückert.
Stf.. — Stapf.
Fr. H—n. — Fr. Hahnemann.
Hbg. — Hornburg.
Lhm. — Lehmann.
Mchlr. — Michler.
Sr. — Schröder.
Hb. u. Ts. — Hartlaub und Trinks.

———

Aus dem Bette aufgestanden, ist sie wie betrunken und glaubt, umzufallen.

Sie hat es so sehr im Kopf, kann nicht gut stehen,
kann sich nicht erhalten.

Heftiger Schwindel beim Niederlegen, mit Furcht,
als müsse er sterben (n. 10 St.)

Schwindel: es ging alles mit ihr herum; am
schlimmsten beim Gehen und Stehen, auch (doch
weniger) beim Sitzen, beim Liegen aber gar
nicht. *)

5. Beim Gehen taumelig, schwankend und torkelig
im Körper, ohne schwindlich im Kopfe zu seyn.

Beim Gehen im Freien Empfindung, als wenn sich
etwas im Kopfe drehete, und doch kein Schwindel.

Schwindel [*Alderson*, in Samml. br. Abth. *f.* pract.
Aerzte *XVII. I.*]

Sehr starker Schwindel [*Zadig*, in *Hufel. Jour.*
V. III.]

Schwindel als würde er in die Höhe gehalten,
während des Sitzens [*Fz.*]

———

*) Vergl. 311.

10. Abwesenheit der Gedanken im Gehen, nach Ti-
sche (u. 28 St.) [*Fz.*]
Schwanken und Torkeln im Gehen, ohne Schwin-
del [*Rckt.*]
Er torkelt im Gehen immer rechts [*Fz.*]
Wüstheit des Kopfs, ohne bestimmten Schmerz
[*Stf.*]
Schwindel und Dummlichkeit im Kopfe [*Fr. H—n.*]
15. Düselig im Kopfe [*Stf.*]
Schwäche im Kopfe; drehte sie den Kopf, so war
sie ganz ohne Besinnung; bückte sie sich, so war
es, als könne sie nicht wieder aufkommen [*Hbg*].
Schwindel [*Hb.* u. *Ts.* aus *Huf. Journ. LXI.* Bd,
4. Heft. *S.* 28 in reiner Arzneimittellehre von
Hartlaub u. *Trinks*, 3r. Band.]
Beim Sitzen, so dumm im Kopfe, wie trunken;
beim Aufstehen, so schwindlich zum Vor - und
Rückwärtsfallen. *)
Beim Gehen, schwindlich, als sollte sie vorwärts
fallen. **)
20. Früh, beim Aufstehen ganz düselig; er ist kaum
vermögend, sich auf den Beinen zu halten.
Der Kopf ist düster und dumm.
Ein betäubtes Wesen, eine Schwäche im Kopfe.
Eingenommenheit des Kopfs (sogleich) [*Fz.*]
Eingenommenheit des ganzen Kopfs (n. ½ St.) [*Lhm.*]
25. Eingenommenheit des Kopfs und Unlust zu litte-
rarischen Arbeiten [*Rckt.*]
Er ist abgespannt, das Denken fällt ihm schwer
und das Sprechen wird ihm sauer, oder ist ihm
ganz zuwider [*Stf.*]
Mehrtägige Abspannung des Geistes, er konnte keinen Gedanken zusammenbringen und war fast
stupid ***) [*Stf.*]
Sehr langsamer Ideengang [*Stf.*]
Vergeßlichkeit: er kann sich der nächsten Vergan-
genheit nicht entsinnen [*Stf.*]
30. Das Gedächtniß ist sehr stumpf; er besinnt sich

---

*) Vergl. 311.
**) Vergl. 311.
***) Von Befeuchtung der Finger mit einer starken Gift - Su-
mach - Tinktur.

schwer, selbst auf die bekanntesten Dinge und
Namen, und zuweilen wieder ganz deutlich und
hell, wenn er keinen Fieberfrost hat [*Fz.*]
Gedächtnifsschwäche.

Gedankenlosigkeit: es ist, als wenn er in Gedanken wäre und hat doch Mangel an Ideen.

Beim Gehen, so düselig, als sähe er die vor den
Augen befindlichen Menschen nicht vor sich.

Wenn sie gegangen ist, oder sie sich bückt, ist's
ihr wie drehend, aufserdem nicht.

35. Eine Gedankenlosigkeit, wie von Schwindel vor
den Augen, oft gleichsam eine Abwesenheit aller
Gegenstände.

Gedankenlosigkeit: z. B. wenn er 12 schreiben
wollte, so setzte er die 1 hin, auf die 2 aber
konnte er sich nicht besinnen; wenn er Papier
in den Händen hatte, mufste er sich erst besinnen, was er eigentlich in den Händen habe.

Kopfschmerz, wie betäubt, und Sumsen im Kopfe.

Eingenommenheit des Kopfs (sogleich.)

Eingenommen ist der Kopf und wie betrunken,
früh (n. 12 St.)

40. Taumeliger Kopfschmerz, welcher den ganzen
Kopf einnahm; beim Schreiben vergingen ihm
die Gedanken und das Gedächtnifs, und er konnte
sich nicht besinnen.

Der Kopf ist voll und schwer, mit Empfindung beim
Bücken, als fiele das Gehirn vor [*Fz.*]

Beim Schütteln des Kopfs Empfindung, als wenn
das Gehirn los wäre und an den Schädel an-
fiele [*Fz.*]

Kopfwch quer durch die Stirne [*Alderson* a. a. O.]

Kopfweh im Hinterhaupte, welches beim Rückwärtsbiegen des Kopfs vergeht [*Fz.*]

45. Bei starker Bewegung der Arme drückender
Kopfschmerz in der Stirne, wie mit einer
stumpfen Spitze (n. 25 St.) [*Fz.*]

Drücken und Ziehen an der linken Seite des Haar-
kopfes nach oben zu [*Fz.*]

Drückendes Ziehen an der linken Seite des Haarkopfs [*Fz.*]

Eingenommenheit des Kopfs, Drücken in der rechten Schläfe, und dicht über und hinter der rech-

ten Augenhöhle, ein Herabdrücken, wie von einer Last.

Drücken in den Schläfen.

50. Kopfweh, als wenn die Augen zum Kopfe herausgedrückt würden, mit Gähnen und Frost, ohne Durst.

Wenn er sich bückt, ist's als wenn er nicht wieder in die Höhe könnte; es hindert ihn im Genicke; es ist beim Bücken, als wenn ihm eine Menge Blut in's Gehirn schösse.

Es ist immer etwas Schweres im Kopfe, und beim Bücken ist's, als wenn ein Gewicht vor in die Stirne fiele, und den Kopf herabzöge, wobei es ihm heiß im Gesichte wird.

Ein hervordrückender Kopfschmerz hinter dem linken Auge.

Kopf so schwer, daß sie ihn gerade aufwärts halten mußte, um die in der Stirn hervordrückende Last zu mindern.

55. Schwer und düster im Kopfe, wenn er die Augen wendet; der Augapfel selbst thut weh.

In den Schläfen ist's so schwer, als wenn es da schmerzhaft herunter drückte.

Kopfweh, als wenn das Gehirn von beiden Schläfen her zusammengedrückt würde.

Nach vorgängiger, blos innerlicher Hitze, einzig im Kopfe, bei trockenen Lippen mit Durste, heftiger Kopfschmerz, als wenn er die Stirn auseinanderpressen wollte, mit einer außerordentlichen Schwere darin, vorzüglich wenn sie aus der freien Luft in die Stube kommt, oder beim Aufwachen aus dem Mittagsschlafe; sobald sie sich aber Abends in's Bette legt, ist der Kopfschmerz weg.

Ein brennendes Drücken am rechten Schläfebeine.

60. Ein nach oben zu strahlendes Drücken in der rechten Schläfe Abends im Bette, bei Ruhe am schlimmsten; er mußte, um es zu erleichtern, sich bald setzen, bald aus dem Bette gehen.

Ein wirkliches Reißen herüber und hinüber im Kopfe, beim Bücken stärker, Abends von 5 Uhr an bis zum Schlafengehen.

Reifsender Schmerz in der rechten Schläfe (n. ⅞ St.)
[*Mchlr.*]

Einfaches Reifsen quer über den Haarkopf, äufserlich [*Fz.*]

Kopfweh, Ziehen im Hinterkopfe und in den Schläfen, mit Drücken in den Augen, ist so arg, dafs
es ihn früh (4½ Uhr) aus dem Bette treibt.

65. (Kopfweh wie von verdorbenem Magen.)
Reifsender und drückender Kopfschmerz.

Aus dem Schlafe erwacht, bekommt er bei Oeffnung
der Augen schnell ein heftiges Kopfweh, zuerst
in der Stirne hinter den Augen, als wenn das
Gehirn zerrissen wäre, wie nach einem Brannt-
weinrausche, durch Bewegung der Augen verschlimmert; dann im Hinterkopfe, wie Zerschlagenheit des kleinen Gehirns; in den Schläfen
entsteht ein Herauspressen.

(Kopfweh in der linken Seite und im Hinterkopfe,
wie wund, bis in die Zähne.)

Wenn sie steigt, ist es ihr, als wenn's ihr in den
Kopf träte, sie fühlt alle Tritte darin.

70. Zuweilen ein Schwappern im ganzen Gehirne.

Ein Laufen und Krabbeln über die Stirne und Nase
im Aufrechtsitzen, welches beim Bücken vergeht [*Fz.*]

Beim Gehen wie ein Schwanken des Gehirns.

Stiche im Kopfe herauswärts.

Feines Pochen in der rechten Seite des Kopfs.

75. Brennen im Kopfe und fein pochender oder pik-
kender Kopfschmerz.

Ein brennender Schmerz zuweilen im Hinterkopfe,
zuweilen in der Stirne.

Eine brennend kriebelnde Empfindung in der Stirne.

Er fühlt den Puls hinten im Kopfe.

Einige ganz feine, heftige Stiche im rechten Schlafe
einwärts.

80. Der Kopf ist ihr wie zu voll und schwer (mit
Ohrenklingen), dabei zuweilen Stiche zur linken
Schläfe heraus.

Eine Schwere oben im Kopfe, nach dem Gehen.

Ein einzelner, vier Minuten anhaltender Stich im
Kopfe, über dem Auge, von innen heraus, währ-

end des Essens; dann Uebelkeit und Vollheit; es
kam ihr so warm in die Höhe von innen.

Kopfweh: einzelne Rucke im Hinterhaupte, Nachmittags.

Bald nach dem Essen ein Reifsen im Obertheile des
Kopfs, an welcher Stelle er auch äufserlich beim
Befühlen weh thut; zuweilen nimmt der ziehende
Schmerz den ganzen Kopf ein.

85. Ein schmerzhaftes Kriebeln im Kopfe, wie ein
Graben mit einer Nadel, ein fein stichliches
Graben.

Nach dem Spazieren im Freien Kopfweh, wie
Kriebeln.

Nachmittags ein Kriebeln auf einer Stelle des Hin-
terkopfs, als wenn sich ein Eitergeschwür daselbst bilden wollte.

Ein Kriebeln auf der Kopfhaut (n. 72 St.)

Kopfschmerz wie äufserlich, gleichsam die Haut
zusammenziehend, gleich als würde sie bei den
Haaren gerauft, und dennoch ist der Kopf beim
Befühlen nicht schmerzhaft.

90. Haarkopf sehr schmerzhaft beim Befühlen und Zurückstreichen der Kopfhaare.

Der Kopf schmerzt äufserlich beim Befühlen wie
Blutschwär.

Fressendes Jücken auf dem Haarkopfe, auf der
Stirne, im Gesichte und um den Mund, wo frie-
selartige Blüthen hervorkommen.

Gegen Abend, in den Nackenmuskeln, Schmerz,
als wenn die Theile eingeschlafen wären, und
als wenn man den Kopf allzu lange aufrecht gehalten hätte.

Gesichtsblässe [*Fr. H—n.*]

95. Krankes Ansehen, eingefallenes Gesicht, blaue
Ränder um die Augen (n. 18 St.) [*Stf.*]

Spitzige Nase, drei Tage lang [*Fr. H—n.*]

Das Gesicht ist entstellt und verzogen; die linke
Seite ist wie kürzer zusammengezogen, die rechte
wie verlängert (n. 22 St.) [*Stf.*]

Röthe und Schweifs des Gesichts, ohne Durst
(n. 1 St.) [*Fr. H—n.*]

Abschälen der Gesichtshaut [*Fr. H—n.*]

100. Heftige Geschwulst des Gesichts; der Kopf wird
noch einmal so dick; eine Art phlegmonöser Blat-
terrose, wobei er das Bett 4 Wochen lang hüten
mufste *) [*Van Mons,* bei *Du Fresnoy* über
den wurzelnden Sumach, *Halle,* 1801.]

Rosenartige Anschwellung des Gesichts und Halses *) (Annalen der Heilkunde, 1811. *April.*)

Grofse Geschwulst des Kopfs, des Gesichts und der
Augenlider, so dafs er sie über 24 Stunden nicht
öflnen konnte [*Du Fresnoy* a. a. O.]

Starke Geschwulst des Gesichts [*Du Roy, Harbke-
sche* Baumzucht *II.* S. 308.]

Geschwulst des Gesichts, vorzüglich der Augenlider und Ohrläppchen [*Fontana in Fdinb. med.
comment. II* 11.]

105. Geschwulst des Kopfs bei Einigen [*Dudley,* bei
Du Fresnoy a. a. O.]

Heftiges Brennen an der Geschwulst des Gesichts,
der Augenlider und Ohrläppchen [*Fontana* a. a. O.]

Unerträgliches Jücken an der Geschwulst des Gesichts, der Augenlider und Ohrläppchen [*Fontana*
a. a. O.]

Geschwulst des Kopfes, des Halses und der Brust
bis zum Nabel [*Hbg.*]

Strammung und Geschwulst des Gesichtes (d. 3 T.)
[*Hb.* und *Ts.* aus *Huf. Jour. LXI.* Bd. S. 28.]

110. Gesicht und Hände so angeschwollen, dafs er
in 8 Tagen die Augen nicht öflnen konnte, und
sein Gesicht gar keine menschliche Gestalt hatte
[*Hb.* u. *Ts.*]

Feine Schülfer im Gesichte (d. 11 T.) [*Hb.* u. *Ts.*]

Gesichtsröthe und Gesichtsschweifs, ohne Durst
(n. 1 St.)

Geschwulst der Lippe und Nase, dann blasse Geschwulst des Gesichts; den dritten Tag stieg die
Gesichtsgeschwulst, mit brennendem Schmerze,
die Augenlider von Geschwulst verschlossen, die
Augen thränend; den vierten und fünften Tag war
das Gesicht mit Bläschen voll gelben Wassers besetzt, sie platzten auf und näfsten wenig; die

---

*) Von Ausdünstungen des Strauchs und vom Abpflücken.
**) Vom Dunste des Strauchs.

Geschwulst des Gesichts dauerte 8 Tage, unter
dem Kinn länger; sie schuppte sich kleienartig
ab *) [Annalen der Heilkunde, a. a. O.]
Ziehen und Reifsen in der Augenbrau-
gegend und in den Backenknochen
[*Rckt.*]

115. Entzündung der Augenlider [*Du Fresnoy* a. a. O.]
Ein beifsendes Jücken am rechten obern Augenlide
(welches nach einigem Reiben vergeht) [*Fz.*]
Zuckende Empfindung im linken obern Augenlide
(n. 48 St.) [*Fr. H—n.*]
Eine aus Zucken und Zusammenziehen bestehende
Empfindung im rechten untern Augenlide [*Fz.*]
Das rechte obere Augenlid deuchtet geschwollen zu
seyn und drückt, welches in der freien Luft ver-
geht (n. 26 St.) [*Fz.*]

120. Die Augenlider sind trocken und werden immer
wie von Schläfrigkeit angezogen, Abends [*Fz.*]
Fippern der Augenlider mit Trockenheitsempfindung
daran, während eines fieberhaften Frostes [*Fz.*]
Entzündung der Augenlider [*Du Fresnoy* a. a. O.]
Jücken im rechten äufsern Augenwinkel (n. 27 St.)
[*Fz.*]
Am untern linken Augenlide, gegen den innern
Winkel zu, eine rothe, harte Geschwulst, wie
ein Gerstenkorn, mit drückendem Schmerze, sechs
Tage lang (n. 48 St.) [*Fr. H—n.*]

125. Empfindung von Geschwulst im rechten innern
Augenwinkel [*Fz.*]
Beifsen wie von einer scharfen Säure im rechten
Auge [*Fz.*]
Gesichtsschwäche: die Gegenstände sind bleich **).
Es ist ihr wie ein Flor vor den Augen, sie kann
nicht gut sehen.
Wenn er das Auge drehet, oder etwas darauf drückt,
thut der Augapfel weh; er kann es fast nicht
wenden.

130. Es drückt im Auge als wenn Staub drin wäre.
Drückender Schmerz in den Augen.
Starke Geschwulst der Augenlider (d. 4. T.) [*Hb.* u. *Ts.*]

---

*) Vom Bespritzen der Hand mit Safte.
**) Von Befeuchtung der Finger mit einer starken Gift - Su-
mach - Tinktur.

Die Augen schlossen sich wegen starker Geschwulst
und wurden entzündet (d. 4. T.) [*Hb.* u. *Ts.*]

135. Augenweh [*Hb.* u. *Ts.*]
Periodisches Schneiden in den Augen; es fällt ihm
schwer, die Augenlider des Morgens zu öffnen [*Sr.*]
Drücken im Auge bei angestrengtem Sehen.
Drücken wie von Entzündung im linken Auge, wel-
ches im innern Winkel roth und Abends von Au-
genbutter zugeklebt ist.
Drückender und zusammenziehender Schmerz in den
Augen, Abends.

140. Brennend drückende Empfindung im Auge von
Abends bis früh; Morgens nach dem Aufstehen
vergeht's.
Früh ist das Weifse des Auges roth, mit brennen-
dem Drücken darin; die Augen waren wie her-
vorgetreten.
Die Augen sind roth und früh mit Eiter zugeklebt.
Die Augen sind ihr früh mit eiterigem Schleime zu-
geklebt.
Augenentzündung.

145. Triefende, mit Wasser unterlaufene Augen.
Abends Thränen der Augen, mit Brennschmerz.
Ein Beifsen in den Augen; früh die Augen mit
Butter zugeklebt.
Beifsen auf der innern Fläche der untern Augen-
lider (n. 2 St.)
Augenlider, in kalter Luft, wie wund, von salzigen
beifsenden Thränen.

150. Trockenheitsempfindung der Augenlider, vorzüglich im innern Winkel.
Abends (um 8 Uhr) eine Schwere und Starrheit
in den Augenlidern, wie Lähmung, als wenn es
ihm schwer würde, die Augenlider zu bewegen.
Stiche unter dem Auge.
An der innern Seite der Augenhöhle im Knochen,
nach der Nase zu, Zerschlagenheitsschmerz.
Ein Drücken mit feinen Stichen am Jochbeine.

155. Ein Drücken auf dem Stirnbeine, das sich immer mehr erhöhet und dann plötzlich aufhört [*Fz.*]
Ein dumpfes Ziehen auf der linken Seite der Stirne
durch den linken Backen, die Kinnlade herab,

durch die Muskeln und die Zähne, als wollte sich
ein Zahnschmerz bilden [*Lhm.* a. a. O.]

Feines, schmerzhaftes Reifsen hinter dem linken
Ohre [*Hbg.*]

Klingen im rechten Ohre beim Gehen (n. 1½ St.)
[*Mchlr.*]

Zwei heftige, kurz auf einander folgende Knalle
im linken Ohre, als wenn das Trommelfell
platzte, beim Liegen während des Einschlafens
bei der Mittagsruhe, so dafs er jedesmal erschrack
und zitternd auffuhr, dann aber bald wieder ein-
schlief (n. 4 St.) [*Mchlr.*]

160. Schmerzhaftes Pochen, die Nacht, im innern Ohre.
Ohrzwang.

Ein jählinger, ziehender Schmerz in den Ohren, so,
als zöge man einen Faden durch [*Sr.*]

Vor dem rechten Ohre Empfindung als wenn etwas
hineinbliese, oder davor läge.

(Sausen vor dem Ohre.)

165. Pfitschen vor den Ohren, wie von jungen
Mäusen.

(Ein jückendes Kriebeln in den Ohren, als wenn etwas Lebendiges darin wäre; sie mufste mit dem
Finger hineinbohren.)

Geschwulst der Nase, der Ohren und des Halses
[*Hb.* u. *Ts.*]

Nasenbluten, öfters, fast blos beim Bücken.

Nasenbluten, die Nacht (n. 4 St.)

170. Nasenbluten [*Hbg.*]

Empfindung von Härte und Geschwulst unter der
Nase, die beim Befühlen vergeht [*Fz*]

Spannen unter dem rechten Nasenloche [*Fz.*]

Nasenspitze ist roth und bei Berührung schmerzhaft,
als wenn sie schwären wollte (n. 8 Tagen.) [*Fz.*]

Krustiger Ausschlag neben dem linken Nasenflügel
und unter der Nase (n. 48 St.) [*Fr. H—n.*]

175. Heifses Brennen unter der linken Na-
senöffnung, so dafs der Athem heifs
herauszukommen scheint, welches in der
freien Luft vergeht [*Fz.*]

Früh, Nasenbluten (n. 40 St.)

Nasenbluten beim Räuspern und Raksen.

Wundheitsempfindung an den Nasenlöchern.

Ein flechtenartiger Ausschlag um Mund und Nase, zuweilen mit zuckendem und brennend jückendem Schmerze darin (n. 24 St.)

180. (An der Backenfalte eine Eiterblüthe, welche, an sich unschmerzhaft, beim Befühlen wie feine Nadel sticht.)

(Bläschen um den Mund, welche brennen, und am Nasenloche.)

Kälte im verschlossenen Munde, als zöge Wind hinein, mit Brausen im linken Ohre [*Fz.*]

Ein Blüthchen an der Unterlippe, unterhalb dem Rothen, in der weifsen Haut.

Früh beim Aufstehen, in der rechten Seite der Unterlippe, ein kneipender Punkt, der die Empfindung macht, als blutete er (n. 48 St.) [*Fz.*]

185. Dürre, trockne Lippen, mit einer röthlichen Kruste überzogen. [*Fz.*]

Zusammengeballte, anfangs mit einer wässerigen Feuchtigkeit gefüllte Blüthen, unweit der beiden Lippenwinkel, am Rande der Unterlippe, für sich von salzbeifsiger und bei Berührung von Wundheitsempfindung (n. 10 St.)

Nachmittags ein fein brennender Klamm im rechten Backen, als wenn alles schwürig würde; dabei ward die Haut des Backens sehr heifs und rauh, als wenn da ein Ausschlag hervorkäme; er mufste aus dem Bette aufstehen und hatte viel Durst.

Schnelles Nadelstechen in der rechten Wange [*Fz.*]

Schneidendes Zusammenziehen in der rechten Backe [*Fz.*]

190. Auf einem Punkte der Wange ein schneidender Schmerz; hierauf Jücken und Stechen daselbst, welches nach dem Kratzen vergeht (n. 10; 11 St.) [*Fz.*]

Brennende Zusammengezogenheit im rechten Backen, mit drückendem Zahnschmerze in der Krone der drei obern Backzähne [*Fz.*]

An der Seite des Kinnes Blüthchen, welche in der Spitze Eiter fassen, die blos bei Berührung einen Schmerz, wie von einer eingedrückten Schneide, und ein Brennen verursachen, welches letztere anhaltend ist.

Ein Schmerz am Kinnbackengelenke,

24 *

dicht beim Ohre, klammartig in der Ruhe und beim Bewegen des Theiles, welcher sich durch starkes Drücken von aufsen auf
das Gelenke und durch Genufs warmer Dinge
mindert.

Schmerz im Kinnbackengelenke, wie zerschlagen,
oder als wenn es zerbrechen sollte, bei seiner Bewegung (n. 1 St.)

195. Bei krampfhaftem Abend‑Gähnen, Schmerz im
Kinnbackengelenke, als wenn es sich ausrenken
wollte (n. 1 St.)

Beim Hin‑ und Herbewegen der Kinnlade, Knarren,
und im Gelenke (früh) (n. 12 St.)

Bei jeder Bewegung des Unterkiefers, selbst beim
Trinken, ein Knacken beim Ohre (im Kiefergelenke.)

Die Drüse unter dem Winkel des Kinnbackens
schmerzt, auch ohne Bewegung, wie drückend
und wühlend.

Empfindung in der Unterkinnlade, als würde das
Zahnfleisch von beiden Seiten eingeklemmt, mit
einer moderigen Empfindung im Munde [*Fz.*]

200. Klammartiger Schmerz im Kinnbackengelenke [*Fz.*]

Geschwollene, harte Ohren‑ und Unterkieferdrüsen
[*Hbg.*]

Geschwulst der Unterkieferdrüsen, welche beim
Schlingen ein Stechen verursachte.

Abends (7 Uhr), ein stechendes Zucken, in einzelnen Rucken, von der Schläfe aus bis in beide
Kinnbacken und Zahnreihen, wobei er ganz matt
ward, mit einem Zerschlagenheitsschmerze in der
linken Schläfe; er gähnte, konnte aber nicht
gleich einschlafen, aus Furcht, der Schmerz
möchte wiederkommen.

Langsam stechender und zugleich zuckender Schmerz
im Spitzzahne, Abends.

205. Die Nacht (um 10 Uhr), zuckendes Zahnweh; es zuckte bis in den Kopf; durch äufse-
res Draufhalten einer kalten Hand linderte es sich.

Zucken in den Wurzelnerven der hohlen Zähne.

Zucken im Zahnnerven von unten nach oben, durch
Auflegen der kalten Hand, jedoch nur palliativ,
zu lindern.

Drücken in der äufsern Seite des Zahnfleisches der
untern Backzähne, und zugleich auf der Achsel,
im Schlüsse beine links [*Fz.*]

Dumpfes Drücken in den untern Backzähnen und
an der Schulter links am Schlüsselbeine [*Fz.*]

210. Zahnschmerz in den rechten Oberzähnen, als
würden sie an den Wurzeln in ihre Höhlungen
hineingezogen [*Fz.*]

Zahnschmerz in den untern Backzähnen: ein scharfes Drücken und ein stumpfer Schmerz, mit einer
Empfindung im Munde, wie von Modergeruch [*Fz.*]

Empfindung zwischen den Zähnen rechter Seite, als
wäre ein zäher Körper dazwischen [*Fz.*]

Zahnschmerz, wie schneidend und wie eine Wunde.

In der Nacht ($2\frac{1}{2}$ Uhr) unerträglicher, mit Brennen
verbundener Wundheitsschmerz im Zahnfleische
bis an die Wurzel der Backzähne, welcher im
Bette aufzusitzen nöthigt, mit Hitzgefühl am
Körper und besonders am Kopfe, mit Stirn-
schweifs.

215. Hinten am Gaumen, beim Ausgange der Zähne,
vor sich, ein schneidend klopfender Schmerz, als
wenn etwas geschwürig würde; beim Befühlen
aber sticht's wie ein Geschwür.

Am innern Zahnfleische der vordern Zähne und in
der Beinhaut der Zähne, ein hie und da fortrük-
kendes Drücken.

Die Zähne sind locker, und es kriebelt schmerzhaft darin von Zeit zu Zeit, wie in einem ein-
geschlafenen Gliede.

Ein schmerzhaftes Kriebeln im Zahne, wie Graben
mit einer Nadel; ein fein stichliches Graben.

Die Zähne schmerzen blos beim Beifsen und Kauen,
als wenn sie zu hoch und zu locker wären, und
doch schmerzen sie beim Befühlen nicht, und
sind nicht wackelig anzufühlen.

220. Zahnweh (Abends), zuerst in dem hohlen Zahne,
welcher höher und lockerer ward, dann auch in
den übrigen Zähnen, in denen es theils stach,
theils kriebelte.

Die vordern Zähne wackeln und schmerzen von kaltem und warmen Getränke.

Schmerz der Vorderzähne beim Anstofsen mit der Zunge.

Sichtbares Wackeln der ersten beiden Backzähne, der beiden Spitzzähne und der vier untern Schneidezähne, mit kriebelndem Schmerze im Zahnfleische, auch aufser dem Kauen.

Lockerheit der untern Schneidezähne; sie kann nicht drauf beifsen.

225. Starkes Wackeln der untern vier Schneidezähne; das Zahnfleisch klafft an diesen Zähnen ab, es läfst sich abbiegen und ohne Schmerz befühlen, aufser wenn die Zähne selbst schmerzen.

Das Wasser läuft ihm im Munde zusammen; er mufs öfters ausspucken.

Innere Neigung zum Ausspucken, als wenn sie viel Speichel im Munde hätte.

Im sitzenden Nachmittagsschlafe läuft ihm der Speichel aus dem Munde.

Im Nachmittagsschlafe läuft ihm der Mund voll Wasser.

230. Früh im Bette lief ihm der Mund voll salzigen Wassers.

Er mufs den ganzen Tag viel Speichel und Schleim ausspucken; dabei kommt ihm etwas aus dem Magen herauf in den Mund, was sauer schmeckt.

Früh häufiges Schleimraksen.

Sie mufs blos früh so viel raksen, und jemehr sie sich den Mund ausspült, desto schlimmer ist es mit dem Schleime im Halse.

Der Schleim früh auf der Zunge ist salzig.

235. Trockenheitsempfindung im Halse.

Durst und Trockenheit im Halse [*Hb.* u. *Ts.*]

Die Zunge ist nicht belegt, aber sehr trocken, welches zum Trinken reizt.

Trockenheitsgefühl auf der Zungenspitze (ohne sichtbare Trockenheit), und davon leitet er seinen Durst her.

Durst von Trockenheitsgefühl im Munde, was bei allem Trinken bleibt, Nachmittags und Nachmitternachts.

240. Scheinbare Trockenheit des Mundes, Trockenheitsgefühl mit heftigem Durste [*Stf.*]

Angehäufter Speichel [*Stf.*]

Zusammenlaufen des Speichels im Munde nach (gewohntem) Tabakrauchen [*Fz.*]

Es läuft viel Speichel im Munde zusammen [*Stf.*]

Häufiges Ausspucken sehr zähen Schleims [*Stf.*]

245. Viel Schleim im Munde, ohne fremden Geschmack [*Fz.*]

Zäher Schleim im Halse, der nach wenigem Räuspern abgeht, aber eine Art Rauhigkeit hinterläfst [*Fz.*]

Im Halse Geschwulstgefühl, mit Zerschlagenheitsschmerz verbunden, für sich und beim Sprechen; beim Schlingen aber, drückender Geschwulstschmerz mit Stich, als hätte sich da etwas Spitziges eingestochen (n. 3 St.)

Beim Schlucken und Gähnen giebt's ihr im Halse einen Stich, als wenn sie eine Nadel verschluckt hätte.

Sie kann nicht trinken; bei jedem Schluck Getränke verschlückert sie sich, gleich als wäre der Kehldeckel unthätig oder gelähmt; zugleich Trockenheitsgefühl hinten im Halse.

250. Starke Stiche, welche sich stumpf anfangen und sich spitzig und scharf endigen, im Halse in der Gegend des Kehldeckels, aufser dem Schlingen und durchs Schlingen jedesmal vertrieben.

Empfindung in der linken Mandel, wie Rauhheit und Wundheit beim Schlingen (n. 6 St.) [*Fz.*]

Wenn der Hals trocken ist, so sticht's beim Schlingen, wenn er aber nafs ist, so drückt's drin.

Beim Schlingen ein Drücken im Halse, weniger beim Niederschlucken der Speisen als bei leerem Schlingen.

Klopfender Schmerz hinten im Halse.

255. Ein scharfer, bittersaurer Geschmack im Munde.

Ein kupferiger Geschmack im Munde und ein scharriges Wesen bis tief in den Hals.

Früh, nach dem Erwachen und nach dem Essen, ein fauler Geschmack im Munde, doch ohne üblen Mundgeruch.

Ein fettiger Geschmack im Munde; die Speisen schmecken aber richtig.

Vormittags, Geschmack im Munde, wie nach fau-

lem Fleische, als wenn màn sich mit faulem
Fleische den Magen verdorben hätte; das Essen
aber schmeckt richtig und gut (nach dem Essen
kam der faule Geschmack nicht wieder.)

260. Faulig schleimiger Geschmack im Munde, sie
muſs viel spucken.

Schleimiger Geschmack im Munde; der Mund ist
wie mit Schleime überklebt [*Stf.*]

Das Essen schmeckt (Abends), ausgenommen das
Brod, welches rauh, trocken und kratzig
schmeckt [*Fz.*]

Das Brod schmeckt bitterlich und rauh [*Fz.*]

Bier schmeckt nicht [*Fz.*]

265. Fader Geschmack im Munde [*Stf.*]

Brod ist ihm zuwider und Essen überhaupt [*Stf.*]

Mehrtägiger Abscheu vor Fleisch und Fleischbrühe
[*Stf.*]

Begierde nach kalter Milch, er schluckt sie hastig
[*Stf.*]

Nach einem Glase Wein wird ihm wie voll; er bekommt Abscheu vor Wein und zugleich Schwere
des Kopfs [*Stf.*]

270. (Es ist ihm den ganzen Tag bitter im Munde,
und auch die Speisen schmecken bitter.)

Früh Bitterkeit im Munde, die sich auf's Essen
verliert.

(Brod schmeckt bitter.)

(Saure Dinge schmecken ihr bitter.)

Nach Milchgenusse kommt säuerlicher Geschmack
in den Mund.

275. Widerwillen gegen Kaffee.

Gar kein Appetit zu Tabak, und doch kein Ekel
davor.

Oft plötzlicher Appetit auf lockere Dinge.

Gänzlicher Mangel an Eſslust [*Fr. H—n.*]

Gänzliche Appetitlosigkeit, mehre Tage [*Hbg.*]

280. Mangel an Appetit; er iſst wenig, wird gleich
satt und hat doch Hunger [*Stf.*]

Zur Zeit, wo gesunder Hunger zu erwarten war,
trat gänzliche Appetitlosigkeit ein, mit vielem
Speichel im Munde von fadem, schleimigem Geschmacke [*Fz.*]

Appetitlosigkeit im Gaumen und Halse,

mit Leere im Magen und zugleich Heifshunger, welcher nach einigem Sitzen
verschwindet [*Fz.*]

Besondere Schwere im Unterleibe, der ganz leer zu
seyn deuchtet mit Hunger, im Sitzen (n. 24 St.)
[*Fz.*]

Er hatte früh Hunger; da er aber zu Tische kam,
war ihm das Essen gleichgültig, und es war ihm
einerlei, er esse oder esse nicht [*Fz.*]

285. Früh natürlicher Hunger, Mittags Gleichgültigkeit gegen das Essen, welches aber doch schmeckte [*Fz.*]

Mehr als gewöhnlicher Appetit *) (n. 4 Tagen.) [*Fz.*]

Wenig Appetit, doch dabei Hunger mit Empfindung, als wenn der Hunger die Brust angriffe [*Fz.*]

Von Zeit zu Zeit ein Ekel-Schauder und Uebelkeits-
schütteln über den ganzen Körper ohne Frostempfindung.

Sie hat keinen Appetit, aber die Speisen schmek-
ken richtig; doch wenn sie einen Bissen hin-
untergeschluckt hat, tritt fauler Geschmack in
den Mund.

290. Eine Vollheit in der Gegend unter dem Brustbeine, mit der Empfindung, als wenn aller Appetit auf immer verloren gegangen wäre.

Gänzliche Appetitlosigkeit gegen alle Genüsse; es
schmeckt nichts gut, weder Essen, noch Trinken, noch Tabak (n. 16 St.)

Ohne Verlangen, zu essen, als sie, und es
schmeckte ihr gut.

Ob es ihr gleich erträglich schmeckt, so hat sie
doch keinen Appetit dazu, und ihr Magen ist
immer wie voll.

Das Essen will früh nicht hinein, wegen innerer
Vollheit.

295. Es ward ihm wabblich und brecherlich, gleichsam wie in der Brust, früh nach dem Aufstehen [*Fz.*]

Uebelkeit [*Alderson* a. a. O.]

Uebelkeit als wäre sie im Halse [*Fz.*]

---

*) Heilwirkung.

Uebelkeit auf der Brust, mit Heifshunger, nach dessen Befriedigung erstere verschwindet [*Fz.*]

Uebelkeit im Magen und Wabblichkeit auf der Brust, welches beim Bücken ärger wird (n. 26 St.) [*Fz.*]

300. Nach dem mäfsigen Essen Vollheit und Aufstofsen.

Eine Art Heifshunger, und ist ihm doch dabei so seifig im Munde; alles schmeckt ihm wie Stroh und stöfst ihm auf, und nach dem mindesten Essen ist der Appetit gleich weg, und es ist ihm wie voll.

Ein Kriebeln im Magen und entsetzliches Aufstossen, welches sich nur durch Liegen lagerte, bei jedem Aufrichten aber wieder kam.

Es stöfst nach Essen und Trinken leer auf.

Abends sehr heftiges Aufstofsen nach Luft, und gleich darauf Schlucksen ohne Empfindung (n. 36 St.)

305. **Aufstofsen aus dem Magen, das sich gleichsam in der rechten Brust versetzt, als wenn es da stehen bliebe** [*Fz.*]

Häufiges Aufstofsen auch nach dem Genossenen.

Es stöfst ihm auf wie brennend.

Bald nach dem Essen schwindlich im Kopfe.

Bald nach dem Mittagsessen (ziehendes) Zahnweh in einem nicht hohlen Zahne (n. 30 St.)

310. Meistens nach dem Essen eine Bangigkeit im Unterleibe mit Aufblähung.

Nach dem Mittagsessen (im Stehen) jähling so eine Schwäche im Kopfe und Schwindel, dafs er glaubte, vorwärts zu fallen. *)

Gleich nach dem Essen Kopfweh (es spannt im ganzen Vorderkopfe.)

Bald nach dem Essen Kopfweh.

(Gleich nach dem Essen Husten.)

315. (Gleich nach dem Essen sehr müde.)

Gleich nach dem Essen aufserordentliche Schlafsucht; er konnte sich des Schlafs nicht erwehren.

Gleich nach dem Essen ungeheure Auftreibung des Unterleibes.

---

*) Vergl. 4; 18, 19.

Auf Biertrinken Kopfweh.

Auf Biertrinken steigt's ihm nach dem Kopfe, als wenn's ihm da Hitze verursachte.

320. Vorzüglich nach dem Essen Schauder.

Nach dem Essen Magendrücken, mehrere Stunden, wie von unverdaulichen Speisen.

Nach Essen und Trinken etwas Kneipen im Ober-bauche.

Nach Essen und Trinken Uebelkeit.

Nach dem Essen und nach dem Kaffee Uebelkeit und Zusammenlaufen des Speichels im Munde.

325. (Beim Mittagsmahle bekam sie Magendrücken, was sie am Einschlafen hinderte; nach dem Auf-wachen war es vergangen.)

Früh, nach dem Aufstehen, wird's ihm so warm und weichlich, als wenn er sich erbrechen sollte; nach dem Wiederniederlegen giebt sich die Uebel-keit.

Nach Tische wird er matt und schwindlich [*Fz.*]

Drückendes Heranziehen im linken Hypochonder, mit Aengstlichkeit und Uebelkeit auf der Brust (n. 63 St.) [*Fz.*]

Früh, nach dem Aufstehen, Uebelkeit, mit einer Art Angst, welches in freier Luft allmählig ver-geht (n. 27 St.) [*Fz.*]

330. Uebelkeit, welche nach dem Essen etwas besser ward, aber wieder kam, mit Hunger ohne Ap-petit [*Fz.*]

Nach gemäßigter Mahlzeit, Vollheit im Magen, wie von einer Ueberladung, bei fortwährend starkem Appetite [*Fz.*]

Heißhunger und Leere im Magen, mit Appetitlo-sigkeit im Gaumen und Halse, welches nach ei-nigem Sitzen vergeht [*Fz.*]

In der Nacht, im Schlafe, richtet sie sich öfters auf und es hebt ihr, als wenn sie sich erbrechen sollte, es kommt aber nichts.

Früh Zusammenlaufen des Speichels im Munde, mit Brecherlichkeit nahe zum Uebergeben, und doch dabei Hunger.

335. Abends steigt es mehrmals von der Herzgrube bis in's Halsgrübchen, und benahm ihr fast den Athem auf Augenblicke.

Ein Druck in der Herzgrube, als wenn da alles angeschwollen wäre, was den Athem schwer macht (Abends.)

Ein Druck in der Herzgrube, wie von einem verschluckten allzu grofsen Bissen.

Eine Beklemmung im Magen gegen Abend, als zöge es ihr in der Gegend der Herzgrube alles zu (n. 6 St.)

Eine Art Klemmen, wie voll und enge, in der Herzgrube.

340. Drücken in der Herzgrube bei Bewegung [*Fz.*]

Ein stechender Schmerz in der Herzgrube (n. 1¼ St.) [*Lhm.*]

Einfaches Stechen in der Herzgrube am rechten Hypochonder (n. 10 St.) [*Fz.*]

Kneipen in der Herzgrube und von da schnell in den Unterbauch auf eine kleine Stelle (n. 3 St.) [*Stf.*]

Heftiges Pochen unter der Herzgrube.

345. Magenschmerz [*Du Fresnoy* a. a. O.]

Es liegt ihm wie ein Klumpen im Magen nach Tische, vorzüglich im Stehen [*Fz.*]

Unter dem Zwerchfelle, über dem Magen, empfindliches Kneipen, hierauf tiefer im Magen selbst [*Fz.*]

Ein starkes Pochen in der Gegend des Magens.

Auf der rechten Seite, nach dem Magen zu, ein zusammenziehender Schmerz.

350. Ein Herandämmen in den Hypochondern, mit Aengstlichkeit, als stünde der Tod bevor, im gebückten Sitzen (n. 9 St.) [*Fz.*]

Ein Herandämmen im Unterleibe, als würden die Gedärme nach dem Herzen zu gehoben, im Sizzen (n. 25 St.) [*Fz.*]

Beim Aufrichten nach dem Bücken, ein Gefühl als wenn der Unterleib aufgetrieben wäre, mit Wärmegefühl auf der Brust [*Mchlr.*]

In der linken Seite, unter den Ribben, ein Stämmen [*Fz.*]

Stechen aus der rechten Seite nach dem Magen zu.

355. Drückend stechender Schmerz in der Gegend des Magens (wodurch das Tiefathmen verhindert ward.)

Leibweh: es liegt wie ein Klumpen im Leibe,
lästig und schwer.

Beim Liegen kein Unterleibsschmerz, aber beim
Sitzen schmerzt der Bauch, als wenn er gedrückt
würde.

Ein drückender Schmerz auf einer kleinen Stelle im
Unterleibe, als wenn sich da eine Blähung versetzt hätte, blos bei einer starken Wendung des
Körpers, z. B. beim Treppensteigen, nicht aber
beim Befühlen.

Kneipen in der Nabelgegend rechter Seite, mit
Frostüberlaufen der Oberarme [*Fz.*]

360. Kneipen im Unterleibe währenden Sitzens mit
heransteigender Beklemmung (n. 25 St.) [*Fz.*]

Ein Kneipen in der rechten Seite unter den Ribben,
welches sich bald nach der Nabelgegend hinzog,
wie wenn er Würmer im Leibe hätte, im Sitzen
(n. 2¾ St.) [*Lhm.*]

(Vormittags) beim Gehen im Freien, Kneipen im
Unterleibe mit versetzten Blähungen, deren nicht
genug abgehen (n. 25 St.) [*Fz.*]

Fast zuckendes Kneipen in verschiedenen Stellen
des Unterleibes [*Fz.*]

Während des Abganges natürlichen Stuhlganges,
aufserordentliches Kneipen im Unterleibe (n. 25 St.)
[*Fz.*]

365. Aufblähung des Unterleibes in der Nabelgegend,
mit heftigem Kneipen [*Lhm.* a. a. O.]

Wühlender Schmerz in der rechten Bauchseite [*Fz.*]

Ein Stechen vom Nabel aus nach der Herzgegend,
als wenn ein Stich heraufführe, bei jedem Pulse
wiederholt (n. 2¾ St) [*Lhm.*]

Ein Stechen über dem Nabel [*Fz.*]

Herunterfahrendes Ziehen aus der Nabelgegend nach
dem Schaamhügel (n. 27 St.) [*Fz.*]

370. Unter dem Nabel Schmerz wie von Quetschung
[*Fz.*]

Eine sichtbare Zusammenziehung in der Mitte des
Unterleibes über den Nabel herüber, so dafs der
Bauch unter und über diesem zusammengezogenen
Streife aufgetrieben, hart und straff anzufühlen
war (n. 8 St.) [*Lhm.*]

Ein klammartiges Ziehen in der Gegend des Nabels
[*Lhm.*]

Schneiden in der linken Seite des Nabels beim Ausathmen im Sitzen [*Fz.*]

Früh, bei einer kleinen Verkältung, krampfhafte
Schmerzen (Krämpfe) in der rechten Seite des
Unterleibes, bei wimmerndem, zagendem, un-
tröstlichem Gemüthe (n. 24 St.)

375. Erst Schneiden im Unterleibe, dann ein Stechen
in der rechten Seite des Unterleibes.

Aus Schneiden, Reifsen und Kneipen zusammenge-
setztes Leibweh, welches ohne Merkmal vieler
Blähungen und ohne Leibauftreiben die ganzen
Gedärme befällt und bei Bewegung schlimmer,
bei Ruhe aber allmählig besser wird (n. 24 St.)

Schmerzhafte Auftreibung des Unterleibes, mit
Bauchweh, wie von vielen eingesperrten Blähungen, bald nach der Mahlzeit.

Ungeheure Auftreibnng des Unterleibes gleich nach
dem Essen.

Den Unterleib herauf eine Scharlachröthe bis 4 Finger breit unter dem Nabel (d. 11. T.) [*Hb.* u. *Ts.*]

380. Es trieb ihm den ganzen Tag den Leib auf; es
quoll darin wie eine Gährung.

Es gährt im Unterleibe.

Sehr stinkende Blähungen.

Brennen im Unterleibe und Durst.

Ein wühlender und windender Bauchschmerz, als
wenn sich ein Wurm darin bewegte.

385. In der linken Bauchseite ein ziehender Schmerz
beim Athemholen.

Knarren und Kollern im Unterleibe, mit Stöfsen
nach dem Schaamhügel (n. 36 St.) [*Fz.*]

Vollheit und Gähren im Unterleibe mit Hunger,
welches zusammen nach dem Essen verging
(n. 26 St.) [*Fz.*]

Die Blähungen erregen ein Zucken im Unterleibe
[*Fz.*]

Leichter Abgang vieler Blähungen, die blos im
Mastdarm zu entstehen deuchten (n. 1 St.) [*Fz.*]

390. Häufige Blähungen im Unterleibe, die nicht fortgehen, Abends [*Fz.*]

Kollern, Blähungsbeschwerden und Kneipen im Unterbauche, ohne Abgang von Blähungen [*Stf.*]

Zuckender und kneipender Schmerz im Bauche [*Alderson* a. a. O.]

Im Gehen deuchtet der Unterleib inwendig so schlaff, und es schüttert darin bei jedem Tritte [*Fz.*]

Früh, gleich nach dem Aufstehen, beim Ausdehnen des Körpers, schmerzte der Unterleib wie geschwürig, und die Bauchhaut deuchtete zu kurz zu seyn (n. 24 St.) [*Fz.*]

In der rechten Unterbauchseite ein ziehend drükkendes Gefühl, und in der Bauchhaut ein Gefühl, wie wenn sie mit einer Spinnwebe überzogen wäre, beim Sitzen (n. ¼ St.) [*Mchlr.*]

395. Pressen auf den Schaamhügel [*Fz.*]

Im Schaamhügel Empfindung wie zerdehnt, beim Gehen in freier Luft [*Fz.*]

In der Gegend über dem Bauchringe ein Ziehen quer herüber, im Sitzen [*Fz.*]

In der linken Dünnung ein Spannen mit Stechen [*Fz.*]

In der linken Dünnung Empfindung, als wäre ein Theil (Bruch) herausgetreten [*Fz.*]

400. Herausdehnen in der rechten Weiche, als wenn ein Bruch entstehen wollte [*Fz.*]

In der linken Dünnung, beim Gehen, eine Schwere, als hinge da eine Beule herab [*Fz.*]

Ein Herausdrücken in der rechten (Schoofs) Weiche, mit Heifshunger und Knurren im Leibe (n. 11 St.) [*Fz.*]

Zusammenziehender Schmerz im linken Schoofse.

Am Schaamberge zwei rothe wunde Stellen von aufgegangenen Blasen (d. 11. T.) [*Hb.* u. *Ts.*]

405. Schmerz und Zusammenziehen im Unterleibe, dafs sie gebückt gehen mufste.

Mitten im Unterleibe, vor Mittag, Schneiden; dabei mufste sie öfters zu Stuhle gehen, wo der Abgang natürlich war; durch Krümmung des Leibes minderte, durch Gehen mehrte sich der Schmerz (n. 16 St.)

Beständiges Zwängen zum Stuhle, mit Uebelkeit und Reifsen in den Därmen; oft kam auf das

Drängen zum Stuhle nichts, oft nur wenig
Wässeriges.

Bei stärkerem Kneipen und Wühlen im Unterbauche, schnell abgehende, mit Blähungen untermischte, ungeheuer stinkende, anfänglich dik-
kere, dann wässerige, öftere Stuhlausleerungen
(n. 1⅓ St.) [*Stf.*]

Nach der Kothausleerung Nachlaſs der Bauchschmerzen, die aber bald zur Erregung neuer Ausleerungen wiederkehren [*Stf.*]

410. Durchfall [*Alderson* a. a. O.]

Durchfall mehrmals in einer Stunde, 60 Stunden
lang (n. 30 St.) [*Fr. H—n.*]

Stuhlgänge mit Blut gemischt [*Hbg.*]

Stuhlgänge mit Schleim, roth und gelb, wie Gallerte und flieſsend [*Hbg.*]

Schnell entstehende, dünne, gelbe, schäumige
Stuhlgänge, die fast gar nicht stinken, ohne vor-
gängiges Bauchweh; die ersten Tropfen gehen
unwillkührlich ab, wie bei einer Lähmung des
Afterschlieſsmuskels (n. 24 St.) [*Stf.*]

415. Zusammenhängender, doch sehr weicher, weiſs-
gelblicher Stuhlgang (n. 45 St.) [*Stf.*]

Vor jedem Stuhlgange ein Brennen im Mastdarme.

Vor jedem Stuhlgange schreit das Kind, nach demselben ist es ruhig.

Sie hat kurze Zeit hintereinander viermal ordentli-
chen Stuhlgang (n. wenigen St.)

Siebenmaliger Durchfall, wie Gallerte, gelb und
weiſstriefig, ohne Leibweh (n. 20 St.)

420. Drei, vier, fast wässerige Stühle, mit vielen
Blähungen (n. 24 St.)

Durchlauf.

(Dünner Stuhlgang, mehrmal täglich, und hinterdrein leeres Pressen, Stuhlzwang.)

Durchlauf; vor jedem Stuhlgange Kneipen (n. 40 St.)

Durchfall, Stuhl wie gehackt.

425. (Ganz weiſser Stuhlgang, der nicht zu weich und
nicht zu hart ist.)

(Verstopfter Leib) (n. 3 Tagen.)

(Stuhlgang etwas blutig.)

Es treibt ihn oft zu Stuhle, er kann aber nur sehr
wenig verrichten (n. 68 St.)

Nach weichem Stuhlgange wundschmerzende, hervorragende Afterblutknoten, blinde Hämorrhoiden
(n. 24 St.)

430. Aufser dem Stuhlgange Wundheitsschmerz am
After.

Beim Stehen, nach der Bärmutter zu, ein wehen-
artiges Ziehen.

Es zieht am Rücken herunter, und spannt und
prefst im Mastdarme, als wenn alles da heraus
wollte.

Kriebeln im Mastdarme, wie von Madenwürmern
(n. einigen St.)

Iücken, tief im Mastdarme.

435. Jückender Schmerz am After, wie von der Goldader.

Brennender Schmerz hinten an der Wurzel der
Harnröhre, beim Wasserlassen.

Beim Drängen zum Harnen Stiche von beiden Seiten auf die Blase.

Er mufs alle Minuten Urin lassen, am Tage.

Starker Harnabgang (n. 14 St.)

440. Er mufs die Nacht dreimal zum Harnen aufstehen.

Wenn er Urin läfst, bekommt er Aufstofsen.

Heifser Urin.

Dunkler Harn.

Der Urin ist schon trübe, wenn er ihn läfst.

445. Dunkler, sich bald trübender Urin.

Weifstrüber Urin, der immer weifstrüber ward, je
länger er harnte, so dafs die letzten Tropfen am
trübsten waren, wie Flocken (n. 24 St.)

Urin wie Wasser, mit schneeweifsem Bodensatz.

(Der Harn machte einen doppelten Strahl.)

Schmerz in den Drüsen der Weichen, blofs die
Nacht im Bette, wenn sie sich bewegt, beim
Umdrehen und Aufrichten.

450. Am Bauchringe ein einfacher Schmerz, als wenn
da ein Bruch heraustreten wollte.

Fürchterlicher Ausschlag der Zeugungstheile, *)

---

*) Von Benetzung der Hand mit dem Safte und nur muth-
mafslicher Befeuchtung der Zeugungstheile damit.

25

Verschwellung der Harnröhre *) (Annalen der
Heilkunde, a, a. O.)

Ein stark nässender Ausschlag **) am Hodensacke,
und Verschwellung der Vorhaut und Eichel (An
nalen der Heilkunde a. a. O.)

Strammung und Geschwulst der Genitalien (d. 3. T.)
[*Hb.* u. *Ts.*]

Tympanitische Geschwulst der Genitalien, besonders des *Scrotums*, mit vielem Jücken (d. 2. Tag)
[*Hb.* u. *Ts.*]

455. Vom Hodensacke herab eine dunkle Scharlachröthe, ohne Geschwulst, und an der Mitte der
Schenkel streifig werdend (d. 11. Tag) [*Hb.* u. *Ts*]

Das *Scrotum* wurde immer dicker und härter, und
jückte besonders gegen das Mittelfleisch hin unerträglich (d. 4. Tag) [*Hb.* u. *Ts*]

Das *Scrotum* war wie eine dicke Schweinehaut anzufühlen (d. 11. Tag) [*Hb.* u. *Ts.*]

Mittels eines Vergröſserungsglases bemerkte man
Friesel am Hodensacke, der auch da, wo er an
dem Schenkel anlag und im Mittelfleische eine
Feuchtigkeit gab (d. 11. Tag) [*Hb.* u. *Ts.*]

Im linken Hoden ein schneidendes Ziehen [*Fz.*]

460. An der innern Vorhaut, neben dem Bändchen,
rothe Flecken.

Die Eichel schmerzte, weil die geschwollene Vorhaut ein Paraphimose bildete [*Hb.* u. *Ts.*]

Die Vorhaut war dunkler als gewöhnlich (d 11. Tag)
[*Hb.* u. *Ts.*]

Oben auf der Eichel ein nässendes Bläschen [*Sr.*]

Eine grofse Blase unter der Vorhaut an der Eichel,
die den folgenden Tag aufplatzte (d. 6. Tag) [*Hb.*
u. *Ts.*]

465. Geschwulst der Vorhaut, dicht an der Verbindung mit der Eichel.

Ein starkes Beifsen vorn in der Harnröhre, sowohl
während, als nach dem Harnlassen, fortwährend,
in der Ruhe mehr, als im Gehen (n. 5 St.) [*Lhm.*]

Früh, beim Aufstehen, Anschwellung der Eichel,

---

*) Und Tod.
**) Von Benetzung der Hand mit dem Safte.

mit einfachem Schmerze beim Anfühlen, zugleich
Beifsen in der Harnröhre, während und nach
dem Harnlassen (n. 12 St.) [*Lhm.*]

Stechendes Jücken innerhalb der Vorhaut (n. 9 St.)
[*Fz.*]

Gegen Morgen heftige Ruthesteifigkeit, mit häufigem Drange zum Harnen [*Fz.*]

470. Nachts, häufige Steifigkeit der Ruthe, mit öfterem Abgange des Harns [*Fz.*]

Unwiderstehlicher Reiz zur Saamenausleerung nach
3 Uhr früh (n. 20 St.)

Starke, nächtliche Saamenergiefsung (n. 6 St.)

Heftige Wehen, wie wenn die Monatszeit augen-
blicklich eintreten wollte, tief im Unterbauche
(sogleich, vier Stunden lang.)

Stechen in der Mutterscheide, durch Befühlen nicht
vermehrt.

475. Abends, bald nach dem Befühlen, Schmerz in
der Mutterscheide, wie wund.

In der Mutterscheide, Abends, Wundheitsschmerz,
für sich, zwei Abende nach einander.

Blutabgang aus der Mutter (Monatliches) (n. 7 St.)

Einiger Blutabgang aus der Bärmutter, ohne Schmerz,
bei einer Schwangern, zum Neumonde (n. 72 St.)

Am dritten Tage der Monatreinigung, bei einem
ältlichen Frauenzimmer, *) stand das Blut augen-
blicklich still, und es kam davon kein Tropfen
mehr.

480. Rückkehr der lange ausgebliebenen Monatszeit;
sie fliefst stark (n. 7 St.) [*Fr. H — n.*]

Bringt die 11 Wochen verhaltene Monatszeit wieder hervor [*Hbg.*]

Der Abgang des Monatlichen verursacht an den
Geburtstheilen einen stark beifsenden Schmerz
[*Fr. H — n.*]

*   *   *

---

*) Sie war 50 Jahre alt, und hatte die Monatreinigung noch
gewöhnlich allzu lange, so dafs es nach 3 Tagen immer
viel kränkliche Beschwerden machte. Die Unterdrückung
war also Heilwirkung.

Häufiges, sehr heftiges, fast krampfhaftes Niefsen.

Arges Niefsen (n. 4 St.)

485. Heiserkeit tief in der Luftröhre.

Ein Heiserkeit verursachendes, kratziges rauhes Wesen im Kehlkopfe.

Im Halse und in der Luftröhre eine Rauhigkeit, als wenn die Brust roh und wund wäre.

Rauhigkeit im Halse, die zum Hüsteln nöthigt (n. 3 St.) [*Stf.*]

Der Nasenschleim läuft in Menge unwillkührlich aus der Nase, wie beim ärgsten Schnupfen, ohne dafs er Schnupfen hat, früh nach dem Aufstehen aus dem Bette.

490. (Nase zuweilen verstopft, wie im Stockschnupfen, in der Stube schlimmer, im Freien besser.)

Es kommt ein heifser Dunst aus dem Halse (aus den Lungen) herauf.

Husten und Schnupfen, mit Auswurf [*Hbg.*]

Beim Ausathmen Empfindung von Kälte im Halse, als wenn ein kalter Athem herausführe [*Fz.*]

Schwäche auf der Brust, dafs ihm das Reden beschwerlich fällt, nach dem Gehen in freier Luft [*Fz.*]

495. Er ist so voll auf der Brust; dabei Hunger ohne Appetit [*Fz.*]

In der linken Brust, unweit der Herzgrube, ein Stämmen, während gebückten Sitzens (n. 25 St.) [*Fz.*]

Herzklopfen, beim Stillsitzen so arg, dafs sich der Körper bei jedem Pulsschlage bewegte.

Ein unangenehmes Gefühl von Schwäche des Herzens, Herzzittern.

Ein Jücken an den Brüsten.

500. Jücken an der linken Brustwarze Abends nach dem Niederlegen, im Bette.

Die Milch vergeht in den Brüsten (n. 12 St.)

Zusammenziehende Empfindung im Brustbeine mit stechenden Rucken darin.

(Früh im Bette) Brustschmerz, als wenn das Brustbein eingedrückt würde; nach dem Aufstehen verging er.

Empfindung von Zusammenschnürung der Brust.

505. Abends Spannen über die Brust, ganz kurzer Athem und Schwäche in allen Gliedern.

Auf der Brust und in den obern Backzähnen ist's ihm wie gefühllos (taub und boll) [*Fz.*]

Die linke Seite des Rumpfes von der Achselhöhle bis unter die Ribben ist geschwollen und schmerzhaft [*Fr. H—n.*]

Beklemmung der Brusthöhle (n. 2 St.) [*Lhm.* a, a. O.)

Drückende Beklemmung auf der Brust [*Fz.*]

510. Beklemmung auf der Brust, wie nach heftigem Weinen [*Fz*]

Es will ihm die Brust zuschnüren, nnd es ist ihm wabblich und übel [*Fz.*]

Nachts eine Beklommenheit der Brust, mit stechenden Schmerzen, besonders beim Athemholen (n. 5 St.)

Kurzäthmigkeit, vorzüglich beim zu Stuhle gehen.

Sie kann nicht sitzen, muſs so tief athmen, als wenn sie ersticken wollte, vorzüglich nach jedem Essen.

515. Brecherliche Uebelkeit unter den kurzen Ribben, welche den Athem beengt.

Beklommen und ängstlich, als wenn sie keinen Athem bekommen könnte.

Im Halsgrübchen Empfindung, als wenn es ihm die Luftröhre verstopfte und zuschnürte; durch Essen und Trinken verging's auf kurze Zeit, kam aber bald wieder.

Wenn er etwas gegangen ist, wird der Athem schwer.

Es ist ihm so scharrig und brennend auf der Brust, auch auſser dem Athmen.

520. Kurzer, ängstlicher, schmerzhafter Husten, welcher vor Mitternacht oft aus dem Schlafe weckt, mit sehr kurzem Athem.

Oft ein kitzelnder Reiz in den Luftwegen, wie zum Husten, der ihm den Athem verkürzt, welches bei mäſsiger Bewegung vergeht.

Vorzüglich Abends ein Kitzelhusten, welcher Trokkenheit im Halse bewirkt.

Husten, mit einem unangenehmen Spannen auf der
Brust.

Abends, nach dem Niederlegen, öfteres Kotzen, mit
bitterem Geschmack im Halse, bis zum Einschlafen, und früh gleiches Kotzen und gleicher Geschmack im Halse, bis zum Aufstehen aus dem
Bette.

525. Beim Husten Schweifs über und über.
(In freier Luft Husten.)

Keuchender Husten, und davon Erschütterung im
Kopfe.

Husten erschüttert die ganze Brust, als wenn alles
lose darin wäre.

Beim Husten Magenschmerz.

530. (Erbrechen der Speisen vom Husten, Abends.)

Beim Husten bekommt sie einen Blutgeschmack im
Munde, doch ohne Blut auszuhusten.

Er kann die Nacht nicht gut vor dem Husten
schlafen, der ihn sehr quält.

Vor Mitternacht trockner Husten, wovon es ihn
in der einen Lende stach.

Husten früh um 3 Uhr, nach dem Erwachen am
stärksten.

535. Husten, vorzüglich stark nach dem Erwachen.
(Etwas Husten, vorzüglich früh, mit schwarzem,
klebrigem Auswurfe.)

Auf der linken Brustseite Stiche beim Husten.

Widrige Hitzempfindung in der Brust, beim Gehen
in freier Luft.

Ein feinstechender, beklemmender Schmerz auf dem
Brustbeine, der das Athemholen erschwert, mit
einem beständigen kurzen Husten, ohne Auswurf
(n. ½ St.) [*Mchlr.*]

540. Sehr angreifender Husten, mit Auswurf weifsen
Schleims, bei Tag und Nacht [*Hbg.*]

Einige starke, pulsweise Stiche über der Gegend
des Herzens, so dafs er laut schreien mufste, im
Sitzen, Abends (n. ¼ St.) [*Lhm.* a. a. O.]

Bohrender Schmerz in der linken Seite, Abends im
Bette (n. 5 St.) [*Fz.*]

Ein langsames Ziehen an der linken Brust herab,
vor sich selbst, nicht beim Athemholen.

Auf der rechten Brustseite, bis zur Hälfte des Rükkens, Blüthenausschlag, welcher wie wund und wie geschunden schmerzt, mit herauswärts dringenden, feinen Stichen.

545. Auf beiden Seiten des Brustbeins tiefe Stiche, bei gebücktem Sitzen.

Abends ein heftiges Stechen in der linken Seite unter den Ribben, bis Mitternacht.

Bohrende Stiche in einer der untersten Ribben, beim Stehen.

Ein reifsender Stich von der rechten Brust bis zur linken Seite des Unterleibes, Abends.

Stechen in der linken Seite beim Sprechen und Tiefathmen.

550. Oeftere Stiche in der Seite.

Oeftere Stiche in der rechten Seite.

Stiche in der Seite beim Gehen im Freien.

Der Nacken thut ihm bei Bewegung weh, wie steif und spannend.

Jückendes Stechen, wie Flohstiche, im Nacken [*Fz.*]

555. Drücken in den Nackenmuskeln bei Vorbiegung des Kopfs [*Fz.*]

Drücken am obern Theile des Nackens; die Stelle ist wie taub (n. 10 St.) [*Fz.*]

Beim Bücken Ziehen über die eine Nackenseite [*Fz.*]

Rheumatische Steifigkeit im Nacken [*Rckt.*]

Steif im Genicke (n. 4 St.) *[Fr. H—n.]*

560. Steifigkeit des ganzen Halses, so dafs, wenn sie den Kopf bewegen will, sie laut über Schmerz im Nacken klagen mufs *[Fr. H—n.]*

Jücken am Halse und an den Vorderarmen *[Van Mons*, bei *Du Fresnoy* a. a. O.]

Die linke Schulter ist wie gelähmt *[Fz.]*

Spannendes Schneiden über die Schulterblätter herüber *[Fz.]*

Kollerndes Zucken und zusammenziehende Empfindung in einigen Theilen des linken Schulterblattes und über dem rechten Kniee *[Fz.]*

565. Auf dem linken Schulterblatte ein Schmerz, wie von einem starken Drucke mit dem Finger (n. ⅟ Stunde) *[Lhm.]*

Zusammenziehen der Haut auf dem linken Schulterblatte (n. 54 St.) *[Fz.]*

Zucken in der Seite beim linken Schulterblatte im Sitzen [*Fz.*]

Es zieht von unten herauf und drückt unter dem linken Schulterblatte, in der Seite des Rückens [*Fz.*]

Ziehen und Drücken unter dem rechten Schulterblatte, welches den Athem verengt [*Fz.*]

570 Drücken auf dem rechten Schulterblatte [*Fz.*]

Schmerz im Genicke, wie eine schwere Last, wie Blei, wovor er nicht liegen konnte (n. 4 Tagen.)

Es riſs zwischen beiden Schultern und zog sie gleichsam von beiden Seiten zusammen.

Heftiger, rheumatischer Schmerz zwischen den Schulterblättern, weder durch Bewegung, noch durch Ruhe besänftigt oder erhöht, nur durch Wärme gelindert, aber durch Kälte verschlimmert (n. 48 St.)

Beim Bücken Stechen im Rücken (Abends.)

575. Drückende Stiche im Rücken, mehr beim Gehen, als im Sitzen; auch beim Bücken, doch mehr beim Wiederaufrichten.

Abends ziehender Schmerz im Rücken; er muſste sich aufrecht setzen.

Ziehender Schmerz im Rücken beim Sitzen; im Gehen verschwindet er.

Beim Sitzen ein zusammenschnürender Schmerz in den Rückenmuskeln, beim Zurücklehnen vermindert, beim Vorbeugen vermehrt.

Beim Sitzen thut das Kreuz so weh, wie nach allzu starkem Bücken und Biegen des Rückens.

580. Schmerz im Kreuze wie zerschlagen, wenn er still darauf liegt, oder still sitzt; bei der Bewegung fühlt er nichts.

Stechende Rucke im Kreuze (im Gehen).

Steifheit des Kreuzes, schmerzlich bei Bewegung.

Schmerz im Kreuze beim Angreifen, als wenn das Fleisch losgeschlagen wäre.

In der rechten Seite der Lendenwirbel und im Kreuze Empfindung, wie zerschlagen [*Fz.*]

585. Kreuz wie zerschlagen [*Fz.*]

Steifigkeit im Kreuze [*Fz.*]

Im Kreuz herüber ein Drücken, wie mit einer Schneide, im Stehen und Zurückbiegen [*Fz.*]

Unten am Kreuze ein brennender Punkt, nach der
rechten Seite zu [*Fz.*]

Schwere und Drücken im Kreuze, wie wenn man
einen Schlag darauf gethan hätte, beim Sitzen
(n. 6 Tagen) [*Fz.*]

590. Ziehend zuckendes Stechen, wie mit einem Nagel, im Steifsbeine [*Hbg.*]

(Beim Gehen und Stehen eine Art Reifsen und
Ziehen von der Hüfte bis in's Knie.)

Wenn er auf der Seite liegt, thut ihm die Hüfte,
und wenn er auf dem Rücken liegt, das Kreuz
weh.

Stechen in der Achsel beim Liegen, welches bei
Bewegung aufhört.

Achseldrüsengeschwulst, schmerzhaft vor sich und
beim Befühlen.

595. Von der Achsel herab bis in die Hand eine Empfindung, als wenn etwas darin herabrollte,
doch weder warm, noch kalt.

Auf der linken Achsel, beim Schlüsselbeine, Empfindung, als drücke da Jemand. [*Fz.*]

Reifsen im Achselgelenke und oben im Schulterblatte [*Rckt.*]

Brennendes Stechen unter der linken
Achselhöhle, am Arme [*Fz.*]

Beim Aufheben des linken Arms ein Ziehen unter
der Achselhöhle, das bis in die Mitte des Oberarms herabgeht [*Fz.*]

600. Gefühl, als wenn heifses Wasser durch die Arme
liefe [*Alderson* a. a. O.]

Bei mäfsiger Anstrengung des Arms ein Zittern desselben.

In den Armen, von der Schulter herab, ziehende
Stiche.

Nadelstechen im linken Oberarme (n. 5 Tagen) [*Fz.*]

Ein heftiger Stich am rechten Oberarme,
als käme er von aufsen [*Fz.*]

605. In der freien Luft Spannen im linken Oberarme
(n. 10 St.) [*Fz.*]

Zuckende Empfindung im linken Arme [*Fz.*]

Im Oberarme (beim Stehen) bohrende Stiche.

Reifsen in beiden Oberarmen; bei der Arbeit wird's
schlimmer, sie mufs die Arme sinken lassen,

auch unter dem Bette schmerzen sie mehr, und beim Drauffühlen thuts im Knochen web.

Schmerz und Geschwulst der Arme [*Hb.* u. *Ts.*]

610. Am Oberarme herauf, einzelne, kleine, runde, rothe Flecken [*Hb.* u. *Ts.*]

Am linken Ellbogen ein unschmerzhaftes Klopfen.

Ein Ziehen und Reifsen vom Ellbogengelenke bis in's Handgelenk.

Spannen im Ellbogengelenke, wenn sie den Arm ausstreckt; sie konnte den Arm nur schwierig heben.

Bei Bewegung im linken Ellbogengelenke ein klamm-artiges Ziehen (n. 76 St.) [*Fz.*]

615. Brennend jückender Schmerz am linken Ellbogen, welcher zum Kratzen nöthigt, und nach dem Kratzen vergeht (n. ½ St) [*Mchlr.*]

Im linken Vorderarme, bei Bewegung, ein wüh-lender Schmerz im Knochen und Zucken in der rechten Handwurzel; der ganze Vorderarm ist wie steif [*Fz.*]

Kraftlosigkeit und Steifheit der Vorderarme und Finger bei ihrer Bewegung (n. 25 St.) [*Fz.*]

Kälte der Vorderarme [*Fz.*]

Fressendes Brennen im rechten Vorderarme (n. 4 Tagen.) [*Fz.*]

620. Zuckendes Reifsen im Ellbogengelenke und im Handgelenke, auch in der Ruhe, besser bei Bewegung (n. 5, 6 St.) [*Rckt.*]

Im Arme heftig reifsender Schmerz, am heftigsten beim Stillliegen [*Fr. H—n.*]

Kraftlosigkeits - Empfindung oben im rechten Vorder-arme bei Bewegung, und in der Handwurzel schmerzt es wie verrenkt, beim Zugreifen (n. 27 St.) [*Fz.*]

Der linke Vorderarm schmerzt wie zerschlagen (n 48 St.) [*Fz.*]

Rothlauf, Geschwulst, Pusteln mit Brennen und Jücken an den Armen und Händen [*Fontana* und *Du Fresnoy* a. a. O.]

652. Empfindung auf der Haut des linken Vorderarms, als wäre sie mit einem wollenen Tuche gerieben, oder mit einem Messer aufgeschabt worden, zu-gleich mit einer kalten Empfindung daran [*Fz.*]

In der obern Seite der linken Handwurzel, beim
Biegen, Empfindung, als wäre sie übergriffen
(verrenkt [*Fz.*]

Ein reifsendes Stechen in der linken Handwurzel.

Ziehender Schmerz im rechten Handteller.

An der gehörig warmen Handwurzel Empfindung
von Kälte, wie von einem kalten Winde.

630. Der Handrücken ist mit Schrunden besetzt und
heifs; die Haut ist hart, rauh und steif.

Abends heifse Geschwulst der Hände und des Gesichts.

(Ein mehrstündiges Glucksen in der rechten Hand
zwischen dem Daumen.)

Auf den Händen harte Blütheknoten mit brennend
fressendem Jücken.

Brennen im Fleische zwischen Daumen und linkem
Zeigefinger (n. 11 St.) [*Fz.*]

635. Unwillkührliches, schmerzloses Einwärtszucken
beider Daumen, blos beim Aufliegen der Hand,
z. B. auf dem Tische (n. 24 St.) [*Fr. H—n.*]

Ein Kriebeln und Grimmen auf den untersten Knöcheln des zweiten und dritten Fingers der linken
Hand [*Mchlr.*]

Stechen auf dem Rücken des Zeigefingers in der
Flechse [*Fz.*]

Empfindung im linken Zeigefinger, wie nach Eingeschlafenheit [*Fz.*]

Ueber dem mittelsten Gelenke des Ringfingers ein
entzündetes Knötchen, mit jückend brennendem
Schmerze, der zuweilen in einen langsamen
Stich übergeht; durch Reiben und Kratzen nicht
zu tilgen.

640. Blasen am rechten Handgelenke, die sich auf
einer bleichrothen Fläche, 4 Finger breit, immer
vermehrten, meistens die Gröfse eines Nadelkopfes,
einer Linse hatten, und bis zur Erbsengröfse zu-
nahmen, und so häufig wurden, dafs nicht nur
jeder Hauptpunkt bedeckt war, sondern alles eine
dicke Traube zu bilden schien, deren einzelne
Vertiefungen — Zwischenräume konnte man es
nicht nennen — etwas bräunlich glänzend aus-
sahen, von der angetrockneten Feuchtigkeit, die

sich der Kranke aus den Blasen, als das kristall-
hellste Wasser, ausdrückte (d. 5. T.) [*Hb. u. Ts.*]
Vier Finger breit rund um die Handwurzel sah es
so aus, als wenn ein *Vesicatorium* auf einer stei-
fen Haut gelegen, und in Form eines Armbandes,
Bläschen an Bläschen gehäuft hätte. Je mehr nach
der Hand hin, je einzelner standen sie; einige
hell und klar am äußern Rande der Hand, und
diese dann ohne alle Umfangsröthe; sie ergossen
beim Oeffnen die hellste Lymphe und diese bildete sofort an den Stellen, wohin sie floß, einen
glänzenden gelben Kleber (d. 11. T.) [*Hb. u. Ts.*]
Heftiges Jücken der Hände (d. 4. T.) [*Hb. u. Ts.*]
Erst zwischen den Fingern, dann auf der ganzen
Hand kleine Bläschen, welche ganz *Willars*
Wasserbläschen glichen, außer daß mehr Geschwulst damit verbunden war (d. 2. T.) [*Hb.*
und *Ts.*]
Die Finger können wegen starker Geschwulst nur
mit Schmerzen bewegt werden (d. 4. T.) [*Hb.*
und *Ts.*]

645. An der innern Handwurzel und auf dem untern
Theile der Backe Blüthchen, wie Krätze, welche
brennend jücken und nach dem Kratzen schründen.
(Auf dem Rücken der Finger, an den äußern Theilen der Arme und hinten am Kopfe, Zwicken
und Kneipen.)
Feinstechender Schmerz in den Fingern [*Alderson*
a. a. O.]
Gefühl in den Fingerspitzen (in der warmen Stube),
als wären sie zu sehr mit Blut angefüllt, bei
kalten Handrücken (n. 10 St.) [*Fz.*]
Kriebeln, wie Eingeschlafenheit, in den Fingerspitzen [*Fr. H—n.*]

650. (Krampfhaftes Einwärtsziehen der Finger.)
Früh ist der Zeige- und Mittelfinger der einen Hand
wie taub und eingeschlafen.
Reifsen in allen Fingergelenken [*Rckt.*]
Ziehender Schmerz in der rechten Hinterbacke,
gleich unter dem Kreuze, welcher vom Daraufdrücken vergeht [*Fz.*]
Klammartiges Zusammenziehen im rechten Hinterbacken [*Fz.*]

655. Klammartiger Schmerz im linken Hinterbacken,
im Stehen (n. 29 St.) [*Fz.*]

Klamm im linken Hinterbacken und Oberschenkel
[*Fz.*]

Im Schoofs an der linken Hüfte, im Sitzen, ein
Spannen, als wollte die Haut nicht zureichen [*Fz.*]

In der rechten Hüfte ein Schmerz, aus Spannen und
Ziehen zusammengesetzt [*Fz.*]

Spannen im linken Hüftgelenke beim Sitzen [*Fz.*]

660. Ein herabziehendes Spannen im linken Oberschenkel aus dem Gelenke herab [*Fz.*].

Reifsender Schmerz am mittlern, äufsern Theile des
Oberschenkels beim Sitzen, welcher bei Bewegung
verging [*Mchlr.*]

Im Obertheile des rechten Oberschenkels, inwendig
nach dem Schoofse zu, eine Empfindung, wie
während des Ausspreitzens der Finger, wenn das
Handgelenk übergriffen oder verrenkt ist, gefühlt
wird (n. 58 St.) [*Fz.*]

Bei über einander geschlagenen Beinen ein Spannen
auf der hintern Seite des Oberschenkels (n. 6 Tagen)
[*Fz.*]

Im rechten Oberschenkel Schmerz, wie Zerschlagenheit und Ziehen (n. 56 St.) [*Fz.*]

665. Am rechten Oberschenkel, unter dem Schoofse,
an einer Stelle, ein klammartiges Drücken, im
Sitzen [*Fz.*]

Ein brennender Punkt am rechten Oberschenkel,
innen beim Hoden (n. 2½ St.) [*Fz.*]

In beiden Hüftgelenken ein drückender Schmerz bei
jedem Tritte, und wie eine Lähmung in den vordern Muskeln der Oberschenkel.

An der rechten Hüfte ein rother, ganz heifser Fleck,
brennenden Schmerzes.

Zucken im Oberschenkel, mit Zittern der Kniee.

670. Stiche im Oberschenkel, herauswärts.

Bohrende Stiche im Oberschenkel beim Stehen.

Zuweilen ein Schmerz im Dickbeine, wie ein Ziehen, dafs sie sich zusammen krümmen mufs, beim
Aufstehen vom Sitze und beim Stehen, im Sitzen
aber nicht (n. 96 St.)

Im rechten Oberschenkel, etwas über dem Kniee,
ein zuckendes Reifsen (n. 96 St.)

Wenn er nach dem Gehen sich setzt, so brummt's
und summt's in den Knieen und Kniekehlen.
675. Steifigkeit, besonders in den Knieen und Füfsen.
Ein Ziehen und Reifsen vom Kniee bis in's Fufs-
gelenk.
Ziehender Schmerz im Kniee.
An der innern Seite beider Kniee rothe, brennende
Flecken und Striemen, mit kleinen, bald ver-
trocknenden Blasen (Annalen d. Heilk. a. a. O.)
An der innern Seite des rechten Kniees ein Krabbeln,
mit Anspannung der Flechsen (n. 2½ St.) [*Fz.*]
680. An der innern Seite des rechten Kniees eine
Dehnung mit Anspannung der Flechse, welches
Unruhe im Fufse erregt (n. 2½ St.) [*Fz.*]
Spannen im linken Kniegelenke beim Aufsteben
vom Sitze [*Fz.*]
Es zieht herüber in der rechten Kniekehle beim Bie-
gen des Kniees (n 27 St.) [*Fz.*]
Reifsen im Kniee und in dem Gelenke des Unter-
fufses, mehr in der Ruhe [*Rckt.*]
Stechen gleich unter dem rechten Kniee [*Fz.*]
685. Stechen während des Gehens, erst im Innern des
linken, dann des rechten Kniees [*Fz.*]
An der Knieseite ein Herausstechen beim Gehen.
Abends, beim Ausziehen der Strümpfe, arges Jücken
an den Kniekehlflechsen; Kratzen verursachte
Schmerz.
Klammartiges Drücken im linken Schienbein beim
Biegen des Kniees; hierauf Brennen [*Fz.*]
Kälte am linken Schienbeine [*Fz.*]
690. Drücken auf dem rechten Schienbeine, auf wel-
ches ein Brennen erfolgt [*Fz.*]
Vor Steifigkeit der Beine kann er kaum auf der
Strafse fortkommen; er taumelt auf der Strafse
immer rechts ab (Vormittags) [*Fz.*]
Ein Ziehen im ganzen Fufse, wie Lähmung, beim
Sitzen.
Früh, im Bette, eine starke Neigung, den Schen-
kel und Fufs auszustrecken.
In den Kniekehlen und Waden ist's ihm so zent-
nerschwer, dafs er die Füfse nicht fortbringen
kann.

695. Die Beine sind ihr so schwer und müde, als
wenn sie weit gegangen wäre.

(Nachmittags) beim Gehen in freier Luft, sehr matt
in den Unterschenkeln; er konnte sie kaum fortbringen, so schwer und zerschlagen waren sie;
aber nach einer Stunde Sitzen war alle Müdigkeit
weg.

Feines Stechen aufsen am Unterschenkel (n. 11 St.)
[*Fz.*]

Stechendes Jücken in der linken Wade [*Fz*]

In der rechten Wade, inwendig, ein Ziehen, welches den Fufs unruhig macht [*Fz.*]

700. Gefühl von Anspannen der Haut der Wade, mit
Stechen darin im Sitzen, welches im Gehen verschwand [*Fz*]

Krampfartiges Heranziehen in der linken Wade bis
in die Kniekehle [*Fz.*]

Beim Gehen Spannen in den Waden und als wenn
die Knieflechsen zu kurz wären.

Zucken in den Waden.

In den Füfsen Schwere und Spannen, wenn er
sitzt; wenn er aber geht, blos Müdigkeit.

705. Empfindliche Müdigkeit in den Unterschenkeln
beim Sitzen, welche durch Gehen verging
(n. 36 St.)

Spannen im Kniee, als wenn es zu kurz wäre.

Eine Schwere in den Unterschenkeln von der Gegend
gleich über dem Kniee an bis an das unterste
Fufsgelenk, so dafs sie nicht stehen kann, welche
sich im Gehen vermindert und im Sitzen unbe-
merkbar ist.

Blos beim Sitzen ist es ihm matt in den Füfsen,
als wenn das Blut sich hineinsenkte.

Eine Müdigkeit in den Füfsen, dafs sie nicht gut
steigen kann, gleichsam als wenn sie allzu schnell
gelaufen wäre.

710. Sie ist wie gelähmt in den Beinen (n. 12 Tagen.)

Klamm in der Wade nach Mitternacht,
beim Liegen im Bette, und, wenn er gegangen ist, beim Sitzen; er vergeht durch Krümmung des Kniees.

Klamm in der Wade beim Sitzen, welcher beim
Aufstehen und Bewegen sogleich vergeht (sogleich.)

Gleich über der Wade in den Kniekehlflechsen, ein
Stich, bei starker Bewegung, beim Aufstehen
vom Sitze und beim Befühlen.

(In der äußern Seite der Wade ein mehrstündiges
Glucksen.)

715. Ein reißendes Stechen auf dem Schienbeine;
dabei matt und müde.

Wenn sie gesessen hat und steht auf, so fühlt sie
einen Stich über dem Kniee weg

(In dem kranken Unterschenkel, gegen Abend (6¼
Uhr), jähling ein halbstündiger Schmerz, ein allgemeines Pucken und Kriebeln, mit klammartigem
Schmerze verbunden (etwa wie bei einem Nagel-
geschwüre am Finger), schon vor sich, aber vermehrt durch Bewegung, beim äußern Befühlen
aber am schlimmsten; er verschwand plötzlich.)

An den Schienbeinen und Lenden ein Ausschlag
mit Geschwulst und Härte, ohne Schmerzen
[*Hb.* u. *Ts.*]

Die Nacht, wenn sie die Füße über einander legt,
Schmerz in den Schienbeinröhren; wie Dröhnen
darin; sie mußte die Schenkel oft hin und her
legen, und konnte davor nicht schlafen.

720. Ein Pucken und Klopfen auf dem Fußrücken.

Kriebeln in den Füßen früh, wenn er im Bette
liegt (und nach dem Aufstehen).

Im linken Fußgelenke sticht es wie ein Messer
hinein [*Fz.*]

Ziehen im rechten Fußgelenke [*Fz.*]

Brennende Stiche und Wärmeempfindung auf dem
rechten Fußrücken (n. 4 Tagen) [*Fz.*]

725. An der Ferse des linken Fußes ein Ziehen her-
aufwärts, mit Brennen [*Fz.*]

Hitzgefühl in den Füßen [*Rckt.*]

Stechen in der linken Ferse im Sitzen (nach Gehen
in freier Luft) [*Fz.*]

Abgestorbenheit und Taubheit des rechten Unter-
fußes; er schien ihm von Holz zu seyn.

Am linken äußern Fußknöchel und über dem Fußrücken Jücken.

730. Fußgeschwulst, die beim Befühlen unschmerzhaft ist, Abends (n. 48 St.)

Am untern Theile der Achillessenne sticht's, wie

mit Messern, bei der Berührung und nach dem Niederlegen schlimmer.

Beim Aufstehen vom Sitze sticht's im innern Knöchel des rechten Unterfußes.

Im Fußgelenke am Knöchel, krampfartiges Stechen.

Früh, beim Aufstehen, schmerzt der Fuß wie verrenkt oder vertreten.

735. Krampfhaftes Zusammenziehen an der innern Seite der Fußsohle, welches beim Ausstrecken und Heranbiegen des Unterfußes nachläßt (n. 64 St.) [*Fz.*] (Fußschweiß.)

Schmerz auf der rechten Fußsohle, neben dem Ballen, als wenn man auf eine schmerzhafte Stelle anhaltend und immer stärker und stärker drückt.

Spannen und Pressen in der Fußsohle.

(Die Fersen thun beim Auftreten wie erböllt weh.)

740. Stechen in der Ferse beim Auftreten.

Ein kurzes, brennendes Stechen zwischen der kleinen und folgenden Zehe, Abends im Gehen und auch die Nacht im Bette (n. 12 St.)

Im (kranken) Ballen der großen Zehe ruckweises Stechen, wie in einer aufbrechenden Eiterbeule; Abends Pochen darin.

Stechendes Jücken am Ballen der großen linken Zehe [*Fz.*]

Ziehend drückender Schmerz in der rechten großen Zehe, mit Wärmeempfindung [*Fz.*]

745. Feines Stechen in der linken großen Zehe [*Fz.*]

Feines Stechen in der vierten Zehe des linken Fusses [*Fz.*]

Beim Stechen ein Stich von der großen Zehe bis in die Mitte der linken Brust.

Stechen in der rechten großen Zehe.

Krampfhaftes Zusammenziehen der Zehen [*Sr.*]

750. Erneuerung der vorjährigen Frostbeulen, viertehalb Monate zu früh; ein brennendes Jücken darin, Nachmittags und Abends; wenn er sich des Kratzens enthält, so sticht es darin, so daß er das Kratzen nicht unterlassen kann, und nach dem Kratzen entstehen Beulen. *)

---

*) Vergl. 748, 749.

Das Hühnerauge schmerzt vom Drücken des Schuhes
brennend wund (n. 3 St.)

Beim ersten Auftreten, früh, Schmerz in beiden
Fersen, als wenn er auf Stecknadeln träte.

Abends Stechen in der Fußsohle, als wenn sie auf
Nadeln ginge.

(Kleine, rothe, runde Flecken am Ballen des
Fußes.)

755. Stechen auf einer kleinen Stelle der Glieder, welches beim Niederlegen sich verschlimmert.

Stechen in den Gelenken, in der Ruhe (und beim
Liegen des Gliedes, nicht beim Ausstrecken des-
selben,) nicht beim Befühlen, auch nicht die
Nacht beim Liegen.

(Kriebelnder Schmerz in dem Gesichte, dem Rückgrate und dem Brustbeine.)

Von Auflegung des Saftes auf das erste Glied des
Zeigefingers entstanden da zwei schwarze Flecke
nach einer Stunde; 25 Tage nachher aber, star-
kes Brennen im Munde und der Kehle, schnelle
Geschwulst der linken Wange, Oberlippe und
Augenlider; die Nacht darauf starke Anschwell-
ung der Vorderarme, die Haut ward lederartig und
es entstand unerträgliches Jücken und sehr starke
Hitze. Nach 4 Tagen Pusteln auf den Händen
und Vorderarmen, die aufplatzten und helle
Feuchtigkeit von sich gaben [*Cavini* bei *Orfila*
I. 596, 597.]

Kriebeln im Geschwüre.

760. Bange Schmerzen im leidenden Theile, worüber
er, sitzend, wimmert.

(Beißender Schmerz im Geschwüre, wie von Salz,
blos die Nacht; sie wacht oft darüber auf; am
Tage war er weg und erschien blos beim Gehen
in freier Luft wieder.)

Früh, beim Erwachen, ein Stechen in der Gegend
des Schorfs.

(Schmerz im Geschwüre wie zerschlagen.)

Brennend beißender Schmerz im Geschwüre, mit
Weinen und Wimmern.

765. (Ein schnell vorübergehendes Brennen am leidenden Theile.)

Die Glieder, worauf er liegt, vorzüglich der Arm,
schlafen ein.

Einen Nachmittag hindurch aufserordentliche Beweglichkeit und Ueberlebhaftigkeit des Körpers
(am dritten Tage) [*Fz.*]

Ein dem Zittern ähnliches Gefühl in den Armen
und Beinen, auch in der Ruhe [*Rckt.*]

Zucken an verschiedenen Theilen des Körpers, aus-
serhalb der Gelenke [*Fz.*]

770. Zucken in den Gliedmafsen [*Alderson* a. a. O.]

Zucken einzelner Muskeln [*Alderson* a. a. O.]

Brennendes Jücken hie und da [*Dudley* bei *Du
Fresnoy* a. a. O.]

Fein stechender Schmerz in den Gliedern [*Alderson* a. a. O.]

Starkes Kriebeln in den gelähmten Theilen [*Nafse*
in d. Vorrede zu *Du Fresnoy.*]

775. Geschwulst der Hände und Füfse [*Alderson*
a. a. O.]

Eine Wunde entzündete sich und ward mit kleinen
Bläschen besetzt (d. 6. T.) [*Hb.* u. *Ts.*]

Die Blasen, welche gröfstentheils eine milchige,
einige aber auch eine wasserhelle Feuchtigkeit
enthielten, flossen zusammen. Dieser Zustand
dauerte 3 Tage, dann schälte sich die Haut ab
[*Hb.* u. *Ts.*]

Jücken auf dem Kopfe [*Sr.*]

Nesselsucht ähnlicher Ausschlag [*Hb.* u. *Ts.*]

780. Schwarze Pusteln mit Entzündung und Jücken,
welche den ganzen Körper in kurzer Zeit über-
ziehen [*Jos. Monti, in Act. Instit. Bonon. sc.
et art. III.* S. 165.]

Ausschlag von Schorfen über den Körper [*Sybel, in
Medic. Annalen,* 1811. *Jul.*]

Brennender Ausschlag von kleinen, mit Wasser ge-
füllten Bläschen und Röthe der Haut am ganzen
Körper, ausgenommen am Haarkopfe, der innern
Handfläche und den Fufssohlen [*Sybel* a. a. O.]

Sehr peinlicher, heftig brennender und jückender
Ausschlag, der sich vorzüglich am Hodensack,
an der Vorhaut, an den Augenlidern und Augen zeigte, an diesen Theilen zugleich blofse Geschwulst erregte und in kleinen, gelblichen Bläs-

chen bestand, die hie und da zusammenliefen, näfsten, auch einzelne auf den Armen und Lenden, nach einigen Tagen, wie Linsen grofs' standen, und durch das Kratzen des Kranken auffeuerten. Viele dieser gröfsern Pusteln oder Schwären gingen langsam in Eiterung über, hatten einen rothen Hof, wurden breiter und heilten langsamer (in d. 3. Woche), da die kleinern zusammenlaufenden Pusteln geschwinder trockneten, und in wenigen Tagen abschilferten. Dieser Ausschlag entstand ohne vorhergehendes Erbrechen, Uebelkeit und Fieber bei einem 40jähr. gesunden Manne, der 24 St. vorher eine Pflanze des *Rhus tox.* in seinem Garten ausgerottet, also viel berühret hatte, zumal mit einem etwas verwundeten Finger [*Wichmann, Ideen zur Diagnostik. T. I. p.* 74. *etc.*]

Jücken am ganzen Körper, vorzüglich an den haarigen Theilen, am Haarkopfe und den Geburtstheilen [*Du Fresnoy* a. a. O.]

785. Rothe Flecke an der Gröfse der gröfsten Linsen mit kleinen Wasserbläschen in der Mitte [*Fr. H—n.*]

Ein schwarzer Fleck an der mit dem Safte berührten Stelle (n. 3 Tagen.) [*Fontana* a. a. O.]

Die vom Safte berührte Hautstelle ward dicht und hart, wie Leder [*Gleditsch*, in Beschäft. d. Berlin. naturf. *Fr. IV. S.* 299.]

Der Saft macht die Haut, die er berührt, hart wie gegerbtes Leder; nach einigen Tagen schuppen sich die verhärteten Theile ab [*Dossie, Institutes of experimental chymistry*, 1759.]

Grofse Mattigkeit im ganzen Körper [*Hbg.*]

790. Sehr grofse Schwäche [*Zadig* a. a. O.]

Einige fielen in Ohnmacht *) [*Sherard* bei *Du Fresnoy* a. a. O. S. 204.]

Er ist matt, zerschlagen, übernächtig [*Stf.*]

Ungemeine Mattigkeit in den Untergliedmafsen, am meisten in der Ruhe [*Rckt.*]

Arm und Bein der linken Seite sind etwas zusammengezogen und wie steif [*Fr. H—n.*]

---

*) Vom Rauchen des Holzes von Wurzelsumach bei 5, 6 Personen.

795. Dreitägige Lähmung der Untergliedmafsen; er
ging mit der gröfsten Anstrengung, schleppend
und langsam *) [*Stf.*]

Während und nach dem Spazierengehen sind ihm
alle Glieder steif und gelähmt; es liegt ihm dabei
zentnerschwer auf dem Nacken [*Fz.*]

Hang zum Liegen [*Stf.*]

Sie kann nicht aufser dem Bette dauern [*Fr. H—n.*]

Der Arm, auf den er im Schlummer den Kopf
stützt, schläft ein.

800. Beim Liegen ein Ziehen in allen Gliedern.

Abends (8 Uhr) fortdauernd reifsend ziehender
Schmerz, wenn sie in Ruhe sitzt; wenn sie
aber geht, verliert er sich (nach dem Niederlegen ist dann nichts weiter zu spüren.)

Die Gelenkschmerzen sind schlimmer an der freien
Luft.

Beim Herabsteigen ist er wie steif, durch Gehen
auf dem Ebenen verschwindet die Steifheit.

Wenn sie vom Sitze aufsteht, ist sie wie steif.

805. Steifigkeitsempfindung beim ersten Bewegen des
Gliedes nach Ruhe.

Müdigkeit, im Sitzen am schlimmsten, die sich im
Gehen vermindert; beim Aufstehen vom Sitzen
aber merkliche Steifigkeit.

Grofse Mattigkeit, als wenn die Knochen weh thä-
ten; sie sitzt immer, oder liegt.

Bei Frost, Unfestigkeit der Glieder; konnte deshalb
nicht stehen.

Lähmung am ganzen Körper, in allen Gelenken,
am schlimmsten nach dem Sitzen, wenn er wieder aufstehen will, und gegen Abend.

810. Nachdem er eine Stunde im Freien gegangen war,
fühlte er Schmerz in den Füfsen, und ward wie
unbeweglich, welches sich im Sitzen wieder gab.

Es ist ihm wie in die Beine geschlagen, sie sind
so müde.

Abends (9 Uhr) jählinge Ohnmächtigkeit, bei guter
Besinnung; er fühlte keinen Herzschlag, war
mehr kalt als warm; im Innern war ihm ganz

---

*) Von Befeuchtung der Finger mit einer starken Wurzelsu-
mach - Tinktur.

leicht; er war von ruhiger Gemüthsstimmung,
konnte aber kaum gehen (n. 48 St.)

Nach einiger Anstrengung zittern die gebrauchten
Glieder.

Er greift hastig zu und zittert.

815. Früh, beim Aufstehen, torkelt sie und kann
nicht aufrecht stehen (n. 20 St.)

Beim Liegen, früh im Bette, Schmerz derjenigen
Gliedmaſsen und Gelenke wie zerschlagen, welche denen, worauf er liegt, entgegengesetzt sind.

Beim Sitzen, nach dem Gehen, gleich zum Schlafe
geneigt.

Früh viel Gähnen, wie schläfrig, und so auch
Abends.

Er will immer liegen; Schläfrigkeit am Tage,
Aengstlichkeit, Unruhe, Traurigkeit, trockne
Lippen.

820. Schläfrigkeit am Tage; selbst früh im Bette,
wenn sie aufstehen will, schläfert es sie sehr.

Beim Tagesschlafe Unruhe: er bewegt die Hände
im Schlafe hin und her, und spielt mit den
Fingern und Händen.

Beim Aufsitzen wird ihm übel.

Matt und müde; Hang zum Liegen; Sitzen ist ihm
nicht genug.

Früh will er nicht aufstehen und sich anziehen.

825. Abends (um 6 Uhr) überfällt sie jähling ein Schlaf,
daſs sie nicht im Stande ist, sich auszuziehen;
dabei in allen Gliedern wie gelähmt.

Gähnen so heftig und krampfhaft *), daſs
Schmerz im Kiefergelenke entsteht,
welches in Gefahr ist, ausgerenkt zu
werden, früh und zu allen Zeiten.

Früh, beim Aufstehen aus dem Bette, öfteres Gähnen [*Fr. H—n.*]

Einige verfielen in Gähnen [*Sherard* a. a. O.]

---

*) Die Kaumuskeln am Halse scheinen dann ein krampfhaftes
Uebergewicht zu bekommen, oft so gewaltsam, daſs man
den Unterkiefer mit der Hand halten muſste, damit er nicht
zu tief herabgezogen würde. Dieses Symptom wird auch
vom Ignazsamen hervorgebracht, und vom Nordpole des
Magnets.

Er hat die Nacht keine Ruhe [*Hbg.*]

830. Unruhiger, unterbrochener Schlaf, mit vielem
Umwenden [*Lhm.*]

Nachts viel Schlaflosigkeit [*Fr. H—n.*]

Unruhiger Schlaf mit Herumwerfen, Entblöfsung
und Lüftung der Bedeckungen [*Fz.*]

Spätes Einschlafen und Herumwerfen im Bette [*Stf.*]

Lautes Weinen im Schlafe [*Fr. H—n.*]

835. Heftiger Bauchschmerz die Nacht (n. 5 Tagen)
[*Fr. H—n.*]

Erwachen um Mitternacht, über sehr heftige,
kneipende, wühlende Schmerzen im Unterbauche, mit einem Gefühle von Abspannung und
Leere in der Herzgrube und schnell vorüberge-
hender Brecherlichkeit [*Stf.*]

Aengstlichkeit die Nacht; er möchte aus dem Bette
fliehen und nach Hülfe suchen, wegen eines unbeschreiblich widrigen Gefühls [*Stf.*]

Nach dem Erwachen aus dem Schlafe, bei convul-
siven, unordentlichen Bewegungen der Gliedmas-
sen, Geschrei über ungeheures Kopfweh, ent-
springend von einem Gefühl in den Gliedern, als
ob sie gewaltsam ausgedehnt würden [*Alderson
a. a. O.*]

Abends, im Bette, Uebelkeit auf der Brust und im
Magen, die nach dem Einschlafen vergeht [*Fz.*]

840. Vor Mitternacht Schlaflosigkeit, mit
oder ohne Schweifs.

Schlaflosigkeit bis Mitternacht, ohne Hitze; er blieb
blos munter.

Er kann die Nacht nicht einschlafen; so wie er
sich hinlegt, geräth er in Schweifs, ohne Durst,
und hat davor keine Ruhe.

Vormittags, im Bette, sehr schmerzhafter Klamm
in dem einen, dann in dem andern Unterschenkel, der weder durch Krümmen, noch durch
Ausstrecken des Schenkels, noch auch durch Anstämmen der Fufssohle zu tilgen ist, eine halbe
Stunde lang (n. 12 St.)

Er kann Abends nicht einschlafen vor grofser Munterkeit, vor unerträglichem Hitzgefühle, ohne
Durst — (vom Aufdecken bekam er Frost) —,
und vor Wallungen im Blute, Klopfen der Adern,

und Erscheinungen in den Augen, als gingen
dicke Wolken vor seinem Gesichte herum; Nachmitternachts ward er ruhig und schlief gut.

845. Beim Niederlegen, Abends, wird es ihr übel;
sie hatte keine Ruhe im Bette und mußte sich
immer hin und her wenden.

Vier ganze Nächte Schlaflosigkeit; sie konnte nicht
im Bette bleiben.

Große nächtliche Unruhe [*Hb.* u. *Ts.*]

Wegen Brennen des Ausschlages, unruhiger Schlaf
[*Hb.* u. *Ts.*]

Zucken auf der Stelle im Kopfe, auf welcher er
liegt, die Nacht.

850. In der Nacht weckt sie ein garstiger, bitterer
Geschmack, mit Trockenheitsgefühl im Munde,
öfters auf.

Durst die Nacht, ohne Appetit, zu trinken, bei
schleimigem Munde.

Wie sie einschlafen wollte, bekam sie heftiges Magendrücken, welches sie lange nicht einschlafen ließ.

Sobald er einschlafen wollte, kamen ihm seine Geschäfte vor im Traume auf eine ängstliche Art.

Er redet Abends im Schlafe halblaut von Tagesge-
schäften (n. 12 St.)

855. Schlafsüchtiger Schlummer voll mühevoller, un-
unterbrochener Träumereien.

Nachmitternachts unruhiger Schlummer, voll ver-
drießlicher, unangenehmer Einfälle und Gedanken.

Träume von Gegenständen, die man Abends vorher
gehört und gedacht hat (n. 72 St.) [*Fz.*]

Die Nacht leichte Träume von Tags vorher gedachten und gethanen Dingen [*Fz.*]

Die Nacht Träume von Erfüllung Tags vorher pro-
jectirter Ideen, in Verbindung mit Gegenständen,
aus denen sie geschöpft waren [*Fz.*]

860. Fürchterliche Träume, z. B. daß die Welt in
Feuer untergehe, und beim Erwachen Herzklopfen.

Träume von Feuer.

Nach 3 Uhr, Nachmitternachts, kann er nicht wieder einschlafen, und schläft er ein, so träumt er
sehr lebhaft, und es ist dann nach dem Erwachen,
als wenn er gar nicht geschlafen hätte.

Sie schläft mit offenem Munde.

Die Nacht sehr kurzer Athem.

865. Er kann die Nacht nicht anders als auf dem Rücken liegen.

Es ist ihm die Nacht, als drängte ihn etwas zum Bette heraus.

Grofse Bangigkeit die Nacht; er kann nicht im Bette bleiben.

Widriges Hitzgefühl am ganzen Körper, die Nacht hindurch, ohne Durst.

Nach Mitternacht kein fester Schlaf; sie wirft sich unruhig herum wegen einer widrigen Empfindung, als wenn's ihr am ganzen Leibe brennte, ohne Durst; dabei Träume voll ängstlichen Treibens und Drängens.

870. Er redet früh laut im Schlafe.

In der Nacht redet er im Schlafe von Geschäften, will alles wegwerfen, und verlangt dies und jenes.

Erschreckens - Erschütterung beim Einschlafen, als wenn er etwas Wichtiges fallen liefse.

Beim Vormittagsschlafe fuhr er alle Viertelstunden zuckend zusammen.

Im Schlafe ist das Ausathmen leicht und schniebend, das Einathmen unhörbar.

875. Früh beim Aufwachen im Bette so düselig im Kopfe, was sich nach dem Aufstehen bald verlor.

Sehr frühes Erwachen mit ärgerlicher, verdriefslicher Gemüthsstimmung [*Stf.*]

Verdriefslichkeit in freier Luft; er möchte im Gehen einschlafen [*Fz.*]

Empfindlichkeit gegen freie, kühle Luft (n. 4 St.) [*Stf.*]

Frost mit trocknen Lippen, und weniger Durst als Hunger [*Fz.*]

880. Immerwährendes Frösteln [*Fr. H—n.*]

Schüttelfrost, wenn er aus der freien Luft in die warme Stube kommt, ohne Durst [*Fz.*]

Aeufserst kalte Hände und Füfse, den ganzen Tag [*Fz.*]

Beim Aufstehen früh aus dem Bette, Gefühl von Schauder.

Gefühl von innerer Kälte in den Gliedmafsen (wie z. B. Absterben eines Fingers, oder wenn ein

Glied einschlafen will, oder wie bei Antritt eines Wechselfieberparoxismus ein widriges Kältegefühl die innern Theile der Gliedmaſsen befällt), wobei keine äuſsere Kälte zu spüren ist.

885. **Die kalte freie Luft ist ihm sehr empfindlich, und schmerzt gleichsam auf der Haut, obwohl keine Abneigung dagegen vorhanden ist.**

Abends, im Bette, eiskalte, nicht zu erwärmende Füſse, während der übrige Körper warm ist (n. 3 St.)

Wenn sie vom Ofen sich entfernt, überfällt sie gleich ein Schauder.

In kalter Luft kann er sich im Gehen bei aller Bedeckung nicht erwärmen, er hat Frostschütteln in freier Luft, mit heftigem Durste, und zwischen den Lippen Schleim, wovon sie zusammenkleben.

Frostigkeit in der Stube gegen Abend; es überlief sie über und über kalt.

890. Frost (sogleich.)

Schauder im Rücken (sogleich.)

Abends (um 5 Uhr), Frost mit Schütteln in der Stube, mit klopfendem Zahnweh und Zusammenfluſs des Speichels im Munde, ohne Durst; in freier Luft Schüttelfrost noch schlimmer; dann in der warmen Stube, selbst am heiſsen Ofen, fortgesetzter Schüttelfrost, mit heftigem Durste, unter Aufhören des Speichelflusses; blos im Bette verlor sich der Frost, während der Durst blieb; dann dummer Schlaf, wie Eingenommenheit des Kopfs; früh noch Durst und Eingenommenheit des Kopfs, die nach dem Aufstehen verging (n. 6 Tagen.)

Gegen Abend Frost; er muſste sich in's Bett legen und zudecken, dann ward's ihm wieder wärmer.

Abends (um 7 Uhr) äuſserer Frost und Kälteempfindung, ohne Schauder und nicht kalt anzufühlen, innerlich keine Kälte; er kann ohne Beschwerde kalt trinken; gleich nach dem Niederlegen im Bette äuſsere Hitze, die das Aufdecken nicht verstattet, ohne Durst, bei wässerigem Munde und trocknen Lippen; dann, um Mitternacht, allge-

meines Duften unter halbem Schlummer, und
nach Mitternacht Schweifs erst im Gesichte, dann
am Haarkopfe und Halse bis zur Brust.

895. Frost in freier Luft, ohne Durst.

Nach dem Spazieren im Freien Schauder und Hitze
zugleich über den ganzen Körper, ohne Durst,
auch etwas warmer Schweifs über die ganze
Haut; die hohlen Hände schwitzen am meisten.

Den ganzen Tag ist's ihr inwendig zu heifs, und
äufserlich friert sie, und ist doch gehörig warm
anzufühlen, und ohne besondern Durst; Kaffee
erhöhet ihr die innere Hitze.

Kneipender Frost in den Füfsen und zwischen den
Schultern, und eine Viertelstunde darauf viel
äufsere Hitze und brennender Schmerz am linken
Arme und an der linken Seite des Oberkörpers,
mit Backenröthe.

Abends Frost und Hitze; das Gesicht deuchtet ihr
sehr heifs zu seyn, und doch waren die Backen
blafs und kalt anzufühlen, der Athem kam aber
sehr heifs aus dem Munde; — zwei Nachmittage
nach einander.

900. Sie sieht roth im Gesichte und fühlt eine brennende Hitze in der Haut, und ist doch nur
gemäfsigt warm anzufühlen.

Abendfieber mit Durchfall: Abends 8 Uhr Frost;
dann im Bette mehrstündige, trockne Hitze mit
viel Durst, mit Schneiden im Leibe wie mit Messern und Durchfall in der Hitze, einige Stunden
lang; dann Schlaf; früh wieder Durchfall
(n. 24 St.)

Abendfieber mit Durchfall (als zweiter *Paroxism*):
Abends, nach 6 Uhr, einstündiger Frost (ohne
Durst) durch alle Glieder; dann erst trockne Hitze,
dann Hitze mit heftigem Schweifse, zusammen
drei Stunden lang, mit Durste; Durchfall blofsen
Schleims bei heftigem Leibschneiden, mit Stuhlzwang darauf und Kopfweh dabei, ein Pressen
von beiden Schläfen nach der Mitte zu und Blutanhäufung und Hitze im Kopfe (n. 48 St.)

Fieber: erst (Vormittags) Schlafmüdigkeit und Gähnen; zum Einschlafen ist's ihm im Gehen, mit
Beängstigung; dann Stuhlgang mit Schneiden,

dann ungeheure Hitze im ganzen Körper (um 10
Uhr Vormittags), ohne Durst; es war, als würde
er (doch mit untermischtem Schauder) mit warmen Wasser übergossen oder als liefe ihm das
Blut heiſs durch die Adern und allzu stark durch
den Kopf, und als wenn's ihm den Kopf zum
Bücken niederdrückte, mit pochendem Kopfweh;
um 7 Uhr gegen Abend Frost; es war, als würde
er mit kaltem Wasser übergossen, oder als liefe
ihm das Blut allzu kalt durch die Adern; nach
dem Niederlegen und Zudecken bekam er gleich
Hitze, die Nacht aber zugleich eine Art Ziehen
in dem Rückgrate, zwischen den Schultern und
in den Gliedern, als wenn er sich immer ausstrecken und dehnen sollte; früh Schweiſs.

Fieber: gegen Mittag überfällt ihn eine fieberhafte
Kälte durch alle Glieder, mit heftigem Kopfschmerz und Schwindel (durch Spazieren etwas
gelindert); gegen Abend wieder Frost, er muſs
sich legen; die Nacht kann er nicht schlafen, er
liegt in immerwährendem Schwindel und beständigem Schweiſse (n. 48 St.)

Fieber: (um 5 Uhr) Nachmittags ein Dehnen in
den Gliedern, ein Schauder über den ganzen Körper, mit vielem Durste, bei kalten Händen und
Gesichtshitze und Röthe; auch Abends im Bette
Schauder; früh hatte er am ganzen Leibe geduf-
tet, dabei in den Schläfen ein Pressen.

905. Fieber, wozu sich Zuckungen gesellen [*Hb.*
u. *Ts.*]

Frost in den Füſsen und zwischen den Schulterblättern; bald darauf Hitze auf der linken Seite und
im linken Arme (sogleich.)

Fieber: (um 6 Uhr) Nachmittags Wärme des Körpers, mit innerer und äuſserer Hitze des Kopfs
und Schauder über den Körper, ohne Durst; zugleich Dehnen, Ziehen und Mattigkeit in den
Gliedern und Kopfschmerz, wie Eingenommenheit
und Zusammenpressen seitwärts im Hinterhaupte;
dabei heftiger Husten mit sehr kurzem Athem
und Schmerz im Halse, als wenn die Mandeln
geschwollen wären; gelindes Duften am ganzen
Körper gegen Morgen.

Wärme im Gesicht und in den Fingern, mit Frostschauder in den Schulterblättern, ohne Durst [*Fz.*]
Hitze und grofser Durst [*Hbg.*]

910. Abends im Bette, auf den vorhergegangenen Schüt-
telfrost, gelinde Wärme, ohne Durst [*Fz.*]
Doppelt dreitägiges Fieber, mit Gelbsucht [*Du
Fresnoy* a. a. O.]
Hitze auf der linken Seite des Körpers und Kälte
auf der rechten Seite, ohne Frost.
Am Kopfe und Rücken Frost, am vordern Theile
des Körpers Hitze.
Mitunter kalter Schauder mitten im Schweifse, die
Nacht im Bette, und bei dem Schaudern Krämpfe
im Unterleibe.

915. Erst brecherlich, mit Hitze an Kopf und Händen und Frost am übrigen Körper, dann, bei
Brecherlichkeit, Frost über und über.
Hitzempfindung und äufserlich fühlbare Hitze mit
aufgetriebenen Adern bei einer Schwäche, dafs
sie sich beim Sitzen zurücklehnen mufs, mit heftigem Durste, auch öfterm Nachtdurste; Tags
darauf Schauder am Oberkörper, besonders an
den Armen.
Abends eine innerliche Hitze in der Stirne und dem
ganzen Kopfe, äufserlich weniger bemerkbar beim
Anfühlen.
Abends eine widernatürliche Hitze, vorzüglich in
den Händen, mit dumpfem Kopfweh.
(Wenn er sitzt, so befällt ihn eine Hitze.)

920. Wenn er im Freien gegangen ist, und er kommt
nach Hause, so befällt ihn eine Hitze und Schweifs
über den ganzen Körper.
Ein starkes Brennen in der Haut, mit einem Fippern in derselben und einem allgemeinen Schweifse
die Nacht; wenn er dann die Hand aus dem
Bette hervorstreckt, kommt ein gewaltiger Husten.
Beim Gehen in freier, kalter Luft wird ihm warm
und er geräth über und über in kalten Schweifs.
Schweifs am ganzen Körper, nur im Gesichte nicht,
welches jedoch heifs ist (Nachmittags.)
Früh, im Bette, gelinder Schweifs über den ganzen Körper, nur am Kopfe nicht.

925. Gelinder, duftender Schweifs, am Tage, wobei er zugedeckt seyn will.

Die Haut ist feucht und die Kopfhaare sind nafs.

Nachts Schweifs, vorzüglich um den Hals herum.

Schweifs vor Mitternacht.

Starker Frühschweifs.

930. Schweifs über und über, auch im Gesichte (n. ¼ St.) [*Fr. H—n.*]

Schweifs am ganzen Körper, ohne Geruch und ohne zu ermatten, im Schlafe, früh um 3 bis 4 Uhr [*Mchlr.*]

Täglicher Frühschweifs.

Sauerriechender Frühschweifs, bei kalten, schweissigen Backen.

Gelinder Schweifs die ganze Nacht hindurch.

935. Früh, an beiden Schenkeln, Schweifs.

In der Nacht Duftung von scharfem Geruche, ohne nafs zu werden.

Durst, selbst früh.

Starker Durst (n. 1 St.)

Viel Nachtdurst (von 2 bis 5 Uhr), dann Duftung.

940. Grofser Durst nach Wasser oder Bier [*Stf.*]

Langsamer, bisweilen unregelmäfsiger Puls (n. ¾ St.) [*Mchlr.*]

Schneller Puls [*Fontana* a. a. O.]

Ungeduldig und ärgerlich über jede Kleinigkeit, verträgt sie nicht, dafs man viel mit ihr redet.

945. Verdriefslichkeit.

Jede, auch noch so kleine, Beschäftigung ist ihm zuwider.

Er erschrickt (beim Einschlafen) über eine Kleinigkeit, als wenn er das gröfste Unglück davon zu befürchten hätte.

Geringe Aergernifs erregt und vermehrt Krankheitszufälle, z. B. Abgang von Blutklumpen nach schon verflossener Monatreinigung u. s. w.

Traurig, fängt an zu weinen, ohne zu wissen, warum?

950. Unwillkührliches Weinen, ohne weinerliche Laune, bei Kollern im Bauche.

Er konnte nicht vergnügt seyn, war gleichgültig gegen Gesellschaft.

Mifsmüthig, niedergeschlagen; er möchte gleich
anfangen, zu weinen.

Traurigkeit, welche einsame Stille liebt (n. 10 St.)

Melancholisch, mifsmüthig und ängstlich, als wenn
sie ein Unglück erfahren würde, oder als wenn
sie einsam und alles todt und stille um sie wäre,
oder als wenn sie von einem nahen Freunde Ab-
schied genommen hätte; am schlimmsten in der
Stube, durch Gehen in freier Luft gemindert.

955. Bei Trockenheit im Halse, schreckliche Aengstlichkeiten mit Gemüthsunruhe.

Bange, ängstlich und zitterig (vom 10 bis 27 Tage.)

Unter Sinken der Kräfte, Angst, als wenn er sterben müfste, mehr nach Mitternacht als vor
Mitternacht.

Ohne Traurigkeit, wie lebenssatt, mit Wunsch,
zu sterben.

Aengstlichkeit: sie mufste sich im Sitzen fest anhalten, weil sie sich wegen der Schmerzen (Zerschlagenheit der Glieder und Ziehen darin) nicht
glaubte erhalten zu können.

960. Mehr Nachmittags als Vormittags, wahre Herzensangst; sie schlief die halbe Nacht nicht vor
grofser Bangigkeit, und war immer so ängstlich,
dafs sie schwitzte (n. 12 Tagen.)

Sie konnte vor innerer Unruhe nicht still sitzen,
sondern mufste sich auf dem Stuhle nach allen
Seiten hin und her wiegen, und alle Glieder etwas bewegen.

Sehr unruhiges Gemüth und Angst und Bangigkeit,
so dafs es ihr immer am Herzen (an der Herzgrube) rafste, mit schwerem Athem.

Sie schlief die halbe Nacht nicht, war zaghaft,
bänglich und voll Herzensangst.

Mifslaunig, niedergeschlagen und wie verzweifelt.

965. Voll trauriger Gedanken, ängstlich und furchtsam, wobei sie allemal die Kräfte verliert und
sich stundenlang hinlegen mufs, um Kräfte zu
sammeln.

Er glaubt, ein Feind wolle ihn vergiften.

Sie kann selten einen heitern Gedanken fassen.

Unaussprechlich ängstlich war sie, es drückte ihr
am Herzen und rifs im Kreuze.

Früh, von 3 Uhr an, konnte sie nicht mehr schlafen; sie stand sehr ängstlich, unruhig und
schwächlich auf, wobei sie immer zittert, besonders in den Knieen (mit Schweifs im Rücken.)

970. Bei der Aengstlichkeit fühlt sie so ein Gewicht
unter der Brust, welches sie so beengt, dafs sie
schwer athmet, und zuweilen recht tief, wodurch
es ihr leichter wird; Puls bald langsam, bald
geschwind.

Jn der Dämmerung gegen Abend, Angst und Bangigkeit, als wenn er sich das Leben nehmen
sollte, eine Stunde lang.

Verstandesverwirrung: er glaubt zu sterben [*Zadig*
a. a. O.]

Durch traurige Gedanken, die sie sich nicht benehmen konnte, kam sie in Furcht und Zagen.

Wenn sie unangenehme Gedanken im Kopfe hatte,
konnte sie sie nicht wieder los werden.

975. Er kann den Andrang der Ideen nach Gefallen
zügeln, und, was er nur wollte, ungehindert
durchdenken, ohne von einem Nebengedanken
gestört zu werden. *)

Er kann seine Gedanken beherrschen, nach Will-
kühr ruhig über jeden beliebigen Gegenstand, so
lange er will, nachdenken, und nach Gefallen
wieder einen andern vornehmen, bei ruhigem,
langsamen Athem. **)

---

*) Heilwirkung.

**) Heilwirkung.

Zaunrebe (Bryonia alba).

(Der aus der frischen, vor der Blüthe gegrabenen Wurzel ausgeprefste und mit gleichen Theilen Weingeist gemischte
Saft wird auf gleiche Weise, wie im Vorworte zu Pulsatille gelehrt, bis zur dreifsigsten Kraft - Entwickelung verdünnt und potenzirt, zur homöopathischen Heilung angewendet.

———

Man kann die Wirkungsdauer einer etwas grofsen
Gabe dieses Gewächs - Saftes auf ein Paar Wochen
merken.

Die Aehnlichkeit seiner Wirkungen mit vielen
Symptomen von Wurzelsumach läfst sich nicht
verkennen; ich habe ihrer im Vorworte zu letztge-
nannter Arznei gebührend erwähnt. Zaunrebe verändert zudem das Gemüth ganz anders, ihr Fieber besteht meist aus Kälte, und ihre Symptome werden
hauptsächlich in der Körper - Bewegung erregt oder
erhöhet, obgleich ihre Wechselwirkungen, die Beschwerden durch Bewegung zu erleichtern, auch
nicht ganz selten sind.

Daher treten beim Gebrauche der Zaunrebe in
Krankheiten Fälle ein, wo das Mittel, obgleich nach
Möglichkeit homöopathisch gewählt und in gehörig
kleiner Gabe gereicht, dennoch in den ersten 24
Stunden nicht die gehörigen Dienste leistet, aus der
Ursache, weil nur die eine, unrechte Reihe seiner
Wechselwirkung ansprach, wo dann nach 24 Stunden
eine erneuerte Gabe (so wie bei jeder Arznei eine

zweite, unmittelbar und schnell nach der erstern ge-
reichte Gabe die Wirkung dieser erstern zum Theil
aufhebt) durch Aeufserung der gegentheiligen Wechselwirkungen die Besserung erst zu Stande bringt. Dieser Fall tritt nur noch bei sehr wenigen andern Arzneien mit Wechselwirkungen ein (m. s. das Vorwort
zu Ignazsamen), bei Zaunrebe tritt dieser Fall jedoch
nicht selten ein.

Wo sie wirklich unrecht und nicht treffend homöopathisch gewählt war, hebt Wurzelsumach den
Nachtheil gewöhnlich auf, oder eine auf die erregten
Uebel nach Umständen noch genauer passende Arznei
andrer Art, wenigstens Kampher.

Aus dem reichen Schatze ihrer Symptome, die
sie im gesunden menschlichen Körper erzeugt, lassen
sich mehre künstliche Krankheitszustände zusammen-
setzen, welche einer Menge Beschwerden im täglichen
Leben, besonders einigen Fiebern, und einigen Arten
sogenannter Unterleibskrämpfe beim weiblichen Ge-
schlechte so treffend, als hülfreich homöopathisch
entgegen gesetzt werden können. Ihre Heilkräfte sind
daher von grofsem Umfange.

Bei heftigen, acuten Krankheiten mit hoher Erregung kann nur eine sehr hohe Verdünnung, eine
höhere, als ich ehedem wufste, nämlich ein feinstes
Streukügelchen der decillionfachen Kraft-Entwickelung als die dienlichste sich erweisen, und ruhiger
und sicherer, sowie eben so hülfreich wirkt das mehr
oder minder starke Riechen an ein damit befeuchtetes
Senfsamen grofses Streukügelchen auf die in genau
homöopathischer Wahl so leicht zu empörende Leben-
kraft, welche die Heilung zu vollbringen vom wei-
sen Schöpfer bestimmt ist.

Z a u n r e b e.

Mchlr. — Michler.
Hrr. — Herrmann.
Fr. H—n. — Fr Hahnemann.
Hbg. — Hornburg.
Rckt. — Rückert.
Stf. — Stapf.

Schwindel.

Schwindel, als wenn man herumgedreht würde,
oder als wenn sich alles um ihn herumdrehete,
beim Stehen.

Im Kopf eine dumpfe schwindliche Eingenommenheit]*Mchlr.*]

Eine Art Schwindel, als sey er betrunken, und als
steige das Blut heftig nach dem Kopfe [*Hrr.*]

5. Es ist ihm wie betrunken, er will sich legen
[*Fr. H—n.*]

Schwindel, sobald er vom Stuhle aufstand; es
drehete sich alles um ihn herum; nach einigem
Gehen verlor er sich.

Schwindel, wie von Betrunkenheit, den ganzen
Tag (n. 8 Tagen.)

Taumel, früh [*Fr. H—n.*]

Schwindel mit Gefühl von Schwere, es ist, als
drehete sich alles im Kreise herum [*Hrr.*]

10. Schwindel und Vollheit im Kopfe [*Hbg.*]

Schwindlich, wie drehend, wenn sie sich im Bette
aufsetzt und übelig in der Mitte der Brust, als
wenn eine Ohnmacht kommen sollte.

27 *

Abends (8 Uhr), so ein Schwindel beim Stehen, dafs er zurücktaumelte und rückwärts fallen wollte.

Wenn er gehen will, schwankt er, als wollte er rücklings fallen.

Beim Gehen Taumel von beiden Seiten, als wenn er nicht recht fest stehen könnte (n. 48 St.)

15. Nach dem Bewegen, beim Stehen, schwankt sie von der einen Seite.

Früh, beim Aufstehen aus dem Bette, so taumelig und drehend, als wenn's im Kopfe in einem Kreise herumginge.

Den ganzen Tag schwindlich im Kopfe und schwach in den Gliedern.

Er kann den Kopf kaum drehen, wegen eines Gefühls von Vollheit darin [*Hbg.*]

In der Gegend des Wirbels und der Stirne dumpfe Bewegungen im Kopfe, welche Schwindel und Gedankenstille verursachen [*Mchlr.*]

20. Mehr düselig als schwindlich im Kopfe.

So schwach am Geiste, dafs ihm die Gedanken vergehen, wie wenn man in Ohnmacht fallen will, wobei ihm Hitze in's Gesicht tritt, beim Stehen am meisten.

Geistestäuschung: ihr eigener Kopf kommt ihr viel zu schwer vor [*Fr. H—n.*]

Dumm im Kopfe mit auffallender Vergefslichkeit [*Fr. H—n.*]

Sie wufste nicht recht, was sie that (in der Stube), beim Liegen schlimmer, 24 Stunden lang, (sogleich) [*Fr. H—n.*]

25. Sie wufste nicht, was sie that, und liefs alles aus den Händen fallen (in der Stube) [*Fr. H—n.*]

Der Kopf ist dumm, das Nachdenken erschwert [*Hrr.*]

Er verlangt Dinge, die nicht vorhanden sind.

Er verlangt Dinge sogleich, die er dann nicht will.

Mangel an Gedächtnifs, Unbesinnlichkeit (n. 4 St.)

30. Der Kopf deuchtete ihm zentnerschwer.

Ungeheure Schwere des Kopfs (oft u. auch n. 4 Tagen.) [*Hrr.*]

Grofse Schwere im Kopfe und Drücken des ganzen Gehirns nach vorne zu.

Kopfbetäubung.

Kopf ist wüste (n. 1 St.) [*Hrr.*]

35. Düsterheit im Kopfe bis zum Schlafengehen.

Früh fängt das Kopfweh nicht beim Erwachen, sondern beim ersten Oeffnen und Bewegen der Augen an.

Früh beim Erwachen ist ihm der Kopf so düster und thut weh, als wenn man den Abend vorher gezecht und geschwelgt hätte; er will auch nicht aus dem Bette.

(Beim Auftreten ein Druck im Kopfe.)

Im Hinterhaupte stumpfer Schmerz [*Hbg.*]

40. Dumpfes Drücken im Hinterhaupte [*Rckt.*]

Pochendes Kopfweh in der Stirne, dafs er sich legen mufste [*Fr. H—n.*]

Wühlender Druck im vordern Theile des Gehirns mit Pressen nach der Stirne, besonders heftig beim Bücken und Schnellgehen; ein Spaziergang ermüdete ihn sehr (n. 24 St.) [*Hrr.*]

Ein in der Stirne dergestalt drückender Schmerz, dafs er sich kaum bücken kann [*Hbg.*]

Druck von innen nach aufsen über der linken Augenhöhle im Gehirne, welches in ein Drücken auf den Augapfel von oben hinein übergeht (n. 3 Tagen) [*Hrr.*]

45. Drückender Kopfschmerz, mehr auf der einen Seite, nebst lästig drückendem Gefühle in dem Auge derselben Seite (Nachmittags) [*Rckt.*]

Ein dunkles Zusammendrücken im Kopfe, in der Stirne über den Augen.

Erst stieg das Blut nach dem Kopfe, dann erfolgte ein Zusammenpressen von beiden Schläfen her.

Empfindung, als wenn der Kopf von beiden Ohren her zusammengeprefst würde.

Zusammenpressender Schmerz zu beiden Seiten des Kopfs [*Hbg.*]

50. Kopfweh: ein Zusammenpressen mit Rucken im Gehirne, wie Pulsschlag.

Früh, vor Tage, Schmerz, als wenn der Kopf eingespannt wäre, und Schwere darin, mit Stichen untermischt; sie konnte vor Schmerz die Augen

nicht aufhaben, und wenn sie sich bückte, konnte
sie nicht wieder in die Höhe (n. 60 St.)

Heftiger Kopfschmerz, wie grofse Schwere darin,
als sollte er ihn nach allen Seiten hin neigen, mit
Drucke im Gehirn nach aufsen und grofsem
Drange, sich zu legen (sogleich.)

Kopfweh, nach Tische und beim Spazierengehen
ein Herausdrücken in der Stirne.

Kopfweh, als wollte alles zur Stirne heraus. *)

55. Kopfweh beim Bücken, als wenn alles
zur Stirne herausfallen wollte. **)

Beim Sitzen, (Bücken) und Lesen, schwindliche
Schwere im Kopfe, die sich durch Aufrichten des
Kopfes legte.

Blos beim Bücken Kopfweh, ein Pressen zur Stirne
heraus, mit Stichen untermischt.

Im Kopfe ein Drücken, als wäre das Gehirne zu
voll und prefste auseinander, im Sitzen am meisten.

Ein herauspressender Schmerz in beiden
Schläfen.

60. Kopfweh, als wenn etwas den Schädel auseinan-
derprefste.

Früh, nach dem Erwachen im Bette, beim Liegen
auf dem Rücken, Kopfschmerz im Hinterhaupte,
der sich bis an die Schultern erstreckt, wie eine
Schwere, welche auf eine wunde Stelle drückt.

Halbseitiges Kopfweh: ein (wüblender) Druck auf
einer kleinen Stelle der rechten Gehirnhälfte, wie
durch eine Art Wühlen oder Reifsen längs der
Knochen des Ober- und Unterkiefers herab, mit
einer schmerzhaften Unterkieferdrüse in Verbindung steht (n. 30 St.)

Kopfweh: früh nach dem Aufstehen ein zuckendes
Ziehen in die Backen und Kinnbackenknochen vor.

---

*) Vergl. 395.

**) Die Empfindung des Voneinanderpressens kommt mit der
des Zusammendrückens 46, 47, 48, 50, 51. fast gänzlich
überein, da sie in dem, von dem unnachgiebigen Schädel eingeschlossenen Gehirne gefühlt wird; das organische
Gefühl kann dann nicht unterscheiden, ob die Schmerzhaftigkeit von seiner gröfsern Ausdehnung oder von dem Wi-
derstande der Hirnschale herrühre, und doch ist beides
Schuld,

Zuckendes Reifsen vom rechten Wangenbeine bis zur rechten Schläfe herauf,
äufserlich, bei Berührung heftiger [*Hrr.*]

65. Reifsender Schmerz in der linken Kopfseite
(n. 24 St.) [*Fr. H—n.*]

(Kopfreifsen über die Stirne herüber, dann Reifsen
in den Halsmuskeln, dann Reifsen im rechten
Arme.)

Beim Gehen im Freien ein Stich im Kopfe durch
die Schläfe.

Vorn in der *Stirne* einzelne Stiche, mit Düsterheit
des Kopfs [*Hbg.*]

Stechen im Kopfe von der Stirne bis zum Hinterhaupte.

70. Eine drehende Empfindung in der rechten Stirnseite, und in der linken Stirnseite ein Stich.

Mehr zuckender als pochender Schmerz im Kopfe,
bei heifsem Gesichte.

In der rechten Seite des Kopfs ein Pochen, was
man auch aufsen mit der Hand fühlt.

Früh, beim Erwachen, Kopfweh oben auf dem
Scheitel, ein schmerzhaftes Pochen.

In der Stirne und im Hinterkopfe Schmerz, ein
hohles Klopfen (n. 2 St.)

75. Ein pochendes Kopfweh, welches die Augen einnimmt, dafs sie nicht gut sehen kann; bei Bewegung pocht es im Kopfe schneller, sie glaubt,
es zu hören.

Im Kopfe so ein Zwitschern wie von Heuschrecken.

Ein Glucksen in beiden Schläfen.

Schmerz an der Schläfe, als wenn da Jemand bei
den Haaren zöge.

Oben auf dem Kopfe ein Fleck, eines Thalers grofs,
von brennendem Schmerze, welcher bei Berührung nicht weh thut.

80. Der Kopf schmerzt vorzüglich beim Berühren, am
meisten am Vorderhaupte, 24 Stunden lang
[*Fr. H—n.*]

Wundheitsgefühl an der einen Seite des Hinterhauptes beim Befühlen [*Hbg.*]

Ein beifsendes Fressen auf dem Haarkopfe (die
Nacht.)

Früh grofse Fettigkeit der Kopfhaare, bei kühlem
Kopfe; die Hände wurden beim Kämmen ganz
fettig (n. 10 St.)

Beim Auskämmen ein starkes Jücken auf dem Kopfe.

85. (Ein schmerzhaftes Klopfen in allen Theilen des
Gesichts, was man auch bei äufserer Berührung
unter dem Finger fühlte.)

Jückende Nadelstiche im rechten Stirnmuskel [*Hrr.*]

Ein Spannen in den Stirnmuskeln unter der Haut,
bei Bewegung der Augen.

Hitze im Kopfe und im Gesichte, mit Röthe [*Hbg.*]

Starke Hitze im Kopfe und im Gesichte [*Hbg.*]

90. Fliegende Hitze über das Gesicht [*Hbg.*]

Ein Spannen in der Haut des Gesichts, bei Bewegung der Gesichtsmuskeln.

Rothe Flecke im Gesicht und am Halse (zwei Tage lang.)

Gesichtsblässe, 24 Stunden lang [*Fr. H—n.*]

Rothe, heifse, weiche Aufgedunsenheit des Gesichts [*Fr. H—n.*]

95. Geschwulst der linken Seite des Gesichts, mehr
längs der Nase herab, mit etwas Schmerz darin
(beim Durchfalle) [*Fr. H—n.*]

Starke Geschwulst der obern Hälfte des Gesichts,
besonders eine starke Geschwulst unter den Augen und über der Nasenwurzel, mit Augenlider-
geschwulst; das linke Auge konnte er nicht öffnen, vier Tage lang (n. 3 T.) [*Fr. H—n.*]

Zusammenziehender Schmerz im rechten Augen-
braumuskel [*Hrr.*]

Röthe und Geschwulst der Augenlider, mit Drük-
ken darin, drei Tage lang (n. 3 T.) [*Fr. Hn.*]

Im untern Lide des linken Auges, ein Knötchen,
eine Erbse grofs, beim Drauffassen schmerzhaft,
sechszehn Tage lang (n. 24 St.) [*Fr. H—n.*]

100. Weiche Beule am innern Winkel des linken Auges; es dringt von Zeit zu Zeit viel Eiter heraus, zehn Tage lang (n. 6 Tagen) [*Fr. H—n.*]

Früh beim Erwachen kann er die Augen kaum öffnen, sie sind mit einer eiterigen Masse zugeklebt [*Hrr.*]

Schmerz, wie vom Verbrennen, über dem linken

Auge und auf der linken Seite der Nase, der
durch Drauffassen etwas gemindert wird [*Fr. H—n.*]
Schmerz, als wenn's zum linken Auge heraus
brennte (n. 24 St) [*Fr. H—n.*]
Drücken in den Augen, mit brennend jückender
Empfindung in den Augenlidern [*Hbg.*]

105. Drücken in den Augen, sechszehn Tage hinter
einander [*Fr. H—n.*]
Drücken auf dem rechten Augapfel, mehr von oben
nach unten (n. 3 T.) [*Hrr.*]
Ein Pucken im rechten Augapfel [*Fr. H—n.*]
Oefteres Thränen der Augen [*Hrr.*]
Eine Trübsichtigkeit des linken Auges, als wenn
es voll Wasser wäre.

110. Früh Gesichtsschwäche: da sie lesen wollte, lie-
fen alle Buchstaben unter einander.
(*Presbyopie*): wohl in der Entfernung konnte sie
sehen, aber nicht in der Nähe (n. 24 St.)
Das untere Augenlid zuweilen roth und entzündet,
das obere fippert.
Im linken innern Augenwinkel Wundheitsschmerz
und Schründen.
Früh sind die Augenlider wie zusammengeklebt,
etwas roth und geschwollen, und thun wie gerieben und erhitzt weh.

115. Früh, beim Erwachen, ein Drücken im Auge,
wie wenn man mit einer Hand drauf drückt,
oder wie in einer Stube voll Rauch.
Früh sind die Augenbedeckungen geschwollen u n d
w i e m i t E i t e r z u g e k l e b t.
Geschwulst des untern Augenlides, inwendig drükkender Schmerz; Auge früh zugeschworen.
Beifsen in den Augen, als wenn Sand (?) darin
wäre, welches zum Reiben zwingt.
Nachmittags Empfindung im rechten Auge, als wenn
ein Sandkorn darin wäre.

120. Vormittags jählinge Geschwulst des einen Auges
mit Schmerz, ohne Röthe; es dringt Eiter hervor, und die Bindehaut ist dunkelroth und aufgeschwollen.
Die Augen wässern in der Luft.
Am Rande des linken obern Augenlides ein Jücken,
mit Brennen und Reifsen gemischt.

Jücken im linken äufsern Augenwinkel, mit etwas
Beifsendem gemischt, durch Reiben nicht zu tilgen (n. 6 St.)

Die Augen unterlaufen mit Thränen und die Augenlider jücken, als wenn etwas heilen will; er
mufste reiben.

125. Eine kleine Flechte auf dem rechten Backen
(n. 4 T.) [*Fr. H—n.*]

Geschwulst des rechten Backens, dicht am Ohre,
mit brennendem Schmerze (n. 4 T.) [*Fr. H—n.*]

Schmerzhafter Druck unter dem rechten
Wangenbeine, durch äufsern Druck vergehend (n. 1 St.) [*Hrr.*]

Kneipender Druck in der Gelenkhöhle
des rechten Kinnbackens, bei Bewegung heftiger [*Hrr.*]

Klingen vor dem linken Ohre, wie mit kleinen
Glocken (n. 1 St.) [*Fr. H—n.*]

130. Im Gehörgange ein zusammenziehender Schmerz,
der nach Wegräumung des Ohrschmalzes mit dem
Finger erst verging, dann aber immer wieder
kam, mit Schwerhörigkeit [*Mchlr.*]

Gefühl im äufsern Gehörgange, als würde ein Finger darauf gedrückt, welches unter dem Bücken
beim Lesen zunimmt [*Rckt.*]

Stumpfer Schmerz um das linke Ohr herum [*Hbg.*]

Schmerz, als wenn's zum linken Ohre heraus
brennte (n. 6 St.) [*Fr. H—n.*]

Brennen im Ohrläppchen [*Hbg.*]

135. Harte Beule hinter dem Ohre, die ihre Gröfse
oft verändert (n. 24 St.) [*Fr. H—n.*]

Beulenartige Geschwulst vor dem Ohre, welche
nach 12 Stunden aufsprang, näfste, und einen
gelben Grind ansetzte [*Fr. H—n.*]

Brummen vor dem rechten Ohre.

Empfindung, als wenn die Ohren zugestopft wären
und keine Luft hinein dringen könnte.

Wenn er im Freien geht und vom Spazieren nach
Hause kommt, fühlt er Stiche bald in dem einen,
bald in dem andern Ohre.

140. Es kommt Blut aus den Ohren.

Heftiges Drücken an der rechten Ohrmuschel.

(Geschwürige Ohrmuschel.)

Ein öfteres Kriebeln und Kitzeln in der Scheide-
wand der Nase, vorzüglich beim Schnauben.

An der linken Nasenspitze eine Geschwulst, mit
zuckendem Schmerze darin, und beim Befühlen,
als wenn's zum Schwären kommen wollte.

145. Ein Geschwür innerhalb des linken Nasenlochs
beifsenden Schmerzes.

Geschwollene Nase, mit mehrtägigem Nasenbluten
(n. 5 Tagen.) [*Fr. H—n.*]

Nasenbluten, drei Tage hinter einander (den 10, 11,
12 Tag) [*Fr. H—n.*]

Nasenbluten, mehrmals täglich, vierzehn Tage lang
[*Fr. H—n.*]

Nasenbluten (n. 10, 16 Tagen.) [*Fr. H—n.*]

150. Nasenbluten aus dem rechten Nasenloche (n. 9. T.)
[*Fr. H—n.*]

Tägliches, starkes Nasenbluten (n. 14 Tagen.) [*Fr. H—n*]

Erst Nasenbluten und dann geschwürige Nasenlöcher (böse Nase.)

Nasenbluten (n. 48, 72 St.)

Früh, nach dem Aufstehen, ein viertelstündiges
Nasenbluten.

155. Nasenbluten im Schlafe, früh um 3 Uhr, so dafs
er darüber erwacht (n. 4 Tagen.)

Nasenbluten, ohne sich vorher gebückt zu haben.

(Ein Knötchen am Kinn, welches beim Befühlen
stechend schmerzt.)

Ziehen mit Druck im Halse zum Ohre hinauf [*Hbg.*]

Schmerz am hintern Theile des Halses, bei Bewegung fühlbar [*Hbg*]

160. Spannende Steifigkeit der linken Halsseite [*Hbg.*]

Rheumatische Steifigkeit in der Halsseite nach dem
Nacken zu [*Hbg.*]

Spannung im Genicke bei Bewegung des Kopfs
[*Hbg.*]

An der linken Seite des Nackens und Halses, den
Gesichts - und Kaumuskeln, bei Bewegung Wundheitsschmerz, der das Drehen des Kopfes und
das Kauen erschwerte und fast unmöglich machte
(n. 24 St.) [*Hbg.*]

Jückende Nadelstiche am Halse (besonders wenn er schnell gegangen ist),

welche zum Kratzen reizen; sie vergehen nach dem Kratzen (n. 24 St.) [*Hbg.*]

165. Spalte in der Unterlippe [*Fr. H—n*]

Brennen in der Unterlippe [*Hbg.*]

Auf der Unterlippe kleine schwärende Laschen, die
beim Berühren brennend schmerzen [*Fr. H—n.*]

Am rechten Mundwinkel und mehr auf der Unterlippe eine kleine Erhöhung, die von Zeit zu Zeit
stark blutet, sechs Tage lang [*Fr. H—n.*]

Ein Bläschen am Rothen der Unterlippe brennenden Schmerzes.

170. Ausschlag unter dem linken Lippenwinkel, schrün-
denden Schmerzes.

Ausschlag an der Unterlippe aufser dem Rothen,
jückenden beifsenden Schmerzes, wie von Salz.

Zwischen der Unterlippe und dem Zahnfleische ein
stechendes, sehr empfindliches Zucken (früh im
Bette), wie etwa beim Lippenkrebse.

Zahnweh, Zucken und Stechen in den Zähnen nach
dem Ohre zu, welches sie nöthigte, sich niederzulegen. *)

Abends, im Bette, zuckendes Zahnweh bald in den
obern, bald in den untern Backenzähnen (eine
Stunde lang); schmerzte es oben, und man brachte die Spitze des Fingers daran, so hörte da der
Schmerz plötzlich auf und fuhr in den gegen-
überstehenden untern Zahn (n. 5 Tagen.)

175. Zuckendes Zahnweh beim (gewohnten) Tabakrauchen (n. 1 St.)

Ziehendes, zuweilen zuckendes Zahnweh
in den Backenzähnen des linken Oberkiefers, nur bei und nach dem Essen, wobei die Zähne zu lang schienen und als
wackelten sie hin und her (n. 6 St.) [*Hrr.*]

---

*) Es giebt mehrere Beschwerden von Zaunrebe, welche nie-
derzuliegen nöthigen; vergl. 265, 479, 631, (359), oder
doch zum Sitzen, 296, und mehrere, die durch Gehen und
Stehen vermehrt werden. z B. 308; aber dagegen ist die
Wechselwirkung, wo die Beschwerden durch Bewegung
erleichtert werden, und ruhiges Liegen und Sitzen nicht
vertragen, weit häufiger bei der Zaunrebe.

Ziehender Schmerz in den Backenzähnen des Ober-
und Unterkiefers (n. 24 St.) [*Hrr.*]

Wackeln aller Zähne, beim Befühlen und beim Zusammenbeifsen bemerkbar.

Schmerz eines Backenzahns blos beim Kauen.

190. In der Ruhe und vorzüglich im Bette, ein ungeheurer Zahnschmerz, welcher durch Kauen sich
minderte [*Hbg.*]

Zahnweh, wenn man etwas Warmes in den Mund
nimmt.

Beim Essen entsteht ein (bis in die Halsmuskeln her-
abfahrendes) reifsend stechendes Zahnweh, was
sich vorzüglich vom Warmen verschlimmert.

Schmerz, als wenn der Zahn eingeschraubt, und
dann herausgehoben würde (welcher durch kaltes
Wasser nur auf Augenblicke gelindert, beim Gehen im Freien aber besser wird); dabei Reifsen
im Backen und Kneipen in den Ohren, die Nacht
bis 6 Uhr früh.

Zahnweh; bei Oeffnung des Mundes fährt die Luft
schmerzhaft hinein.

185. Zahnweh nach Mitternacht (um 3 Uhr), als wenn
ein blosliegender Nerve in einem hohlen Zahne
von eindringender kalter Luft schmerzt, welches
vom Liegen auf der unschmerzhaften Seite sich
unerträglich verschlimmert und blos dann vergeht,
wenn man sich auf den schmerzhaften Backen
legt.

Es zieht nicht beim Trinken kühlen Getränks ein
Wundheitsschmerz in den Zahn.

Zahnfleisch schmerzt wie wund und roh, bei
schmerzhaft wackelnden Zähnen.

Früh, nach dem Erwachen, Gefühl, als wären die
Backenzähne alle zu lang; sie liefsen sich mit den
Fingern hin- und herbiegen, so locker waren
sie; sie konnte nichts damit beifsen, und wenn
sie damit bifs, schmerzte es, als fielen die Zähne
aus, 15 Stunden lang (n. 48 St.) [*Stf.*]

Die Zähne deuchten ihm zu lang [*Fr. H—n.*]

190. Schwammiges Zahnfleisch.

Einfacher Schmerz der einen Unterkieferdrüse, oder
wie von Kneipen (n. 12 St.)

Schmerzhafte Steifigkeit aller Halsmuskeln bei Be-

wegung und Rauhigkeit im innern Halse beim
Schlingen.

Gefühl an der untern Kinnlade, als wäre da am
Knochen ein Knäutelchen, welches bei Berührung
und beim Drehen des Kopfes spannend schmerzte
(n. 61 St.) [*Stf.*]

Rother Frieselausschlag am Halse [*Fr. H—n.*]

195. Scharrig rauhe Empfindung im Halse (n. 5 St.)
[*Hbg.*]

Es ist ihm wie geschwollen hinten im Halse, und
als wenn er starken Schnupfen hätte, welches
ihn am Reden hindert [*Hbg.*]

Um den Hals, ein beifsend jückender Ausschlag,
vorzüglich nach dem Schweife.

Im Halse sticht's innerlich beim äufserlichen Dran-
fühlen und beim Wenden des Kopfs.

Im Halse sticht's beim Schlingen.

200. Drücken im Schlunde, als wenn er einen harten
eckigen Körper verschluckt hätte.

Sie kann das Essen und Trinken nicht hinunter
bringen; es wurgt im Schlunde.

(Empfindung beim Schlingen, als wenn der Hals
inwendig geschwollen oder voll Schleim wäre,
den man durch Raksen nicht heraus bringen
könnte.)

Halsweh: trocken und roh im Halse beim leeren
Schlingen; beim Trinken vergeht diese Empfindung auf eine kurze Zeit, kommt aber bald wieder; am schlimmsten ist's in der warmen Stube.

Abends Trockenheitsgefühl hinten und oben im
Halse (n. 48 St.)

205. Trockenheitsgefühl, nicht auf der Zunge, sondern oben am Gaumen.

Blasen am vordern Rand der Zunge, welche brennend beifsen [*Fr. H—n.*]

Trockenheit im Munde, dafs die Zunge am Gaumen klebt [*Fr. H—n.*]

Trockenheit im Munde ohne Durst [*Hbg.*]

Früh Trockenheitsgefühl im Munde (n. 48 St.) [*Mchlr.*]

210. Der innere Mund deuchtet ihm trocken, ohne
Durst.

Trockenheitsgefühl blos innerhalb der Oberlippe und
dem obern Zahne.

Viel Durst am Tage, ohne Hitze.

Heftiger Durst, 22 Tage lang [*Fr. H—n.*]

Durst, vorzüglich früh [*Fr. H—n.*]

215. Heftiger Durst, Tag und Nacht [*Fr. H—n.*]

Nach dem Essen, grofser Durst, sechszehn Tage lang [*Fr. H—n.*]

Der Speichel läuft ihm zu den Mundwinkeln heraus, unwillkührlich.

Viel Speichelspucken [*Fr. H—n.*]

Zusammenflufs vielen seifenartig schäumigen Speichels im Munde [*Hbg.*]

220. Sehr weifs belegte Zunge.

Fader, ekeliger Geschmack im Munde (n. 5 Tagen.) [*Mchlr.*]

Süfslich ekeliger Geschmack im Munde [*Fr. H—n.*]

Fader, lätschiger Geschmack im Munde; er hat fast gar keinen Geschmack.

Fader Geschmack und Lätschigkeit im Munde.

225. Süfslicher, weichlicher Geschmack im Munde.

Sie hat gar keinen Geschmack von Speisen; aufser dem Essen aber ist's bitter im Munde.

Es schmeckt ihm alles bitter, er bringt nichts von Speisen hinunter.

Nach dem Mittagsessen blieb bitterer Geschmack anhaltend hinten am Gaumen.

Früh übler, bitterer Geschmack im Munde.

230. Früh nüchtern Geschmack im Munde, wie von faulen Zähnen oder von faulem Fleische (n. 12 St.)

Bei ziemlich reiner Zunge ein garstiger Geschmack im Halse, wie wenn's Jemand aus dem Munde riecht; wie stinkendes Fleisch riecht, so schmeckt es ihr im Munde; während des Essens spürt sie nichts davon.

Es riecht ihm faulig aus dem Munde.

Abends spät kommt ein galstriger, ranzig räucheriger Geschmack in den Hals.

Appetitlosigkeit ohne übeln Geschmack (n. 3 St.)

235. Verdorbener Appetit [*Hbg.*]

Mangel an Efslust (10 Tage lang) [*Fr. H—n.*]

Der Magen ist leer; er hat Hunger ohne Appetit [*Hrr.*]

Früh nüchtern Heifshunger mit Appetitlosigkeit [*Hbg.*]

Hunger mit Appetitlosigkeit [*Mchlr.*]

240. Anhaltende Uebelkeit und gleich darauf Heifshunger (n. einigen St.) [*Fr. H—n.*]

Früh Heifshunger mit Durst und fliegender Hitze
(n. 30, 72 St.) [*Mchlr.*]

Heftiger Hunger, 14 Tage lang [*Fr. H—n.*]

Allzu starke Efslust 6 Tage lang [*Fr. H—n.*]

Heifshunger ohne Appetit.

245. Heifshunger bis in die Nacht.

Er hat Hunger und ifst, es schmeckt ihm aber
nicht.

Er hat keinen Appetit zu Milch; wenn er
sie aber geniefst, so kommt der Appetit dazu und sie fängt an zu schmecken.

Er verlangt mancherlei, was er nicht geniefsen
kann.

Die Speisen riechen ihr gut an, aber wenn sie zu
essen anfängt, ist der Appetit weg.

250. Weinappetit.

Appetit auf Kaffee.

Starkes Verlangen auf Kaffee (n. 5 St.)
[*Fr. H—n*] [*Mchlr.*]

Oefteres Aufstofsen nach blofser Luft.

Nach dem Aufstofsen Schlucksen, ohne vorher etwas genossen zu haben.

255. Nach dem Aufstofsen Schlucksen eine Viertelstunde lang (n. 48 St.)

Heftiger Schlucksen.

Heftiges Aufstofsen nach dem Essen, von früh bis
Abends.

Aufstofsen nach dem Geschmacke des Essens.

Die Getränke machen kein Aufstofsen, wohl aber
die geringste Speise, doch nur nach blofser Luft,
ohne übeln Geschmack.

260. (Aufstofsen mit brandigem Geschmack im Munde
und Schleim im Halse.)

Bei jedem Aufstofsen ein stechender Schmerz.

(Ein brennendes, fast ununterbrochenes Aufstofsen,
was ihm den Mund rauh macht und den Geschmack an Speisen verhindert.)

Nach dem Essen ein herber, trockener Geschmack,
welcher so trocken im vordern Theile des Mun-

des bleibt, ohne Durst; die Lippen sind trocken
und aufgesprungen.

Abends, nach dem Niederlegen, bitterer Geschmack
im Munde.

265. Aufstofsen nach dem Essen, zuletzt bitteres Aufstofsen.

Nach dem Essen bitteres Aufstofsen.

Es kommt ihm, ohne Aufstofsen, bitter herauf in
den Mund, mit Brecherlichkeit.

Es stöfst ihm säuerlich auf, und es läuft ihm säuerliches Wasser im Munde zusammen.

Früh, nach einem ängstlichen Traume, Brecherlichkeit, ohne sich erbrechen zu können, und
öfteres leeres Aufstofsen.

270. Abends, vor Schlafengehen, Uebelkeit.

Oefteres, zuweilen säuerliches Aufstossen nach dem Essen [*Hrr.*]

Uebelkeit, 24 Stunden anhaltend, mit vielem Wasserauslaufen aus dem Munde (n. 5 Min.) [*Fr. H—n.*]

Uebelkeit, besonders beim Tabakrauchen (eines
daran Gewöhnten) [*Hbg.*]

Brecherlichkeit (sogleich) [*Mchlr.*]

275. Mehrmaliges Erbrechen gelben und grünen
Schleims [*Fr. H—n.*]

Gleich nach Mitternacht wacht er auf mit Uebelkeit; er mufs sich erbrechen, Speise und Galle.

Es kulkst ihr auf; die Speisen kommen ihr durch
eine Art Aufrülpsen in den Mund.

Aufstofsen des Inhalts aus dem Magen, fast ohne
Brechanstrengung.

Nach dem Essen einer Speise, die ihm auch gut
geschmeckt hat, Brecherlichkeit und Ekel.

280. Sie bricht feste Speisen weg, aber nicht die Getränke.

Früh, jeden Morgen, zwei Stunden nach dem Aufstehen, halbstündige Uebelkeit, mit Zusammenlaufen des Wassers im Munde.

Abends Uebelkeit, und dann Auslaufen einer Menge
Wassers aus dem Munde (Würmerbeseigen.) *)

Uebelkeit, Brecherlichkeit, ohne etwas genossen zu
haben (n. 1 St.)

---

*) Vergl. 402.

Früh, beim Erwachen, Uebelkeit, Brecherlichkeit,
285. (Bluterbrechen und Niederlegen.)
Früh (um 6 Uhr) Erbrechen einer bittern, dumpfi-
gen ,und fauligen Feuchtigkeit, wovon derselbe
Geschmack ihr im Munde bleibt.
Nach dem Trinken (Nachmittags) weichlich und
übelig.
Abends Schleim - Erbrechen (n. 5 St.)
Abends (6 Uhr) Wasser - und Schleimwürgen, wie
Würmerbeseigen; es trat ihm herauf in die Brust,
und am ganzen Leibe war er dabei kalt.
290. Schmerzhafte Empfindung in der Speiseröhre,
mehr unterwärts, als wenn sie da verengert wäre.
Sie bringt früh Schleim aus dem Magen durch eine
Art Aufrülpsen hervor.
(Vorzüglich nach dem Essen, Husten.)
(Eine Viertelstunde nach jedem Essen Kopfweh,
was dann allmählig vergeht, sich aber nach der
folgenden Mahlzeit erneuert.)
Nach jeder Mahlzeit Aufgetriebenheit des Unterleibes.
295. Schneiden, wie mit Messern, in der Gegend
der Herzgrube (n. 1 St.)
Gleich nach der (Abend-) Mahlzeit heftiges Drücken
in der Herzgrube beim Gehen, zuletzt Drücken
auf die Blase und das Mittelfleisch, bis zum Unerträglichen; beim Sitzen verschwand es (n. 12 St.)
Magendrücken sobald er etwas gegessen hat, und
schon während Essens.
Nach dem Essen Drücken im Magen; es
lag wie ein Stein darin und machte ihn
verdrieſslich.
Nach dem Essen Druck im Magen [*Hbg.*]
300. Druck im Magen beim Gehen [*Hbg.*]
Kneipen in der Herzgrube (n. 12 St.) [*Mchlr.*]
Gefühl in der Herzgrube, als wäre sie angeschwollen [*Hbg.*]
Unter der Herzgrube ein höchst unangenehmes Gefühl, wie Geschwulst [*Hbg.*]
Hitze im Unterleibe (und dem ganzen innern Kör-
per) [*Hbg.*]
305. Drücken und Kneipen im Unterbauche [*Hrr.*]
Lautes Knurren im Bauche, vierzehn Tage lang
[*Fr. H—n.*]

Lautes Poltern im Bauche, besonders Abends im
Bette, achtzehn Tage lang [*Fr. H—n.*]

Ein Klemmen und Drücken im Unterleibe in der
Gegend des Nabels, beim Gehen und Stehen.

Zusammenziehender Magenschmerz, einige Stunden nach dem Essen.

310. Nach dem Essen zusammenziehender Magenschmerz, dann Schneiden in und über der Herzgrube, Aufstofsen, aufsteigende Hitze, Uebelkeit
und Erbrechen blos der genossenen Speisen (n. 48 St.)

Harte Geschwulst um den Nabel und unter den Hypochondern.

Jählinge Bauchwassersucht; er kann keinen Athem
bekommen und mufs sitzen (n. 18 St.)

Wundheit in den überhängenden Bauchfalten im
Schoofse.

Spannender Schmerz in der Lebergegend.

315. Brennender *Schmerz* im Unterleibe, in der Lebergegend (n. 8 St.)

Schmerz im Unterleibe als wenn man sich erbrechen will (n. 5 Tagen.)

Es schmerzt in beiden Seiten des Unterleibes, wie
Milzstechen.

Erst Reifsen und Ziehen im Unterleibe, vorzüglich
bei Bewegung, dann Stechen, vorzüglich beim
Stuhlgange, und am meisten Abends.

Heftig schneidende Stiche im Unterleibe von unten
herauf bis in den Magen (nach dem Trinken einer
Tasse warmer Milch, Nachmittags;) der Schmerz
zwang ihn, sich krumm zu biegen, und verlor
sich nach erfolgtem Stuhlgange.

320. Um den Nabel ein schmerzhaftes Winden mit
Stichen.

Leibweh, mit Aengstlichkeit verbunden, was ihm
das Athmen erschwert; durch Gehen ward es erleichtert.

Die Blähungen gehen in der Nacht nicht ohne vor-
gängiges, lautes Knurren und Heulen ab.

Nach dem (Abend-) Essen Blähungskolik mit einem
Drucke in der Gegend des Blinddarms.

Schmerzen im Unterleibe, als wenn er purgirt hätte, oder Hämorrhoiden eintreten wollten.

28 *

325. Nach dem Mittagsessen krampfhafte Unterleib-
schmerzen.

Knurren im Leibe und Empfindung, als wenn
Laxiren kommen wollte.

Leibweh, als wenn er Durchfall bekommen sollte,
anderthalb Stunden lang (n. 5 Min.) [*Fr. H—n.*]

Entsetzliches Leibschneiden (Vormittags) als wenn
sie Ruhr bekommen sollte, ohne Stuhlgang.

Beim Gehen im Freien ein Drücken auf den Nabel,
wie von einem Knopfe.

330. (Tief im Unterleibe liegt's ihm wie ein Klump.)

Im Unterleibe und in der Gegend des Nabels ein
Grimmen und Kneipen, wie nach einer Erkältung, mehrere Tage und (n. 3 Tagen) nach dem
Bauchweh eine starke, dünne Ausleerung durch
den Stuhl.

Sehr übelriechender, häufiger Stuhlgang, und
Schneiden vorher im Bauche.

Aufgetriebener Unterleib, es geht ihm immer im
Leibe herum, und Leibweh (Leibschneiden), und
doch fortwährende Leibverstopfung; es ist, als
wenn ihm etwas im Leibe säfse.

Bauchweh beim Stuhlgange, wie Zusammenschnüren und Zusammenkneipen mit der Hand.

335. Erregt Leibesöffnung.

Stuhl zweimal täglich; nach einigen Tagen Leibverstopfung. *)

Brauner, öfterer, dünner Stuhlgang bei einem
Säuglinge.

Mehrmaliger Stuhlgang (n. 48 St.)

Schwierig abgehender, sehr dick geformter Koth.

340. Durchfall (n. 3 Tagen.)

Durchfälliger Stuhl (n. 28 St.) [*Hbg.*]

Laxiren, ohne Beschwerde (n. 24, 30 St.) [*Mchlr.*]

Durchfall, vier Tage nach einander, alle drei Stunden einmal, so schnell, dafs er's nicht halten

---

*) Oefterer scheint die Zaunrebe in der ersten Wirkung den
Stuhlgang zurückzuhalten, und seltener ist ihre Wechselwirkung, wo sie das Gegentheil thut; sie kann daher,
wo sie auch nach ihren übrigen Symptomen angezeigt ist,
die Hartleibigkeit dauerhaft heilen, was aufser Krähenaugen und Mohnsaft wenig Arzneien vermögen.

konnte; die darauf folgenden 12 Tage ging der
ordentliche Stuhl fast eben so unversehens schnell
ab [*Fr. H—n.*]

Zweitägiger Durchfall, der sie so matt machte,
dafs sie das Bett hüten mufste (n. 3 Tagen.)
[*Fr. H—n.*]

345. Durchfall, früh am meisten [*Fr. H—n.*]

Durchfall, vorzüglich die Nacht, und bei jedem
Abgange Brennen im After (n. 7 Tagen) [*Fr. H—n.*]

Durchfall, welcher heftig wie fauler Käse roch
[*Fr. H—n.*]

Dünner, blutiger Stuhl (n. 24 St.) [*Fr. H—n.*]

D u r c h f a l l und L e i b s c h n e i d e n v o r h e r
(n. 44, 72 St.)

350. Nach hartem Stuhle langdauerndes Brennen im
Mastdarme.

Sehr fester Stuhl, mit Herauspressen des Mastdarms,
welcher aber bald wieder von selbst hineinging;
drauf durchfälliger Stuhl mit Gähren im Unterleibe [*Fr. H—n.*]

Sehr harter Stuhl.

Weicher Stuhl, mit brennend scharfem Schmerz im
After.

Jückende, ruckähnliche, grobe Stiche vom After in
den Mastdarm herauf.

355. (Nachtdurchfall.)

Brennen und Schneiden, ehe der Harn kommt
(n. 3 Tagen) [*Fr. H—n.*]

Der Harn geht heifs ab [*Fr. H—n.*]

Schmerz im Unterleibe beim Urinlassen.

Empfindung beim Harnen, als wenn die Harnwege
zu enge wären.

360. Er mufs zum Harnen mehrmals die Nacht aufstehen.

Es treibt ihn stark auf den Urin, er mufs die
Nacht zum Harnen aufstehen.

Es treibt ihn, auch ohne dafs die Blase voll ist,
mit einer solchen Eile auf den Urin, dafs er ihn
kaum einen Augenblick zu halten im Stande ist
(n. 12 St.)

Wenn er den Urin gelassen hat, so zieht sich der
Blasenhals zusammen, und doch ist es, als wenn
noch einiger Urin kommen sollte.

Er kann den Harn nicht lange in sich halten, wenn es ihn dazu treibt, und wenn er ihn nicht gleich läfst, so ist's ihm, als ginge er von selbst fort (und doch ist beim Zusehen nichts abgegangen.)

365. Beim Bewegen entgehen ihm unbewufst öfters etliche Tropfen heifsen Harns.

Nach dem Uriniren ist's in der Blase, als hätte er den Harn nicht ganz gelassen, und es kommen noch einige Tropfen unwillkührlich nach.

Harndrang und häufiger Harnabgang bei Gehen im Freien (n. 5 St.)

Ein aus Jücken, Brennen und Stechen zusammengesetzter Schmerz im vordern Theile der Harnröhre, aufser dem Uriniren.

Brennen in der Harnröhre.

370. (Ein drückender Schmerz in der Harnröhre.)

(Ein Ziehen und Reifsen vorne in der Harnröhre, aufser dem Harnen.)

Einige Stiche in den Hoden (sogleich) im Sitzen.

Am Rande der Vorhaut ein stechend brennendes Jücken.

Die Eichel ist voll rother Frieselkörnchen, welche jücken.

375. Geschwulst der linken grofsen Schaamlippe, worauf eine schwarze, harte Pustel entsteht, einem Knöpfchen ähnlich, ohne Schmerz und ohne Entzündung.

Sehr aufgetriebener Unterleib, es ist ungemein unruhig darin, und kneipt so, als wenn das Monatliche kommen wollte.

Das Monatliche kommt 8 Tage zu früh [*Fr. H—n.*]

Das Monatliche kommt 14 Tage zu früh [*Fr. H—n.*]

Das Monatliche zeigte sich etwas, 3 Wochen zu früh [*Fr. H—n.*]

380. Die Monatzeit erfolgt binnen wenigen Stunden, zuweilen 8 Tage zu früh. *)

(Vermehrung des weifsen Flusses) [*Fr. H—n.*]

* * *

---

*) Diefs ist erste Wirkung; die Zaunrebe wird daher oft eine wirksame Tilgerin des Mutterblutflusses.

Früh heftiges Niefsen (n. 18 St.)

Früh heftiges Niefsen und Gähnen (n. 48 St.)

Oefteres Niefsen, vorzüglich wenn er mit der Hand über die Stirne streicht.

385. Einige Heiserkeit und nur einen **Ton** der Stimme beim Gehen im Freien.

Eine Art Heiserkeit und zugleich Neigung zu Schweifse.

Stimme rauh und heisch (n 4 St.) [*Hrr.*]

Heiserkeit, 21 Tage lang [*Fr. H—n.*]

F l i e f s s c h n u p f e n , a c h t T a g e l a n g [*Fr. H—n.*]

390. Starker Fliefsschnupfen, so dafs er durch die Nase redete, dabei immer Frost, acht Tage lang [*Fr. H—n.*]

Starker Fliefsschnupfen mit viel Niefsen, acht Tage lang (n. 48 St.) [*Fr. H—n.*]

Starker Schnupfen, mit Schmerz in der Stirne [*Fr. H—n.*]

S t a r k e r S c h n u p f e n o h n e H u s t e n (n. 36 St.)

Heftiger, mehr stockiger Schnupfen (n. 48 St.)

395. Starker Schnupfen, mit stechendem Kopfweh; es wollte alles zur Stirne heraus, vorzüglich beim Bücken *) (n. 70 St.)

Z ä h e r S c h l e i m i m R a c h e n , d e r s i c h d u r c h K o t z e n l ö s e t e [*Hbg.*]

Trockner Husten.

Trockner, gleichsam aus dem Magen kommender Husten; vorher ein Krabbeln und Kitzeln in der Herzgrube.

Husten von einem immerwährenden Krabbeln im Halse herauf; wirft dann Schleim aus.

400. Husten mit Auswurf (sogleich) [*Fr. H—n.*]

Husten mit Auswurf, Vormittags, 4 Tage nach einander (n. 34 St.) [*Fr. H—n.*]

Anhaltender, trockner Husten, vorzüglich früh, wobei ihm Wasser aus dem Munde läuft, wie Würmerbeseigen. **)

(Uebelkeit reizt ihn zum Husten.)

Beim Husten Erbrechen der Speisen.

---

*) Vergl. 54, 55.

**) Vergl. 282.

405. Beim Husten ein lang anhaltender Stich tief im
Gehirne, linker Seite.

Ein trockner Kotzhusten: einzelne, krampfhafte
gewaltsame Stöfse gegen den obern Theil der
Luftröhre, welche mit trocknem, festen Schleime bezogen zu seyn scheint; schon Tabakrauch
erregt ihn.

Reiz zum Kotzen, es ist, als ob etwas
Schleimiges in der Luftröhre wäre;
hat er einige Zeit gekotzt, so empfindet er da einen Schmerz, aus Wundseyn
und Druck gemischt; beim Reden und
Tabakrauchen wird der Schmerz heftiger (n. 4 St.) [*Hrr.*]

Wenn er aus der freien Luft in die war-
me Stube kommt, Empfindung, als sey
Dampf in der Luftröhre, der ihn zum
Husten nöthigt; es ist ihm, als könne
er nicht Luft genug einathmen (n. 2 St.)
[*Hrr.*]

Zäher Schleim in der Luftröhre, der sich
nur nach öfterm Kotzen löset [*Hrr.*]

410. Früh, im Bette, ein starker Husten, der $\frac{1}{4}$
Stunde anhielt und viel Schleimauswurf hervorbrachte.

Früh liegt es ihm auf der Brust; es ist ihm wie
verschleimt auf der Brust und löset sich nicht gut.

Im Halse kratzend schmerzender Kotzhusten, wie
von Rauhheit und Trockenheit des Luftröhrkopfs,
Abends nach dem Niederlegen im Bette.

Ein kotzender, oben an der Luftröhre ausstofsender,
trockner Husten.

Er hustet geronnene Stückchen Blut aus (n. 3 St.)

415. Er kotzt und rakst gelben Schleim aus dem Rachen.

Beim Husten Stechen inwendig im Halse.

Beim Husten Stiche in der letzten Ribbe.

Es sticht beim Husten im Brustbeine; er mufs die
Brust mit der Hand halten; auch beim Darauffüh-
len stichts. *)

––––––––––

*) Vergl. 512, 535, 601.

Beim Husten zweimaliges Niefsen.

420. Beim Husten hebt's zum Erbrechen, ohne Uebelkeit.

Beim Husten Wehthun in der Herzgrube.

Beim Husten fährt's ihm durch den ganzen Kopf.

B e i m H u s t e n f ä h r t's a l l e m a l i n d e n K o p f, w i e e i n D r u c k.

Gleich vor dem Hustenanfalle ein öfteres Schnappen nach Luft, schnelle, krampfhafte Athemzüge, als wenn das Kind nicht zu Athem kommen und deshalb nicht Husten könnte: eine Art Erstickungsanfall, worauf dann Husten erfolgt; vorzüglich nach Mitternacht.

425. Drücken in der Herzgrube, welches ihr die Brust beklemmt.

Eine aufserordentliche Wärme in der Gegend der Herzgrube verkürzt ihr den Athem, mit einer Art drückenden Schmerzes.

Brennender Schmerz in der rechten Brust (n. 8 St.)

Verhindertes Athemholen.

Der Athem ist verkürzt, er mufs schneller ausathmen.

430. Engbrüstigkeit (n. 1 St.)

Ein zwölfstündiger Anfall von Seitenstechen und Brustbeklemmung.

Brustbeengung: sie fühlte Bedürfnifs, tief zu athmen (als wenn's in der Brust verstopft wäre und sie keine Luft bekommen könnte,) und wenn sie tief zu athmen versuchte, so schmerzte es in der Brust, als wenn sich etwas ausdehnte, was sich nicht ausdehnen lassen wollte.

Aengstlichkeit früh, wie aus dem Unterleibe, wie von einer genommenen Purganz, und als wenn der Athem zu kurz wäre.

Schnelles, ängstliches, fast unmögliches Athmen, wegen Stichen in der Brust, erst unter den Schulterblättern, dann unter den Brustmuskeln, welche das Athmen verhindern und aufzusitzen nöthigen; dann Stiche in dem Wirbel des Hauptes.

435. Drücken über die ganze Brust (n. 24 St.)

Oben auf dem Brustbeine Druck, wie mit der Hand; sie glaubt, ohne Schmerz daselbst im Freien nicht gehen zu können.

Mitten auf dem Brustbeine drückender Schmerz,
auch beim Athemholen, bei eiskalten Füfsen.

Auf der Brust ein Drücken, als wenn sie von
Schleim beengt würde, und beim Einathmen ei-
niges Stechen im Brustbeine, welches sich durch
Essen zu mindern schien.

Schwere in der Brust und Schwere im Körper, die
sich auf's Essen verlor.

440. Beim Tiefathmen Stiche in der Seite an den Ribben, ruckweise, die sich an der freien Luft ver-
lieren.

Beim Einathmen ein Stich von dem obern Theile der
Brust durch bis zum Schulterblatte.

Beim Einathmen schmerzen die Biegungen der Ribben nach dem Rücken zu mit spannendem
Schmerze, welcher bei noch tieferem Einziehen
des Athems in einen stumpfen Stich sich erhöht,
vorzüglich unter den Schulterblättern, und am
meisten beim Vorbücken.

Abends (6 Uhr) Stechen in der Brust', mit Beklommenheit.

Ein augenblicklicher Stich im linken Schlüsselbeine, worauf ein einfacher Schmerz folgte (hinterdrein that's einfach weh.)

445. Beim Umwenden im Bette, Stich in der Brust
auf der Seite, auf welcher er nicht lag.

Im untern Theile der rechten Brust Stechen und
Pochen, wie Puls.

Ein von innen heraus stechendes Pressen in der
Brust.

Bei dem geringsten Athemzuge ein Stich, wie in
einem Geschwüre, der so lange dauert als der
Athemzug, auf einem kleinen Flecke unter dem
Brustbeine, welcher wie ein Geschwür schmerzt,
selbst beim Berühren *), noch mehr aber beim Aufheben des rechten Armes, früh (n. 24 St)

Schmerz am Schwertknorpel beim Anfühlen wie
mit Blut unterlaufen, Abends.

450. Schmerz über die ganze Brust, mit Beklemmung,
die beim Abgange der Blähungen vergeht, Abends
(9 Uhr.)

---

*) Vergl. 418, 512, 535, 602.

Ein Anfall, als wenn das Uebel in die Höhe stiege
und Athem und Sprache benähme.

Ein Zusammengreifen der Brust neben dem Brustbeine.

Brustschmerz dicht über der Herzgrube, klemmend,
am schlimmsten, wenn sie auf dem Stuhle sitzt
und sich bückt, und wenn sie im Bette auf der
Seite liegt.

Herzklopfen, mehrere Tage hinter einander (n. 12 St.)
[*Fr. H—n.*]

455. Innere Hitze in der Brust [*Hbg.*]

Hitze in der Brust und im Gesichte [*Hbg.*]

Empfindung, als wäre in der Brust alles los und
fiele herab in den Unterleib [*Hbg.*]

Klemmender Druck hinter dem Brustbeine, heftiger
beim Aus - und Einathmen (n. 5 Tagen.) [*Hrr.*]

Starke Geschwulst der vordern, äufsern Brust [*Hbg.*]

60. In einer verhärteten Brustwarze einzelne, leise,
den elektrischen ähnliche Schläge, drittehalb
Stunden lang, worauf alle Spur von Verhärtung
verschwunden war (n. 5 St.) [*Stf.*]

Spitzig stechender Schmerz unter der
rechten Brustwarze nach aufsen, in der
Brusthöhle nur beim Ausathmen [*Hrr.*]
(Ein Dehnen von den kurzen Ribben herüber.)

Spannen in der Brust beim Gehen.

Auf der rechten Seite des Genickes, nach der Achsel zu, schmerzhafte Steifigkeit der Muskeln beim
Bewegen des Kopfes.

465. Ein Schmerz im Genicke, wo es an's Hinterhaupt gränzt, wie Schmerz und Schwäche zugleich, als wenn der Kopf schwach wäre.

Schmerz im Genicke, wie nach Verkältung.

Drücken zwischen beiden Schulterblättern und gegenüber, vorne auf der Brust, im Sitzen, was
sich durch Gehen verlor.

Brennen unter und zwischen den Schulterblättern
[*Mchlr.*]

Schmerzhafter Druck auf der rechten
Schulterhöhe, bei Berührung heftiger;
beim Tiefathmen daselbst ein stumpfes
Stechen, welches sich nach hinten und

aufsen bis in das Schultergelenk erstreckt (n. 10 St.) [*Hrr.*]

470. Ein krampfhafter Schmerz zwischen den Schulterblättern, fast wie Schauder.

Stechen in den Lendenwirbelbeinen [*Hbg.*]

Stechender Schmerz im Kreuze und im Rücken,
die Nacht, sechs Stunden lang (n. 70 St.) [*Fr. H—n.*]

Kreuzschmerzen, die das Gehen sehr beschwerlich
machen [*Fr. H—n.*]

Brennen im Rücken [*Mchlr.*]

475. Ein über den ganzen Rücken querüber zusammenziehender Schmerz, als wenn er mit Bändern
fest zusammengebunden wäre, fast wie Klamm
(Nachmittags von 4 bis 8 Uhr Abends) (n. 48 St.)

Ein Ziehen den Rücken herab beim Sitzen,
welches durch Bewegung vergeht.

Schmerzhaft stechendes Zucken neben dem Rückgrate zu beiden Seiten, beim Sitzen, vorzüglich
früh und Abends.

Zerschlagenheitsschmerz im Kreuze beim Sitzen,
am schlimmsten im Liegen, wenig beim Bewegen.

Er kann sich weder biegen, noch bücken vor
Schmerz im Rücken und in den Lendenwirbeln,
einem Reifsen, mehr im Stehen als im Sitzen,
aber nicht im Liegen.

480. Ein Paar grofse Stiche, wie Messerstiche, in
der Hüfte.

Ein krabbelndes Laufen, wie von einer Maus, von
der Achselgrube bis an die Hüfte.

Stumpfer Stich über die Achsel herüber, nach dem
Arme zu [*Hbg.*]

Jn dem Oberarme, besonders beim Heben desselben,
eine Art Stiche [*Rckt.*]

(Ein Fippern und Zucken im Deltamuskel.)

485. Ein Ziehen durch die Armröhren, wie ein Faden, bis in die Fingerspitzen.

Ein Drücken auf beiden Oberarmknochen, welches
ihn Abends am Einschlafen hindert.

Ein nervöses Reifsen im Innern der Arme herab.

Schweifs in der Achselgrube.

Schmerz, beim Aufheben des Arms, in der Gegend
des *Akromiums*, wie von Verrenkung (n. 3 St.)

490. Geschwulst des rechten Oberarms bis zum Ellbogen.

Rechtes Ellbogengelenk, mit Stichen [*Hbg.*]

Geschwulst am Ellbogengelenke und etwas darüber und darunter bis zur Mitte
des Ober- und Unterarms, und an den
Unterfüfsen, drei Stunden lang [*Hbg.*]

Reifsender Schmerz an der innern Fläche des Vorderarms, vom Ellbogen an in einer Linie zum
Handgelenke (n. 5 Tagen.) [*Hrr.*]

Rother Frieselausschlag auf der Oberseite des Vorderarms [*Fr. H—n.*]

495. (Heftiges Stechen und Kriebeln im linken Arme.)
Stechen in der Ellbogenspitze, mit Ziehen in den
Flechsen bis in die Hand; beim Biegen des Ell-
bogens verschlimmert sich das Stechen.

(In der Hand Kriebeln, wie eingeschlafen.)

Stechende Schmerzen in den Gelenken der Hände,
und Schwere derselben [*Hbg.*]

Er kann nicht fest zugreifen mit den Händen [*Hbg.*]

500. Zittern der Hände und aufgelaufene Adern an
denselben [*Hbg.*]

Im Handgelenke Schmerz wie verstaucht,
oder verrenkt, bei jeder Bewegung (n. 24 St.)

Feines Stechen in der Handwurzel, wenn die Hand
warm wird und in der Ruhe; vergeht auch durch
Bewegung nicht.

Um Mitternacht eine Entzündung des Handrückens,
mit brennendem Schmerze.

Hitzempfindung in den Handflächen und den Vorderarmen; sie mufs sie früh aus dem Bette legen; nach einigen Stunden Kälteempfindung
daran.

505. Bollheit und Taubheitsempfindung in der Handfläche. *)

Ruckweises Reifsen im Gelenke zwischen der Mit-
telhand und den Fingern, oder in den untersten
Fingergelenken, kurz dauernd [*Rckt.*]

Unwillkührliches Zucken der Finger beider Hände,
beim Bewegen [*Hbg.*]

---

*) Vergl. 576.

In den Fingern stechende Schmerzen
  beim Schreiben [*Hbg.*]
(Eingeschlafenheit der Finger beider Hände bis an
  die Handwurzel.)

510. Gefühl von Lähmigkeit iu den Fingern.
  (Im Ballen des Daumens Schmerz, wie Stechen
    und Klamm.)
  Etwas heiſse, blasse Geschwulst des untersten Klein-
    fingergelenks; es sticht darin beim Bewegen des
    Fingers und beim Daraufdrücken. *)
  Blüthchen zwischen dem rechten Daumen und Zei-
    gefinger, was bei jeder Berührung einen fein
    stechenden Schmerz verursacht.
  In der Wurzel des kleinen Fingers Schmerz, als
    wenn Eiter darin wäre.

515. Zerschlagenheitsschmerz des Kreuzes und der
  Oberschenkel.
  Es kommt ruckweise ein Schmerz, wie Klamm
    in's Kreuz, beim Sitzen und Liegen.
  Das Kreuz schmerzt beim Darauflegen wie zer-
    schlagen.
  Schmerz in dem Hüftgelenke, wie Rucke oder
    Stöſse, wenn sie liegt oder sitzt; beim Gehen
    wird's besser.
  Beim vorgebückten Gehen stechender Schmerz vom
    Hüftgelenke bis in's Knie

520. Schmerz im Trochanter, erschreckendes Stechen
    bei einem Fehltritte; in der Ruhe Pochen darin;
    die Stelle thut bei Berührung sehr weh. **)
  Unfestigkeit in den Ober - und Unterschenkeln und
    Schwanken beim Gehen die Treppe herab (n. 20 St.)
  In den Hüften stumpf stechender Schmerz [*Hbg.*]
  Jücken an den Hüften und Oberschenkeln (n. 48 St.)
    [*Fr. H—n.*]
  Reiſsender Schmerz im rechten Oberschenkel beim
    Bewegen [*Fr. H—n.*]

525. Groſse Mattigkeit in den Oberschen-
    keln; er kann kaum die Treppe hinauf-
    steigen; weniger beim Niedersteigen
    [*Rckt.*]

---

*) Vergl. 448, 535, 602.
**) Vergl. 601, 602.

Schwanken der Oberschenkel, besonders beim Auf-
und Absteigen der Treppe (n. 2 T.) [*Fr. H—n.*]

Grofse Mattigkeit in den Oberschenkeln, selbst
im Sitzen merkbar (n. 8 St.) [*Rckt.*]

Ziehen in den Dickbeinen, als wenn das Monatliche kommen wollte.

Früh, im Bette, starrt der Oberschenkel, wie
Klamm.

Ein Stich in dem obern und vordern Theile des
Oberschenkels.

530. Zerschlagenheitsschmerz in der Mitte der Oberschenkel, und an derselben Stelle pocht es wie
ein Hammer, wenn er sitzt.

Im Sitzen und die Nacht im Liegen Klamm im
Knie und in der Fufssohle.

Beim Absteigen der Treppen Schmerz, als wenn
die Kniescheiben zerbrechen sollten.

Beim Treppensteigen Füfse matt.

S p a n n e n d e,   s c h m e r z h a f t e   S t e i f i g k e i t
d e r   K n i e e.

535. Unter dem Knie ein Eiterblütbchen, was blos
bei Berührung weh thut und sticht.

Ein (Reifsen und) Brennen im rechten Knie.

Die Kniescheiben thun weh, als wenn sie losgeschlagen wären.

Ein Jücken, wie wenn etwas heilen will, in der
Kniekehle und Schweifs an dieser Stelle, die
Nacht.

S t i c h e   i n   d e n   K n i e e n   b e i m   G e h e n [*Hbg.*]

540. Feine, flüchtige Stiche in den Kniegelenken,
blos bei Bewegung [*Rckt.*]

Trockner Ausschlag an und in den Kniekehlen, welcher Abends jückt, roth aussieht und nach
dem Kratzen beifsenden Schmerz macht [*Fr. H—n.*]

Mattigkeit, besonders in den Gelenken der Kniee
[*Hbg.*]

Mattigkeit, besonders im Kniegelenke (sogleich)
[*Mchlr.*]

D i e   K n i e e   w a n k e n   u n d   k n i c k e n   z u s a m-
m e n   i m   G e h e n [*Hbg.*]

545. D i e U n t e r s c h e n k e l s i n d s o m a t t, d a f s s i e
i h n   k a u m   z u   h a l t e n   v e r m ö g e n,   b e i m A n-

fange des Gehens und schon beim Stehen [*Hbg.*]

Geschwulst beider Unterschenkel (n. 40 St.) [*Fr. H—n.*]

An der äufsern Seite der linken Wade Zerschlagenheitsschmerz beim Bewegen und Wenden des
Fufses, so wie beim Befühlen; in völliger Ruhe
Taubheitsempfindung an der Stelle, viele Tage
lang (n. 12 St.) [*Hbg.*]

Geschwulst ohne Röthe der untern Hälfte der Unterschenkel, mit Ausnahme der Unterfüfse, die
nicht geschwollen sind [*Hbg.*]

Heftig ziehender Schmerz im Unterschenkel, besonders der Wade, eine Stunde lang, mit darauf-
folgendem Schweifse (n. 4 Tagen.)

550. Ziehender Schmerz in den Beinröhren der Unterschenkel.

(Feuchtigkeit schwitzender Ausschlag an den Schenkeln.)

Ein reifsend zuckender Schmerz in der obern
Hälfte des Schienbeins.

Ein Zucken im Unterschenkel die Nacht; am Tage
ein Zucken, wie ein elektrischer Schlag.

Jählinge Geschwulst der Unterschenkel.

555. Früh Klamm in der linken Wade (n. 12 St.)

Nachts, beim Liegen im Bette, Klamm in den
Füfsen, im Fufsrücken und in der Ferse (n. 6 St.)

Nachts Klamm in der Wade (ein zusammenziehen-
des Spannen), welcher durch Bewegung verging.

Stichartiges Reifsen von den Füfsen bis in die
Kniekehlen, in der Ruhe gelinder als in der Bewegung [*Hbg.*]

Druck am innern Rande des linken Unterfufses
(n. 1 St.) [*Hrr.*]

560. Reifsen im rechten Fufsrücken, die erste Nacht
[*Fr. H—n.*]

Heifse Geschwulst des Fufses (n. 8 St.)

Heifse Geschwulst des Fufsspannes, mit Zerschlagenheitsschmerz, wenn der Fufs ausgestreckt
wird; der Fufs spannt, wenn man auftritt, und
beim Befühlen thut's wie unterköthig weh und
wie Eitergeschwür.

(Weifse Eiterblüthchen am Unterfufse; sie schmerz-

ten wie schlimmes Geschwür, der Fufs ward
roth, und er konnte vor Schmerz nicht gehen.)
Bei der Fufsgeschwulst Reifsen in den Schienbeinen
mit Schwere in den Armen.

565. Die Füfse sind Abends wie gespannt und geschwollen.

Im Fufsgelenke Spannung beim Bewegen.

Im Fufsrücken spannender Schmerz, auch im Sitzen.

Zwei Nächte, gleich nach dem Niederlegen, fuhr's
ihr in die Ferse wie ein Haken; schnell auf
einander folgende stumpfe Stiche, eine Viertelstunde lang.

Früh, im Bette, Nadelstiche in beiden Fersen, die
nach dem Aufstehen wieder weg waren.

570. Schmerz in den Füfsen, wie vertreten.

Stechen in den Füfsen [*Hbg.*]

In beiden Fufssohlen stach's so heftig, dafs sie
nicht auftreten konnte, mit Spannen in den Fufsgelenken; auch liegen konnte sie nicht vor Spannen und Stechen [*Fr. H—n.*]

Einzelne Stiche in den Fufszehen hin [*Hbg.*]

In dem hohlen Theile der Fufssohle Stiche beim
Auftreten.

575. Messerstiche in der linken Fufssohle.

In der Vertiefung der Fufssohlen, beim Auftreten,
Schmerz, wie erböllt *) und wie Spannen.

Empfindung von Schwerheit in den Unterfüfsen und
Taubheitsempfindung daran, als wenn sie geschwollen wären.

Stechen und Drücken im Ballen der grofsen Zehe,
auch Schmerz daran, wie erfroren.

Das bisher unschmerzhafte Hühnerauge drückt und
schmerzt, am schlimmsten beim Auftreten, doch
auch in der Ruhe.

580. Hühneraugen schmerzen wie wund bei der leise-
sten Berührung, selbst des Bettes.

Im rechten Zehballen ein stechender Schmerz, beim
Sitzen mehr, beim Gehen weniger.

Im Zehballen beider Füfse ein Stechen, mit arger
Hitzempfindung gegen Abend; er mufste die
Schuhe ausziehen.

---

*) Vergl. 505.

Das (bisher unschmerzhafte) Hühnerauge schmerzte
brennend stechend, nur bei ganz leiser Berührung; aber von starkem Drucke hörte dieser
Schmerz gleich auf.

Schmerz am linken Zehballen, wie zerschlagen.

585. Zerschlagenheitsschmerz der Arme und Beine
selbst im Liegen, und beim Sitzen stärker als
beim Gehen; im Liegen mußte er die Glieder
immer anders wohin legen dieses Schmerzes wegen; er mochte sie aber hinlegen, wohin er
wollte, so deuchtete es ihm besser, sie wieder
anderswo hinzulegen.

Jede Stelle am Körper thut ihm beim Angreifen wie
zerschlagen, oder wie unterschworen weh, vorzüglich in der Herzgrube, und besonders früh.

Es schmerzt ihn überall am Körper, als wenn das
Fleisch los wäre, sechszehn Tage lang [*Fr. H—n.*]

Alle Glieder sind wie zerschlagen und gelähmt
(Abends), als wenn er auf einem harten Lager
gelegen hätte (n. 4 St.)

Ein unschmerzhaftes Hin - und Herziehen in dem
leidenden Theile.

590. Bänglicher, drückend ziehender Schmerz in der
Beinhaut aller Knochen, wie beim Antritt eines
Wechselfiebers, Vormittags (n. 24 St.)

Ein Pressen im ganzen Körper, vorzüglich auf der
Brust.

Gewaltiges Ziehen durch alle Glieder.

Es ist ihm unerträglich, den leidenden Theil still
zu halten, er bewegt ihn auf und nieder.

Ein sichtbares Zucken in den Armen und Füßen
beim Sitzen, am Tage.

595. Wenn der Schmerz nachläßt, so zittert der
Theil und das Gesicht wird kalt.

Stiche in dem leidenden Theile.

Stiche über den ganzen Körper, wie mit Stecknadeln.

Auf eine kleine Gemüthserregung (auf Lachen) entsteht jähling ein stechendes (jückendes) Brennen
über den ganzen Körper, als wenn er mit Nesseln
gepeitscht worden wäre, oder einen Nesselaus-
schlag hätte, wiewohl nichts auf der Haut zu
sehen war; dieß Brennen kam hiernach schon

auf den blofsen Gedanken davon, oder wenn er sich erhitzte.

Brennend jückende und anhaltende Stiche an verschiedenen Theilen, Abends nach dem Niederlegen, im Bette (n. 2 St.)

600. Stiche in den Gelenken, beim Bewegen und beim Betasten.

Stiche, worüber sie erschrickt, in dem leidenden Theile. *)

Stechen in dem leidenden Theile, wenn man darauf drückt. **)

(Ein schmerzhaftes Pochen in den Adern am ganzen Körper.)

(Krätzartiger Ausschlag blos an den Gelenken, am Innern der Handwurzel, in der Ellbogenbeuge und äufserlich am Ellbogenhöcker, auch äufserlich im Knie mehr, als in der Kniekehle.)

605. Frieselausschlag an den Armen, am vordern Theile der Brust und über den Knieen, welcher Abends roth wird, jückt und brennt, ehe sie sich in's Bette legt; im Bette aber, wenn sie warm wird, geht Friesel und Jücken weg.

Es kommen Blüthchen am Unterleibe und an den Hüften hervor, welche brennend jücken, und wenn sie kratzt, so erfolgt Schründen.

Gilbe der Haut des ganzen Körpers, auch des Gesichts (n. 12 Tagen.) [*Fr. H—n.*]

Rother, erhabener, frieselartiger Ausschlag am ganzen Körper, bei der Mutter und ihrem Säuglinge; bei diesem erschien er nach 2 Tagen; bei der Mutter nach 3 Tagen [*Fr. H—n.*]

Ausschlag am Unterleibe und auf dem Rücken bis an den Nacken und an den Vorderarmen, welcher Vormitternachts und früh brennend und beifsend schmerzt [*Fr. H—n.*]

610. Ausschlag am ganzen Körper, vorzüglich auf dem Rücken bis über den Hals, so heftig jückend, dafs er alles zerkratzen möchte.

Abends Grimmen und Jücken an den Unterschen-

---

*) Vergl. 520.

**) Vergl. 418, 448, 512, 535.

keln, um die Kniee und an den Dickbeinen;
nach dem Kratzen oder Reiben entstehen kleine,
rothe, hohe Blüthchen, welche einen brennenden Schmerz verursachen; wenn die Blüthchen
hervorgekommen sind, hört alles Jücken auf.

Gleich vor dem Einschlafen, am Tage oder Abends,
an verschiedenen Orten der weichen Theile des
Körpers, ein reifsendes Jücken, oder vielmehr
wühlende, jückendbrennende Stiche.

Ein kitzelndes Jücken (am Tage) an den Armen,
Händen und Füfsen, mit frieselartigen Blüthchen.

Rothe, runde Flecke, wie Linsen, und gröfsere
in der Haut der Arme, ohne Empfindung, die
durch Daraufdrücken nicht verschwinden.

615. Rothe, kleine Flecke in der Haut der Arme und
Füfse, welche wie von Brennnesseln schmerzen;
vom Daraufdrücken verschwinden sie auf Augenblicke.

Eine wunde, unschmerzhafte Stelle fängt an heftig
zu brennen.

Reifsender Schmerz im Geschwüre.

(Die Jauche des Geschwürs färbt die Leinwand
schwärzlich).

Es friert ihn an dem Geschwüre, und das Geschwür schmerzt, als wenn es von allzu grofser
Kälte getroffen würde.

620. Früh, nach dem Aufstehen, ein beifsender
Schmerz in der Gegend des Schorfs (des Geschwürs), welcher zunimmt, wenn er steht, beim
Sitzen nachläfst, und bei mäfsiger Bewegung
verschwindet.

In der Gegend des Schorfs ein Pochen, welches
dem Stechen sich nähert (nach dem Mittagsessen.)

Er wollte nicht in die freie Luft, so lieb sie ihm
ehedem war [*Fr. H—n.*]

In der Stube war es ihr zu ängstlich, im Freien
besser [*Fr. H—n.*]

Allgemeine Mattigkeit [*Hbg.*]

625. Mattigkeit in den Untergliedmafsen, die ihn
zum Sitzen nöthigt [*Hrr.*]

Matt, träge, lafs und schläfrig [*Fr. H—n.*]

Sie ist matt, Arme und Füfse thun ihr weh; wenn
sie etwas arbeitet, so wollen die Armé sinken,

und wenn sie die Treppe steigt, kann sie kaum
fort.

Beim Gehen, vorzüglich nach dem Aufstehen vom
Sitze und beim Anfange des Gehens, Unfestigkeit
in allen Theilen des Körpers, als wenn alle Muskeln ihre Kraft verloren hätten; beim Weitergehen ward es besser (n. 48 St.)

Beim Gehen in freier Luft fühlt sie sich am schwäch-
sten.

630. Beim Gehen im Freien ist's ihm weichlich und
übelig, die Beine sind ihm so matt, und es ist
ihm so schwach im Kopfe, dafs er glaubte, zu
fallen; er keucht und es kommt eine Wärme in
die Brust, welche nach dem Kopfe ging; in der
Stube verlor es sich, erneuerte sich aber wieder
in der freien Luft.

Bei einem Spaziergange in freier Luft war sie nicht
müde, aber wie sie in die Stube trat, ward sie
gleich so müde, dafs sie sitzen oder liegen mufste.

Bei der mindesten Anstrengung sind die Kräfte
gleich weg.

Schwere und Müdigkeit in allen Gliedern; die Füfse
kann sie im Gehen vor Schwere kaum fortbringen.

Müdigkeit der Füfse, als wenn sie weit gelaufen
wäre.

635. Wenn er gegessen hat und aufsteht, sind ihm
die Füfse centnerschwer.

Mattigkeit.

Sehr matt im Sitzen, weniger, wenn er geht.

Er glaubt, wenn er liegt, sey ihm besser.

Früh kann er nicht aus dem Bette kommen, und
möchte (ohne matt zu seyn) noch lange liegen
bleiben.

640. Grofse Mattigkeit, wenn er aus dem Schlafe erwacht.

Bald nach dem Erwachen aus dem (Mittags-) Schlafe ist er kränker, alle Krankheitsbeschwerden
sind in erhöhetem Grade, und sein Gemüth ist
verstimmt.

Die eine Nacht schläft er fest bis früh, und bleibt
den ganzen Tag schläfrig, und die andre schläft
er unruhig, und ist den Tag darauf munter.

Beim Aufstehen, aus dem Bette, wandelt ihn eine

Ohnmacht an, mit kaltem Schweiſse und Poltern im Leibe.

Sehr aufgelegt zum Gähnen (gähnerlich); öfteres Gähnen den ganzen Tag.

645. Oefteres Gähnen [*Hbg.*]

Beständiges Gähnen, vor dem Mittagsessen, mit vielem Durste [*Rckt.*]

Dehnen und Recken der Glieder (Nachmittags) [*Rckt.*]

Schläfrigkeit gleich nach dem Essen [*Hbg.*]

Groſse Schläfrigkeit, auch am Tage, mehrere Tage nach einander [*Fr. H—n.*]

650. Immerwährende Neigung zu schlafen, drei Tage lang [*Fr. H—n.*]

So schläfrig, daſs er den ganzen Tag schlafen möchte, dreizehn Tage hinter einander [*Fr. H—n.*]

Groſse Schläfrigkeit am Tage und groſse Neigung zum Mittagsschlafe; und da sie davon erwachte, waren ihr alle Glieder eingeschlafen.

Am Tage, wenn er allein ist, viel Schläfrigkeit.

(Müde und kann doch nicht schlafen; wenn er einschlafen will, versetzt's ihm den Athem.)

655. Sie wirft sich die Nacht herum mit Händen und Füſsen bis um 1 Uhr, wie in einer Aengstlichkeit; sie liegt wie ohne Verstand, mit kaltem Stirnschweiſse, und ächzet; darauf trat eine Mattigkeit ein.

Er kann des Morgens nicht im Bette liegen, es thut ihm alles weh, worauf er liegt.

Die Nacht Unruhe im Blute; er schläft spät ein und nicht fest.

Sie wirft sich die Nacht bis um 1 Uhr im Bette herum, sie kann nicht einschlafen vor ängstlicher Hitzempfindung, und hat doch keine von auſsen fühlbare Hitze.

Schlaflosigkeit wegen Unruhe im Blute und Beängstigung (er muſste aus dem Bette aufstehen); die Gedanken drängten einer den andern, ohne Hitze, Schweiſs oder Durst.

660. Sogleich nach dem Niederlegen, Abends im Bette, Hitzempfindung und äuſsere Hitze über und über, ohne Durst, die ganze Nacht hindurch; er legt sich von einer Seite zur andern,

darf sich aber an keinem Theile entblöfsen, weil
sonst sogleich heftiges Bauchweh, ein kneipendes
Stechen, oder ein stechendes Kneipen, wie von
hier und dorthin krampfhaft tretenden Blähungen
entsteht, bei Schlaflosigkeit von einer Menge her-
zuströmender Gedanken; am Morgen legt sich
dieser Zustand, ohne dafs er Blähungen merkt.

Schlaflosigkeit die Nacht, wegen Unruhe im Blute;
er wirft sich im Bette umher.

Er kann mehrere Nächte nicht schlafen vor Hitze;
die Bettdecke ist ihm zu heifs, und beim Aufdecken ist's ihm zu kühl, doch ohne Durst und
fast ohne Schweifs.

Er konnte nicht gut einschlafen, eine Wärme und Unruhe im Blute hielt ihn davon ab bis 12 Uhr die Nacht.

Er kann die Nacht nicht einschlafen vor 2 Uhr,
und mufs sich im Bette hie und dahin wenden,
wie ein Kind, das aus der Ruhe gekommen ist;
früh nach dem Aufwachen ist er noch sehr
schläfrig.

665. Sie schläft erst früh um 4 Uhr ein, und träumt
dann von Todten.

Das Kind kann Abends nicht einschlafen, kann gar
nicht in die Ruhe kommen; es geht wieder aus
dem Bette.

Schlaflosigkeit vor Mitternacht.

Er kann vor Mitternacht nicht einschlafen wegen
öfterer schauderiger Empfindung, die über einen
Fufs oder über einen Arm läuft; hierauf etwas
Schweifs.

Abends, im Bette, nach kurzem Schlafe wacht sie
auf, es wickelt sich in der Herzgrube zusammen,
es wird ihr übel, sie will ersticken, sie mufs
sich aufsetzen.

670. Wimmern im Schlafe nach Mitternacht um 3 Uhr.

Abends, ehe sie einschläft, schreckt sie auf und
fährt zusammen.

Zusammenschrecken beim Einschlafen jeden Abend,
im Bette.

Aufschrecken im Schlafe bis zum Erwachen.

Er schreckt aus einem ängstlichen Traume auf und
heulet laut auf.

675. Beim Erwachen kann er sich nicht von seinem
Traume losmachen; er träumt noch wachend fort.

Sie erwacht die Nacht alle Stunden, und erinnert
sich des gehabten Traumes, und wenn sie wieder einschläft, so träumt sie einen andern Traum
eben so lebhaft und eben so erinnerlich nach
dem Aufwachen.

Die Nacht sehr unruhig; um 3 Uhr ängstliche
Träume, sie schreit laut im Schlafe auf.

Aengstigende Träume.

Er träumt wachend, er wollte Jemand die Fenster
einwerfen.

680. Unruhiger Schlaf mit verwirrten Träumen; er
wirft sich von einer Seite zur andern [*Hbg.*]

Unruhiger, gedankenvoller Schlaf [*Mchlr.*]

Nachtwandler-Zustand, Mondsüchtigkeit [*Nicolai......*]

Unwillkührlich abgehender Stuhl die Nacht im
Schlafe [*Fr. H—n.*]

Träume voll Zänkerei und ärgerlicher
Dinge.

685. Träumt die ganze Nacht sehr lebhaft
von ängstlicher und genauer Besorgung
der Tagesgeschäfte.

Er beschäftigt sich im Traume mit der
Hauswirthschaft.

Sie steht im Traume die Nacht aus dem Bette auf
und geht zur Thüre, als wenn sie hinausgehen
wollte.

(Er macht eine Bewegung des Mundes im Schlafe,
als wenn er kauete.)

Aus dem Schlafe geweckt, redet er irre.

690. Nächtliches Irrereden.

Früh, bei Tagesanbruch, delirirendes Schwatzen
von zu verrichtenden Geschäften, welches nachläßt,
wenn der Schmerz anfängt.

Vor Mitternacht (um 10 Uhr), unter starker Hitze
des Körpers und Schweiß (ohne Durst), eine de-
lirirende, schreckhafte Phantasie, als hieben Sol-
daten auf ihn ein, so daß er im Begriffe war,
zu entfliehen (durch Aufdecken und Abkühlen
legte sich das *Delirium.*)

Gegen Abend zog sie im Schlafe den Mund herüber
und hinüber, schlug die Augen auf, verdrehte

sie, und redete irre, gleich als wäre sie munter;
sie sprach deutlich, aber hastig, so, als wenn
sie sich einbildete, ganz andre Menschen um
sich zu haben, sah sich frei um, redete w
mit fremden Kindern, und wollte nach Hause sie
Frühes Aufwachen die Nacht.

695. Er schläft nur vor Mitternacht, dann nicht weiter, bleibt ganz munter, fühlt aber grofse Müdigkeit im Liegen, die sich zwar beim Aufstehen in dem Unterschenkel erhöhet, dann aber
bald wieder vergeht.

Der Schlaf erquickt ihn nicht; er ist früh beim
Aufwachen noch ganz müde; beim Aufstehen und
Anziehen vergeht die Müdigkeit.

Sie schläft den ganzen Tag, unter trockner, grofser
Hitze, ohne zu essen oder zu trinken, mit
Zucken im Gesichte; sie läfst sechsmal den Stuhl
unwillkührlich unter sich gehen, welcher braun
und sehr stinkend ist.

Nachmittags Schauder, dann Hitze, zugleich mit
Frost; der Frost war an der Brust und an den
Armen (doch waren Arme und Hände wärmer
als gewöhnlich), die Hitze war im Kopfe, mit
pulsartig klopfendem Schmerze in den Schläfen,
welcher sich Abends verschlimmerte; Schauder,
Hitze und Frost waren ohne Durst.

Nach dem Mittagsschlafe ist er frostig
und wüste im Kopfe,

700. Er mufste die Nacht mehrmals trinken (n. 30 St.)

Früh, beim Erwachen, Kopfweh.

Beim Erwachen, Frostigkeit.

(Die Nacht Hände und Füfse wie abgestorben, (gefühllos), eingeschlafen, eiskalt und nicht zu erwärmen).

Er fühlt Kälte die ganze rechte Seite hinunter.

705. Frostigkeit an den Armen.

Frostigkeit, den ganzen ersten Tag, über und
über.

Frost in freier Luft [*Fr. H—n.*]

Heftiger Schüttelfrost durch den ganzen Körper,
wie in einem Wechselfieber, der sie zum Niederliegen nöthigte, mit stechendem Schmerze im

der linken Seite über der Hüfte, als wolle sich
da ein Eitergeschwür zusammenziehen, doch
ohne Durst und ohne nachfolgende Hitze (n. 48 St.)
[Stf.]
Frösteln über die ganze Haut.

710. Frösteln gegen Abend.
Abends nach dem Niederlegen, Frost im Bette.
Frost Abends vor dem Niederlegen.
Viel Schauder.
Frostigkeit in freier Luft und Scheu vor ihr.

715. Nach einem Gange in freier Luft bekommt sie
Frost in der Stube; im Freien fror sie nicht.
Unter einer plötzlichen allgemeinen Hitze Frost-
empfindung (n ½ St.)
Starker Durst (er mußte viel Kaltes trin-
ken) mit innerer Hitze, ohne daß er
äußerlich heiß anzufühlen war [Hbg.]
Großer Durst [Hbg.]
Durst ohne äußere Hitze [Hbg.]

720. Gefühl von Hitze im Gesichte, mit Röthe und Durst (n. 3 St.) [Hrr.]
Fliegende Hitze [Hbg.]
Hitze im Innern des Körpers (besonders im Unterleibe) [Hbg.]
Abends Hitze im äußern Ohre, darauf Schauder
und Schüttelfrost in den Schenkeln (n. 4 St.)
Fieber: Niederlegen, Frost, Gähnen, Uebelkeit;
dann Schweiß ohne Durst, von Abends 10 Uhr
an bis früh 10 Uhr.

725. Fieber: Vormittags, Hitze (mit Durst); nach
einigen Stunden (Nachmittags), Frost ohne Durst
mit Gesichtsröthe und entferntem Kopfweh.
Bei jeder Bewegung und jedem Geräusch befällt sie
eine jählinge, trockne Hitze.
Hitze blos an den Untergliedmaßen, in öftern Anfällen; es war, als wenn sie in heißes Wasser
träte.
Abends heiße, rothe Backen und Schüttelfrost über
und über mit Gänsehaut und Durst.
Erst Durst (n. 1 St.) dann Durstlosigkeit, bei kalten Händen und Füßen (n. 4 St.)

730. Abends wird's ihr schleimig im Halse, und sie bekommt Durst.

Heftiger Durst.

Grofser Durst.

Starker Durst, sie kann und mufs viel auf einmal trinken, und das Getränk beschwert sie nicht.

Früh, beim Aufstehen, grofser Durst.

735. Vom Biertrinken vermehrt sich der Durst.

Blos innerliche Hitze mit unauslöschlichem Durste.

Eine aufserordentliche Wärme in der Gegend der Herzgrube macht ihr heftigen Durst (nicht aber die Trockenheit im Halse.)

Hitze ohne Durst.

Hitze am Körper ohne Durst.

740. Früh etliche mal über und über trockne Hitze.

Nachts eine trockne Hitze.

Früh hat er Hitze im Kopfe; es ist ihm warm vor dem Kopfe.

Vormittags Hitze im Kopfe; es wollte zur Stirne heraus.

Gegen Abend Gesichtshitze.

745. Ein rother, runder, heifser Fleck an der Backe auf dem Jochbeine.

Innerlich starke Wärme; das Blut scheint in den Adern zu brennen.

Rother Urin.

Er geräth leicht in Schweifs bei geringer Anstreng-ung, auch die Nacht.

Er schwitzt beim Gehen in kalter Luft über und über.

750. Warmer Schweifs in den Handtellern.

Gegen Morgen Schweifs, vorzüglich an den Füfsen.

Frühschweifs.

Ein ängstlicher, den Schlaf hindernder Schweifs [*Fr. H—n.*]

Er schwitzt beim Essen [*Fr. H—n.*]

755. Er schwitzt bei der mindesten Anstrengung [*Fr. H—n.*]

Heftiger *Schweifs* des ganzen Körpers, auch des Kopfs, beim Liegen im Bette [*Fr. H—n.*]

Schweifs, der beim Abwischen wie Oel war, bei Tag und Nacht [*Fr. H—n.*]

Sehr heftiger, warmer Schweifs über den ganzen
Körper, selbst die Haare trieften [*Fr. H—n.*]

Heftiger Nachtschweifs von Nachmitternachts 3 Uhr an, zwanzig Nächte nach einander [*Fr. H—n.*]

760. Heftiger Schweifs, sechs Nächte hinter einander
[*Fr. H—n.*]

Etwas Schweifs gegen Morgen, nach dem Erwachen.

Sauer riechender, starker Schweifs während eines
guten Nachtschlafes.

In der Nacht um 3 Uhr bekommt er vor dem Schweifse
Durst; dann vierstündiger, süfslich sauerriechender
Schweifs, vor dessen Beendigung Kopfweh ent-
stand, aus Drücken und Ziehen zusammengesetzt,
welches nach dem Aufstehen in Wüstheit des
Kopfs sich verwandelte.

Er erwacht plötzlich die Nacht um 3 Uhr und geräth in eine gelinde Ausduftung, die bis an den
Morgen dauert, wobei er am bequemsten ruhig
auf dem Rücken liegt, und nur wenig schlummert, bei Trockenheit des vordern Mundes und
der Lippen, ohne Durst (n. 8 St.)

765. Im Bette gelinde Ausdünstung vom Abend an bis
früh, wobei er nur von 12 bis 3 Uhr schläft.

Irrereden von Geschäften, eine Stunde lang (n. $\frac{1}{2}$ St.)

Er wollte mehrmals aus dem Bette entfliehen
[*Fr, H—n.*]

Bedenklichkeiten, Befürchtungen (n. 18 St.)

Beängstigung im ganzen Körper, die ihn immer zu
etwas hintrieb, und wo er hinkam, fand er
keine Ruhe.

770. Aengstlichkeit; es ist ihm bange vor
der Zukunft [*Hrr.*]

Sehr reizbares, zu Schreck, Furcht und Aergernifs
sehr aufgelegtes Gemüth.

Sehr ärgerlich und zum Zorne geneigt.

Erst Niedergeschlagenheit, zuletzt (n. 5 Tagen) Heiterkeit [*Mchlr.*]

Niedergeschlagenheit [*Hbg.*]

775. Viel Weinen, anderthalb Tage lang [*Fr. H—n.*]

Gemüth zugleich zornig, ärgerlich und weinerlich.

Aergerlich, glaubte mit ihrer Arbeit nicht fertig zu

werden, ergriff immer das unrechte Stück und
wollte stets etwas Andres nehmen; dann ein
pressend drückender Kopfschmerz in der Stirne.
Mifsmüthig und aufgelegt znm Zanken [*Hbg.*]
Mürrisch, alles mit Verdrufs ansehend [*Hbg.*]
780. Uebergeschäftigkeit: sie will gar zu viel vornehmen und arbeiten (n. 20 St.)
(Heftiger Mifsmuth, Unaufgelegtheit zum Denken,
Abspannung der Geisteskräfte.)